中国医院评审评价丛书（一）

医院评审评价准备指南
（2015年版）

主 编 陈晓红 王吉善

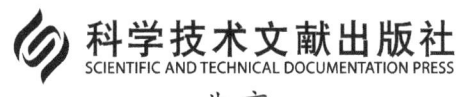
科学技术文献出版社
·北京·

图书在版编目（CIP）数据

医院评审评价准备指南：2015年版／陈晓红，王吉善主编. —北京：科学技术文献出版社，2015.4（2020.1重印）
ISBN 978-7-5023-9942-9

Ⅰ.①医… Ⅱ.①陈… ②王… Ⅲ.①医院—评定—中国—指南 Ⅳ.①R197.32-62

中国版本图书馆CIP数据核字（2015）第056118号

医院评审评价准备指南（2015年版）

策划编辑：田文正　　责任编辑：巨娟梅　　责任校对：赵　瑗　　责任出版：张志平

出 版 者	科学技术文献出版社
地　　址	北京市复兴路15号　邮编 100038
编 务 部	（010）58882938，58882087（传真）
发 行 部	（010）58882868，58882870（传真）
邮 购 部	（010）58882873
官方网址	www.stdp.com.cn
发 行 者	科学技术文献出版社发行　全国各地新华书店经销
印 刷 者	北京虎彩文化传播有限公司
版　　次	2015年4月第1版　2020年1月第16次印刷
开　　本	787×1092　1/16
字　　数	611千
印　　张	29.75
书　　号	ISBN 978-7-5023-9942-9
定　　价	90.00元

版权所有　违法必究

购买本社图书，凡字迹不清、缺页、倒页、脱页者，本社发行部负责调换

评审员执业精神

勤奋　严谨　敬业　奉献

评审员执业行为

谦和庄重　包容配合

公正规范　独立担责

致　谢

本书在编写过程中得到以下单位和领导的大力支持，在此一并表示感谢！

国家卫生计生委医政医管局
国家卫生计生委医院管理研究所

北京大学医学部	姜保国	副主任
北京大学医院部医院管理处	张　俊	处长
北京协和医院	赵玉沛	院长
北京大学第一医院	刘玉村	院长
北京大学人民医院	王　杉	院长
北京大学第三医院	乔　杰	院长
山东大学齐鲁医院	李新钢	院长
山东大学第二医院	赵升田	院长
浙江省人民医院	黄东升	院长
中南大学湘雅医院	孙　虹	院长
中南大学湘雅二医院	周胜华	院长
中南大学湘雅三医院	陈方平	院长
卫生部中日友好医院	许树强	院长
复旦大学附属华山医院	丁　强	院长
中山大学附属第一医院	王深明	院长
广东省中医院	吕玉波	终身名誉院长
泰达国际心血管病医院	刘晓程	院长
厦门大学附属中山医院	蔡建春	院长
湖北省十堰市人民医院	钟　森	院长
云南省玉溪市人民医院	陈　晋	（原）院长
新疆维吾尔自治区人民医院	王发省	院长
浙江大学医学院附属第一医院	郑树森	院长
浙江大学医学院附属第二医院	王建安	院长
浙江大学医学院附属邵逸夫医院	蔡秀军	院长
浙江大学医学院附属邵逸夫医院	何　超	书记
西安交通大学医学院第一附属医院	李　旭	（原）院长
西安交通大学医学院第二附属医院	贺西京	院长
华中科技大学同济医学院附属协和医院	王国斌	院长
华中科技大学同济医学院附属同济医院	陈安民	（原）院长
重庆医科大学附属第一医院	任国胜	院长

北京大学医学信息学中心
黑龙江省医疗机构管理中心
医院质量监测系统（HQMS）研究中心

《医院评审评价准备指南》（2015年版）

编写委员会

主 任 委 员 张宗久
副主任委员 梁铭会　周　军　赵明钢　郭燕红　陈晓红
委　　　员 刘　勇　陈　虎　王吉善　李　岩
主　　　编 陈晓红　王吉善
副 主 编 陈俊香　李　岩　张艳丽
成　　　员（按姓氏笔画排序）

丁国华　马　昕　马　雯　马谢民　王　渌　王圣友　王吉善　王海波
王惠英　王耀磊　包小源　申良荣　刘　徽　刘秋生　成守珍　朱　珠
许玉华　宋景晨　张　勤　张红梅　张振伟　张艳丽　张誉铮　张雷达
李　岩　李六亿　李礼安　李秀云　李绍刚　杨毅恒　陈　晋　陈俊香
陈晓红　周　文　郑　佳　金　辉　俞少华　俞国培　胡　牧　赵彩莲
郦　忠　唐　榛　常维夫　曹连元　梁铭会　黄　锋　焦建军　董　军
简　忠　鲍　和　熊占路　蔡秀军　滕　苗　戴晓娜

序一

2009年，《中共中央、国务院关于深化医药卫生体制改革的意见》和《医药卫生体制改革近期重点实施方案（2009—2011年）》相继出台。4年多来，医药卫生体制改革不断深入，取得了初步成效。同时，广大人民群众对医疗卫生服务有了新的期待，提出了更高的要求。作为加强医疗监管、提高医疗质量的重要手段，医院评审评价工作也必须不断完善，为卫生行政部门决策和公立医院自身管理提供科学依据和有效手段，不断提升医疗服务的质量和水平，推动公立医院和医疗卫生事业的健康可持续发展。

我国的医院评审工作开始于20世纪80年代，30多年来经历了医院分级管理、医院评审、创建"百佳医院"、医院管理年等重要阶段，为保障人民群众就医安全、提升卫生部门和医院的管理水平发挥了重要作用。近几年来，在深化医疗体制改革的推动下，医院评审工作始终坚持以患者为中心，以"三个转变、三个提高"为主题，以重点学科建设、持续改进质量和调动广大医务人员积极性为主线，通过信息化等主要手段，探索独立于卫生行政部门的第三方现代医院评审评价体系。

为进一步规范和指导各地的评审评价工作，国家卫生计生委医院管理研究所医院管理咨询中心组织专家精心编写了《医院评审评价准备指南（2015年版）》《医院现场评价——评审员工作手册》和《医院评审法律规范选编》等医院评审丛书，介绍了评审工作制度、流程、检查方法和经典案例，汇编了383份相关的法律、法规、部门规章和行业标准。该丛书对于指导评审活动规范开展，促进通过评审加强内涵建设、掌握医院评审的法律规范和发展历程等方面具有重要的理论和实践价值。

我诚挚地希望，这套丛书能切实推进新的医院评审评价工作科学、公平、规范开展，为建立具有我国特色的医院评审评价制度发挥作用。

序 二

在第一周期医院评审、医院管理年等工作经验基础上，2011年我们正式启动新的医院评审评价工作。新的医院评审在评审内容和评审方法上均较以往做了重大调整，形成新的评审理念和评审模式。《医院评审暂行办法》（卫医管发〔2011〕75号）要求医院要按照医疗机构基本标准和医院评审标准，开展自我评价，持续改进医院工作，然后再接受卫生行政部门对其规划级别的功能任务完成情况进行评价。因此，自评工作是医院评审准备工作不可缺少的步骤，有必要使医院在新的医院评审评价中更好地理解新的评审理念，以评审评价工作为契机，通过自评自建，以期全面改进医院管理、改善医院服务、提高医疗质量。《医院评审评价准备指南（2015年版）》（以下简称《指南》）即将出版，我很高兴为之作序，这本书有助于指导医院做好日常管理及评审评价后医院质量的持续改进等工作，是一本具有实用价值的参考指南。

《指南》从多个方面对如何做好医院评审与全面改进质量及落实标准与实施细则做了阐述。首先是对标准的理解与内涵做了简明清晰的解读，阐明了本次评审的内容、要求、作用及要达到的目标。明确指出新的标准是体现以患者为中心，质量安全为重点以及要落实规范、改善服务，这些都在《指南》中做了描述以帮助我们理解。其次是如何做好自查，针对自查的方法与重点及质量管理工具的使用都提供了较详细的参考资料，《指南》要求各级各类医院与科室要把医院评审当作全面促进医院各项工作的契机，"以评促建、以评促改、评建并举、重在内涵"，围绕"安全、质量、服务、管理、绩效"的主题，抓住"安全与质量"这条主线，体现"以患者为中心"的服务理念，全面、系统地加强医院的质量管理。

此次医院评审评价是从书面评价、医疗信息统计评价、现场评价和社会评价四个维度对医院进行的综合评价，《指南》中对四个维度的评价做了详细阐述。为使医院更加直观地了解如何通过使用质量管理工具、持续改进医院各方面的管理工作，《指南》最后一章专门设置了医院PDCA实施案例及评价。此外，为保证医院评审评价的公平公正、有效开展，《指南》还特别对医院评审接待工作提出了要求，评审接待要本着节俭原则，不搞形式，不搞花架子；评审日程安排紧凑，与评审无关的内容一律不作安排，并明确提出了两个"十不准"，即"评审员十不准"和"受评医院十不准"。

我相信，《指南》将帮助我们抓住重点，少走弯路，顺利达到医院评审的预期目标。预祝全国广大医务工作者在新一周期的医院评审工作中，有所进取、有所收获，为医院的建设与发展及人民群众的健康事业做出新的成绩。

张宗久

前言

医院评审评价是目前国际上广泛采用的一种医院质量评估方法,迄今已有90余年历史,美国、英国、德国、澳大利亚、日本和中国台湾等均有医院评审评价标准、方法、组织等完整的评价体系。开展对医院评审评价,其目的是强化医疗服务质量,确保患者安全,提高医院管理水平,促进医院标准化、规范化、科学化和现代化建设与发展。

我国医院评审评价是深化医药卫生体制改革,落实公立医院改革任务,加强对医院监督管理,促进医院加强内涵建设、保障患者安全、持续改进服务质量、提高管理水平和服务效率,统筹利用社会医疗卫生资源,不断提高医院管理水平和能力的有效抓手。在科学地进行区域卫生规划的基础上,医院评审评价将积极推进各级各类医院的建设,使不同级别、不同类别医院承担不同的医疗任务,持续改进医院管理水平,实现医院科学化、规范化、标准化的分级管理。

医院评审工作依据1994年2月26日颁布的国务院令149号《医疗机构管理条例》,其第五章(监督管理)第四十一条明确规定,国家实行医疗机构评审制度。2011年9月21日卫医管发【2011】75号印发《医院评审暂行办法》第四章第三节(医院评审内容)第一条指出医院评审包括医院周期性评审和不定期重点评价,并明确不定期重点评价包括:(1)具体内容与办法,由省级卫生行政部门规定;(2)评审周期内,卫生行政部门应当组织对医院的管理、专科技术水平等进行不定期重点评价……因此医院无论面对评审还是评价,也无论是谁来审谁来评,医院应如何对待如何准备,读者均可在本书中找到答案。

《医院评审评价准备指南》(2015年版)(以下简称《指南》)共分五章,内容翔实丰富。根据医院评审工作宗旨、目标、内容及要求,《指南》从评审理念、评审标准、评审方法等方面对新的医院评审评价工作进行了系统、全面的阐述。要求医院树立"以患者为中心"、"常态化"、持续改进、信息化管理、科学管理、实现"三个转变、三个提高"的新评审理念,熟悉、理解追踪检查方法,对医院如何进行评审评价准备,如何培训内审员，如何通过自评自建、切实提高医疗服务质量和管理水平，如何配合现场评价工作等做了详细的解说和规定。《指南》详细阐述了书面评价、医疗信息统计评价、现场评价和社会评价四个维度评价，明确提出新的医院评审是四个维度的综合评价，是医院定量评价和定性评价的结合，医院评价结果是四个维度评价的综合体现。为提高本书的可读性和实用性，《指南》还收录了前期评审评价实践中部分医院的10个PDCA实施案例，并对其进行评价，以提供医院在评审评价准备和日常管理工作中的参考。

本《指南》可作为我国新的医院评审评价工作的普及性教材或指定参考书籍，主要面向广大医院管理人员、各级评审员、医院内审员、卫生行政部门主管评审评价和医院管理人员、有意愿了解医院评审评价工作的各类人员。通过对本书内容的熟悉和掌握，不管是医院管理者、各级评审员或医院内审员，还是致力于医院评审评价事业的人员，必定能对新的医院评审评价工作有更深层次的了解，真正理解其内涵和精髓。另外，就医院管理而言，《指南》还可以作为医院部门或科室管理者做好日常管理工作和评审评价准备的重要参考书籍；对于致力于医院评审评价事业的人员，《指南》也是学习和了解医院评审评价工作的必读书籍。

医院评审评价一直是医院管理的永恒话题。新的医院评审评价工作汲取了我国长期医院监管工作中积累的先进经验，《指南》也将这些先进经验收入，可以说，《指南》凝聚了许许多多卫生行政及医院管理者的智慧结晶，然而，建立具有中国特色的医院评审评价体系目前还处于摸索实践阶段。因此，真诚希望广大读者，尤其是广大医院管理者、各级评审员和医院内审员，在今后的工作实践中再研究、再积累，为《指南》提出进一步指导改进的意见，以便不断充实和完善其内容，使其真正成为医院各级管理者必读的、爱不释手的医院管理书籍，并共同为建立具有中国特色的医院评审评价体系做出更大的贡献。

本书编委会

目录
Contents>>>

第一章 医院评审概论 1
- 第一节 医院评审标准解读 2
- 第二节 医院评审新理念 10
- 第三节 医院评审新方法 14

第二章 医院评审准备 22
- 第一节 树立评审新理念 22
- 第二节 运用评审新方法 47
- 第三节 医院准备新路径 49

第三章 医院评审四个维度 58
- 第一节 书面评价 58
- 第二节 医疗信息统计评价 77
- 第三节 现场评价 120
- 第四节 社会评价 134
- 第五节 医院全面质量管理360度评价研究 148

第四章 追踪检查方法 186
- 第一节 概 述 186
- 第二节 医疗管理工作追踪检查 191
- 第三节 护理管理工作追踪检查 196
- 第四节 药事和药物使用管理追踪检查 199
- 第五节 医院感染管理追踪检查 205
- 第六节 人力资源管理追踪检查 209
- 第七节 医院环境安全管理追踪检查 213

第五章 医院质量管理持续改进方法 220
第一节 树立医院全面质量管理新理念 220
第二节 PDCA应用与实践 242

附 录 310
附录1 医院评审申请书（2013版） 310
附录2 医院自评报告 342
附录3 病案首页资料数据格式要求 399
附录4 医院病案首页数据上报流程说明 407
附件5 住院病案首页数据采集接口标准 408
附录6 医院评审核查报告 439

第一章
医院评审概论

1989—1998年，我国第一周期医院评审共评审医院17 708所，其中三级医院558所、二级医院3100、一级医院14 050所，占1998年底我国医院总数的26.4%，成为世界上评审医院数量最多的国家之一。第一周期医院评审一定程度上促进了我国区域医疗卫生资源的合理配置，初步构架起我国三级医疗服务体系，在医疗机构监管方面积累了一定的经验，促进了医院的标准化管理和目标管理、医疗质量和服务水平以及医院基础建设和医德医风建设的提高。但是，由于评审内容及评价方法存在一定局限性，部分地区和医院在第一周期医院评审工作中也出现了一些问题，如在评审过程中重硬件轻内涵、浮夸、弄虚作假、形式主义，评审后工作滑坡等，并没有建立起对医院的长效监管机制，也没有树立持续改进的理念。

随着全面深化医药卫生体制改革，积极稳妥推进公立医院改革，逐步健全我国医院评审评价体系，进一步做好医院评审评价成为摆在我们面前的重要工作。在认真总结第一周期医院评审、医院管理年活动、大型医院巡查等工作经验，并向国际、境外学习的基础上，2011年4月，原卫生部正式印发《三级综合医院评审标准（2011年版）》（卫医管发〔2011〕33号），同年9月和11月又相继印发《医院评审暂行办法》（卫医管发〔2011〕75号）和《三级综合医院评审标准实施细则（2011年版）》，由此启动了新的医院评审工作。新时期、新形势、新要求，新的医院评审工作紧密结合我国医药卫生体制改革要求，不断吸取新经验、形成新思路、探索新方法、引导新方向，逐步与国际先进经验接轨。新的医院评审在评审内容、评审方法上均较以往有重大调整，形成了新的评审理念和评审模式，这种新的评审理念与评审模式、评审内容与评审方法的调整均体现在"以患者为中心"的理念，紧密围绕"质量、安全、服务、管理、绩效"的主题，展开持续改进，从而逐步建立具有中国特色的、科学的医院评审评价体系。

《医院评审暂行办法》中指出，新的医院评审包括周期性评审和不定期重点检查。周期性评审是指卫生行政部门在评审期满时对医院进行的综合评审，包括书面评价、医疗信息统计评价、现场评价、社会评价四个维度。不定期重点检查是指卫生行政部门在评审周期内适时对医院进行的检查和抽查。通过对医院评审，以期促进构建目标明确、布局合理、规模适当、结构优化、层次分明、功能完善、富有效率的医疗服务体系，实现对医院科学化、规范化、标准化的分级管理。

第一节　医院评审标准解读

迄今，国家卫生和计划生育委员会（原卫生部）已先后发布了三级、二级综合医院和部分三级专科医院评审标准和实施细则，其中已发布的三级专科医院评审标准和实施细则包括心血管病医院、儿童医院、肿瘤医院、妇产医院、眼科医院、精神病医院，已发布的三级专科医院评审标准还有传染病医院、口腔医院，其实施细则还在拟定中，尚未发布。新的医院评审标准和实施细则在制定设计上始终坚持"以患者为中心"，以体现医院整体管理理念为原则，以持续改进医疗质量与安全为宗旨，紧紧围绕全面推进我国医药卫生体制改革，落实公立医院改革任务完成情况，关注医疗质量、安全、服务、管理、绩效，以满足人民群众多层次的医疗服务需求。已颁发的标准及实施细则是用于医院周期性的评审，也可用于医院不定期的评价。

新的医院评审标准及实施细则，无论是综合医院还是专科医院，其内容均分为七章，包括坚持医院公益性、医院服务、患者安全、医疗质量安全管理与持续改进、护理管理与质量持续改进、医院管理、日常统计学评价。本书仅以《三级综合医院评审标准（2011年版）》（以下简称"评审标准"）和《三级综合医院评审标准实施细则（2011年版）》（以下简称"评审细则"）为例，从评审内容的视角，对新的医院评审标准特征进行阐述。

一、坚持医院公益性

评审细则第一章是坚持医院公益性，分6节31条33款，其中核心条款4款。细则中明确公立医院要坚持医院公益性，把维护人民群众健康权益放在第一位，并就如何将维护人民群众健康权益放在第一位提出具体要求。细则要求医院要明确其功能、任务和定位，要保持适度规模，从而符合卫生行政部门规定三级医院设置标准。例如，临床科室一级、二级诊疗科目设置，人员梯队，诊疗技术能力及医技科室服务能满足临床科室需要；项目设置、人员梯队与技术能力符合省级卫生行政部门规定，这是确保患者安全、医疗质量和服务的基本保障。要求医院建立院前急救与院内急诊"绿色通道"，有效衔接的工作流程，遵守国家法律、法规，严格执行各级政府制定的应急预案，建立健全医院应急管理组织和应急指挥系统，负责医院应急管理工作，真正能承担突发公共事件的医疗救援和突发公共卫生事件防控工作。要求医院根据《中华人民共和国传染病防治法》和《突发公共卫生事件应急条例》等相关法律法规承担传染病的发现、救治、报告、预防等任务。要求医院在平时就要开展灾害脆弱性分析，掌控医院潜在的问题，并有应对预案。明确医院需要应对的主要突发事件，如停电、失火等的应对策略，制定和完善各类应急预案，同时要求医院制订应急物资和设备储备计划，有适量应急物资储备，有应对应急物资设备短缺的紧急供应渠道，提高医院快速反应能力。在平时要开展全员应急培训和演练，提高各级、各类人员的应急素质和医院的整体应急能力。还要求医院能够承担急危重症和疑难疾病的诊疗；医学影像与介入诊疗部门应提供24小时急诊诊疗服务。这些条款均充分体现了医院评审坚持公立医院公益性，把维护人民群众健康权益放在第一位的内涵。

人人享有基本医疗卫生制度不仅是医药改革总体目标，也是公立医院改革基本目标，是公立医院坚持医院公益性的主要内容。评审细则第2节通过要求贯彻落实国家基本用药制度，规范医师处方行为，确保医院基本药物的优先合理用药。第3节明确要求三级综合医院要对口支援二级医院特别是县级医院，并把此条款列为核心条款加以落实。只有不断提高县级医院的医疗技术服务水平，才能实现国家医药改革所要求的"大病不出县"，从根本上解决百姓"看病难、看病贵"的问题。

为确保维护人民群众健康权益，培养合格的、受广大患者欢迎的医务人员是关键。因此，评审细则第4节要求医院重视临床医学教育，如承担本科及以上医学生的临床教学和实习任务，承担住院医师规范化培训和县级医院骨干医师培养任务，开展继续医学教育工作；鼓励医务人员钻研业务技术，将科研成果实践于临床，为人民群众健康服务。

二、"以患者为中心"的医院服务

评审细则第二章是医院服务，分8节33条38款，其中核心条款5款。坚持"以患者为中心"，提升医院服务水平，促进服务理念的转化，保证医院为患者提供便捷有效的医疗服务，是设计本章的主导思想。"服务"二字在细则中共出现了352次。

针对目前很多医院都存在看病挂号难、排队等候时间长、部分急危重症患者不能得到快速有效诊疗等问题，评审细则第1～4节分别对预约诊疗、门诊流程、急诊绿色通道、住院转诊转科等提出了明确要求，如要求医院实施多种形式的预约诊疗与分时段服务，对门诊和出院患者实行中长期预约，建立与挂钩合作的基层医疗机构的预约转诊服务；优化门诊布局、完善管理制度、落实便民措施、减少就医等待、急危重症患者优先处置，公开出诊信息，根据门诊就诊患者流量合理调配医疗资源，实行多学科综合门诊，开展晚间和节假日门诊；建立急诊绿色通道，要求急诊科的设置、人力资源及设备设施配备满足急诊绿色通道要求，保证急危重症患者及时救治；完善患者入院、出院转科管理制度，改进服务流程，方便患者，为患者提供连续医疗服务，加强出院患者健康教育和随访预约管理。

评审细则第5～8节分别从基本医疗保障服务、患者合法权益、投诉管理、就诊环境等方面阐述了对提高医院服务的评审评价要求。与以往评审标准不同，新的医院评审标准针对患者的合法权益和投诉管理，在细则中以专门条款形式列出，共10款，其中3款是核心条款。在患者的合法权益方面，细则要求患者或其近亲属、授权委托人对病情、诊断、医疗措施和医疗风险等具有知情选择的权利，医院要有相关制度保证医务人员履行告知义务，向患者或其近亲属、授权委托人说明病情及治疗方式、特殊治疗及处置，并获得其同意，说明内容应有记录；要求医院对医务人员进行知情同意和告知方面的培训，主管医师能够使用患者易懂的方式、语言，与患者及其近亲属沟通，并履行书面同意手续；要求医院开展实验性临床医疗应严格遵守国家法律、法规及部门规章，有审核管理程序，并征得患者书面同意；还要求保护患者的隐私权，尊重民族习惯和宗教信仰。在投诉管理方面，不能多部门接受投诉，投诉后多日不给答复，要求医院贯彻落实《医院投诉管理办法（试行）》，实行"首诉负责制"，设立或指定专门部门统一接受、处理患者和医务人员投诉，及时处理并答复投诉人。要求医院妥善处理医疗纠纷，公布投诉管理部门、地点、接待时间、联系方式以及投诉电话，建立健全投诉档案，同时对员工进行纠纷防范及处理的专门培训，采取多种方式方法，建立和谐的医患关系。

三、实施患者安全目标

评审细则第三章是患者安全，分10节25条26款，其中核心条款4款。针对如何保障患者安全，细则中明确列出查对制度与身份识别、特殊情况下医务人员之间有效沟通、手术安全核查、手卫生、特殊药物管理及用药安全、临床"危急值"报告、防跌倒与坠床、防压疮、妥善处理医疗安全（不良）事件、患者参与医疗安全十大患者安全目标，要求各级各类医院，凡有患者接触的任何科室/部门都应将这"十大安全目标"纳入日常工作，形成相应的工作制度与流程，并逐条落实执行，可以说本章内容是作为新的医院评审标准患者安全的"门槛"要求。

与以往强调的医疗安全有所不同，新的医院评审标准特别强调患者安全，患者安全已摆在医院管理的重要位置，统计细则中"安全"二字共出现670多次，几乎贯穿于医院日常管理的所有环节中，对医院的医疗、护理、医院感染、药物、医学装备、后勤保障等方面的管理均提出了保障患者安全的明确要求。标准细则中还特别引入国际先进的理念，如在妥善处理医疗安全（不良）事件方面，要求医院有激励和无惩罚措施，鼓励医务人员参加《医疗安全（不良）事件报告系统》网上自愿报告活动，医院具有主动报告医疗安全（不良）事件的制度与工作流程，并对上报的不良事件定期进行分析，针对问题制定有效措施，不断改进医疗安全管理。同时要求医院主动邀请患者参与医疗安全活动，如身份识别、手术部位确认及标识、药物使用、鼓励患者向药学人员提出安全用药咨询等；针对患者疾病诊疗，为患者提供相关的健康知识教育，协助患者对诊疗方案做出正确选择，从而充分体现新的医院评审评价与国际接轨的新理念，医务人员与患者共同为保障患者安全而努力。

四、医疗质量安全管理与持续改进

评审细则第四章是医疗质量安全管理与持续改进，充分体现以"医疗质量与安全"为核心的管理与持续改进，是整个医院评审标准的关键章节，分27节163条380款，其中核心条款28款，占全部核心条款的60%左右，质量安全管理和持续改进的条款重复出现达24次之多，其中"质量"二字在标准中出现了900余次，贯穿于各章节之中。本章分别从院科两级阐述了医院如何发挥各层面作用，加强医疗质量安全管理与持续改进，内容涉及职能部门的监管及各临床医技科室的落实执行情况。细则第1节、第2节分别讲述医院质量与患者安全管理组织结构的要求。第3～14节是医疗技术、临床路径与单病种质量、住院诊疗、手术治疗、麻醉、急诊与重症医学、康复、疼痛、中医等临床诊疗方面的管理，明确了医疗质量、安全的监督管理与落实的要求。例如，第4节中要求医院各临床科室开展临床路径与单病种管理。其目的是推进最有效、最科学的诊治方法应用于临床，让更多的老百姓受益。特别是单病种的过程质量管理，是建立在循证医学基础上、被临床实践证明的有效诊疗方法，应作为医院对各临床科室质量监控的标杆。所选病种均是发病率高，且危害老百姓生命健康的重大疾病。提高这些疾病的诊治水平是医院医疗质量提升的重要方面。第15～27节分别是对医院医疗技术支持服务，如药事与药物使用、临床检验、病理、医学影像、输血、医院感染、血液净化、临床营养、医用氧舱、放射治疗、核医学等特殊诊疗、病历（案）等的管理和持续改进提出了明确要求。

评审细则中明确了医院、科室质量管理责任体系中院长为医院质量管理第一责任人，科主任为科室质量管理第一责任人，分别全面负责医院和科室质量管理工作，定期专题研究医院和科室质量和安全管理工作。在此基础上，还要求各科室科主任、护士长与具备资质的人员组成的质量与安全管理团队，负责本科室医疗质量和安全管理，同时要有医院全员质量与安全教育和培训，建立有效的医疗质量管理体系，营造医疗质量与安全人人有责的医院文化氛围；要求医院与各临床科室都应有对出院患者平均住院日的相关要求，各临床科室建立对"住院时间超过30天的患者"及"非计划再次手术"的监测、原因分析、反馈、整改和控制体系，明确管理目标，作为大查房重点，有分析、评价的记录；要求医院有手术医师资格分级授权管理制度与规范性文件，有定期手术医师能力评价与再授权的机制，实行患者病情评估与术前讨论制度，遵循诊疗规范，制订诊疗和手术方案，依据患者病情变化和再评估结果调整诊疗方案，均要求记录在病历中，有重大手术报告审批制度，手术后并发症的风险评估和预防措施到位，以保证患者的手术安全；医院、职能部门、各科各层级领导均应将医院与科室管理逐步从经验管理转变为科学管理，要求医院与职能部门领导接受全面质量管理培训与教育，至少掌握1～2项质量管理改进方法及质量管理常用技术工具，开展改进医疗质量管理工作。

医院还要建立医疗技术管理制度，实行医疗技术分级分类管理，对新技术实施准入与风险管理，建立实行高风险技术操作的卫生技术人员授权制度。要求医院按照原卫生部《抗菌药物临床应用指导原则》（卫医发〔2004〕285号）的要求，建立并完善抗菌药物使用与管理的相关制度，实行三级管理，临床医师经过培训、考核合格后方可授予相应级别的处方权；定期开展抗菌药物临床应用监测与评估，按细菌耐药的信息调整抗菌药物使用;制定手术预防性抗菌药物临床应用管理的相关制度、规范,有定期评价围手术期预防性抗菌药物使用情况的记录,同时还要求对激素类药物、血液制剂、肿瘤化学治疗等特殊药物有管理与使用指南或规范。

除建立组织和制定规章外,细则还从最基础的环节避免医疗风险,要求医院坚持"严格要求、严密组织、严谨态度",强化"基础理论、基本知识、基本技能"培训与考核,培训出合格的医生为患者服务;同时要求制定医疗风险管理方案,包括医疗风险识别、评估、分析、处理和监控等内容,并要针对主要风险制定相应的制度、流程、预案或规范,并严格落实,防范不良事件的发生。

此外,在整个医疗质量管理章节中,评审细则还对医院临床诊疗如内科、手术科室、急诊、重症医学、感染性疾病、中医、康复、疼痛、精神科疾病,医疗技术服务如药事和药物使用、临床检验、病理、医学影像、输血、医院感染、介入诊疗、血液净化、临床营养、医用氧舱、放射治疗、其他特殊治疗、病历(案)等质量管理与持续改进的要求进行了详细的叙述,明确了规定,对医院各部门、各科室都具有实用性的指导。

五、护理管理与质量持续改进

评审细则第五章是护理管理与质量持续改进,分5节30条53款,其中核心条款2款。细则第1~5节分别从护理管理组织体系、护理人力资源管理、临床护理质量管理与改进、护理安全管理、特殊护理单元质量管理与监测方面提出了评审要求。

新的医院评审评价特别突显出护理服务质量与安全的重要性。细则中明确医院要有护理质量与安全管理组织,职责明确,有监管措施;要求医院有主动报告护理不良事件制度与激励措施,实行非惩罚性护理安全(不良)事件报告的管理,有护理人员主动报告的激励机制,有护理人员主动报告护理安全(不良)事件的教育和培训,有多种途径便于护理人员报告护理安全(不良)事件,有护理安全(不良)事件与医疗安全(不良)事件统一报告的网络,统一管理,并能提高护理安全(不良)事件报告系统的敏感性,护理人员对护理安全(不良)事件报告制度的知晓率100%。

优质护理服务是确保护理服务质量与安全的关键。细则中关于优质护理服务的2个条款5.3.2.1、5.3.3.1均为核心条款。要求医院以落实优质护理服务为抓手,带动全院护理管理的全方位改革,逐步做到护士垂直管理(医院-科室-病区)、护士分层级管理、护士岗位管理及护士规范化培训,使护士管理方式逐步走向"以患者为中心"的管理方式,从而真正实现优质护理服务内涵的重点,即改革陈旧的护理模式、落后的护士管理方式,体现护士的职业价值、知识价值,体现"以患者为中心"的管理理念,"把时间还给护士,把护士还给患者",通过实施"以患者为中心"的整体护理,为患者提供适宜的护理服务,依据患者病情的需求,充分考虑患者生理、心理、社会、文化等因素制订护理计划,确保患者的护理质量与安全。

评审细则还要求医院建立护理人力资源管理新机制，如以患者为中心的人力资源弹性管理、动态管理及以人为本的科学管理机制，要求医院以临床护理工作量为基础，根据收住患者的病情及疾病特点、护理等级比例、床位使用率对护理人力资源实行弹性调配；全院护理人员的薪酬、福利待遇、社会保险都要做到同工同酬，薪酬向临床一线和关键岗位倾斜，体现多劳多得，优绩优酬；建立基于护理工作量、护理质量、患者满意度并结合护理难度、技术要求等要素的绩效考核制度，同时将考核结果与护理人员的评优、晋升、薪酬分配相结合，真正实现优劳优得，多劳多得，充分调动护理人员积极性，从而稳定护士队伍，使优质护理服务落到实处。

评审细则第5节特殊护理单元质量管理与监测条款中明确了手术室、消毒供应中心、新生儿室等特殊护理单元的评审要求。如要求医院手术室执行《手术安全核查》制度，有患者交接、安全核查、安全用药、手术物品清点、标本管理等安全制度，遵医嘱正确用药，有突发事件的应急预案。对医院消毒供应中心要求采取集中管理的方式，对所有需要消毒或灭菌后重复使用的诊疗器械、器具和物品由消毒供应中心回收，集中清洗、消毒、灭菌和供应，符合卫生部管理消毒供应中心管理规范要求；合理配备工作人员，根据医院规模和工作量合理配备人力，设专职护士长负责，并有监督；还要求开展工作人员业务技能培训；相关部门要保障物资、水电气供应，设备运行正常；相关设备出现故障时，能够及时处理；相关职能部门对制度的执行有评价与监督，体现持续改进，有记录。对新生儿室管理特别强调实施责任制护理；要求有护理专项质量管理，分级护理措施到位，患儿安全制度落实到位；进行医务人员手卫生规范的培训，执行新生儿暖箱、奶瓶、奶嘴消毒规范，保证传染病患儿隔离措施到位。

六、加强医院管理

评审细则第六章是医院管理，分11节60条107款，其中核心条款6款。以体现医院整体管理理念为原则，本章分别从依法执业、管理职责与决策机制、医院规划、人力资源、信息与图书馆、财务与价格、医德医风、后勤保障、医学装备、院务公开、社会评价十一个方面对医院管理提出了评审要求。

与以往的评审评价不同，新的医院评审评价不仅关注临床科室的评审评价检查，对于非临床科室检查同样重视，因为这些科室管理措施是否到位，也同样关系到医院的安全与患者的安全。细则中特别强调医院依法执业，依法执业成为新的医院评审评价关注的重点，其中有2款评审条款作为核心条款，要求医院一定要做到。例如，条款6.1.2.1要求医院必须在国家医疗卫生法律、法规、规章、诊疗护理规范的框架内开展诊疗活动，院及科室命名规范、提供的诊疗项目与执业许可证上核准的诊疗科目要全部相符，医院内命名为"中心"、"研究所"等机构者，必须有省级及以上卫生行政部门批准的文件；条款6.1.3.1要求在医院执业的卫生技术人员全部具有执业资格，注册执业地点在本院或符合卫生行政部门相关规定（如多点执业、对口支援等），具有执业资格的研究生、进修人员在上级医师（含护理、医技）指导下执业。

评审细则还要求医院实行管理问责制，明确管理职责，执行决策机制，对重大决策、重要干部任免、重大项目投资、大额资金使用等事项（三重一大）须经集体讨论，集体决策并按管理权限和规定报批与公示，由职工监督；要求依据医院的功能任务，确定发展目标和中长期发展规划并付诸实施；要求加强医院的人力资源管理，建立健全以聘用制度和岗位管理制度为主要内容的人事管理制度，人力资源配置符合医院功能任务和管理的需要，建立卫生技术人员专业技术档案；要求医院信息系统能够连续、系统、准确地采集、存储、传递、处理相关的信息，为医院管理、临床医疗和服务提供包括决策支持在内的技术支撑；要求加强医院财务与价格管理，财务管理部门集中统一管理经济活动，实行总会计师制，落实价格公示制度，以综合绩效考核为依据，突出服务质量、数量，个人分配不得与业务收入直接挂钩等；加强医德医风和医院文化建设；加强后勤保障管理，健全管理组织机构，完善规章制度，明确人员岗位职责，坚持"以患者为中心"，后勤保障服务满足医疗服务流程需要；医学装备管理符合国家法律、法规及卫生行政部门管理要求；实行院务公开管理，保障医院良性健康运行；通过社会评价，定期实行患者与员工的满意度调查，不断提高医院服务水平。

七、日常统计评价

在新的医院评审评价的过程设计中，定性评价是与定量评价相结合的：一方面用数据中反映出的问题，作为评审员现场评价的切入点；另一方面用数据来验证对医院评审评价结论的可信度，这点也是新的医院评审标准的明显特色。在评审细则中设置了第七章日常统计评价，共6节37条，包括医院运行、医疗质量与安全监测多类指标，用于对医院的日常运行、医疗质量与安全指标的监测与追踪评价。医院运行、医疗质量与安全监测指标反映医疗质量在一定时间和条件下的结构、过程、结果等的概念和数值，由指标名称和指标数值组成。建立科学的医疗质量评价指标，是实施医疗机构科学评审评价的基础；实施持续性的医疗质量评价监测，是依此对医疗机构进行追踪评价的重要途径，同样是促进医疗质量持续改进的重要手段。

本章评审细则第1节中讲述了医院运行的基本监测指标，包括资源配置、工作负荷、治疗质量、工作效率、患者负担、资产运营和科研成果七个方面，其中大部分项目及数据引自卫生部"医院统计和财务报表"，如医院实际开放床位、员工总数及卫生技术人员数；年门诊、急诊、留观人次，年住院患者入院、出院例数，年住院及门诊手术例数；手术冰冻与石蜡诊断符合例数，住院患者死亡及自动出院例数、住院手术及死亡例数、住院危重抢救及死亡例数、急诊科危重抢救及死亡例数、新生儿患者住院死亡率；出院患者平均住院日、平均每张床位工作日、床位使用率、床位周转次数；每门诊或住院人次费用；医疗收入/百元固定资产、业务支出/百元业务收入、医疗收入中药品及医用材料收入比率等；评审评价前五年国内论文数 ISSN及SCI 收录论文数/每百张开放床位，承担与完成国家级及省级科研课题数/每百张开放床位，获得国家、省级科研基金额度/每百张开放床位等。

本章评审细则第2~6节主要是医疗质量与安全监测指标，是以过程（核心）质量指标与结果质量指标并重的模式展现，分为住院患者、单（特定）病种、重症医学（ICU）、合理使用抗菌药物、医院感染控制五方面。

细则第2节讲述了住院患者医疗质量与安全监测指标。住院医疗质量与安全方面的重点指标以重返率（再住院与再手术）、死亡率（住院死亡与术后死亡）、安全指标（并发症与患者安全）为重点，包括住院重点疾病总例数、死亡例数、2周与1个月内再住院例数，住院重点手术总例数、死亡例数、术后非预期重返手术例数，麻醉指标，手术后并发症与患者安全指标。依据ICD-10编码与ICD9-CM3编码，针对三级综合医院评审要求，细则中列举了18种重点疾病和18种重点手术，这些病种基本涵盖了三级综合医院50%以上的收治患者。二级综合医院实施细则中列出的18种重点疾病名称与三级综合医院相同，而重点手术依据其特点仅涵盖了其中7种。三级专科医院实施细则也根据其专科特点列出了本专科的重点病种与手术。所有这些病种不仅是住院患者的常见疾病，也是威胁我国老百姓生命健康的重大疾病，设立这些疾病的质量与安全监测指标，对于医院评审评价具有普遍指导意义。

新的医院评审评价的过程设计充分体现了当前"大数据"的应用理念。本章细则第2节的监测数据是通过原卫生部医院医疗质量监测系统（HQMS）平台，直接从医院的信息系统中采集住院病案首页的全部信息，在医院评审评价中，通过调取评审评价前近三年医院病案首页数据，进行医院医疗质量监测分析、疾病诊断相关分组（DRGs）分析评估、医疗综合能力评估三个方面评价工作，为第一至六章结构标准的评价判定结论提供循证依据，为医院质量与安全的持续改进活动目标提供依据。

本章细则第3节讲述了特定（单）病种的质量指标，包括急性心肌梗死、急性心力衰竭、社区获得性肺炎、脑梗死、髋关节和膝关节置换术、冠状动脉旁路移植术、围手术期预防感染等项目。特定（单）病种质量控制与评价是医院评审评价的重要组成部分。通过对医院在特定（单）病种诊疗服务的团队能力、质量、安全、协作方面整体成效的评估，充分体现"以患者为中心"的服务理念，实现对医院临床服务核心质量管理的评价，树立质量标杆，实现优质服务质量的过程（核心）质量指标为重点。

本章评审细则第4节讲述了重症医学（ICU）的监测指标，是以诊疗过程与结果质量为重点的指标。了解医院重症医学（ICU）质量与患者安全的总体情况，结合评审细则第四章第9节重症医学科管理与持续改进与第五章相关标准条款评价，印证医院在诊疗危重症患者综合能力与质量符合标准的层次。

本章评审细则第5节讲述了合理使用抗菌药的监测指标，重点是以医院抗菌药物使用的结果指标，结合评审细则第四、第五章中相关条款综合评价，印证医院合理使用抗菌药物符合标准的层次。

评审细则第七章第6节讲述了医院感染控制的监测指标，重点是以特定对象的结果指标为重点，即使用呼吸机、导管、导尿管三项器械所致感染的结果指标为重点，同时以手术风险评估类别来评价术后切口感染的结果指标。结合评审细则第四、五章中相关条款综合评价医院感染控制符合标准的层次。

总之，新的医院评审评价从评审标准的制定到评审方法的选择均紧紧围绕"以患者为中心"而展开的；紧紧围绕"质量、安全、服务、管理、绩效"主题撰写的，充分体现医院团队卓越整合与协同精神，绩效相互印证的思路，越仔细阅读越会有深刻的感受。

第二节 医院评审新理念

与第一周期医院评审相比，新的医院评审突出表现在评审理念的转变上。新的医院评审工作坚持"政府主导、分级负责、社会参与、公平公正"的原则和"以评促建、以评促改、评建并举、重在内涵"的方针，围绕"质量、安全、服务、管理、绩效"，体现"以患者为中心"，坚持"常态化"与"持续改进"，不断提升医院管理水平，从而实现医院"三个转变、三个提高"。

一、实现"三个转变、三个提高"

新的医院评审的目标是引导医院实行系统化、规范化、科学化管理，确保患者的医疗质量、安全与服务，逐步提升医院管理水平，实现医院"三个转变、三个提高"。

三个转变，指在发展方式上，要由规模扩张型转向质量效益型；在管理模式上，要从粗放的行政化管理转向精细的信息化管理；在投资方向上，医院支出要从投资医院发展建设转向扩大分配，提高医务人员收入水平。

三个提高，指提高效率，通过资源纵向流动提升服务体系整体绩效；提高质量，以临床路径管理为抓手加强医疗质量管理；提高待遇，通过改善医务人员生活待遇，切实调动医务人员积极性。

二、坚持"以患者为中心"

坚持"以患者为中心"的临床服务理念，一直是我国广大医院管理者和医务工作者所认同并追求达到的工作目标，但在实际工作中却没有得到真正落实执行。新的医院评审分别从以下三个方面体现了坚持"以患者为中心"的理念。

第一，评审标准的制定始终坚持"以患者为中心"，这贯穿体现于评审细则各个章节的条款中，主要表现在评审标准制定的内容和设计制定内容的方法两个方面。

（1）从评审标准的制定内容上，评审细则中不论在医院公益性、医院管理的章节中，还是在患者服务、患者安全、医疗质量安全管理与持续改进、护理管理与质量持续改进的章节中，均体现着坚持"以患者为中心"的理念，标准中"病人（或患者）"共出现了1189次。如为方便患者及时就诊，评审细则中要求医院实施多种形式的预约诊疗与分时段服务，公开医务人员出诊信息，对门诊和出院复诊患者实行中长期预约，建立与挂钩合作的基层医疗机构的预约转诊服务。通过优化门诊布局结构，完善门诊管理制度，落实便民措施，减少就医等待；规范就诊标识，如在门急诊候诊区、医技部门、住院病区等设置明显、易懂的就诊导诊标识；保护患者隐私等，改善患者就医体验。加强急诊检诊分诊，建立急诊绿色通道，确保急危重症患者优先处置；急诊科，急诊检验、影像检查、药剂科等实行7×24小时服务，帮助患者有效就诊。要求医院为患者提供办理出入院手续的个性化服务和帮助，以满足各类患者的医疗服务需求。在护理服务方面，细则还要求医院对患者实施优质护理服务，落实"以患者为中心"的整体护理，为患者提供适宜的护理服务；要求对危重患者进行风险评估和安全防范措施，主动向高危患者告知跌倒、坠床、压疮的风险，采取有效措施防止意外事件的发生。

（2）评审标准的制定始终坚持"以患者为中心"的理念，还体现在标准与实施细则设计制定内容的方法上。新的医院评审标准的内容不是以现行行政职能部门的分工模式而设计的，不同的行政职能部门间并没有明显的条块分割，而是围绕"以患者为中心"的标准条款，以团队为合力，共同落实到位。因此，一项评审细则内容中会涉及多个部门与多个科室间的工作分工与合作。如条款4.6.7.2要求医院手术后并发症的风险评估和预防措施到位。条款内容首先从C级要点要求医院的医务人员熟悉手术后常见并发症；手术后并发症的预防措施落实到位；对骨关节与脊柱等大型手术、高危手术患者有风险评估、有预防"深静脉栓塞"、"肺栓塞"的常规与措施；接着B级要点同时要求主管部门履行监管职责，并有分析、反馈和整改措施；最后A级要点要求医院有重大手术并发症的案例分析报告，持续改进术后质量管理，术后并发症预防有效，并发症降低。无可否认，该条款中体现的是"以患者为中心"建立手术后并发症的风险评估和预防措施并要求落实到位。依照目前大多数医院的日常行政管理模式，为达到条款的评审要求，该项评审内容将划归医务处管理并落实执行，但实践证明，仅靠医务处管理落实并不能达到评审内容的要求。医院工作要达到评审条款的要求，必须由医务处、护理部、相关外科科室、药剂科的人员共同研究如何制定相关规章制度，明确围绕"以患者为中心"、科室主任、护士长、医生、护士、药剂师、医务处、护理部各自应负责什么，团队在一个工作平台上，为共同的工作目标有分工，但更多的是相互合作、相互协作，而不是各部门各自为政，工作起来各进各的门，各管各的事，没有共同的工作目标，导致一旦涉及多部门协助就互相扯皮，难以解决问题。

只有为了共同的目标——以患者为中心改进工作,才能打破行政壁垒,多合作,多协作,共同解决一个问题,真正体现"以患者为中心"的团队能力及管理的效力。又如,评审细则中明确写到,"……对于住院患者,应由医师下达医嘱,药学技术人员统一摆药,护士按照规范实施发药,确保给药安全"。这一评审条款强调了如何确保患者用药安全的问题。目前我国大多数医院不是由药学技术人员统一摆药。自2010年优质护理服务工作开展以来,提出"把时间还给护士,把护士还给患者",医院一改护士摆药的历史,由药学技术人员统一摆药,使这一工作更加专业化、规范化,更加安全,同时也保证护士有更多的时间照护在患者身边,提高护理质量,确保患者安全。然而,医院为实现这一评审要求,不是单一靠护理部或药剂科的工作就能改变的,一定要由院领导协调,医务、护理、药剂、临床科、人事、后勤、财务等科室或部门共同建立"以患者为中心"的工作制度和流程、确定需增加的员工类别及数目、支撑设施、经费支出等,通过科室或部门共同努力,达到同一个目标,实现"由医师下达医嘱,药学技术人员统一摆药,护士按照规范实施发药,确保给药安全"。细则中要求"以患者为中心"的类似评审条款还很多,充分体现了新的评审标准内容的核心是以患者为中心。

第二,新的医院评审采用的评价方法体现了"以患者为中心"的理念。例如,现场评价采用的方法是"以患者为中心"的追踪检查法。尤其个案追踪的检查方法,是通过追踪"患者"的实际就诊经历,体验"患者"实际感受诊疗服务来进行评价的,更加突显出"以患者为中心"的评审理念。关于追踪检查法的具体内容将在本书相关章节中进行详细阐述。

第三,在新的医院评审评价关注的重点上,同样是"以患者为中心"。例如,现场评价检查的重点是以患者为中心,关注医疗质量、安全和服务。新的医院评审将患者安全放在重要的位置,突显评审评价的主要目的。针对患者安全,评审细则专门设置了一个章节,并就患者十大安全目标一一阐述了详细的评价要求。细则第七章中专门设置了住院患者医疗质量与安全的监测指标,通过调取评审前近三年医院病案首页数据,结合医院重点疾病、重点手术,对医院进行医疗信息统计评价。又如,《医院评审暂行办法》中明确规定,卫生行政部门开展或委托第三方调查机构开展的患者满意度调查结果是社会评价的主要内容。"患者满意度"是社会评价的测量核心,也充分体现了"以患者为中心"的评审理念。关于社会评价的具体内容将在本书相关章节中进行详细阐述。

三、"常态化"与"持续改进"

所谓"常态化"评审,是相对以往"运动式"的评审而言的。新的医院评审中,"常态化"的评审理念主要表现在评审工作的周期性开展和评审内容紧密结合医院日常管理工作两个方面。《医院评审暂行办法》中明确规定要坚持周期性的评价制度,统筹实施各项评价。周期性的评价制度是我国医院改革和发展过程中的一项重要制度创新。实践证明,作为医院日常工作的医疗活动,具有长期性、艰巨性和复杂性特点,评价工作必须持之以恒地进行，必须坚持评价的定期性和制度化。通过定期性评价，真正牢固确立起质量是医院生命线、医疗是医院中心工作的意识，真正建立起医院质量评价体系，保证医疗质量的不断提高。

"持续改进"是新的医院评审不同于以往的显著特点，主要表现在评审内容要求体现持续改进、条款判断要求符合持续改进、评审工作准备要求与医院日常工作相结合并实现持续改进等方面。

第一，评审细则从内容设计上体现了"常态化"和"持续改进"的特点。统计评审细则第一至六章所有条款，"持续改进"四字共出现344次，80%以上的条款体现了持续改进的评审要求；细则第七章是日常统计评价，专门用于对医院的日常运行、医疗质量与安全指标的监测与追踪评价，保证了"常态化"工作机制的建立。

第二，从评审条款合格要求和判断原则上，保证了持续改进的这一评审要求的实现。细则条款内容分为"A、B、C"三级，"C"级是条款内容的基本要求，如未达标，则为"D"。用标准评价医院日常工作时，条款判断要达到"B"，必须先达到"C"，要达到"A"，必须先达到"B"，达到"A"后，标准要求提出新的工作目标，继续持续改进。由此可见，评分说明是遵循PDCA循环原理，即通过质量管理计划的制定及组织的过程，实现医疗质量和安全的持续改进。这充分体现新的医院评审不仅关注评审的结果，更为关注的是医院为实现这一评审结果如何实现持续改进的过程，评审结果反映了医院的日常管理、工作常态。

第三，新的医院评审要求医院在准备评审工作过程中，不同以往仅仅在评审检查前表面突击一下，而是从医院怎样建立"以患者为中心"的有效的管理体系着手，改变以各个部门的工作为"中心"，相互扯皮、相互推诿的现象，真正通过以评促建、以评促改，不断提升医院服务品质，持续改进的轨迹可以清晰可见。例如，条款6.4.1.5要求医院建立人员紧急替代机制，以保持患者获得连贯诊疗。条款内容C级要点首先要求院科两级有人员紧急替代程序与替代方案；有紧急替代人员的有效联络方式；相关人员知晓相应的紧急替代程序和方案。接着B级要点要求主管职能部门按照制度和流程，落实监督检查，有监管记录。最后A级要点要求医院人员紧急替代机制落实到位，保障医疗工作的正常运行。从这一条款可看到，新的医院评审中"以患者为中心"的理念同样体现在人力资源管理上。有别于传统的人事管理，新的人力资源管理的要求是使人力资源的调配紧紧围绕患者的需求，也就是说在医院各部门均要"以患者为中心"开展日常工作，而不仅仅是医疗护理等部门的工作要求。显而易见，这一类条款的评审要求医院想要短时间内完全做到是比较困难的，它必然是一个不断持续改进的过程。随着医药改革的深入开展，这一新的以患者为中心的人力资源管理理念必将在医院日常工作中逐步地树立起来，随之评审要求也将逐步得到落实。又如条款2.3.2.1要求医院加强急诊检诊、分诊，落实首诊负责制，及时救治急危重症患者。条款内容C级要点要求医院有专人负责急诊检诊、分诊工作，有效分流非急危重症患者；落实首诊负责制，急危重症患者实行"先抢救、后付费"；落实急会诊制度，保障急危重症患者得到及时救治；建立急危重症患者抢救协作协调机制，保障患者优先收住入院，制定急诊科与120急救中心、基层医疗机构急诊患者转接流程，保障患者得到连贯抢救治疗，保持绿色通道畅通。在C级要点基础上，为持续改进目前医院存在的不足，B级要点针对性地提出改进的要求，如急诊抢救登记要完善，病历资料要完整，入院、转诊、转科均有病情交接。为确保急诊患者的抢救效率和质量，A级要点又提出继续改进的目标，要求医院有急诊信息网络支持系统，有急诊与院前急救、急诊与院内各相关科室、急诊与卫生行政部门的信息对接，急诊科能在患者送达前获取急救中心转送或基层医疗机构转诊患者信息，院内相关各科室在患者收住入院前获取病历资料，提高效率。标准与实施细则的内容要求都是医院日常工作，要求医院在日常工作中不断持续改进，不断提升医院服务品质。由此可以看出，评审条款要求的医院工作持续改进一定是"以患者为中心"的持续改进，是与日常管理工作内容相结合的持续改进，绝不是为评审而评审的应付式准备。只有这种持续改进，其成效才能稳定并长久地保留，而不会随着评审工作的结束而消失。因此，医院准备评审的工作过程必然是医院以评促建、以评促改，持续改进日常管理工作的过程。

第三节　医院评审新方法

现阶段新的医院评审评价工作，要紧密结合医改要求，不断吸取新经验，形成新思路，探索新方法，引导新方向，要"穿新鞋，走新路"，逐步与国际接轨。因此，评审方法的改进是新一轮医院评审评价成败的关键。新的理念、新的标准与采取的新方法要相结合，相统一。选择新的方法要源于新的理念，支撑新的理念，应是新的理念载体和新的理念的体现形式。为此，新一轮医院评审评价，借鉴国际经验，结合我国实际，积极探索实施多种评审评价方法，不断完善医院评审评价体系，形成新的医院评审评价模式。按照《医院评审暂行办法》规定要求，新的医院评审实施四个维度的综合评价，实行定性评价和定量评价相结合的医院评审模式。这种结合主要表现在两个方面：一是指医院总体评审评价结论是定性评价和定量评价结果的总和，是四个维度评价结果的综合体现；二是指现场评价也要实现定性与定量评价相结合，信息统计评价为现场评价提供重要的追踪检查依据。

依据新的医院评审模式，评价方法包括医院自评结果的评价；搭建医疗服务信息平台（HQMS）、引入DRGs分析、实行医院医疗信息日常监管与评价、医疗质量监测分析、医院医疗综合能力评估，进行医疗信息统计评价；采用"以患者为中心"的追踪检查方法进行现场评价；建立第三方患者满意度调查、积极探索开展社会评价。此外，为确保现场评价的有效开展，评价结果与日常医院管理紧密结合，便于医院各层管理者的管理，新的医院评审评价还引入医院评审评价管理系统（HAMS）的开发使用，这一系统也可用于现场评价结果的统计与分析。这些评审评价方法目前都在不断的探索中。本节将着重介绍医院自评结果的评价、追踪检查方法、同质化评审员队伍的建立、动态有效的医疗质量与信息监测平台，其他内容将在相关章节中详细阐述。

一、医院自我评价

新的医院评审评价首次提出对医院自评结果进行评价。新的医院评审评价将书面评价列为医院评审评价的四个维度之一，调动医院自我管理的积极性，要求医院自查，在自查过程中不断持续改进。目前，通过前期的一些医院的现场评价实践，发现部分医院的自评结果与现场评价结果相差较大。主要原因包括：一是因医院通过自评自改、持续改进，评价专家的检查与医院自评存在时间差，导致二者结果有相差，这是可以理解的；二是医院对评审标准理解欠准确，对本院实际落实标准情况判断不准确，未认真对待自评，存在敷衍应付等现象。例如，评审条款2.6.1.1，其为核心条款，要求"患者或其近亲属、授权委托人对病情、诊断、医疗措施和医疗风险等具有知情选择的权利；医院有相关制度保证医务人员履行告知义务，有保障患者合法权益的相关制度并得到落实；医务人员尊重患者的知情选择权利，对患者或其近亲属、授权委托人进行病情、诊断、医疗措施和医疗风险告知的同时，能提供不同的诊疗方案，医务人员熟知并尊重患者的合法权益"。针对这一条款，有七所医院在医院自评时将其评价为"A"，这与评审员现场评价这七所医院的2.6.1.1条款均为"D"的结果相差甚远，评审员将评价"D"的依据写得清清楚楚，医院也认同。在前一阶段的现场评价实践中，像这样的例子还很多，这就需要医院准确理解标准细则的内容要求，全面了解医院针对标准要求的落实情况，正确看待医院工作与标准细则要求之间的差距，养成定期自评的工作习惯，通过一次一次的自评不断查找问题，持续改进，真正通过医院自评，落实评审标准，不断达到规范化管理的目标，并收到显而易见的成效。

新的医院评审增加医院自我评价的环节，这也是希望医院不再被动地应对医院评审评价工作，而是主动地参与到评审评价工作的过程中来，在准备评审评价的过程中通过不断地查找问题、分析解决问题，使医院各项工作在持续改进中得到不断进步、不断提高。医院只有将评审标准作为医院管理和建设的依据，并在日常工作中加以落实，使医院的管理工作有方向、有目标，医院各职能部门的日常工作有标准、有依据，才会使医院自评工作从被动变为主动，从卫生行政部门要求医院做变为医院自己主动去做，医院评审评价的积极性由单方的变为双方的，使医院在评审评价中不断自我提升管理水平。

为更客观地评价医院自评结果，我们设计并探索对医院自评结果从完整性、客观性、真实性、准确性方面进行评价，具体内容将在本书第三章第一节的书面评价中详细阐述。同时，医院也要客观、严谨、认真地评价自己。

二、追踪检查方法

（一）追踪方法概述

新的医院评审评价的现场评价主要采用追踪检查方法，是以患者的视角进行现场检查的评价方法，分为个案追踪和系统追踪两种。

个案追踪不事先确定检查的部门与科室，按照所抽样患者在医院经历的路线进行检查，这种方法首先体现以患者为中心的思想，从"患者"实际感受诊疗服务的体验，了解与评价医院整体的服务质量。通过追踪患者，了解其在医疗护理服务中的经历，以评价医院服务的连贯性。追踪患者接受诊疗的服务过程、查看环境设施、患者的安全、患者的权益、隐私的保护及医院感染控制等制度的落实情况。

系统追踪体现系统管理的思想。通过资料查阅、现场访查、员工访谈、追踪检查等方式评价医院对评审标准、环节要点的遵从程度，评价医院对规章制度、管理流程、诊疗常规与操作规范的执行力，考察医院的管理系统是否健全、配套、周密、有无疏漏。有药事管理的系统追踪、感染控制管理的系统追踪、医疗质量管理的系统追踪等，这种检查方法更易发现真实的问题，查找到管理中的裂隙，看到管理中的短板问题，以便持续改进。

如前所述，新的医院评审的特色是现场评价实行定性与定量评价相结合，依据病案首页中提供的信息，结合医院申请材料和自评结果，引导评审员寻找现场评价需追踪问题的聚焦点，有目的、有指向性地进行追踪检查，从而避免盲目检查、盲目追踪，保证在很有限的现场评价时间中，进行针对性更强的追踪检查，使问题的发现更加准确，并能追寻问题的脉络，找到问题存在的原因，以便为医院提供持续改进的依据。

追踪方法的具体内容在第四章的追踪检查中展开专题论述。

（二）追踪方法实施——评审员体系建设

与以往不同，应用追踪检查方法对评审员能力有较高的要求，因此，新的医院评审评价强调评审员队伍的同质化、专业化乃至职业化。如何培训评审员队伍，不断提高评审员的评价能力和水平，促进评审员的同质化，实现评审员队伍从业余到专业化，再逐步从专业化到职业化的转变，是新的医院评审工作中的重点和难点，是现场评价中追踪检查方法能否成功运用的关键，也是建立第三方机构社会评价的基础。

通过前期的现场评审评价实践，目前已初步建立了"112E"的评审员培训模式。首先，评审员培训分为理论培训（第Ⅰ阶段）、方法培训（第Ⅱ阶段）、技能培训（第Ⅲ-1阶段）、现场实训（第Ⅲ-2阶段）、拓展培训（第Ⅳ阶段，即E，extend培训）四个阶段；其次，评审员培训采用"四结合"的培训方式，包括自学与教学相结合、理论学习与实践相结合、集中培训与分组培训相结合、带教检查与独立操作相结合。通过同质化的评审员培训，要求评审员以标准细则为准绳、以事实或数据为依据，强调依靠团队共识，多角度、多方位检查判定，避免评审员判定的片面性，减小评审员个人裁量权，保证评审评价的公平公正。

如图1-1所示,依照《三级综合医院评审标准实施细则(2011年版)》达到三级甲等医院的评审要求,评审标准条款的评价结果A、B、C至少应达到20%、60%、90%,从图中可以看出,A、B、C、D的评价结果百分比绝对值基本呈正态分布。也就是说,某家三级甲等综合医院现场评价达到评审标准要求时,该院现场评价的A、B、C、D绝对百分比值也应是接近正态分布的。我们在前期评审评价实践中发现,未经过系统培训的评审员现场评价的A、B、C、D绝对百分比值是非正态分布的(图1-2,图1-3),而经过培训后,评审员现场评价结果A、B、C、D绝对百分比值的分布明显向正态分布靠拢,接近正态分布(图1-4)。这说明,通过"112E"培训的评审员可达到独立进行实地评审评价的能力和要求,这也为实行追踪检查必须培训同质化评审员提供了有力的依据和支持。

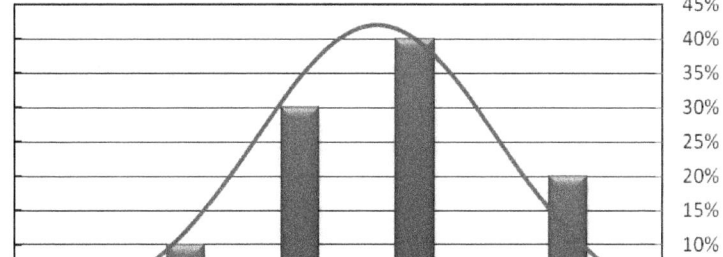

图 1-1 三级甲等医院评审标准条款结果分布

注:1.纵坐标:条款百分比,横坐标:条款评价结果;2.《评审标准实施细则》中的 % 为累积 %,即 C 条款达到 90%=C% 绝对值 +B% 绝对值 +A% 绝对值,B 条款达到 60%= B% 绝对值 +A% 绝对值。

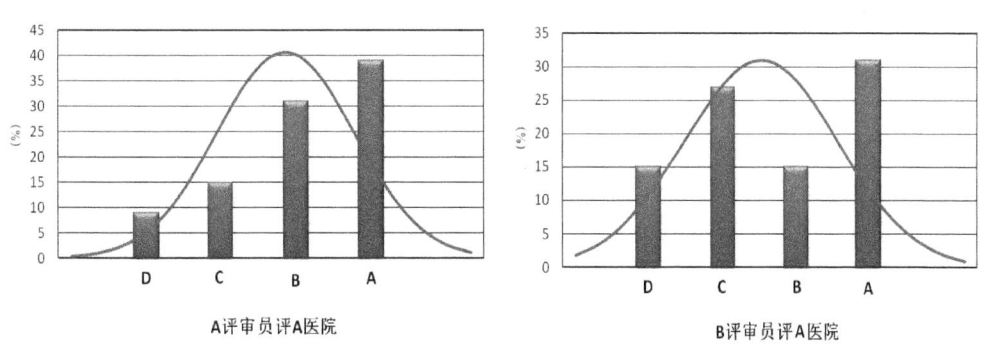

图 1-2 培训前 A 评审员评价某医院结果　　图 1-3 培训前 B 评审员评价某医院结果

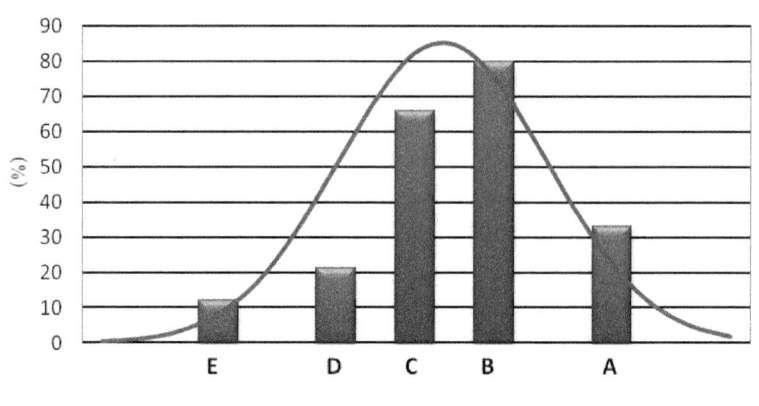

培训后评审员评价结果

图1-4 培训后评审员评价某医院结果

现场评审评价实践中加强评审员培训的同时，还实施了对评审员队伍的管理，建立了对评审员考核的评价方法（图1-5）。如图所示，评价考核关注评审员的学习能力、工作责任心、标准依从性，对评审员评价结果再评价，目的是了解每位评审员掌握标准水平的情况，发现评审评价过程中存在的问题，同时也可检验培训的效果，确定培训的重点和针对性，从而不断提高评审员专业化水平，实现评审员评价质量的持续改进。

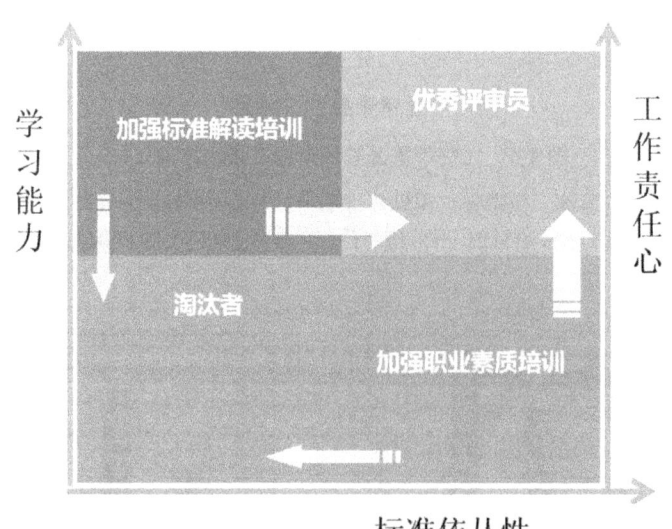

图1-5 评审员考核评价图

关于评审员具体培训的方法及内容请参阅《医院现场评价——评审员工作手册》。

三、信息统计评价

《中共中央、国务院关于深化医药卫生体制改革的意见》（中发〔2009〕6号）中指出，我国医改的总体目标是建立健全覆盖城乡居民的基本医疗卫生制度。为实现这一总体目标，建立实用共享的医药卫生信息系统是支撑深化医药卫生体制改革的"四梁八柱"之一。医院信息是国家卫生系统信息化结构中的基石。信息化管理是医院管理的有效手段，也是实现医院从粗放式管理走向精细化管理的基本方法。

医院信息化建设是医院精细化管理的基础，是新的医院评审评价必需的、不可缺少的基础性工作。医院信息系统功能关键点在于是否能为医院质量与安全管理的持续改进和是否具有能为患者安全便捷服务提供支持的功能。新的医院评审要求医院在实施临床路径、单病种管理、门诊预约、处方审核、药品管理、医用材料管理、病案首页与病案管理、病房医生工作站、门诊医生工作站、成本核算、财务管理等方方面面都离不开信息化的支持，因此推进医院信息化对医院的建设与发展是极其重要的，是现代化医院管理必备的管理工具。但是，医院信息化不只是信息科的工作，而是医院整体管理的系统工程，信息化的介入会帮助医院管理者实现新的管理理念，同时会使医院的管理发生有益的变革，使医院各部门的管理不断步入精细化，使医院明显提高运转效率。

数据是医院质量管理的基础，是评价医疗质量的基础，世界多国经验证明数据信息在医院评审评价工作中起着非常重要的作用。信息化作为医疗服务监管的重要渠道，有助于提高医疗服务监管的深度和广度，是提升医疗服务水平的必经之路；而医院本身对日常医疗数据采集、整合和上报整个流程的管理及上报数据的质量，能够综合反映医院各部门分工协调能力和执行能力、全院医疗服务质量监控和管理水平及信息化建设和管理程度。

为确保新的医院评审医疗信息统计评价的有效实施，原始数据的准确性和医院信息化管理的程度特别重要。病案首页的填写质量，直接关系到上报数据的真实性、客观性、完整性，关系到医院医疗质量评价的质量。所以，医院要重视病案首页填报质量，要建立一系列确保病案首页填写无误的措施。另外，医院信息系统采集的数据要有部门管理，如医院现有病区数、各类员工数、在院患者数、手术患者、各种设备等的输入、统计、分析都要明确管理部门，确保录入数据的准确性，这样信息数据才能成为医院管理的有效依据；目前检查中发现有的医院同样一个数据在医院不同部门的计算机中调取查看的数据都不同，如从信息科、医务部、护理部、人力资源部门等计算机中调出的护士人数、病区数目等均不一致，这说明这所医院虽然投入大量资金，买了计算机并安装了软件，却没有进行有效的信息化管理，导致数据信息不准确，最终成为一堆垃圾数据。

完善的信息管理是医院评审评价的重要指标之一。新的医院评审要求医院按照评审细则中对信息化的要求逐步建立起信息化管理。细则中涉及对医院信息化要求的条款50余款，其中核心条款5款，几乎分布于细则的各个章节。细则第六章第5节就医院信息与管理分别从组织结构、人员配备、资金投入、信息系统设立与功能要求、安全保障与维护等方面提出了评审要求。如细则6.5.1要求医院要建立以院长为核心的信息化建设领导小组，有负责信息管理的专职机构，建立各部门间的组织协调机制，制定信息化发展规划，有与信息化建设配套的相关管理制度。6.5.2要求医院管理信息系统应用满足医院管理需求，有管理信息系统（HMIS）和医院资源管理信息系统（HEP）以及相关子系统（如办公信息管理、患者咨询服务、自助服务等）为医院管理提供全面支撑，信息系统能准确收集、整理医院管理数据和医疗质量控制资料，及时自动生成各项相关的统计报表，不断达到具有决策支持系统（DSS）的信息管理；临床信息系统应满足医疗工作需求，有临床信息系统（CIS），建立基于电子病历（EMR）的医院信息平台，平台主要包括医嘱处理系统、患者床边系统、医生工作站系统、实验室系统、药物咨询系统等，能支持医院医护人员的临床活动，丰富和积累临床医学知识，提供临床咨询、辅助诊疗、辅助临床决策，规范临床文档内容表达，支持临床文档架构（CDA），有门诊预约挂号和临床路径管理系统，信息系统符合《基于电子病历的医院信息平台建设技术解决方案》有关要求，符合国家医疗管理相关管理规范和技术规范。6.5.3要求医院根据国家相关规定，实现信息互联互通、交互共享，包括医院子系统间的信息交互共享、与基本医疗保障系统、卫生行政部门等系统的信息交换，实现区域医疗信息共享和交换（电子数据上报、医疗机构间的临床数据共享）。6.5.4要求医院加强信息系统的安全保障和患者隐私保护，进行信息系统运行维护。6.5.5则要求医院信息化建设有经费保障，配置合理的专职技术人员并有专业培训。除评审标准第六章第5节15款医院信息与管理外，第四章中共有29款涉及医院信息化问题，其中核心标准5款，如4.4.4.1建立临床路径与单病种质量管理信息平台，定期召开联席会议，总结分析并不断改进；4.4.7.1款要求医院在单病种管理上对信息化有逐步的要求，如达C条款只需有单病种质量指标信息台账；医院不断改进可达B条款：符合"C"，并信息准确、可追溯，相关措施落实到位；医院不断提高信息管理水平可达到A条款：符合"B"，单病种指标信息能从医院信息系统中自动提取；4.15.2.10款要求医院建立完善的药品管理信息系统，与医院整体信息系统联网运行；4.16.7.7款要求医院实验室信息管理完善；4.19.4.2款要求建立输血管理信息系统，做好血液入库、贮存和发放管理；临床路径与单病种质量管理等，还可列举很多涉及信息化的条款，所以说医院信息化不只是信息科的事，一定是医院整体工作的一部分。

根据医院信息化管理的评审要求，各医院信息统计平台要汇入上一级信息统计平台，以便国家监管，为此，国家卫生计生委医政医管局建立了医院质量监测系统（HQMS），并于2012年在全国三级医院中启动医疗服务监管信息网络直报工作，要求各三级医院将病案首页数据与HQMS系统进行自动对接。信息系统对接后，通过自动采集医院病案首页数据，医疗服务监管部门可实时查看各家医院的相关信息，利用这一真实数据进行不同项目内容的分析与评价，如单病种评价等，及时发现医院存在的倾向性问题，用科学的数据指导全国医院的医疗质量管理，使颁布的各项规定更加具有针对性，使监管走在普遍问题发生之前；可从数据的分析和评价为各级政府、各级领导提供决策的依据，使医院信息化起到应有的作用；可应用数据分析医院管理中存在的问题，为医院持续改进提供定量分析的依据。随着评价内容的需要，国家卫生计生委医政医管局还可逐步调整信息系统对接接口，扩充采集面，甚至可接收患者的全案数据，更好地满足评价工作，实现更有效的医疗服务与质量监管，同时会帮助医院不断提高管理水平，使科学管理成为现实。

随着监测系统的不断完善，卫生行政管理部门可选取部分指标完成情况，向社会和行业内部公开，接受社会监督，指导患者就医；促进医院自身持续改进和提高，最终实现促进医院提升综合实力与整体水平，为人民群众提供更加优质的医疗服务。

第二章
医院评审准备

《医院评审暂行办法》中指出，医院评审是指医院按照本办法的要求，根据医疗机构基本标准和医院评审标准，开展自我评价，持续改进医院工作，并接受卫生行政部门对其规划级别的功能任务完成情况进行评价，要求各级各类医院均应当遵照本办法管理医院。如前所述，新的医院评审对医院工作提出了全新的要求，针对新的医院评审目标、评审内容和评审方法的改变，如何彻底转变评审理念，运用评审新方法，把评审标准内容要求融入日常工作并付诸落实，发现实际工作中存在的问题，持续改进，不断提高医院全面质量管理水平，是当前医院共同面临和极其关注的重要问题。

本章将分别从评审新理念、评审新方法、医院准备新路径三方面介绍医院如何以医院评审评价为契机，推动医院工作持续改进，努力建设"以患者为中心"，注重质量、安全、服务的现代化医院。

第一节 树立评审新理念

新的医院评审坚持"以评促建、以评促改、评建并举、重在内涵"的方针，体现"以患者为中心"，关注医院"质量、安全、服务、绩效、管理"，坚持"常态化"和"持续改进"。新的医院评审理念的转变，决定了医院评审目标、评审内容、评审方法的改变。因此，对医院而言，如何树立医院评审新理念，是医院评审准备的首要重点工作。医院如仍坚持以往"为评审而评审"的旧评审理念，必将又会让全院员工做假来应对现场评价，使员工产生反感，医院管理也不可能在准备评审评价过程中持续改进，又回到劳民伤财的老路上。

一、树立"三个转变、三个提高"的理念

新的评审理念首先表现在通过医院评审理念的转变实现"三个转变、三个提高"。也

就是说，通过医院评审准备，逐步实现医院三个转变：在发展方式上，要由规模扩张型转向质量效益型；在管理模式上，要从粗放的行政化管理转向精细的信息化管理；在投资方向上，医院支出要从投资医院发展建设转向扩大分配，提高医务人员收入水平。从而以此达到三个提高：提高效率，通过资源纵向流动提升服务体系整体绩效；提高质量，以临床路径管理为抓手加强医疗质量管理；提高待遇，通过改善医务人员生活待遇，切实调动医务人员积极性。

医院只有以这个理念为指导，将医院评审作为管理医院的抓手，改变目前粗放的管理模式，通过评审准备，以评促建、以评促改，使医院管理迈向精细化，逐步达到科学化，从而使医院管理迈上新的台阶。新的医院评审评价提倡精细化管理，在检查时评审员会关注细节，这些细节是医院管理者以前所不关注的，特别是新的医院评审评价不仅关注医疗护理，还要关注后勤的方方面面，也就是说凡关系到患者、员工的安全、质量、服务的都是评审员要关注的问题，相反，凡是不关系患者、员工的安全、质量、服务的事情评审员都不会关注，以此来传播真正"以患者为中心"的精细化管理的理念。

二、树立"以患者为中心"的理念

医院在开始准备时，就要牢牢树立真正的"以患者为中心"的服务理念，这一理念虽然已被广大医院管理者和医务人员所接受，但是医院工作中仍存在所说与所做相分离的现象，如在准备过程中仍说是说，做是做，那是很难落实评审标准的。针对这一问题，如前所述，新的医院评审不论从评审标准的制定上，还是从评审评价采用的检查方法及评价的关注重点上都坚持体现了"以患者为中心"。各级各类医院评审标准均体现"以患者为中心"，凡是涉及患者安全、质量、服务方面的，即使医院认为难做到的、很小的细节问题均有要求并写进标准，其目的是通过医院评审评价的开展，促使医院更加关注患者的感受，关注患者的合法权益，真正将"以患者为中心"落实到医院工作的方方面面，使患者能切身感受到、体会到。

例如，为保障患者的权利与义务，在评审实施细则中单独设置一节关于"患者的合法权益"的条款（表2-1），其中有一条为核心条款，这就充分体现新周期评审"以患者为中心"的理念。医院在评审准备中，必须按照保障患者合法权益条款的相关要求，完善医院的相关工作制度和流程，通过定期督导检查促进落实执行，持续改进。所以医院只有在准备的过程中逐条审视关于保障患者权利与义务的条款，并逐一落实，通过采用这种"以患者为中心"的评价方法，评价医院落实保障患者权利与义务的条款的情况，更好地关注"患者安全、服务、质量"，才能获得理想的评价结果。

表 2-1 患者合法权益的条款

评审标准	评审要点
2.6.1 医院有相关制度保障患者或其近亲属、授权委托人充分了解其权利。	
2.6.1.1 患者或其近亲属、授权委托人对病情、诊断、医疗措施和医疗风险等具有知情选择的权利。医院有相关制度保证医务人员履行告知义务。（★）	【C】 1. 有保障患者合法权益的相关制度并得到落实。 2. 医务人员尊重患者的知情选择权利，对患者或其近亲属、授权委托人进行病情、诊断、医疗措施和医疗风险告知的同时，能提供不同的诊疗方案。 3. 医务人员熟知并尊重患者的合法权益。 【B】符合"C"，并 1. 患者或近亲属、授权委托人对医务人员的告知情况能充分理解并在病历中体现。 2. 职能部门对上述工作进行督导、检查、总结、反馈，有改进措施。 【A】符合"B"，并 持续改进有成效。
2.6.2 应向患者或其近亲属、授权委托人说明病情及治疗方式、特殊治疗及处置，并获得其同意，说明内容应有记录。	
2.6.2.1 向患者或其近亲属、授权委托人说明病情及治疗方式、特殊治疗及处置，并获得其同意，说明内容应有记录。	【C】 1. 医务人员在诊疗活动中应当向患者或其近亲属、授权委托人说明病情和医疗措施。需要实施手术、特殊检查、特殊治疗的，医务人员应当及时向患者说明医疗风险、替代医疗方案等情况，并取得其书面同意；不宜向患者说明的，应当向患者的近亲属或授权委托人说明，说明内容应有记录，取得其书面同意。 2. 相关人员熟悉并遵循上述要求。 【B】符合"C"，并 职能部门对上述工作进行督导、检查、总结、反馈，有改进措施。 【A】符合"B"，并 持续改进有成效。
2.6.3 对医务人员进行知情同意和告知方面的培训，主管医师能够使用患者易懂的方式与患者及其近亲属沟通，并履行书面同意手续。	
2.6.3.1 对医务人员进行知情同意和告知方面的培训，主管医师能够使用患者易懂的方式与患者及其近亲属沟通，并履行书面同意手续。	【C】 1. 对医务人员进行维护患者合法权益、知情同意以及告知方面培训。 2. 医务人员掌握告知技巧，采用患者易懂的方式进行医患沟通。 3. 对实施手术、麻醉、高危诊疗操作、特殊诊疗（如化疗）或输血、使用血液制品、贵重药品、耗材等时应履行书面知情同意手续。 【B】符合"C"，并 职能部门对上述工作进行督导、检查、总结、反馈，有改进措施。 【A】符合"B"，并 持续改进有成效。

续表

评审标准	评审要点
2.6.4 开展实验性临床医疗应严格遵守国家法律、法规及部门规章,有审核管理程序,并征得患者书面同意。	
2.6.4.1 开展实验性临床医疗应严格遵守国家法律、法规及部门规章,有审核管理程序,并征得患者书面同意。	【C】 1. 有开展实验性临床医疗管理的相关制度。 2. 有开展实验性临床医疗的审核程序。 3. 实验性临床医疗实行个案全程管理。 4. 参与实验性临床医疗的患者均能签署知情同意书。 【B】符合"C",并 1. 患者和近亲属充分参与诊疗决策。 2. 有独立的监督部门对相关的实验性临床医疗进行全程监督,并有效履行职责。 【A】符合"B",并 实验性临床医疗项目档案资料完整,对监管情况有评价,有整改措施与持续改进。
2.6.5 保护患者的隐私权,尊重民族习惯和宗教信仰。	
2.6.5.1 保护患者的隐私权,尊重民族习惯和宗教信仰。	【C】 1. 有保护患者隐私权的相关制度和具体措施。 2. 有尊重民族习惯和宗教信仰的相关制度和具体措施。 3. 医务人员熟悉相关制度,了解不同民族、种族、国籍以及不同宗教患者的不同习惯。 4. 医务人员自觉保护患者隐私,除法律规定外未经本人同意不得向他人泄露患者情况。 【B】符合"C",并 1. 能尽量满足患者合理的特殊需求。 2. 有完善的保护患者合法权益的协调处置机制。 3. 有主管职能部门监督检查。 【A】符合"B",并 有监管情况分析评价,有整改措施与持续改进。

三、树立"常态化"和"持续改进"的理念

医院在开始准备时,就应认识到,这项工作只有开头,没有结束,所以必须树立"常态化"和"持续改进"的理念,克服、转变"忙一阵子、对付一下子"的做法。以往医院为迎接各种检查和评价,对照标准修改一部分病历,专家来检查就请从改过的病历中抽取,检查的过程和结果都不能真实反映医院的实际工作状况。医院付出很大精力,全院员工疲惫不堪,所有的准备只为迎接检查专家的到来,所做的都是为对付检查专家,盼着检查专家的到来,同时也盼着赶快检查完,将专家送走就万事大吉,整个评审就算结束,所有工作恢复原状;再来检查仍然如此对付,周而复始,这样的检查使医院员工极为反感,

牢骚满腹，且无积极性。医院的评审准备是"为评审而评审"，既不关注医院日常工作中存在的问题，更不用说根据问题制订相应的整改措施，并在日常工作中落实执行，达到持续改进了。由于这样一种理念的支撑，医院在迎接检查组时非常注重接待工作，无形中给医院带来很大的负担，也使医院产生反感。新的医院评审评价的理念提倡医院按照评审标准管理医院日常工作，医院在日常工作中天天都在落实标准条款，一旦要检查，就不会再出现突击现象。此次还采用了追踪方法，使做假无用、突击无用、托人无用；从另一方面，可以使医院感知无用的事就不再做了，这样就会促使医院关注点的转变，从关注检查专家是谁转移到关注自己医院在日常工作中应如何落实评审标准，找出问题持续改进。

新的医院评审评价为彻底转变以往医院针对评审评价"忙一阵子，对付一下子"的做法，体现医院评审评价从"以结果为导向"转变为"以过程为主体"，从评审标准的设计和建立周期性评审制度上都要求医院树立"常态化"和"持续改进"的理念。医院在评审准备中，首先要知道医院的不足是什么，知道医院管理中存在的问题是什么，然后应用医院科学的管理工具进行分析，找出存在问题的原因，将评审标准要求的内容与医院日常工作相结合，制定相应的制度与措施，通过落实执行，将做得好的措施用制度固定下来，与此同时加强监管，这样才能见成效，使医院一步一个台阶地迈向更高的层次，打造更好的品质，不断进步。如果医院目前做不到条款C级的要求，可根据"标准"要求改进工作逐步做到"C"；如果做不到条款B级的要点要求，可根据"标准"要求努力改进工作逐步做到"B"；当医院全部做到条款B级要点的要求了，"标准"会告诉医院怎样努力，不断改进工作做到条款A级要点的要求；当医院做到"A"了，"标准"会告诉医院应如何保持"A"的成绩，巩固"A"的成效。这样，就使医院评审不仅仅关注结果，重要的是关注过程，真正做到医院评审工作与医院日常管理、建设融为一体，将繁多的各种检查都融入医院周期内每年一次的例行检查或专项检查和周期评审工作中。通过评审准备，医院将医院评审作为医院管理的抓手，也使医院减轻应对各种各样检查的负担，使医院管理目标明确，管理内容翔实，可操作性强，医院可以统筹安排，分步实施，逐步达到医院评审标准的要求，成为医院管理的常态化工作，作为医院不断持续改进的一个过程，而不是仅仅将其作为迎接评审专家来医院检查，查完即终结的工作。医院要在迎评的过程中不断提高管理水平，不断提高医院的服务品质，这种持续改进是无止境的，以此使评审评价工作真正成为医院管理的抓手。

四、树立信息化管理的理念

信息化管理是现代化医院管理的重要特点之一。在准备的过程中，医院一定要将信息化管理医院的理念树立起来，新的医院评审不论从评审标准的内容制定上，还是从定量与定性相结合、多维度评价的评审模式上都要求医院加强信息化建设，不断提高医院信息化管理水平。这就要求医院在评审准备中树立信息化管理的理念。有关评审标准细则中要求医院加强信息化平台建设的相关内容已在本书第一章中详细阐述，这里将不再赘述。

在新的医院评审中，通过对医院实行医疗信息统计评价，完成对医院医疗质量、服务水平的评价。而医院相关数据信息，特别是住院患者病案首页数据是评价医院医疗质量的重要依据。为确保信息统计评价的顺利进行，医院住院患者病案首页质量，即病案首页数据准确性、完整性、客观性等是十分重要的，住院患者病案首页质量已成为医院信息化管理重点之一，要求医院加强信息化建设，确保病案首页数据正确填报，而不仅仅停留在统计阶段的功能和要求。很多医院所有的科室配有计算机，但缺乏信息化整个流程的管理。

新的医院评审还要求医院与卫生计生委医政医管局建立的医院质量监测数据中心（HQMS）对接，实现医院信息实时传输，以真实的数据进行评价，从而提高医院评价结果的客观性、准确性、真实性。这一工作，需要医院的积极配合。医院应认识到住院患者病案首页质量已关系到医院医疗质量评价的准确性，目前阶段，住院患者病案首页质量是医院医疗质量评价的依据，所以，病案首页的数据填写质量、疾病编码的正确填写就显得至关重要，医院有关人员需参加必要的培训，使这一填写工作质量不断提高，确保医疗信息统计评价数据的准确性。医院只买计算机和安装软件，没有管理，数据就不会准确，不准确的数据就是一堆垃圾数据，无法使用。因此，医院要按照"标准"中对信息化的要求逐步建立起信息化管理。

五、树立科学管理的理念

目前很多医院、职能处室、科室各级管理者，基本是依靠经验在进行管理，管理最普遍的做法及最大的力度就是惩罚式管理，即批评、扣发奖金，医院全面质量的控制很少运用管理工具进行，医院各级管理者很少有人知晓及掌握医院管理工具，经验管理是一部分医院管理者的习惯，新的医院评审标准中多个条款要求医院管理者学会运用管理工具，如表2-2条款4.2.5.1所要求，医院与职能部门领导接受全面质量管理培训与教育，至少掌握1~2项质量管理改进方法及质量管理常用技术工具，改进质量管理工作。改便以往的经验管理为科学管理，运用PDCA循环进行管理，学会运用质量管理工具。

不仅如此，为进一步改变准备过程中以前仅仅是院领导和职能部门的人员忙，其他人员似乎与此事无关的状况，如细则条款4.1.1.3（表2-3）、4.5.7.1（表2-4）、4.6.8.1（表2-5）、4.7.8.1（表2-6）、4.8.6.1（表2-7）、4.9.5.1（表2-8）、4.11.4.1（表2-9）、4.12.5.1（表2-10）、4.13.5.1（表2-11）、4.14.6.2（表2-12）、4.15.8.1（表2-13）、4.16.7.1（表2-14）、4.17.6.1（表2-15）、4.18.5.1（表2-16）、4.19.2.1（表2-17）、4.21.6.2（表2-18）、4.22.7.2（表2-19）、4.23.5.1（表2-20）、4.24.6.1（表2-21）、4.26.6.1（表2-22）所述，新的医院评审分别对手术科室、麻醉、急诊、重症医学、中医、康复、疼痛、精神、药事与药物管理、临床检验、病理、医学影像、输血、介入、血液净化、临床营养、医用氧舱、其他特殊诊疗等科室主任和护士长也提出了在科室质量管理中的具体要求。

表2-2 条款4.2.5.1

4.2.5.1 医院与职能部门领导接受全面质量管理培训与教育，至少掌握1～2项质量管理改进方法及质量管理常用技术工具，改进质量管理工作。	【C】 1. 医院领导与职能部门管理人员接受全面质量管理培训与教育。 2. 医院领导与职能部门管理人员掌握一种及以上管理常用技术工具。
	【B】符合"C"，并 医院领导与职能部门能将管理工具运用于日常质量管理活动，有案例说明。
	【A】符合"B"，并 对落实情况进行追踪与评价，医院管理工作有持续改进。

表2-3 条款4.1.1.3

4.1.1.3 科主任是科室质量与安全管理第一责任人，负责组织落实质量与安全管理及持续改进相关任务。	【C】 1. 有科室质量与安全管理小组，科主任为第一责任人。 2. 有科室质量与安全管理工作计划并实施。 3. 有科室质量与安全工作制度并落实。 4. 有科室质量与安全管理的各项工作记录。
	【B】符合"C"，并 1. 对科室质量与安全进行定期检查，并召开会议，提出改进措施。 2. 对本科室质量与安全指标进行资料收集和分析。 3. 能够运用质量管理方法与工具进行持续质量改进。
	【A】符合"B"，并 科室质量与安全水平持续改进，成效明显。

表2-4 条款4.5.7.1

4.5.7.1 由科主任、护士长与具备资质的人员组成质量与安全管理小组，负责本科室医疗质量和安全管理。	【C】 1. 由科主任、护士长与具备资质的人员组成质量与安全管理小组负责本科室医疗质量和安全管理。 2. 有质量与安全管理小组工作职责、工作计划和工作记录。 3. 有适用的各项规章制度、岗位职责和相关技术规范、操作规程、诊疗规范。 4. 进行质量与安全管理培训与教育。
	【B】符合"C"，并 1. 质量与安全管理小组履行职责，定期自查、评估、分析、整改。 2. 主管部门履行监管职责，定期进行评价、分析和反馈。
	【A】符合"B"，并 有完整的质量管理资料体现持续改进成效。

表 2-5　条款 4.6.8.1

4.6.8.1 由科主任、护士长与具备资质的人员组成质量与安全管理小组，并有开展工作的记录。	【C】 1. 由科主任、护士长与具备资质的人员组成质量与安全管理小组，负责本科室医疗质量和安全管理。 2. 有适用的各项规章制度、岗位职责和相关技术规范、操作规程、诊疗规范。 3. 有质量与安全管理小组工作职责、工作计划和工作记录。 4. 定期开展手术质量评价。 5. 将手术并发症的预防措施与控制指标作为科室的质量与安全管理、评价的重点内容。 6. 进行质量与安全管理培训与教育。
	【B】符合"C"，并 1. 质量与安全管理小组履行职责，定期自查、评估、分析，有整改措施。 2. 主管部门履行监管职责，定期进行评价、分析和反馈。
	【A】符合"B"，并 有完整的质量管理资料体现持续改进成效。

表 2-6　条款 4.7.8.1

4.7.8.1 由科主任、护士长与具备资质的人员组成质量与安全管理小组，开展质量与安全管理。	【C】 1. 由科主任、护士长与具备资质的人员组成质量与安全管理小组，负责科室质量与安全管理。 2. 有完善的规章制度、岗位职责、诊疗规范、操作常规。 3. 有质量与安全管理小组工作职责、工作计划和工作记录。
	【B】符合"C"，并 1. 质量与安全管理小组履行职责，定期对制度进行自查、评估、分析，有整改措施。 （1）术后随访制度。 （2）麻醉不良事件无责上报制度。 （3）手术安全核查与手术风险评估制度。 （4）麻醉药品管理制度。 2. 主管部门履行监管职责，定期进行评价、分析、反馈。
	【A】符合"B"，并 持续改进有成效。

表 2-7　条款 4.8.6.1

4.8.6.1 由科主任、护士长与具备资质的质量控制人员组成质量与安全工作小组，并有开展工作的记录。	【C】 1. 由科主任、护士长与质量控制小组负责医疗质量和安全管理，并有工作记录。 2. 有各项规章制度、岗位职责和相关技术规范、操作规程，保证医疗服务质量。 3. 急诊科所有员工熟悉并遵守规章制度，履行岗位职责。
	【B】符合"C"，并 对各项规章、制度、规范等管理文件定期研讨与修订，并有培训、试用、再完善的程序。
	【A】符合"B"，并 能运用管理工具开展质量管理工作，有完整的质量管理资料，体现持续改进。

表 2-8　条款 4.9.5.1

4.9.5.1 由科主任、护士长与具备资质的人员组成的质量与安全管理小组，负责医疗质量和安全管理。	【C】 1. 由科主任、护士长与具备资质的人员组成质量与安全管理小组负责本科室医疗质量和安全管理。 2. 有质量与安全管理小组工作职责、工作计划和工作记录。 3. 有适用的各项规章制度、岗位职责和相关技术规范、操作规程、诊疗规范。
	【B】符合"C"，并 1. 质量与安全管理小组履行职责，定期自查、评估、分析、整改。 2. 主管部门履行监管职责，定期进行评价、分析和反馈。
	【A】符合"B"，并 科室能运用质量管理工具进行质量与安全管理，有完整的质量管理资料，体现持续改进成效。

表 2-9　条款 4.11.4.1

4.11.4.1 科主任、护士长及具备资质的人员组成的质量管理小组，根据中医特色，应用质量管理工具开展质量管理与持续改进活动。	【C】 1. 有由科主任、护士长和具备资质的人员组成的质量管理小组负责科室质量管理工作。 2. 有中医医疗质量与安全控制指标、方案与评价考核制度。 3. 相关人员知晓本部门、本岗位的履职要求。
	【B】符合"C"，并 有质量改进措施，应用质量管理工具开展质量管理与持续改进活动。
	【A】符合"B"，并 中医临床科室病床使用率≥85%，病房中医治疗率≥70%，甲级病案率≥90%。

表 2-10　条款 4.12.5.1

4.12.5.1 由科主任、护士长与具备资质的人员组成质量与安全管理小组，开展质量与安全管理。	【C】 1. 由科主任、护士长与具备资质的人员组成质量与安全管理小组，负责科室质量与安全管理。 2. 有完善的规章制度、岗位职责、诊疗规范、操作常规。 3. 有质量与安全管理小组工作职责、工作计划和工作记录。 4. 有康复医学科诊疗活动评价指标。
	【B】符合"C"，并 1. 质量与安全管理小组履行职责，定期自查、评估、分析，有整改措施。 2. 主管部门履行监管职责，定期进行评价、分析、反馈。
	【A】符合"B"，并 运用管理工具开展质量与安全管理，有完整的质量与安全管理资料，体现持续改进有成效。

表 2-11　条款 4.13.5.1

4.13.5.1 有质量与安全管理小组或专人负责科室质量与安全管理工作。	【C】 1. 有质量与安全管理小组或专人负责科室质量与安全管理工作。 2. 有质量与安全管理相关制度与质量控制指标。
	【B】符合"C"，并 1. 开展全程疼痛诊疗质量监控。 2. 定期评价疼痛诊疗质量，有持续改进措施。
	【A】符合"B"，并 有完整的质量管理资料，体现持续改进成效。

表 2-12　条款 4.14.6.2

4.14.6.2 运用质量与安全监控指标，加强诊疗质量全程监控管理。	【C】 有医疗质量与安全监控指标，至少包括： （1）住院患者使用物理约束的总小时数； （2）患者使用隔离的总小时数； （3）出院时患者仍二种及以上抗精神病药联合应用的比重； （4）住院患者发生压疮的例数； （5）坠床等意外伤害的例数。
	【B】符合"C"，并 科室定期对指标数据进行分析，开展评价活动，解读质量变化趋势，改进质量管理。
	【A】符合"B"，并 科室运用质量管理工具开展全面质量与安全管理，有持续改进的成效。

表2-13　条款4.15.8.1

4.15.8.1 由科主任和具备资质的人员组成的质量与安全管理小组负责质量与安全管理工作。	【C】 1. 由科主任和具备资质的人员组成的质量与安全管理小组负责药学部的质量和安全管理。 2. 定期召开质量与安全管理会议，对本部门的质量与安全管理进行检讨，对全院的药学质量与安全进行总结分析，每季度至少一次。
	【B】符合"C"，并 1. 对从事质量和安全管理的员工有质量管理基本知识和基本技能培训教育。 2. 定期向临床科室通报医院临床用药安全监测结果，提出整改建议。
	【A】符合"B"，并 运用质量管理工具开展药事质量管理改进工作。

表2-14　条款4.16.7.1

4.16.7.1 由科主任与具备资质的质量控制人员组成质量与安全管理小组，制定质量与安全管理计划和质量控制指标，开展质量管理工作。	【C】 1. 由科主任与具备资质的质量控制人员组成质量与安全管理小组，组成人员结构合理，可覆盖各实验室，有明确的职责。 2. 有质量与安全管理工作计划并组织实施。 3. 建立质量体系文件，包括质量手册、程序文件、标准操作规程和记录表格等。 4. 有质量与安全监控指标，并定期进行量化评估。 5. 相关人员知晓本岗位的履职要求。
	【B】符合"C"，并 质量体系完整，质量与安全监控指标覆盖全面，能监控分析前、中、后关键流程。
	【A】符合"B"，并 有质量与安全管理完整资料，体现持续改进成效。

表2-15　条款4.17.6.1

4.17.6.1 病理检查的质量管理措施到位。	【C】 1. 由科主任与具备资质的人员组成的质量与安全管理小组，负责本科室医疗质量与安全管理工作。 2. 有保障医疗质量与安全的规章制度、岗位职责、病理技术规范、病理诊断规范和操作常规等质量管理文件。 3. 有科室医疗质量与安全控制指标。 4. 有医疗废物、危险化学品和生物安全管理制度。 5. 有明确的科室内部全面质量管理及持续改进的方案与控制流程。

续表

4.17.6.1 病理检查的质量管理措施到位。	6. 有新增病理诊断技术应用的审批与管理制度。 7. 有开展质量与安全管理培训教育的相关制度与程序。 8. 相关人员知晓本岗位相关制度与流程。 【B】符合"C",并 1. 有完整资料证实上述制度得到有效执行。 2. 有合理的实验室室内质控规则,有判断差别出现原因的程序与应对措施。有效处理失控,详细分析失控原因,处理方法及评估临床影响。 【A】符合"B",并 质控资料完整,近三年的相关资料证实制度基本得到执行。

表 2-16　条款 4.18.5.1

4.18.5.1 有科室质量与安全管理小组,能够用质量管理工具,开展质量与安全管理,持续改进科室医疗质量。	【C】 1. 有科主任、护士长及具备资质的质量控制人员组成科室质量与安全管理小组。 2. 有科室质量管理员,负责本科室的质量与安全管理具体工作。 3. 有质量与安全管理工作方案,教育、培训计划,质量与安全指标。 4. 有质量控制相关的规章制度、岗位职责、技术规范、操作常规。 5. 有医疗安全(不良)事件报告。 6. 有医疗差错事故的防范措施与报告、检查、处置规范和流程。 【B】符合"C",并 1. 根据工作方案,开展质量与安全管理,落实相关措施,有完整工作资料。 2. 有大型影像设备检查阳性率统计与分析,大型X线设备检查阳性率≥50%,ＣＴ、ＭＲＩ检查阳性率≥60%。 3. 有医学影像诊断与手术后符合率统计与分析,符合率≥90%。 【A】符合"B",并 1. 科室质量与安全管理小组能运用质量管理工具开展质量与安全管理,体现持续改进。 2. 质量与安全管理考核结果应用于科室和个人考核。

表 2-17　条款 4.19.2.1

4.19.2.1 有独立建制的输血科,职责明确并执行到位,开展质量与安全管理,持续改进输血工作。	【C】 1. 根据医院的功能任务设置独立建制输血科,与临床科室诊疗需求相称。 2. 输血科工作职责明确,建立相应的工作制度与岗位职责,相关技术规范与操作规程。 3. 由科主任与具备资质的质量控制人员组成质量与安全管理小组,负责医疗质量和安全管理。

续表

4.19.2.1 有独立建制的输血科，职责明确并执行到位，开展质量与安全管理，持续改进输血工作。	4. 建立输血科质量管理体系。 5. 科室有明确的质量与安全管理计划和目标，并组织实施。 6. 参与疑难输血病例的诊断、会诊与治疗，配合临床用血事件及输血不良反应的调查。 7. 指导临床合理用血。 【B】符合"C"，并 1. 科室人员熟悉本职相关制度、岗位职责、质量与安全管理目标，熟练掌握相关规范和规程。 2. 主动征求临床对输血管理工作的意见和建议，定期对科室质量与安全管理进行总结分析，持续改进管理工作。 【A】符合"B"，并 运用质量管理工具，开展质量与安全管理，持续改进质量与安全管理，确保建立的输血质量管理体系有效运行。

表2-18　条款4.21.6.2

4.21.6.2 有质量与安全指标，定期开展评价。	【C】 1. 有质量与安全指标。 2. 科室定期开展评价活动，有记录。 3. 相关人员知晓本科/室/组的质量与安全指标要求。 【B】符合"C"，并 1. 本科/室/组能够开展全面质量管理活动，定期统计与分析质量与安全指标，评价有记录。 2. 院科两级对监督检查的结果有评价，有改进措施。 【A】符合"B"，并 1. 科室能运用质量管理工具，开展质量与安全管理，持续改进有成效。 2. 主要技术安全指标达到： （1）无手术事故，无导管相关性感染暴发。 （2）血管造影严重并发症≤0.5%。 （3）介入诊疗技术相关死亡率≤0.5%。

表2-19　条款4.22.7.2

4.22.7.2 建立与完善运行中的数据库，做到实时记录，有质量与安全管理指标。	【C】 1. 血液透析室有运行数据收集的流程。 2. 有运行中的数据库，做到实时记录。 （1）质量管理方面基础数据 • 血液透析机台数/专职医师/专职护理人员。

	续表
4.22.7.2 建立与完善运行中的数据库，做到实时记录，有质量与安全管理指标。	• 年度血液透析（简称"血透"）总例数。 • 年度血液透析治疗总例次（普通血液透析、高通量血液透析、血液透析滤过、血液滤过、单纯超滤例次）。 • 年度维持性血液透析患者的死亡例数、年度维持血液透析患者透析1年内死亡率。 • 年度血液透析中严重（可能严重危及患者生命）并发症发生例次。 • 年度可复用透析器复用率与平均复用次数。 • 年度血液透析患者乙型肝炎病毒表面抗原或E抗原转阳病例数。 • 年度血液透析患者丙型肝炎病毒抗体转阳病例数。 • 年度血液透析转腹膜透析例数、血液透析转肾移植例数。 （2）维持性血液透析患者质量监测指标 • 维持性血液透析患者质量监测指标。 • 年度溶质清除（尿素下降率URR＞65%）例数。 • 年度肾性贫血的纠正（血红蛋白≥110g/L）例数。 • 年度钙磷代谢（钙磷乘积＜55mg^2/dl^2）例数。 • 年度继发性甲状旁腺功能亢进[血清甲状旁腺素(ipth)100～300ng/dl]例数。 • 年度血管通路类别：动静脉内瘘、中心静脉血液透析导管、动静脉直接穿刺、其他血管通路例次。 • 年度血压控制（透析间期血压90/60～150/90mmhg）例数。 • 年度平均每名患者透析时间例数。 • 年度患者主观舒适度评价。 • 年度腹膜透析例次。
	【B】符合"C"，并 1. 定期对质量管理指标进行分析评价，对存在问题有改进措施。 2. 主管部门有监管，对存在问题与缺陷的改进情况有评价。
	【A】符合"B"，并 科室运用质量管理工具开展质量与安全管理，用质量指标与同行比较，追踪评价，持续改进。

表 2-20　条款 4.23.5.1

4.23.5.1 科室有质量管理小组或专人负责质量管理，开展质量与安全管理。	【C】 1. 科室有质量管理小组或专人负责质量管理，开展质量与安全管理。 2. 有明确的质量与安全指标。
	【B】符合"C"，并 科室能运用适宜的评价方式与质量管理工具，定期评价营养管理工作，对重点患者全程营养诊疗服务进行追踪评价。

续表

4.23.5.1 科室有质量管理小组或专人负责质量管理,开展质量与安全管理。	【A】符合"B",并 根据评价情况,持续改进营养管理,各科室和患者对营养工作满意度高。

表2-21　条款4.24.6.1

4.24.6.1 有科室质量与安全管理小组并履行职责。	【C】 1. 科室的质量与安全管理小组由科主任、护士长与具备资质的人员组成。 2. 有质量与安全管理制度、岗位职责、诊疗规范等规范性文件。 3. 有质量安全指标,对高压氧治疗诊疗服务的全程监控管理,定期评价质量。
	【B】符合"C",并 1. 有完整的工作计划和工作记录。 2. 有主管部门定期检查、总结反馈。
	【A】符合"B",并 对问题与缺陷改进情况进行追踪与成效评价,持续改进有成效。

表2-22　条款4.26.6.1

4.26.6.1 科主任、护士长与具备资质的质量控制人员组成质量与安全管理小组或由专人负责,开展质量与安全管理,有明确的质量与安全管理指标。	【C】 1. 科主任、护士长与具备资质的质量控制人员组成质量管理小组或由专人负责,开展医疗质量和安全管理,并有工作记录。 2. 有保证医疗服务质量的相关制度,至少应有: (1)核心制度、岗位职责及继续教育制度。 (2)诊疗规范与操作常规,相关适应证、禁忌证以及诊疗报告规范。 (3)应急预案,包括处置流程与措施。 (4)仪器管理、使用、维修制度。 (5)医院感染管理、安全防护管理等相关制度。 3. 有明确的质量与安全管理计划和指标。 4. 有质量与安全培训,对轮转医师、护士培训后上岗。 5. 相关人员知晓本部门、本岗位职责和质量与安全管理目标。
	【B】符合"C",并 1. 科室落实质量与安全计划,定期开展质量与安全管理检查,对质量与安全指标进行解读与评价,对存在的问题与缺陷及时整改。

	续表
4.26.6.1 科主任、护士长与具备资质的质量控制人员组成质量与安全管理小组或由专人负责,开展质量与安全管理,有明确的质量与安全管理指标。	2. 根据有关要求对有关制度、规范进行修订,并组织再培训。 3. 主管部门对科室质量与安全管理监督指导,对存在的问题与缺陷提出整改措施。 【A】符合"B",并 科室能运用质量管理工具,开展定期评价活动,解读评价结果,持续改进医疗服务质量。

以上条款都是对医院各级各类管理者,特别是一些科室领导者学习管理工具,运用管理工具来管理医疗、护理及医技的工作质量提出明确的要求,医院各级管理者均应学习并掌握至少1~2种管理工具,成为日常工作管理手到擒来的方法,运用多种管理工具完成PDCA的循环,依据PDCA循环要求成立CQI小组(Continuous Quality Improvement,CQI),以达到打破行政工作的壁垒,各有关部门为解决共同一个问题形成一个"圈"或一个"项目组",所有相关的人员在一起分析、研究,共同为解决同一个问题各负其责,充分体现团队协作的力量,并会大大减少"扯皮"、"踢球"的现象,使问题能在尽可能短的时间内得以解决。下面介绍几种医院常用质量管理工具的理论与应用

1.因果图(Cause & Effect/Fishbone Diagram)

(1)概念:因果图又称为鱼骨图、层次分析法、石川图。是1953年由日本石川馨教授提出的一种简单有效分析质量问题的因果关系,找出根本原因的图示法。导致质量问题的大原因很多,再进一步又有导致大原因的中原因,进一步又有导致中原因的小原因。把这些所有想到的原因分门别类地加以归纳,绘制成鱼骨刺状的图,就能帮助管理者搞清这些原因之间的关系。这种图形就是因果分析图。

因果图可以运用在医院管理和不同岗位工作的各个阶段,特别是树立科学管理意识初期,易于使问题的原因明朗化。

(2)因果图的特点:因果图是把质量特性与原因因素,以及原因因素之间的因果关系连接起来的一种图形,包括"原因"和"结果"两个内容。中间粗线是主干线;主干线分出去的是大原因线,表示造成质量问题的大方向的、概括性的原因;大原因线分出去的为中原因线,是对大原因线的进一步分析,实际上是以大原因为结果深入分析造成这一结果的原因;小原因线是在中原因线的基础上的细化,对中原因的进一步分析;进一步分析还可以有更小的原因线。

(3)因果图的分类

1)原因型鱼骨图:鱼头在右。用来进行根因分析,为解决某一问题寻找原因;

2)对策型鱼骨图:鱼头在左。用于提高或改善某一问题;

3)整理问题型鱼骨图:各要素与特征值之间不存在原因关系,而是结构构成关系,对

问题仅做结构化整理;

（4）因果图的运用方法：因果图的制作前首先要分析问题的原因和结构，随后绘制鱼骨图。主要步骤包括：

1) 确定要解决的质量问题;

2) 分析产生问题的原因，可以通过"头脑风暴"分析可能存在的所有原因;

3) 将找到的各种原因分类整理，分析从属关系，按照从大到小，由粗到细，按因果关系连接;

4) 分析主要原因，可用排列图、投票和现场观察等方法来确定。在针对主要原因深入分析各自的次要原因，如此层层分析下去;

5) 填写鱼头，即写出问题，画出主干;

6) 画出主干两侧的大骨，即大原因;

7) 画出大骨两侧的中骨，依次分层按照原因从大到小分别画出小骨或更小骨，分解到能采取具体措施的原因为止;

8) 用特殊符号对重要原因标识。

以某医院寻找发生食品安全问题为例（图2-1），医院发生疑似食物中毒案例，以食品安全为问题，作为鱼头。将人员、仪器设备、材料、方法、环境和检测几个原因作为大骨头，再各自分层寻找深入原因，作为小骨头，一直到能具体实施改进的原因为止。

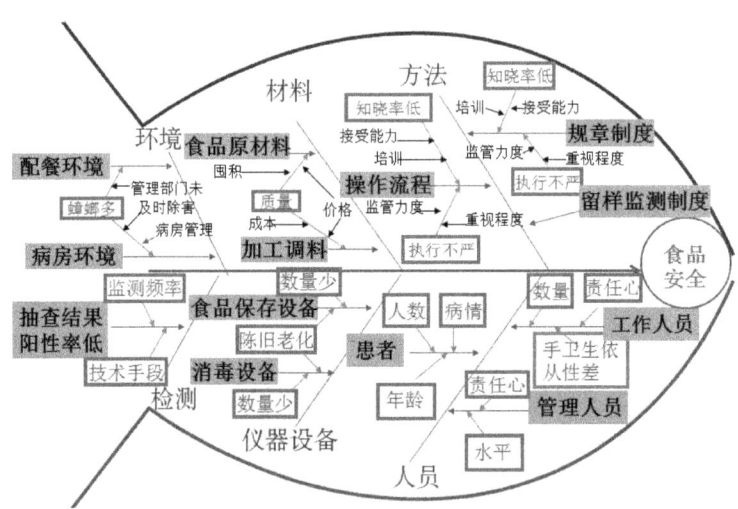

图 2-1 某医院食品安全管理因果图

（5）因果图运用的注意事项：因果图提供的是抓去重要原因和直接原因的工具，所以参加人员应对此项工作具有经验才易奏效。重要原因，即鱼的大骨不宜过多，一般不超过7项。同时因果图要求各原因之间层次尽量清晰，相对独立。

2.检查表（Worksheet）

（1）概念：检查表又称调查表、统计分析表等，是最为常用的、基本的质量原因分析方法，是全面质量管理的传统七种工具之一。检查表最早由美国通用电器公司质量部的A.V.Feigenbaum博士在全面质量管理理论中提出。它主要利用统计图表来系统地收集资料、积累、整理数据，或作为核对、检查之用，并对可能产生影响的原因做粗略的分析。该方法常与分层法结合使用，以便广泛探索可能的影响因素。检查表形式多种多样，应用时需要针对具体内容，设计专用的表格进行调查分析。

（2）检查表的分类：检查表的种类根据内容和目的不同主要分为频数检查表，缺陷位置检查表，检查确认检查表。

1）频数检查表：该表将观察对象按某种属性或观察值进行分组，计数每组观察对象的数目，并将这个分组和频数记录在表格中。频数表可揭示资料的分布特征和分布类型，便于发现特大和特小的异常值。如某地不同年龄段的不同性别乙肝病毒感染频数表。

2）缺陷位置检查表：在质量管理中，该表用来记录、统计、分析质量缺陷发生的部位和频率，以便发现缺陷集中的部位和原因。在医院管理过程中，可通过该表记录医疗流程各环节或不同工作层面出现的问题，为进一步调查或找出解决问题的方法提供实施依据。如患者满意度调查表。

3）检查确认检查表：该表用于对所有工作的各个项目进行检查与确认。在检查项目过多，时间有限的情况下，可能发生重检或漏检的情况，因此为避免此类情况，预先把应检查的项目列出来，然后按顺序逐项检查并做记号，防止错漏。如手术安全核查表。

除了上述常见的三种检查表以外，检查表还有很多其他形式，比如多因素的矩阵调查表等。

（3）检查表的运用方法：运用该方法时，应该由相关人员以过去积累的经验及知识来决定。最好根据现场、现物、现状（三现原则）召集部门内所有人共同参与检查，集思广益以免遗漏一些重要项目，确保数据可靠性和完整性。

检查表的实施步骤包括：

1）明确制作目的；
2）决定检查项目和要收集的数据；
3）决定检查的频率；
4）决定检查的人员和方法；
5）决定相关条件的记录方式，如作业场所、日期、工程等；
6）决定检查表的格式（图形或表格）；
7）决定检查记录的方式，如用不同符号标记。

以某医院2012年1～5月份"六大病种"急诊绿色通道停留时间调查表为例（表2-23），反映出急诊重点监控疾病在这段时间内绿色通道的停留时间。

表 2-23　某医院 2012 年 1～5 月份"六大病种"急诊绿色通道停留时间

类别＼时间（分钟）	一月	二月	三月	四月	五月	平均
急性创伤	145	137	162	143	159	149
急性心肌梗死	102	123	107	115	134	116
急性心力衰竭	87	98	105	94	97	96
急性脑卒中	102	115	103	125	102	109
急性颅脑损伤	98	88	97	115	103	100
急性呼吸衰竭	92	87	96	105	99	96

（4）检查表运用的注意事项：检查表的运用一定是根据目的设计的，表格设计要简洁明了，重点突出，一表一主题，项目清晰，填写方便，符号易辨认，便于数据整理加工。某些大规模、难开展的调查开始前，可先将检查表设计好后小范围使用，检查收集和记录整理资料，审查表格设计的合理性，进一步完善表格项目，避免大的疏漏。

3.分层法（Stratification）

（1）概念：分层法又称分类法、分组法、层别法。为区分收集到的各种数据中因各种不同的特征而对结果产生的影响，用以根据特征加以分类、统计，此类统计分析的方法称为层别法。该方法将观察结果按照混杂因素分组或分层，把性质相同的结果归纳在一起，进行统计分析，从而去除混杂因素对数据的影响，找出潜在的关键影响因素。而且在条件发生变化时，该方法便于快速定位问题，从而获取正确有效的信息。

（2）分层法的特点：由于影响分层的特征因素很多，比如人员类别，时间，操作方法，或者是工作岗位，设备类型，药品批次等。总的来说，分层因素与研究因素和研究结果有关，但不是中间变量，要根据研究目的和数据来源确定。而且层与层之间区分明确，例如，研究吸烟对肺癌患病率的影响，年龄和性别都是比较重要的特征因素，因此可以按年龄和性别进行分层。层别法常与统计分析表结合使用，把相当复杂的数据进行处理，有系统、有目的地对数据加以分门别类的归纳和统计。

（3）分层法的运用方法：分层法在实施前先要确定分层的目的，比如不良事件分析，死亡率升高等。按数据性质分类应清晰、详细、简明，依各种可能原因加以层别，寻找真正原因所在，并将真正原因与对策连接付诸实际行动。

分层法的实施步骤包括：

1）先行选取欲调查的原因对象；

2）设计收集资料所使用的表单；

3）设定资料的收集点并训练员工如何填制表单；

4）记录和观察所得数值；

5）整理资料并分类绘制图表；

6）比较分析与最终推论。

以分析某地三级医院2011—2013年急性心肌梗死患者住院死亡率变化为例（图2-2），该图按照年份和医院两个特征分层，可以看出该地区三级医院急性心肌梗死患者3年来死亡率的变化，也可以看出各个医院3年来急性心肌梗死患者死亡率的变化。

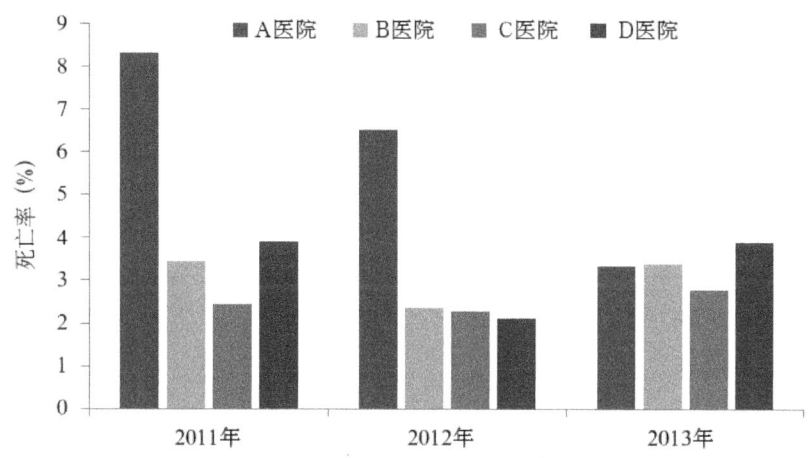

图2-2 某地三级医院2011—2013年急性心肌梗死患者住院死亡率

（4）分层法运用的注意事项：该方法在收集数据时可以用频数调查表或直方图等形式描述，据此粗略分析分层因素在不同层组之间的分布是否不一致，再分析时则使用分层分析的统计方法，分析研究因素对结果的影响。如果不同因素之间存在交互作用，孤立分层进行分层分析可能会导致错误的结论。因此用于分层的因素要求相互孤立，否则应使用多因素分析的方法，而不是简单分层。如在图1的例子中，年份和医院两个分层因素是相互独立的。

4.排列图（Pareto Diagram）

（1）概念：排列图又称柏拉图、主次因素图。由意大利经济学家柏拉图（Pareto）于1897年首先发明使用，他在研究社会经济结构时发现少数人占有社会的大部分财富，而绝大多数人处于贫穷状态。1951年美国质量管理学家米兰（J.M.Juran）博士把这个原理用到质量管理中，并成为质量管理的传统七大工具之一。

排列图分析就是一种"80/20原则"，即造成不良的原因很多，其中影响大的只有20%左右的原因，但影响到80%的结果。排列图根据"关键的少数和次要的多数"原理绘制，即将影响治疗的各种因素按照影响程度的大小，用直方图形依次排列，从而找出主要影响因素的图表方法。

排列图的用途主要包括：①找出主要因素和真正重要的问题，作为持续改进的目标；②确认改进措施后的效果，通过对比改进前后的排列图，检查重要因素是否消失或降低到次要位置。

（2）排列图的特点：排列图是由两个纵坐标和一个横坐标、若干个直方图形和一条折线构成。左侧纵坐标表示频数，右侧纵坐标表示累计百分比，横坐标表示各种影响因素，并按照影响程度的大小从左到右排列，每个直方图形宽度一致，高度由左侧纵坐标表示，折线表示累计频率，由右纵坐标表示，即巴雷特曲线。

根据累计百分比可将排列图的影响因素分为三类：A类因素，即主要因素，为累计百分比占0～80%的因素，一般不超过3个，否则需要再次考虑因素的分类和选择；B类因素，即次要因素，累计百分比占80～90%；C类因素，即一般因素，累计百分比占90%～100%，这类因素的影响不大。所以A类因素是影响质量问题的主要因素。

（3）排列图的运用方法

排列图的实施步骤包括：

1）将要解决的问题以原因加以分类；

2）左侧纵坐标表示频次，右侧纵坐标表示累计百分比；

3）周期性收集数据；

4）各原因依照影响大小依次顺位左至右排列在横坐标上；

5）绘制直方图形；

6）连接累计百分比曲线。

以某医院分析呼吸机相关肺炎发生原因为例（图2-3），图中显示呼吸机耗材的消毒问题、气道管理不规范和终末消毒不达标三个原因导致80%的呼吸机相关肺炎发生，这三个原因是主要因素，如果降低这三个环节的问题，呼吸机相关肺炎的发生会显著减少。

（4）排列图运用的注意事项

1）对于排列图中最大的原因，可以进一步分层，再编制更进一层的排列图帮助解决这个原因；

2）对于影响最大的原因，可从相关部门派人组成协作小组，要求各部门分别去做解决对策的研究，并相互协作解决问题；

3）在持续改进以后，如果最主要的一个或几个原因显著减少，说明改进成功；如果各个因素都同样减少，可能是管理机制运转改善的情况，仍需关注主要原因的改进；如果最主要原因改进不大，则是未受到有效管理的证据。

5.直方图（Histogram）

（1）概念：直方图又称质量分布图、柱状图。是一种二维统计图表，用以表示连续变量的频数分布。它是根据数据分布情况，以观察数据的组距为横坐标，以频数或频率为纵坐标的一系列连接起来的直方型矩形图，各矩形面积代表各组的频数，一般矩形宽度一致时，矩形高度代表频数。

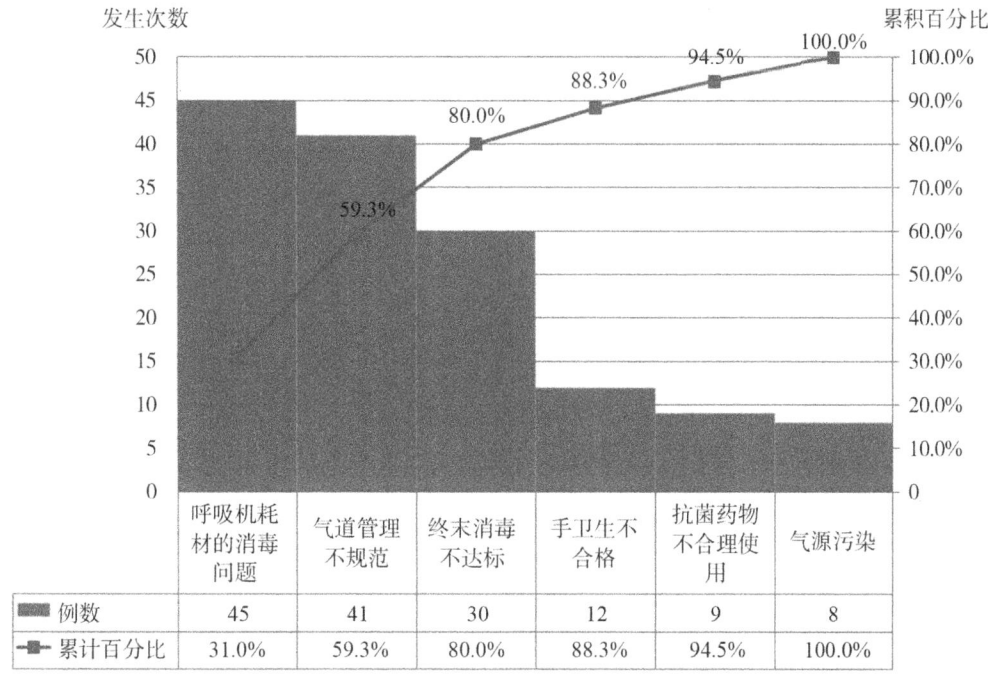

图 2-3 某医院呼吸机相关肺炎发生原因分析

直方图的主要用途:
1) 显示各组频数分布情况;
2) 发现异常数据;
3) 制定正常值范围;
4) 显示数据的波动状态,判断相关条件的稳定性;
5) 提示实施干预措施的方向。

（2）直方图的特点:正常直方图形状中间高,两边低,显示样本数据呈正态分布或近似正态分布;直方图的形状发生变化提示有其他因素影响,如偏态直方图提示数据不符合正态分布或存在系统误差;双峰型直方图提示观测值来自两个不同总体,应分层分析;直方图旁边出现独立凹凸不平的直方图提示有异常数据,应找出异常数据的原因;直方图凹凸不平呈折齿状提示数据分组过多或误差较大,应重新收集或整理数据。

（3）直方图的运用方法:绘制直方图首先要列出频数表,其绘制过程以频数表的制作为基础,主要有以下步骤:

1) 确定最大值和最小值,并计算极差;
2) 分组,决定组数和组距。组数和组距可以根据研究目的和数据特征进行调整;
3) 计算各组的界值。界值从第一组开始计算,第一组的下界应小于最小值,上界为第二组的下界,依次计算出最后一组,最后一组上界应高于最大值;

4）列出频数分布表。包括分组、标记和频数三部分；

5）绘制直方图，即以分组为横轴，以频数为纵轴，绘制出各组直方图。

以某医院2012年上半年月度门诊量分析为例（图2-4）可见该医院1~6月份门诊量在4月、5月份达到月度最高。

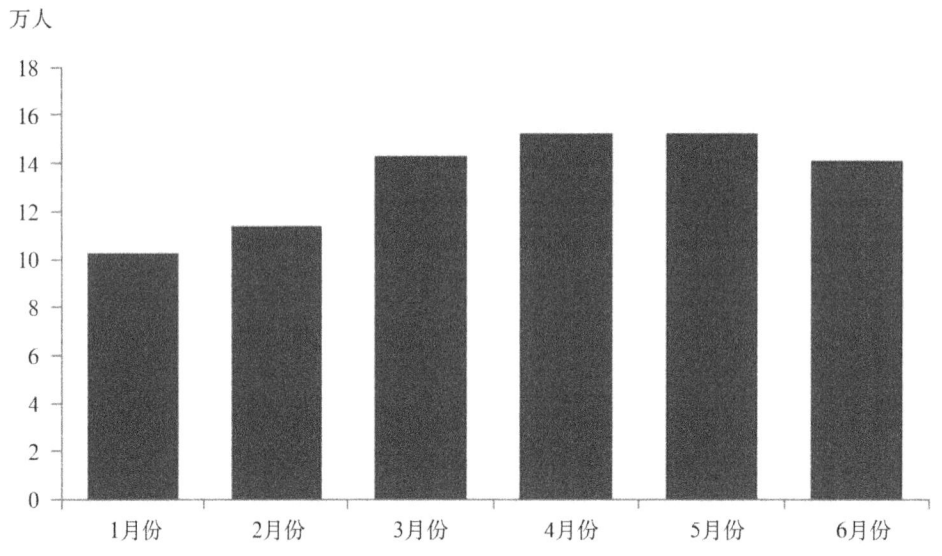

图2-4　某医院2012年1~6月份门诊量月度分析直方图

6.散布图（Scatter Diagram）

（1）概念：散点图又称散布图、相关图，是用于表现两个变量之间相关关系的统计图。即将两个可能相关的变量数据用点画在坐标图上，表示一组成对数据之间是否相关。散布图通过因果关系表示成对数据之间的关联性，将数据分别点绘在X-Y轴坐标的象限上，以观察其中的相关性是否存在。

（2）散布图的特点

散布图是对变量进行初步的相关分析，可以据此得到定性的结论。如果图形显示有相关性，就需要进一步定量分析，以及对相关性进行统计学检验。

散布图变量之间的关系可以分为四类：

1）相关：Y变量随X变量的变化而变化，可以是正相关，也可以是负相关；

2）完全相关：Y变量随X变量的变化而变化，而且散点是在一条直线上，也可以是正相关或负相关；

3）零相关：Y变量不随X变量的变化而变化，或变化无规律；

4）非线性相关：Y变量随X变量的变化而变化，但是变化趋势较复杂，呈非线性。

(3)散布图的运用方法:绘制散布图的数据必须是成对的,通常横坐标为因变量(X),纵坐标为结果变量(Y),在两个数据的交叉线上描点,通过点的密集程度和趋势反映两种变量的相关关系。

散布图的绘制步骤包括:

1)收集资料,将X和Y分别对应,数据越多则绘出的图形趋势越明显;

2)将X与Y值以坐标点形式逐一标注于直角坐标中;

3)填上资料的相关项目和信息,如收集地点、时间、方法等。

以2013年某地8所三级医院疾病相关指数(DRGs)组数和病例混合指数(CMI)的关系散布图为例(图2-5)。X轴为CMI值,Y轴为DRGs组数,该图反映了这对数据的关系和趋势。

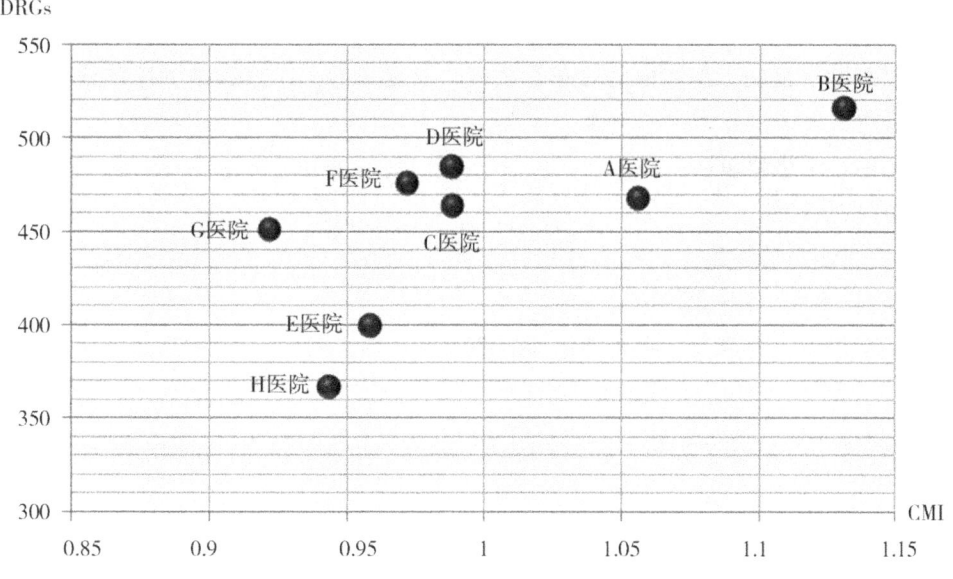

图2-5　2013年某地三级医院DRGs组数与CMI值散布图

(4)运用散布图的注意事项

1)尽量固定对绘制散布图两个因素有影响的其他因素,或对数据进行正确分层,以排除各种混杂因素对这对因素的影响;

2)观察异常点或离群点的出现,查明原因,如果因为入选条件错误则应剔除;如果原因不明则提示隐含了特殊原因或不明原因;

3)散布图得到的相关性结论是定性结论,而且应注重数据的取值范围,一般不能随意更改其适用范围;

4）对于重复数据和描点可用双重圈或多重圈表示，或在描点上方注明重复次数，如果涉及多个系列可用不同形状或颜色表示。

7.控制图（Control Chart）

（1）概念：控制图又叫管理图、管制图。由美国贝尔电话实验室W.A.Sheahart博士在1924年首先提出并使用的，它是根据假设检验的原理构成的一种带有控制界限的图形，利用控制基线来区分质量特性的波动究竟是由于偶然原因（随机误差），还是系统原因（系统误差）所引起，从而检查流程是否处于控制状态。控制图是对过程质量特性的测量、记录和评估。图中有中心线、上控制线、下控制线，并按时间顺序抽取的样本统计，描绘数据点。

（2）控制图的特点：控制图按照用途可分为两类：一类是供分析用的控制图，用于分析流程中有关质量特性值的变化情况，检测工作流程是否处于稳定受控状态；另一类是供管理用的控制图，主要用于发现流程中是否出现了异常情况，预防产生不良后果。

（3）控制图的运用方法：控制图的运用方式多样，多数情况是用来做流程的在线监视，也可以判断过去的工作数据是否在管制内，及未来的工作数据是否将在管制内。同时控制图也可用于评估，如不合格率等。

控制图的绘制步骤包括：

1）选择质量特性；
2）决定管制图的种类；
3）决定样本大小和抽样频率。

以检测某患者一周晨起空腹血糖值控制图为例（图2-6），正常人晨起空腹血糖值上限6.1设为控制上界（UCL），下限3.9设为控制下界（LCL），正常值范围的中心值5.0设为中

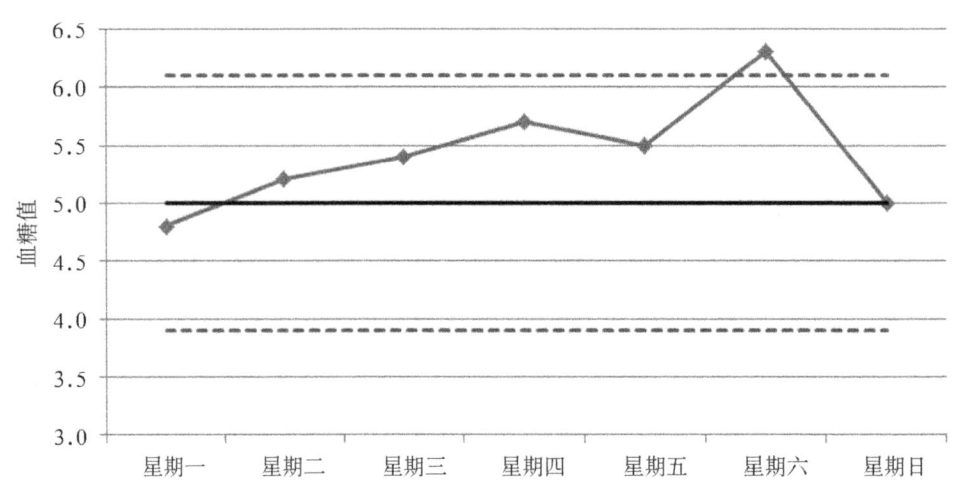

图2-6 某患者一周连续检测晨起空腹血糖值控制图

心线（CL）。检测该患者一周内空腹血糖的变化情况。

总之，新一轮医院评审评价与以往检查是不同的，重要的是转变理念，用新的理念对待评审评价，就会将其与日常工作相结合，就会明白突击无用、作假无用，粉饰也无用，只有在日常工作中逐一落实条款才可能有好的成绩，并会懂得取得再好的成绩还会有不足之处，要不断地持续改进，争取更好的成绩，同时应更加明确，不是为评审而评审，也不是为评价而评价，所做的一切工作，最主要的目的是要使医院管理更加规范，以确保患者的安全，医疗质量、服务水平。

第二节　运用评审新方法

新的医院评审理念不是空洞的，不是表面上说说而已的，而是需要落到实处。新的评审方法要与新的理念相统一，也就是说，新的评审方法的选择源于新的理念指导，并能支撑新的评审理念，是新的评审理念的载体，是新的评审理念的具体体现形式。新的理念与新的方法很好地融合，是关乎新的医院评审评价成败的关键问题之一。医院应学会将新的评审评价方法运用于医院评审评价准备的实践中，重点关注通过自我评价、医疗信息统计评价、现场评价、社会评价不断发现问题，运用PDCA循环解决问题，持续改进医院全面管理工作，不断提升医院管理质量与管理水平。

一、运用 PDCA 原理判别条款

新的医院评审在设计判别条款等级时就已按照PDCA的原理设计的。如在三级综合医院评审标准实施细则（2011年版）第一章第三节评审表述方式中明确规定，评审采用A、B、C、D、E五档表述方式。A-优秀，B-良好，C-合格，D-不合格，E-不适用。不适用是指卫生行政部门根据医院功能任务未批准的项目，或同意不设置的项目。判定原则是要达到"B-良好"档者，必须先符合"C-合格"档的要求，要到"A-优秀"，必须先符合"B-良好"档的要求。标准条款的性质结果，评分说明的制定遵循ＰＤＣＡ循环原理，ＰＤＣＡ具体是：P即plan，D即do，C即check，A即action，通过质量管理计划的制订及组织实现的过程，实现医院管理质量和安全的持续改进。这一方法的应用，明确了在检查的过程中，评审员不能只看医院是否有制度、有规章、有流程，重要的要看医院是否执行了制度、规章及流程，所以评审员在新一轮评审评价中70%的时间是在各科室、各班组查看制度、规章及流程是否落实，然后依据PDCA原理来加以判定，判定ABCD所表达的PDCA原理含义不同，标准条款的性质不同，结果表达如表2-24。

表 2-24　标准条款的性质结果

A	B	C	D
优秀	良好	合格	不合格
有持续改进，成效良好	有监管、有结果	有机制且能有效执行	仅有制度、规章或流程，未执行
PDCA	PDC	PD	仅P或全无

二、运用追踪方法

新的医院评审除了在条款判别方式上体现了持续改进的理念，还学习和采用了新的评审方法，即追踪方法。通过个案追踪、系统追踪对医院能够实施追踪检查的标准进行检查，追踪患者就医的整个流程，追踪患者到每一个环节，追踪医生护士的工作到每一个环节，追踪一项工作到整个落实过程，评审员会利用70%的时间在实地追踪检查，以发现问题为追踪目的，找到是否符合标准的支撑点，找到不符合标准的事实，通过枝端末节，通过一位员工发现问题，再去寻找医院在管理系统中、制度上、流程上的问题，以点带面查找问题，以便持续改进。查找问题的方法是与持续改进的新理念相符合的，问题的发现是持续改进的前提。这种追踪方法使作假没有用，使作假不能，使评审员能发现真实的问题；追踪方法还能使只停留在口头上的花架子的做法显现出无用，旨在促进以患者为中心的理念落到实处。例如，医院所有的规章制度都有，规章制度都打印齐全，并放入同样的盒子内等，但就是不落实，也是不能通过某一条款的检查的。

追踪检查的方法打消院长对评审不公平的顾虑，避免医院评审前大量突击准备工作，更好地理解医院按照评审标准做好日常管理工作，树立"常态化"的理念；对医院日常工作按标准要求、按标准管理、按标准自查、依标准评价，形成工作习惯，使各部门、各科室、每个人都依据标准做好日常工作，谁来检查，何时来检查都不用再突击，不再依靠运动式的工作做准备，不再只重视表面的形式，而是形式与内容的相统一，不再组织临时的造假准备、突击准备；追踪检查会以实际行动告诉医院临时突击、造假对赢得好的检查成绩无用，用这种方法、这种导向来改变医院迎接评审评价工作的误区，使医院的关注点能真正扭转到关注医院规范化日常管理的工作上来，不断发现问题，持续改进，使医院不用在做假上下功夫、不用在找人上下功夫、不用在接待上下功夫，只要认认真真落实好标准就能取得好的评价结果。这种转变是与以前的做法完全不同的。有的医院领导仍不参加培训，仍不明白医院评审评价的新理念，没有转变固有的旧理念，还用过去的方法准备评审评价工作，不但没有起到促进作用，反而使全院员工产生反感，所以，要正确领导评审评价准备工作，领导首先要学习，要明白做好日常管理工作是最好的准备，最实在的准备，突击出来的样子货，是难以应对追踪检查的，要以评促改，就要在准备的过程中不断改进工作中的不足。做好日常工作，什么时候来查都以最好的工作状态应对，不需突击，突击是没有自信的表现，说明日常管理工夫下得不够；如需要突击，突击后能保持也是一种工作方法，如平时不做，突击只为检查，查完不能保持，检查专家走了，一切仍回到原点，这是无效的管理，也是新的医院评审评价坚决反对的做法。

三、培训同质化的评审员

新的医院评审评价中，运用追踪方法检查，重要的是要培训同质化的评审员。关于培训同质化评审员的相关内容已在本书第一章第三节追踪检查方法中详细阐述。

第三节 医院准备新路径

按照《医院评审暂行办法》规定，新的医院评审实行每四年一个周期的评价制度，这实际上将医院评审工作常态化了，这一工作只有开始，没有结束，周期性评价，循环往复。这就要求医院评审准备工作必然是以医院评审为契机，以推动医院持续改进为目的，而不是为评审而评审、运动式的评审准备，医院评审准备新的办法是与新的理念、新的检查方法相吻合的。

一、全员参与

全员参与的首要任务是统一思想，转变理念，提高认识。医院评审工作是个系统工程，绝不是一朝一夕、几个人加几天班开几次会，准备大量的文件就能完成的工作，院领导要带头转变评审理念，从而指导、带动全院树立正确的、新的评审理念；在营造医院的评审氛围的同时要告诫全院员工，不是为评审而评审，一定是通过评审凝聚人心，查找不足，不断提高医院的服务品质。

其次要明确医院评审是全员的任务。新周期评审不只是院领导、职能部门的工作，而且是关系到医院全员的工作，动员大会是让全院职工知晓医院评审准备工作的具体安排，了解在评审中每位员工的重要性，包括医院的工勤人员，如各岗位工人、卫生员、炊事员、使全院员工自觉地投入到评审准备工作中。全员参与评审工作，是新医院评审的重要内涵之一。如表2-25。

表 2-25　条款 1.4.4.1

1.4.4.1 开展全员应急培训和演练,提高各级、各类人员的应急素质和医院的整体应急能力。	【C】 1. 医院有安全知识及应急技能培训及考核计划,定期对各级各类人员进行应急相关法律、法规、预案及应急知识、技能和能力的培训,组织考核。 2. 各科室、部门每年至少组织一次系统的防灾训练。 3. 开展各类突发事件的总体预案和专项预案应急演练。
	【B】符合"C",并 1. 培训考核的内容涵盖了本地区、本院需要应对的主要公共突发事件。 2. 相关人员掌握主要应急技能和防灾技能。 3. 有应对重大突发事件的医院内、外联合应急演练。 4. 有应对大规模传染病暴发等突发公共卫生事件的综合演练。
	【A】符合"B",并 应急预案与流程的员工知晓率达到100%。

医院要落实1.4.4.1条款,开展全员应急培训和演练,提高各级、各类人员的应急素质和医院的整体应急能力,就不仅仅是提高医务人员的应急能力,后勤员工的应急能力也要一同提高,否则是难以应对突发事件的。2014年8月3日云南省鲁甸事件的突发,伤员迅速送到医院,医院启动应急预案,很快批量伤员得到有序的安置与诊疗,得益于云南省常抓不懈的,以评审标准常态化管理医院的做法,这种做法在实践中收到了很好的效果,这是非常值得学习的。又如表2-26。

表 2-26　条款 1.4.4.2

1.4.4.2 医院有停电事件的应急对策。	【C】 1. 有停电的医院总体预案和主要部门应急预案。 2. 明确应急供电的范围、实施应急供电的演练,确保手术室、ICU等主要场所应急用电。 3. 配备充分的应急设施,如各个病区都设置有应急用照明灯。 4. 员工都应知晓停电时的对策程序。
	【B】符合"C",并 1. 对本院备置的应急发电装置与线路要定期进行检查维护和带负荷试验,并有记录。 2. 对突发火灾、雷击、风灾、水灾造成的停电有应急措施。 3. 定期检查接地系统,对手术室、ICU、医技科室大型设备、计算机网络系统等重要部门的接地有常规维护记录。
	【A】符合"B",并 1. 供电部门24小时值班制,有完整的交接班记录。 2. 有停电及应急处理的完整记录,记录时间精确到分,有处理人员的签名。 3. 有主管职能部门的督导检查和持续改进资料。

医院要落实1.4.4.2这一条款,就要全员培训突然停电了怎么办？预案是什么？医生、护士、医技人员、后勤班组人员、开电梯人员等每一位员工的职责是什么等有关问题医院都要进行培训,使每一位员工面对突然停电都知道干什么,评审员会不厌其烦地询问他碰到的员工,所以员工的培训无论从突发事件的需要来讲,还是从员工面对评审员的检查来讲都是需要并且重要的。又如表2-27。

表2-27　条款3.4.1.1

3.4.1.1 按照手卫生规范,正确配置有效、便捷的手卫生设备和设施,为执行手卫生提供必需的保障与有效的监管措施。	【C】 1. 根据《医务人员手卫生规范》有手部卫生管理相关制度和实施规范。 2. 手卫生设备和设施配置有效、齐全、使用便捷。
	【B】符合"C",并 职能部门有对手卫生设备和手卫生依从性进行督导、检查、总结、反馈,有改进措施。
	【A】符合"B",并 医院全员手卫生依从性≥95%。

三级综合医院评审标准中有三章五节十款都涉及手卫生,医院要落实涉及手卫生要求的所有条款,就要从医院医务人员开始培训,逐步扩展到全员培训,使全员都能正确洗手,都有手卫生的意识和习惯不是一件容易的事,一定要有长期的、持续不断的培训,才能达到条款A的要求,使医院全员手卫生依从性≥95%。

另外,新的医院评审从四个维度进行评价,其中信息统计评价,目前阶段使用病案首页进行分析,所以,病案首页填报质量直接关系到医院医疗质量的评价,而病案首页的填报要依靠每一位医生,也就是说医院医疗质量的评价结果关系到每一位医生。

以上四个例子,可以说明新的医院评审不是一两个部门和一部分人的努力就可以做好的,而是一定要营造党政工团齐抓共管、全院员工齐心协力、共同参与的良好氛围；医院要对评审标准涉及每一位员工的条款都要做必要的培训,明确各岗位员工的职责,每一位员工应将自己置身于医院评审准备工作中,主动学习条款,将自己要落实的内容落实到位。全院全员都以主人翁的态度对待评审工作,医院一定会因之凝聚人心,使医院不断改进不足,收获进步。

二、全面学习

首先,应明确负责医院评审准备工作的院领导,牵头的职能部门,将评审工作与日常的管理工作紧密相结合,不是为评审而评审,如将评审工作与日常工作相结合,就不必成立专门的部门,可以将牵头单位指定在能够协调方方面面的部门；有的医院成立了医院质量监管部,这一部门负责协调医院的方方面面,不仅监管医疗、护理等有关医疗部门的质量,还负责监管后勤部门的工作质量,实施医院全面质量管理。不管医院采用什么管理方式,最终要使评审工作与日常管理工作相结合。

各职能部门要认真学习"标准",理解"标准",掌握"标准",认真对照"标准"找到医院存在的管理问题;发现了问题,才能研究问题、解决问题,为解决问题才可制定有效的措施,并下发科室和班组加以落实,使工作一步一步改进并提高。以三级综合医院评审标准及实施细则为例,"标准"不是以医院职能部门分工撰写的,而是以患者为中心撰写的,所以围绕为患者提供的服务,很多部门都需要在一起工作,也就是说一个部门要做好自己的工作需在"标准"中寻找条款,如,关系到护理工作的条款可在第一、二、三、四、五、六章中32节120多个条款中体现,护理工作不仅是护理部的事,要想落实120多个条款,就需要主管院长牵头,护理部、医务部、人力资源部、药剂科、感控科、后勤班组、财务处等有关部门共同参与,共同研究,逐一落实;关系到药事管理的条款在第一、二、三、四、五、六、七章中47节69多个条款中有具体要求,药事管理同样不仅是药剂科的事,需要所有涉及的部门及科室共同落实;关系到人力资源的条款要求在第一、二、四、五、六章8节40多个条款中体现,这40多个条款,需人力资源部门与各职能部门及科室共同落实,仅凭人力资源部是不可能落实到位的;关系到信息化的要求在第一、二、三、四、五、六章22节50多个条款中体现,这些条款的落实也是需要医院信息科与其他部门及科室共同完成的,仅依靠信息科把医院的信息化做好是不可能的,一定是信息科与应用部门及科室共同努力;标准中涉及医疗质量的条款最多,单纯的医疗质量的条款几乎没有,要想将要求医疗质量的条款做到位,一定是多个职能部门、科室及有关的后勤班组的共同努力,才能做到位;还可列举出很多,例如,门诊、急诊、住院、出院、感控、病案、检验、影像、病理、输血、麻醉、手术室、重症医学、康复、介入、营养及临床科室的条款也都是如此,这些条款都关系到医疗质量,所以条款充分体现以患者为中心,你中有我,我中有你,仅靠一个部门及科室都是不可能落实"标准"要求的,故职能部门应将"标准"按照以患者为中心的原则逐一做好分工。

因此,职能部门要全面细致地对照标准梳理医院工作,逐一梳理医院规章制度,梳理完了,问题就明晰了,任务就明确了,各部门、各科室、各班组都有主责条款,有配合条款;各部门及各科室应该针对问题,制定改进的措施,逐步地、持续地改进工作,不是突击一次,也不是只干一次,而是将改进不足与日常工作相结合,使医院所有工作、员工所有操作、所有管理均有制度依据,均纳入标准管理;医院各级各类人员均知道每天上班应依据什么、持续地做什么,医院系统性管理的工作是什么,不是兵来将挡水来土掩,做一天和尚撞一天钟,工作做到哪算哪,干到什么程度算什么程度,用标准来管理医院,各部门、各科室都会认准一个方向,一步步向前推进,一个台阶一个台阶地进步,使管理更加规范,使工作更加严谨,逐步与国际接轨。

其次,依据医院规章制度逐一检查是不是已落实,而不是制度是制度,工作是工作,管理是管理，两者脱节，随意性很大。整个评审准备过程均体现着说、写、做，三者是一致的。如一所医院有关制度写得很明确，多重耐药感染的患者要放置隔离病房，但并没有放置，这就是写、做不一致；又如，医院规定各科室急救车上应配备什么，应怎样管理，如科室没有按医院规定办，也是写、做不一致；又如医院制度中明确写到对非计划再手术病例每半年分析一次，但检查时没有找到半年所做的分析，像这种有制度但并未落实的现象还能举出很多，所以这种不符合PDCA循环的做法，在新一轮评审中是检查的重点，也就是说，这次医院评审在"标准"的要求中，各医院根据自己医院的实际情况，依据国家法律法规及卫生计生委的各项规定，制定的规章制度是评价的依据，医院的规章制度一定符合国家、行业标准，在这个前提下，医院应该怎么写就怎么做，检查就怎么查。新周期评审是以"标准"为依据，以事实为准绳，不是以任何一家医院的做法衡量其他医院。医院管理者应很认真地学习"标准"、理解"标准"，只有全面学习了"标准"，才能落实好，将准备工作做在日常，谁来检查，什么时候来检查，医院都是以最良好的状态迎接检查，而无需"突击"。

另外，每一位医生都应学习如何正确填写病案首页，使病案首页填报得更加准确，统计的结果会更加客观、真实。

三、全系统改进

依据新的医院评审要求，评审准备工作的落实要求体现团队合作，医院各职能部门要打破行政壁垒、克服孤岛式的工作习惯，特别是单靠一个部门无法改革牵扯多个部门的事，要使全院形成统一的整体，共同为患者提供服务，体现团队精神。另外，亟须改进"以自己的工作为中心"的状态，形成真正"以患者为中心"的工作模式。

如表2-28所示，这一条款要求很明确，医务人员熟悉手术后常见并发症；手术后并发症的预防措施落实到位；对骨关节与脊柱等大型手术、高危手术患者有风险评估、有预防"深静脉栓塞"、"肺栓塞"的常规与措施。牵头部门将这一条款要求实施"项目制管理"，名为"预防术后并发症—深部静脉栓塞形成项目"，项目负责部门医务处，项目关联部门及科室有护理部、药剂科、康复科、麻醉科、手术室，各术后可能出现"深静脉栓塞"、"肺栓塞"临床科主任，住院总，护士长，这样一个以患者为中心的、为预防术后出现"深静脉栓塞"、"肺栓塞"问题的项目组即CQI持续质量改进小组就组建起来了，在这样一个共同的平台上，为解决同样一个问题，来自各部门、各科室的同仁一起分析问题、研究问题、直到问题的解决。

表 2-28　条款 4.6.7.2

4.6.7.2 手术后并发症的风险评估和预防措施到位。	【C】 1. 医务人员熟悉手术后常见并发症。 2. 手术后并发症的预防措施落实到位。 3. 对骨关节与脊柱等大型手术、高危手术患者有风险评估、有预防"深静脉栓塞"、"肺栓塞"的常规与措施。
	【B】符合"C"，并 主管部门履行监管职责，并有分析、反馈和整改措施。
	【A】符合"B"，并 有重大手术并发症的案例分析报告，持续改进术后质量管理，术后并发症预防有效，并发症降低。

又如表2-29所示，条款3.5.2.1要求处方或用药医嘱在转抄和执行时有严格的核对程序，并由转抄和执行者签名确认，要求药学技术人员统一摆药。标准中明确要求"对于住院患者，应由医师下达医嘱，药学技术人员统一摆药，护士按照规范实施发药，确保给药安全。"要做到这一要求，改变护士摆药的现状，单靠护理部是难以解决的，需要多部门合作，应形成一个"解决药学技术人员统一摆药项目组"，医务部、护理部、药事部门、人事部门、后勤部门共同研究，解决药学技术人员统一摆药的难题。

表 2-29　条款 3.5.2.1

3.5.2.1 处方或用药医嘱在转抄和执行时有严格的核对程序，并由转抄和执行者签名确认。	【C】 1. 所有处方或用药医嘱在转抄和执行时有严格的核对程序，并有转抄和执行者签字。 2. 有药师审核处方或用药医嘱相关制度。对于住院患者，应由医师下达医嘱，药学技术人员统一摆药，护士按照规范实施发药，确保给药安全。 3. 开具与执行注射剂的医嘱（或处方）时要注意药物配伍禁忌，按药品说明书应用。 4. 有静脉用药调配与使用操作规范及输液反应应急预案。 5. 正确执行核对程序≥90%。
	【B】符合"C"，并 1. 建立药品安全性监测制度，发现严重、群发不良事件应及时报告并记录。 2. 临床药师为医护人员、患者提供合理用药的知识，做好药物信息及药物不良反应的咨询服务。 3. 职能部门对上述工作进行督导、检查、总结、反馈，有改进措施。
	【A】符合"B"，并 正确执行核对程序达到100%。

因此，医院应改变由单一部门解决涉及多部门的工作习惯，将涉及改变多部门工作的

续表

问题作为一个CQI持续质量改进小组，所涉及的部门及科室人员共同参与，由一个主导部门负责，形成一个团队，共同解决一个问题，这样既保证解决问题的力度，又保证解决问题的速度，协调起来便捷、快速，可有效地避免"踢皮球"的现象，CQI小组的成立，又是PDCA循环中必需的环节，在医院系统管理的改进中此方法是值得借鉴的。

四、四个维度准备

新的医院评审评价的理念是将医院评审评价工作与日常工作相结合，落实医院评审标准常态化；将对医院的评价从单一的现场评价，扩展到医院的自我评价、医疗信息统计评价、社会评价。任何一种评价临时凑合都是不会奏效的，一定是在日常工作中建立长效机制，持续改进方可做到。

医院自我评价，医院在每年均应做一次自我评价，使各部门、各科室、各班组均应学会自评，并将自评成为工作习惯，成为推动医院持续改进的助力，这种自评不是为给谁看，也不是为别人来检查，就是医院规律工作的一个步骤，所以自评谈不上准备，是日常工作的一部分；同时也贯穿了新的医院评审评价的新理念之一，即调动被评医院的积极性，使医院主动参与，主动查找自身问题，不断改进，而不是被动地、不情愿地等待检查，查完就完了，专家前脚走后脚就刀枪入库，一切还原，所做一切只为应付检查。自我评价是医院新一轮评审评价的第一步。

医院现场评价，这种评价方法以往一直是医院各项检查和医院评审、评价、核查医院各项工作的主要手段，新的医院评审赋予了现场评价新的理念、新的方法和新的要求。一方面，现场评价是评审员现场核查医院自评结果与实际是否相同、检查医院是否落实评审标准、评价医院安全、质量、服务及管理的具体过程；另一方面，也是医院按照新的医院评审要求，展示其改善医院工作、提高医院管理水平的重要机会。因此，现场评价十分重要，而现场评价起到的作用是其他检查方法难以代替的。现场评价时间短暂，一般为3~5天，评审员工作强度大，检查速度快，医院应按照评审组的要求配备各组相对应的联络员、记录员，协调评审员与医院各部门的、各科室的联系，使现场评价有序、高效、顺畅，医院要为现场评价做好准备工作。医院在现场评价前及过程中，要确定各组联络员，联络员主要职责如下：

一是联络员要陪同评审员进行检查，要求联络员熟悉医院工作内容、工作流程、科室及班组具体分布，及时有效地配合评审员现场检查工作；

二是联络员要负责协调现场评价组织协调工作，协调与联系评审员计划去的医院各部门及各科室，帮助选择最近便的路线，计划好上下楼梯的时间，不耽误时间，如不耽误等电梯的时间、不耽误等待访谈人员的时间，使各项检查工作有效衔接；

三是联络员认为有必要可确定各组记录员。负责记录评审员所到过的科室、班组及部门，所查过的仪器设备，所访谈人员的数量，所检查的病历等工作；

四是联络员要配合评审员完成各项检查工作。如会场准备、组织人员参加晨会、质量追踪会，查找评审员所需要的文件、材料，并尽快送达指定地点，通知并安排需访谈的人员等工作；

五是监督评审员遵守现场评价纪律。现场评价时，医院应严格遵守《医院评审暂行办法》规定的医院评审须知、受评医院"十不准"等，同时还要对评审员的现场评价工作进行评价，如评审员是否遵守评审员"十不准"及评审员行为规范等，如发现评审员未做到"十不准"及评审员行为规范等，应向有关领导及组织单位反映；

六是做好评审员现场评价期间的生活起居保障工作。如配合评审组联络员安排评审员住宿，住宿地尽可能靠近医院，以减少评审员现场评价期间来回奔波；按规定做好就餐服务，加班服务，不陪同、不饮酒、不超国家规定的接待标准，并关心评审员身体健康。总的来说，评审员到医院进行现场评价，检查时需医院的帮助及协调，但原则是尽可能不打扰医院的正常工作，一切从简。

信息统计评价。医院应按评审、评价的要求提供病案首页，当病案首页填写达不到统计分析要求时，医院应积极配合，明确联系人，在接到通知后，应抓紧时间修改不符合要求的填报方式方法，以便顺利进行数据分析。

社会评价。医院应积极配合提供社会评价所需的患者信息、员工信息，配合门诊实地调查，如医院配合不好，调查样本量达不到社会评价所需要的数量就会失去社会评价的分数。

总之，医院要进行评审、评价会进行准备，但新的医院评审、评价与以往不同的是要将落实标准常态化，将迎接评审、评价与日常工作相结合，又因采取追踪方法进行检查，临时抱佛脚是不可能取得好的成绩，作假更无用，所以，医院必须转变评审、评价的观念，这是医院做好迎接评审、评价工作的关键，只有各级领导转变了观念，确立了正确的评审、评价的观念和指导思想，才不会使突击现象再普遍发生；才不会将评审、评价作为终极目标，形成一锤子买卖。只有这样才会将评审、评价作为阶段性目标，持续改进，不断提升医院的管理水平。

五、内审员体系建设

内审员在医院管理中可设可不设，可长期设，也可需要时设，是医院赋予一部分员工除自己工作职责外的检查工作的职责，从实践看，如医院常年设内审员，会与职能部门的职责勾画不清晰，难以坚持；如医院每年指定一段时间进行自查，可指定并培养医院内审员，内审员可以是医院的职能部门的领导、各科室的领导、各班组的领导，与评审员不同，内审员的职责是负责自己医院内部的检查和监督，查评审条款在医院日常工作中是否落实，形成常态工作。医院要为内审员搭建同一个平台，内审员都以同一个标准衡量工作，为解决同一个问题，多部门共同研究协调解决问题。医院在自查的时间内要赋予内审员一定的跨部门检查的职责，内审员也要注意发现医院存在问题并及时反映。例如，现任护理部副主任，如不是内审员，她的职责比较固定，面较窄，只关注护理工作即可；如成为医院内审员，她关注的问题面要宽，可以说依据标准，凡是不符合标准的问题均应关注，如发现手术室管理不符合规定，发现病房管理问题，药品管理问题，医院感染问题、后勤问题等，都应一一记下，向医院反映；又如，医务处长，个人职责非常明确，如成为医院内审员，发现的问题可能不只是在医疗管理方面的问题，会发现护理方面、药事管理方面、医院感染方面、后勤方面、人力资源方面等问题，也都应一一记下。这样医院将职能部门的几十双眼睛增加到上百双眼睛，依据标准帮助医院发现问题，发现问题是持续改进的关键点，发现不了问题，持续改进就只能是一句空话。

医院要搭建反映问题的平台。医院收集问题后，职能部门运用管理工具开展PDCA，进行根因分析并加以研究，提出解决问题的办法和改进的措施，并计划改进的完成时限，这样一个周期，是医院管理循着戴明环（PDCA）的管理原理进行科学管理的实践，可使医院管理持续改进、螺旋上升，使医院管理水平逐步提高。一个问题通过许多戴明环的完成，会提升管理水平，使医院凡事都有制度、流程、培训、执行、检查、反馈、整改、落实、成效；凡事都有责任部门、责任人，部门之间协作顺畅；使患者的安全、质量、服务，从管理的体制、机制、系统上给予保障，也就是说，医院内审员发现的问题，一定不要就事论事，以惩罚为目的，而是通过发现的问题，找到医院管理系统中存在的问题，如制度、措施、流程中的问题，将这些问题加以改进，医院就会不断提高各层面的管理能力和管理水平。

内审员队伍的建立，关键是培训，应通过培训使内审员逐步熟习标准、理解标准、掌握标准，只有掌握了标准，才能检查出医院存在的问题，存在的问题就是职能部门工作的任务，职能部门依据情况进行分工，逐一加以落实，并明确解决问题的期限，内审员可以是长期的，也可是阶段性检查聘任的，不论什么形式，内审员职责的落实必将使医院受益。

第三章
医院评审四个维度

　　1994年2月26日颁布、1994年9月1日开始实施的《医疗机构管理条例》（国务院令第149号），第五章《监督管理》第四十一条：国家实行医疗机构评审制度，由专家组成的评审委员会按照医疗机构评审办法和评审标准，对医疗机构的执业活动、医疗服务质量等进行综合评价。什么是综合评价？综合评价包括什么内容？2011年9月21日卫医管发【2011】75号印发的《医院评审暂行办法》，第四章《评审的实施》，第二十四条明确提出：医院周期性评审包括对医院的书面评价、医院信息统计评价、现场评价和社会评价等方面的综合评审。解释了综合评价包括周期性评审和不定期重点检查。医院周期性评审实行定量评价和定性评价相结合，包括对医院的书面评价、医疗信息统计评价、现场评价和社会评价四个维度的综合评审。《医院评审暂行办法》还对医院评审工作的顺利开展提出了明确要求，新的医院评审坚持"政府主导、分级负责、社会参与、公平公正"的原则和"以评促建、以评促改、评建并举、重在内涵"的方针，围绕"质量、安全、服务、管理、绩效"，体现"以患者为中心"。本章中就综合评价的四个维度从评价内容、评价程序、评价方法及需医院配合的工作和注意事项等方面进行逐一阐述。不定期重点检查的评价内容与办法由省级卫生行政部门规定，这里不做赘述。

第一节　书面评价

　　书面评价为医院定性评价（如现场评价）提供追踪检查的依据和问题切入点。书面评价的内容和项目包括：评审申请材料；不定期重点评价结果及整改情况报告；接受省级以上卫生行政部门组织的专科评价、技术评估等的评价结果；接受地市级以上卫生行政部门设立的医疗质量评价控制组织检查评价结果及整改情况；省级卫生行政部门规定的其他内容和项目。《医院评审暂行办法》要求"医院在提交评审申请材料前，应当开展不少于6个月的自评工作"，提交的评审申请材料中应含有"医院自评报告"。因此，从医院评审准备角度而言，书面评价的核心是医院自我评价。

本节中将首先介绍依照标准细则医院应如何开展自我评价、做好自评工作、写好自评报告。另外，如本书第一章所述，新的医院评审方法中增加了对医院自评结果的评价，本节中还将具体介绍对医院自评结果的评价内容和方法，并总结分析前期12所三级综合医院评价实践中发现的部分医院自我评价和现场评价结果不符的情况（条款降级或升级），以供医院在进行自我评价时参考。

一、依照标准开展自我评价

医院开展自我评价是新一轮医院评审的特点之一，是与"常态化"理念相吻合的。医院要根据医疗机构基本标准和新的医院评审标准实施细则，按照自己医院的级别与类别定期开展自我评价工作，使落实评审标准与日常管理工作有机地结合起来，把医院评审当作全面促进医院各项工作的契机，真正做到"以评促建、以评促改、评建结合、重在内涵"；围绕"安全、质量、服务、管理、绩效"主题，体现"以患者为中心"的服务理念。

医院要围绕标准细则的内容要求，审核医院各方面工作的落实情况，如：医改及公益性（包括社会功能，对口支援、科研，教学等）；应急管理（包括体系、制度、人员、资源保障）；患者服务（包括患者权益、隐私、流程、知情同意、宣教等）；医疗质量管理（包括医疗、护理、病案、院感、医技、药事、医疗服务支持部门和院科两级管理人员能力和水平等）；安全管理（包括医疗、护理、医技、后勤、危险品、消防、投诉管理等安全方面）；医疗质量体系及医院制度建设（包括组织、制度、规范、流程）；人力资源管理（包括资质、准入、人员配置、培训、科研教学、员工权益、绩效情况及同工同酬等）；行政管理（多学科、多部门、多环节、责任和权利、多层面管理制度协调与落实情况、院务、医德医风）；设备设施管理（包括配置、准入、检测、维修、状态）；信息管理（安全、应急、功能、统计、管理）。

医院在开展自评工作中要把握以下要点：

第一，实践好一种方法，即PDCA循环的管理方法，使医院与科室对PDCA循环的管理方法有进一步的理解，学会使用鱼骨图等管理工具。通过医院自我评价，探索并建立医院系统改进的机制。我们要透过现象或从一件事情中总结经验与教训，从医院管理的整体上、系统上、流程上、制度上找原因。如发现了一例耐药菌的院内感染，我们要从上到下系统地找原因，医院感染管理委员会要做什么？检验科要做什么？药剂科应做什么？护理应怎么做？医生应怎么做？后勤部门消毒供应室应怎么做？医院感染控制科应怎么做？医院感染控制工作绝不是医院感染控制科一个科室的事，要医院各科室部门有机地协调配合才能把工作做好。这就是建立一个机制即"系统改进"。

第二，医院自评工作要围绕一个中心，即"以患者为中心"的服务理念，要坚持保护患者的合法权益。新的医院评审的标准细则条款中自始至终贯穿了"以患者为中心"的这样一个思想，如要求医院尊重患者的知情权、选择权；开展电话预约方便患者就诊，减少患者的候诊时间；优化服务流程；开展门诊一站式服务，简化挂号收费、取药、取化验盖章等跑路的环节；开展术前风险评估等措施确保质量与安全，使患者进一步获得优质服务等。

第三，医院自评工作中要抓住一个重点，即抓住安全质量这个重点。这次评审的主线是从多个角度查看医院的安全与质量，如人员的专业与岗位资质管理、医院感染控制、手术安全核查、手术分级管理、抗生素分级管理、贯彻患者安全目标、药品安全管理、输血安全管理、设备安全管理、应急预案、消防安全、后勤保障、合理的服务与工作流程等，都是围绕着以安全质量为核心。

第四，通过自评要使医院管理者与广大医务人员树立一种理念，即持续改进的管理理念。面对社会改革新形势，医院总是有各种各样的问题，解决了旧的矛盾又会出现新的问题。各种事物都要循序渐进不断完善以满足社会的发展需要，人们的生活水平不断提高，医疗需求也在提高，要求医院的各项工作都要坚持质量的持续改进，才能适应与满足人们日益增长的医疗需求。

第五，通过自评加强医院信息数据的管理。总体上讲，这次评审是围绕着以患者为中心，采用定量与定性评价相结合。因此，还要求医院通过自评以提供准确的医院运营数据与住院患者病案首页数据，这样定量评价才能准确客观。

二、对照标准做好自评工作

在新的医院评审评价中，医院如何对照标准做好自评工作非常重要，要求医院必须在依据标准要求开展自我评价、落实医院各项工作的基础上，客观、严谨、认真地评价自己。自评结果的完整性、客观性、真实性、准确性将直接影响医院自评结果的评价。

如表3-1所示，标准条款1.1.1.1，要求医院的功能、任务和定位明确，保持适度规模，符合卫生行政部门规定三级医院设置标准。医院自我评价时，对照评审标准条款要求，首先要确认医院是否符合卫生行政部门规定三级医院设置标准且获得批准等级正式执业三年以上，卫生技术人员与开放床位之比、病房护士与开放床位之比、在岗护士占卫生技术人员总数、全院工程技术人员占全院技术人员总数等是否达到条款的C级要求。如果C级要求未全部做到，该条款评价结果就应判定为"D"，医院应对照条款中未达到的问题所在进行整改。只有条款的C级要点全部做到了，才可自我判定为"C"。同理，针对条款的B和C级要点进行自我判定。

表 3-1　条款 1.1.1.1

1.1.1.1 医院的功能、任务和定位明确，保持适度规模，符合卫生行政部门规定三级医院设置标准。	【C】 1. 医院符合卫生行政部门规定三级医院设置标准，获得批准等级至少正式执业三年以上。 2. 卫生技术人员与开放床位之比应不低于 1.15∶1。 3. 病房护士与开放床位之比应不低于 0.4∶1。 4. 在岗护士占卫生技术人员总数 ≥ 50%。 5. 全院工程技术人员占全院技术人员总数的比例不低于 1%。
	【B】符合"C"，并 1. 临床科室主任具有正高职称 ≥ 90%。 2. 护士中具有大专及以上学历者 ≥ 50%。 3. 平均住院日 ≤ 12 天。 4. 保持适宜的床位使用率 ≤ 93%。 5. 开放床位明显大于执业登记床位时，有增加床位的申请记录。
	【A】符合"B"，并 医院功能、任务和定位符合卫生区域规划，达到卫生行政部门设置标准。

另外，医院在自我评价时经常会遇到这样的情况。这种情况尤其在判读C\B\A级递进关系不明晰的条款时容易遇到。如，针对某一条款C、B、A三个等级的要点要求，医院可能做到了C级要点的几条，B级要点也做到了几条，甚至C和B级要点都没有做到，A级要点反而做到了一部分或已全部做到。判读条款结果时，仍然要求依据该条款的C级要点是否已全部做到，全部做到则判定为"C"，否则判定为"D"；B级和C级的判定依次类推。绝不能因为达到了A级某个要点的要求，就判定该条款为"A"，而不管B级和C级要点的要求是否已全部达到。

通过前期评价实践，我们发现医院自我评价中主要存在以下问题：一是医院对标准理解欠准确。医院自我评价过高，如并没有完全达到条款C级和B级要点的要求，就自我评价为"A"。二是对本院真正落实标准要求的情况了解不够，没有认真对照标准核查医院所做工作。自我评价时，张冠李戴，如用某些明显与条款C级要点内容不相符的医院工作来对应C级要点的要求，由此判定为"C"；判定B级和A级要点要求时也存在同样问题。三是对自评有敷衍现象。针对新的医院评审增加了自我评价的环节，医院应逐步适应，改变以往少数人忙一阵子，把所有对付评审组的问题都准备好，就等着来检查，查不出来就混过去，查出来再说；接收医院评审评价的目的存在问题，一切工作只为检查，医院没有自我评价的主动性，不是依靠一次又一次的医院评价来持续改进医院存在的问题，所以自评结果客观、真实、准确就无从谈起了。

医院在自我评价时应一丝不苟，认真判定，以便了解医院的真实情况，研究改进的措施，使医院在自我评价的过程中不断进步。通过自我评价发现医院存在的问题是医院自评的目的，而不是等着领导来看，等着评审组来评审，看完、评完就完事。医院要将自我评价作为一个凝聚员工之心、全院多部门合作、促进医院改革使各项工作都能以患者为中心的过程，通过这个过程来提高医院自我管理的能力与水平。

三、按照要求撰写好自评报告

按照《办法》要求，医院需提交医院自评文字总结和自评报告。医院自评文字总结格式不限，内容可根据医院的具体工作情况进行总结撰写。如附录1所示，自评报告包括医院自评总体结果和自评报告明细两部分，自评报告明细内容包括首次自评结果及简要说明，末次自评结果及采取的改进措施和部分需要说明的问题等，具体填写要求如下：

（一）医院填写自评报告时要认真、准确、真实，无弄虚作假、瞒报，保证各种信息质量及信息一致性。

（二）对所报项目出现逻辑错误或明显虚假或同样信息在不同项目栏内填报出不同结果，所有需要用此信息评价的项目均按不合格处理。

（三）评审表格填写说明及EDCBA所代表含义为：

E：不适用，指省级及以上卫生行政部门未批准项目或同意不设置的项目；

D：不合格，指未达到C条款中所要求的任何一个项目；

C：合格，指达到C条款中所有项目；

B：良好，指达到C、B条款所有项目；

A：优秀，指达到C、B、A条款中所有项目。

（四）评审表各栏目填写要求

1. "条款代码"栏　与评审标准条款一致，要一一对应进行自查。

2. "首、末次自评结果"栏　所有条款均应给予E、D、C、B、A评价，不得有空项；如只做过一次自评，则只填写"末次自评结果"栏；如未做过自评，则"首、末次自评结果"栏可不填写。

3. "简要说明"栏　经过反复核对后，对该条款最终被评为A、D、E要给予具体简要说明。

4. "采取的改进措施"栏　经过整改后，首、末次自评结果不同的，需要填写本栏，并且必须提供该条款最终被评为"A/B/C"相对应的事实、证据或其他佐证，业绩至少保持6个月以上。

5. "需要说明的问题"栏　如某些问题需要进行特殊说明，请对该问题进行详细阐述，如：

（1）条款中的某些表述或判别标准与国家或省级及以上卫生行政部门新出台的法律法规或规章相悖或不同的，列为不适用条款；

（2）某些问题或成绩特别突出，在本地区乃至全国将会产生影响；

（3）其他特殊需要说明的问题。

（五）特殊注意问题

1.现场评价期间，医院所覆盖专业科室（或诊疗科目）以医院的执业许可证及诊疗科目变更登记证为准。

2.现场评价期间，医院的科室设置应符合省级及以上卫生行政部门所颁布或更新的学科（或诊疗科目）的必需设置基本标准；对缺失的必需设置科室（或诊疗科目），医院应出具省级及以上卫生行政部门同意不开展的书面文件证明，否则其相关条款仍视为适用条款进行评价。

（1）评审标准中有要求，而医院执业许可登记上没有的非必需设置科室（或诊疗科目），或评审标准明确注明"可选"的科室（或诊疗科目），如精神科疾病、医用氧舱、放射治疗等，其相关条款视为不适用条款；

（2）评审标准中有要求，而医院执业许可登记上缺失的必需设置科室（或诊疗科目），且不符合省级或以上卫生行政部门在评审前三年中出台的必须设置基本科室或诊疗项目相关规定要求的，其相关条款判定为不合格；

（3）评审标准中有要求，且执业许可登记也有的设置科室（或诊疗科目），其相关条款视为适用条款进行评价。

四、自评结果的评价

评审员在进入医院进行现场评价前，会获得医院的自评报告明细和卫生行政部门的核查报告明细。这两个结果对于评审员进行现场检查具有指导意义，可以帮助评审员寻找现场检查的切入点。新的医院评审将医院的自评结果与评审员现场评价的判定结果进行比较，从完整度、客观性两个指标来评价医院自评结果的完整性、客观性、真实性、准确性。

（一）完整度

完整度是指医院对于所有条款判定结果及依据填写的完整程度。自评结果及依据填写的完整度越高越有利于提高评审员在现场评价的工作效率，也有利于医院进行持续的自我改进。例如某综合医院只对637条标准中的636个条款进行了自评，其中6.8.10.1"制订外包业务管理制度"这个条款未进行评价，因此其自评条款结果的完整度为99.8%；又如另一所综合医院完成了全部637个条款的自评，但均未填写与条款自评结果对应的事实、证据或其他佐证，因此其自评条款依据填写的完整度为0。

（二）客观性

客观性是指医院自评结果与卫生行政部门核准结果的相符率。医院自评结果与卫生行政部门核准结果一致率的高低，可以在一定程度上反映医院自我评价能力的高低。以专家评审结果为标尺，医院自评结果离标尺越远则其自我评价能力越低。

表3-2展示了两家医院自评结果与卫生行政部门核准结果完全一致的分布情况，其中甲医院共有246个条款的自评结果与评审组核准结果一致，一致率为39.9%（20个条款为不适用条款）；乙医院共有182个条款的自评结果与评审组核准结果一致，一致率为30.7%（45个条款为不适用条款）。

表3-2　两家医院自评结果与卫生行政部门核准结果一致的分布情况

医院自评-评审结果	甲医院	乙医院
A-A	63	51
B-B	91	92
C-C	89	37
D-D	3	2
合计	246	182

一致性检验经常用在下列两种情况中：一种是评价待评价的诊断实验方法与金标准的一致性；另一种是评价两种化验方法对同一个样本的化验结果的一致性或两个医务工作者对同一组患者的诊断结论的一致性或同一医务工作者对同一组患者前后进行两次观察做出的诊断的一致性等。

Kappa值即内部一致性系数（inter-rater, coefficient of internal consistency），是作为评价判断的一致性程度的重要指标。取值在0～1。

Kappa≥0.75：　　两者一致性较好

0.75＞Kappa≥0.4：　两者一致性一般

Kappa＜0.4：　　两者一致性较差

经一致性检验，甲医院的Kappa值为0.224，乙医院的Kappa值为0.177。两所医院的Kappa值均＜0.4，说明两所医院的一致性程度较差，自评结果可信度低。其表明医院或部门科室可能存在对标准条款理解不到位，或自评循证过程不严谨，或为追求时效出现自评结果盲目拔高等情况，需引起医院管理者足够的关注。

这就提示医院在条款的自我评价上要保证评价的完整度和客观性。新一周期医院评审并不是运动，也不是评比、选优，而是按照医院评审标准的要求，对医院在保障医疗质量与患者安全过程中所采取的措施和效果的一种认可活动，要求医院按照"以患者为中心"的理念持续改进医院的服务与管理工作。持续改进医院管理工作的前提是，客观、正确地认识医院存在的问题。

五、标准条款自评结果降级与升级

标准条款自评结果降档：降档是指评审员对于医院自评结果不认同，在结果等级上由A、B、C向下调整1～3个等级，但不包括评为不适用的条款。降档是目前这一阶段现场评价结果判定中最常见的一种现象，主要原因是医院对于评审标准的理解存在偏差。本节仅对前期评审评价实践中的其中12所医院评审条款结果降为D的条款进行总结分析，以供广大医院管理者参考。

1.章节和档次分布　12所医院自评结果为A、B、C档，检查结果被降为D档的有552个款次，章节分布情况见表3-3。

表3-3　降档条款的档次与章节分布情况

档次	第1章	第2章	第3章	第4章	第5章	第6章	合计
A档	9	25	14	116	31	31	226
B档	5	12	10	84	9	13	133
C档	2	14	3	143	11	20	193
合计	16	51	27	343	51	64	552

从降档的档次来看，A档被降为D档的最多，其次是C档，最后是B档。从条款判定的逻辑关系来看，任何一个条款的结果被判定为D，都说明医院在C条款内容的落实上存在问题，一部分原因是没有相应的制度、规章、流程，然而更多的是仅有制度、规章、流程，但未执行或在院内未统一、有效执行。

从降档的章节分布来看，主要集中在第四章医疗质量安全管理与持续改进，这反映出医疗质量和医疗安全依然是目前医院管理工作的难点。

2.标准条款分布

（1）核心标准条款检查结果为D档。核心条款（★）在医院评审中地位极其重要。新的医院评审中，不管什么类型（综合医院或专科医院）和等级（甲等或乙等）的医院都要求核心条款必须100%达到C级，也就是说每个条款具有单项否决作用。

经统计，12所医院有31项核心条款（★）自评结果为A、B、C档，在检查中结果被降为D档，见表3-4。

表3-4　被判定为D的核心条款分布

章节	核心条款数	被判定为D的数量（占比）
第1章	4	3（75.0%）
第2章	5	4（80.0%）
第3章	4	3（75.0%）

续表

章节	核心条款数	被判定为D的数量（占比）
第4章	28	17（60.7%）
第5章	2	0（0）
第6章	6	4（66.7%）

第一章中，被判定为D的核心条款是：1.4.2.1、14.3.1、1.4.3.2，主要是应急管理与脆弱性分析方面存在问题。

第二章中，被判定为D的核心条款是：2.3.2.1、2.3.2.2、2.6.1.1、2.7.1.1，主要是在患者投诉管理与知情同意、急诊绿色通道两个方面存在问题。

第三章中，被判定为D的核心条款是：3.1.2.1、3.3.3.1、3.9.1.1，主要是在患者身份识别与三方安全核查、不良事件的上报与管理等方面存在。

第四章中，被判定为D的核心条款是：4.3.5.1、4.3.5.2、4.5.7.4、4.5.7.5、4.6.8.2、4.6.8.3、4.7.5.1、4.15.5.1、4.15.5.2、4.15.5.3、4.15.6.1、4.19.5.1、4.19.5.4、4.20.3.2、4.20.5.1、4.20.5.2、4.27.5.1，主要是在血液与输血管理、资质与授权管理、抗菌药物和多种耐药菌的管理、药品不良反应管理、平均住院日与住院时间超过30天患者的管理等方面存在问题。

第五章的2个核心条款均与优质护理服务有关，而12家医院评审结果中未出现判定为D的情况，这与国家卫生计生委自2010年开始在全国范围内开展"优质护理服务示范工程"，上述医院高度重视、积极推进、收效明显有关，说明这些医院护理管理的核心指标是落实的。

第六章中，被判定为D的核心条款是：6.1.2.1、6.1.3.1、6.8.7.1、6.9.6.2，主要是在消防管理、依法执业和装备应急等方面存在问题。

上述31个核心条款未通过的具体原因及医院频次见表3-5。

表3-5 核心条款被判定为D的医院频次及未通过原因

条款序号	医院数	未通过原因
6.8.7.1	5	灭火器压力不足、过期；部分场所无烟感喷淋系统；消火栓无维修记录
2.7.1.1	4	意见箱未按时开启
2.6.1.1	3	诊疗告知时未提供多种诊疗方案
3.3.3.1	3	没有落实三方安全核查
4.19.5.1	3	血袋未按规定保存
4.19.5.4	3	未进行输血不良反应的调查
4.27.5.1	3	部分病案编码人员无资质

续表

条款序号	医院数	未通过原因
4.6.8.2	3	未建立手术质量管理的数据库
1.4.3.2	2	未制定部门预案
2.3.2.2	2	相关人员对本科室重点病种抢救流程和职责不熟悉
3.1.2.1	2	未使用两种方式识别患者
3.9.1.1	2	报告数低于规定要求；医务人员对不良事件报告制度的知晓率不足
4.15.6.1	2	未将患者的不良反应如实记入病历中
4.20.5.1	2	多重耐药菌控制的措施过于简单
4.5.7.5	2	未见科室评价分析记录；主管部门监管不到位
4.6.8.3	2	未将"非计划再次手术"作为手术医师资格评价、再授权的依据
6.9.6.2	2	部分科室急救类、生命支持类装备未随时保持待用状态
1.4.2.1	1	部分人员对自己承担的应急职责不清
1.4.3.1	1	未进行灾害脆弱性分析
2.3.2.1	1	分诊护士对分诊标准不掌握
4.15.5.1	1	抗菌药物管理小组会议次数不足；部分医务人员未参加抗菌药物合理应用培训
4.15.5.2	1	三方完成的细菌耐药情况分析与对策报告过于简单
4.15.5.3	1	外科系统围手术期抗菌药物的使用未进行常规监控和有效管理
4.20.3.2	1	未对感染较高风险的科室与感染控制情况进行风险评估
4.20.5.2	1	多重耐药菌管理的协作机制不健全
4.3.5.1	1	高风险诊疗技术项目目录不全；未建立手术、麻醉、介入、腔镜操作的授权管理制度与程序
4.3.5.2	1	未建立资格许可授权诊疗项目的考评与复评标准
4.5.7.4	1	解决影响缩短平均住院日瓶颈环节的措施不足
4.7.5.1	1	复苏室床位与手术台比例不符合要求；设备配备不足
6.1.2.1	1	法人变更后，未及时变更《医疗机构执业许可证》
6.1.3.1	1	心电图、B超从业技术人员未取得相应资质

（2）非核心标准条款检查结果为D档

非核心标准条款预审结果被降为D档的共计有353项，其中同一个条款2家及以上医院被判定为D的共168项，条款的章节分布见表3-6。

表3-6 2所以上医院被判定为D的条款章节分布

章节	条款数	占该章节条款数的比例
第1章	5	15.2%
第2章	13	34.2%
第3章	6	23.1%
第4章	114	29.9%
第5章	16	30.8%
第6章	14	13.1%

第一章中，被判定为D的条款主要集中在重症医学科床位，对口支援，传染病的预检、分诊以及应急等方面。

第二章中，被判定为D的条款主要集中在预约诊疗，急诊绿色通道管理，患者知情同意及隐私保护等方面。

第三章中，被判定为D的条款主要集中在患者身份标识，手卫生，患者跌倒、坠床的风险评估，特殊药品管理，高浓度电解质、听似、看似等易混淆药品的管理等方面。

第四章中，被判定为D的条款主要集中在临床路径与单病种质量管理，肠道外营养疗法的管理，疑难危重患者、恶性肿瘤患者多学科综合诊疗，急诊患者留观病历管理，尸检，感染性疾病科的设置，重症医学科床位，药物不良反应，临床药师配备等方面。

第五章中，被判定为D的条款主要集中在护理人员同工同酬，护理人员配置与紧急调配，分级护理，护理安全（不良）事件的管理，手术安全核查，手术室布局、消毒隔离与标本管理，消毒供应中心的布局与集中管理等方面。

第六章中，被判定为D的条款主要集中在危险品管理，医用耗材管理，消防管理，后勤技术人员持证上岗等方面。

上述168个条款未通过的具体原因及医院频次见表3-7。

表3-7 2所以上医院被判定为D的条款及未通过原因

序号	医院个数	未通过原因
6.8.7.3	7	未建立统一的危险品管理部门；危险品采购、使用、消耗登记，账物不相符；相关人员不熟悉预案及处置程序
4.10.2.1	6	感染性疾病科门诊设置不规范、分区不清楚
4.17.6.9	6	无参加尸检人员培训与考核授权的规定与程序；无完整的尸检档案
4.27.2.2	6	未建立急诊患者留观病历
4.4.3.1	6	无临床路径与单病种质量管理信息平台
4.4.5.1	6	未进行医务人员和患者满意度调查；未对依从性进行监控

续表

序号	医院个数	未通过原因
4.9.1.1.2	6	重症医学科床位不达标；床位使用率过高
6.6.2.2	6	未实现总会计师制
4.11.3.1	5	未落实药物不良反应监测报告；未对中药质量实现环节质量控制
4.12.4.2	5	无康复科诊疗活动评价指标
4.15.2.4	5	调剂室和病区、手术室未配置专用保险柜
4.15.7.2	5	临床药师配备不足，参与临床药物治疗时间不足
4.16.7.6	5	未对所有POCT项目开展室内质控
4.17.6.10	5	无完整的试剂等级、有效期和使用档案；缺少冰箱运行温度记录
4.21.5.1	5	未对铅衣进行编号和定期检测
4.6.3.1	5	未向患者提供可供选择的治疗方案
5.5.1.1.1	5	手术室布局不合理，分区不明确，洁污区域重叠
2.1.1.1	4	未开展分时段预约服务
2.3.1.1	4	急诊科布局不符合急诊快捷流程特点
2.6.2.1	4	未交代替代治疗方案；未见授权委托书
3.4.2.1	4	手术室、新生儿室医务人员手卫生正确率不足100%
3.5.1.2	4	无明晰的警示标识；部分员工不知晓管理要求和识别技能
4.15.3.3	4	无患者自带药品的规定；正在使用患者自带药品不符合相关规定
4.17.3.1	4	分区不规范、未对接触有害品的工作人员定期体检；废弃有害液体处置不规范；未对场所定期检测
4.17.4.1	4	科内疑难病例会诊签字不规范；无上级医师复核
4.18.1.3	4	紧急意外抢救用的药品器材不全（如除颤仪、简易呼吸器）
4.19.2.2	4	分区不合理，远离手术室和病区
4.2.7.1	4	未建立医疗质量控制、安全管理信息数据库
4.22.1.2	4	医护技人员配置不足
4.23.3.1	4	不能落实对患者营养评估和特殊、疑难、危重及大手术患者的营养会诊；未将营养会诊意见记录于病历中
4.26.4.1	4	医疗垃圾处理不规范；主管的职能部门监管不到位
4.4.4.1	4	无监测平台
4.9.1.1.1	4	影像资料无法传递；布局不合理
5.2.2.1	4	每位护士平均负责患者数超标；护理人员能力与患者危重度不相符
1.1.3.1	3	中医科无床位；一级、二级科目未达到要求
2.3.3.1	3	无大规模抢救工作流程；相关部门、人员对流程不熟悉

续表

序号	医院个数	未通过原因
2.4.1.1	3	在科室无床或设施有限时,未告知患者原因及处理方案
2.8.3.1	3	未配备适宜的座椅;无候诊排队提示系统;建筑布局不符合要求
3.1.1.1	3	患者身份标识全员内未统一
3.4.1.1	3	部分区域手卫生设备和设施配备不足,使用不方便
4.11.2.2	3	中医科无病房;有病房,但未收治患者
4.11.2.3	3	中医科未收治患者
4.12.1.1	3	没有对每个康复患者制定明确的功能评估
4.12.2.1	3	康复治疗计划不明确
4.12.3.2	3	相关人员不熟悉康复意外紧急处置预案及流程;无康复相关的医疗文书书写要求和质控标准
4.12.3.3	3	无康复治疗训练过程的记录规范、诊断标准与流程
4.13.2.1	3	缺少评估与再评估制度和程序
4.13.4.1	3	未开展疼痛诊疗工作;无疼痛治疗风险防范与处置预案
4.15.1.1	3	药事管理与药学委员会组成不符合要求
4.15.2.3	3	无温、湿度控制系统;无高危药品目录,无统一警示标识;名称、外观或外包装相似药品未分开放置,没有明确标识
4.15.2.8	3	危害药品在病区开放环境调配,人员防护不到位
4.15.7.3	3	未开展药学查房,未见重点患者药学监护药历
4.16.1.1.1	3	临床实验室未统一管理
4.16.2.2	3	分区和工作流程不合理,存在交叉感染隐患
4.16.7.3	3	部分项目未做室内质控;不能保证每监测批次至少有1次室内质控
4.17.1.2	3	无独立的淋浴间和淋浴设备;无分子病理室;取材室缺紫外线灯等消毒设备
4.17.6.3	3	标本瓶没有标签,申请单中的信息不全;无不合格标本处理的制度与程序;标本处理环节未记录到分
4.19.2.1	3	输血科未独立设置;未见指导临床合理用血的记录
4.19.3.1	3	未将临床医师合理用血的评价结果用于个人绩效考核与用血权限认定
4.20.1.2	3	部分员工对于本部门、本岗位院感制度及要求不熟悉
4.20.6.1	3	部分被访谈医生未见抗菌药物合理使用知识培训和考核记录
4.23.1.1	3	营养师未取得执业医师证书;配备与医院规模不相适应
4.23.1.2	3	未开展营养风险筛查和营养评定;肠内营养设施不完备
4.26.3.2	3	书面质量控制流程不全
4.3.1.1	3	疼痛科有门诊,但建制、功能、资质均无;医疗技术没有统一的审批管理

续表

序号	医院个数	未通过原因
4.5.2.4	3	未按处方（医嘱）由药学部门集中配制肠道外营养注射剂；不符合 GMP 的要求
4.5.2.8	3	无疑难危重患者、恶性肿瘤患者多学科综合诊疗的制度与程序；或有程序但未落实
4.5.8.1	3	布局不规范；没有独立的污物间；未使用新生儿床；流程不合理
4.5.8.2	3	无一例新生儿住院患者；医护人数与床位数之比不达标
4.5.8.3	3	部分房间无洗手设施；洗手设施为手触式
4.7.8.4	3	无麻醉质量数据库
5.2.1.4	3	未实行同工同酬
5.2.3.1	3	手术室护士、ICU 护士配置不够；病房护理人员总数与床位比不达标
5.2.3.2	3	未实现护理人力资源的弹性调配
5.5.1.3.1	3	未完全执行《手术安全核查》制度；手术室标本管理不规范
5.5.2.2.1	3	未采取集中管理的方式
5.5.3.2.1	3	护理患儿数量不符合要求
5.5.3.4.1	3	洗手正确率不足 100%
6.3.3.2	3	部分建筑消防存在隐患；导管室、供应室等部分场所不符合院感要求
6.5.2.1	3	医院管理信息系统不健全
6.5.2.2	3	基于电子病历的医院信息平台不完善
6.9.7.1	3	医用耗材使用程序不规范、记录不全
1.1.2.1	2	重症医学科床位不达标
1.3.2.1	2	到农村服务医师人员符合晋升条件人数的比例不符合要求
1.3.3.1	2	有独立发热门诊，但实际处于封闭状态，日常发热患者预检后引导至呼吸科就诊，无相对隔离的分诊点
1.4.4.2	2	供电演练错误；部分区域无应急用电照明灯
2.1.3.1	2	无与基层医疗机构合作开展预约转诊服务，无规范、无流程
2.2.3.1	2	无门诊流量实时监测措施；无门诊与辅助科室之间的协调机制
2.4.4.1	2	无随访制度；或随访比例低
2.5.3.1	2	部分项目未事先征得患者同意
2.6.3.1	2	贵重药品、耗材书面知情同意手续不到位
2.6.5.1	2	住院病房床位之间无隔开布帘；为患者检查时未使用隔帘
2.7.3.1	2	投诉箱长时间未开启
3.5.1.1	2	麻精药柜没有双人双锁，超基数配置麻醉药品

续表

序号	医院个数	未通过原因
3.7.1.1	2	不熟悉患者坠床或跌倒的处置及报告程序；未对服用如镇静剂、降压药等患者进行跌倒风险的评估
4.10.2.3	2	没有落实门、急诊预检分诊
4.11.4.1	2	无中医科病房
4.12.3.1	2	治疗师、护理和技术人员资质不全，康复专业培训尚未得到完全执行
4.12.4.1	2	无定期康复治疗与训练效果评定的标准与程序
4.12.5.1	2	无康复医学科诊疗活动评价指标
4.13.1.1	2	有创操作未实行资格授权制
4.13.3.1	2	未开展疼痛诊疗工作
4.13.5.1	2	无质量与安全管理的质量控制指标
4.15.2.5	2	临床科室的急救药品清单、数量、目录及存放均存在问题
4.15.3.1	2	无超说明书管理规定与程序
4.16.2.9	2	无化学危险品清单和安全数据库；制度和预案知晓率不足；使用情况记录不详
4.16.3.1	2	无大型生化分析仪上岗证
4.16.4.4	2	无结果报告时间；无儿童参考值范围
4.17.1.3	2	病理取材室：无溅眼喷淋龙头、紫外线消毒灯
4.17.2.2	2	科主任非副高以上职称
4.17.6.7	2	未开展特殊染色
4.18.3.1	2	无审核医师签名；报告未精确到"时"、"分"
4.2.1.2	2	缺乏职能部门监管
4.2.4.1	2	未对员工做医疗风险事件的预警通告
4.2.5.1	2	部分领导和职能部门管理人员不知晓常用管理工具
4.20.4.1	2	部分员工未见手卫生知识与技能培训记录；设施不全；知晓率不高
4.20.6.2	2	无细菌耐药预警机制
4.20.7.1	2	感染科不能为医务人员提供合格的防护用品
4.20.7.2	2	未对消毒剂的浓度、有效性进行检测
4.21.1.1	2	无介入诊疗应急预案和工作流程
4.21.3.1	2	无介入诊疗医师资质的授权管理
4.21.3.2	2	无高值耗材的知情同意
4.22.1.3	2	床间距太窄
4.22.2.4	2	相关人员对紧急意外情况和并发症的紧急处理流程和预案不熟悉
4.22.3.2	2	知情同意书签署不规范

续表

序号	医院个数	未通过原因
4.22.7.2	2	无血液透析运行数据库
4.23.1.3	2	未指导营养食堂
4.23.2.1	2	未开展住院患者膳食供应
4.23.4.1	2	出院时不能提供膳食指导；不能提供治疗膳食
4.24.1.1	2	诊断室、抢救室缺乏
4.25.1.2	2	法人变更后未及时变更《放射诊疗许可证》；缺少《大型医用设备配制许可证》
4.25.1.3	2	开展三维适形放疗达不到总治疗患者的50%
4.25.4.2	2	无放射治疗效果与毒副作用评价
4.26.3.3	2	记录内容不全
4.26.5.1	2	铅衣未编号和定期检测
4.26.5.3	2	场所布局不合理
4.27.2.1	2	门诊病历书写不规范
4.27.2.6	2	无病案使用范围的规定；无方法控制病案去向
4.5.2.5	2	无评价用药情况的记录
4.5.5.2	2	诊疗工作指南多年未更新
4.5.7.2	2	未对质量与安全指标进行定期分析
4.6.1.1	2	医师知晓率不够
4.6.2.1	2	无患者病情评估制度
4.7.4.1	2	未严格执行手术安全核查
4.7.7.1	2	未进行手术用血前评估和用血疗效评估
4.7.8.3	2	未能定期开展对"手术安全核查与手术风险评估制度"执行情况的评价
4.8.1.1	2	急诊科布局不合理
4.8.1.2	2	人员不足，固定急诊医师人员少于75%
4.8.1.4	2	无明确的各部门、各科室职责分工与服务时限要求
4.8.3.3	2	未对急危重症患者流向情况进行分析
4.8.4.1	2	未进行分区救治；分诊人员对分诊标准掌握不好
4.8.5.1	2	除颤仪未装心电图纸，导电膏用耦合剂代替
4.8.5.2	2	没掌握插管、血液净化技能
5.2.2.2	2	无调配规定；有规定，不知晓
5.3.1.1	2	部分人员不掌握分级护理内容
5.3.6.1	2	护理人员掌握制度和流程的内容不全
5.4.3.1	2	无护理安全（不良）事件的成因分析

续表

序号	医院个数	未通过原因
5.5.1.4.1	2	无有效日期
5.5.2.1.1	2	分区不明确；无个人防护用品
5.5.3.3.1	2	无新生儿患者；无新生儿病室护理质量专项考核标准
6.4.2.2	2	未建立外来短期工作人员的技术资质管理
6.6.7.2	2	未将预算逐级分解
6.7.2.1	2	考核结果未院内公示；考核结果未与晋升、聘用、工资等挂钩
6.8.3.2	2	相关人员对履职要求知晓度不高
6.8.4.2	2	未经过安全防护培训
6.8.6.2	2	时间误差不符合要求；图像保存时间不符合要求
6.8.8.1	2	部分后勤技术人员无上岗证和操作证
6.8.9.1	2	不符合无烟医院要求；医院环境较差

3.标准条款自评结果升档　升档是指评审员对于医院自评结果不认同，在结果等级上由D、C、B等级向上调整1～3个等级。升档在目前这一阶段现场评价结果判定中相对较少，但也客观存在。评审员在对某一条款做出升档的判定时，是十分谨慎的，是需要见到医院的事实和证据进行佐证，并要进行求证的，还需全组讨论共识。

（1）无PDCA逻辑递进关系条款的升档。这一类条款的C、B、A之间并没有PDCA持续改进的逻辑递进关系，有以下几种类型，一类是C、B、A要求的指标数值增长或降低，如表3-8；一类是C、B、A要求的项目本身就存在级别的问题，如表3-9；一类是C、B、A均要求的是"有"或"无"，三者之间没有递进关系，如表3-10。

表3-8　条款1.2.6.1 控制公立医院特需服务规模

【C】
1.有控制公立医院特需服务规模措施与动态管理机制。
2.特需服务规模占全院服务规模≤10%。

【B】符合"C"，并
1.特需门诊量不超过专家门诊量10%。
2.住院特需床位数量占开放床位数≤7%。

【A】符合"B"，并
1.特需门诊总量占总门诊量≤5%。
2.住院特需床位数量占开放床位数≤5%。

表3-9 条款1.6.3.1 医院有将研究成果转化实践应用的激励政策，并取得成效

【C】
1. 有将研究成果转化实践应用的激励政策。
2. 10年内医院有自主创新的适宜技术得到推广或院级研究成果转化实践应用或引进技术提高临床诊疗水平的案例。

【B】符合"C"，并
10年内医院至少有省部级研究成果转化实践应用的案例。

【A】符合"B"，并
10年内医院至少有国家级研究成果转化实践应用的案例。

表3-10 条款1.4.5.1 合理进行应急物资和设备的储备

1.4.5.1 制订应急物资和设备储备计划，且有严格的管理制度及审批程序，有适量应急物资储备，有应对应急物资设备短缺的紧急供应渠道。	【C】 1. 有应急物资和设备的储备计划。 2. 有应急物资和设备的管理制度、审批程序。 3. 有必备物资储备目录，有应急物资和设备的使用登记。 【B】符合"C"，并 1. 应急物资和设备有定期维护，确保效期，自查有记录。 2. 现库存的储备物资与目录相符，有适量的药品器材、生命复苏设备、消毒药品器材与防护用品，有水与食品的储备。 3. 有主管职能部门监管记录。 【A】符合"B"，并 与供应商之间有应急物资和设备紧急供应的协议。

对于这一类条款，条款中要求的内容虽然医院在末次自评的时候因为种种原因没有或者不具备，但通过之后的努力及时进行了补充和改进。在现场评价的过程中，医院提供的事实和佐证材料只要符合条款的要求，评审员也会予以认可。

例如，条款4.10.3.2（表3-11），按照《医疗废物管理条例》要求，规范处理医疗废物。某医院末次自评时间为2012年11月，医院以"医疗废物、污水处理规范性有待改进，资料完整不完整"为由对该条款自评为B。2013年3月，评审员在现场检查时发现医院针对医疗废物、污水的处理做了针对性的培训和监管工作，从业人员的工作行为符合规范要求，有相应的监管资料，能够提供环保部门的评估证明材料，最后评审员判定该条款为A。

表3-11 条款4.10.3.2 按照《医疗废物管理条例》要求规范处理医疗废物

【C】
1. 按照《医疗废物管理条例》要求制定医院医疗废物（包括污水处理）管理制度与处理规范。
2. 各类医疗废物、污水处理符合相关规范。
3. 对相关人员进行培训，医疗废物、污水处理人员知晓相关规定并能严格遵照执行。

续表

【B】符合"C",并
主管部门履行监管,对落实情况进行监督检查。
【A】符合"B",并
医疗废物、污水处理符合规范,监测合格,资料完整,通过环保部门评估。

(2)结果等级有逻辑递进关系条款的升档。大多数的条款C、B、A之间是有PDCA持续改进的逻辑递进关系的,如表3-12。

表3-12　条款2.5.3.1 保障各类参加基本医疗保障人员的权益,强化参保患者知情同意

【C】
1. 维护参保人员的权益,提供基本医疗保障相关信息。
2. 对于基本医疗保障服务范围外的诊疗项目应事先征得参保患者的知情同意。
【B】符合"C",并
职能部门对上述工作进行督导、检查、总结、反馈,有改进措施。
【A】符合"B",并
持续改进保障人员权益服务有成效。

对于这一类条款,评审结果的升档,需要具备以下三个前提条件:
(1)医院末次自评时间与评审员现场核准的时间有一段整改的时间。
(2)整个管理过程是有因果关系的,即发现的问题、采取的干预、整改所显示的结果有因果联系。
(3)有效果(有数据或事实为证)后能够保持在6个月以上。

没有以上三个前提条件是不可能升档的。例如,"条款4.5.6.2(表3-13),对特定患者采用多种形式定期随访"。某医院末次自评时间为2012年11月,医院以"随访工作刚刚启动,科室每月对随访有效性进行总结、评估的资料不全面"为由对该条款自评为C。

表3-13　条款4.5.6.2 对特定患者采用多种随访形式定期随访

【C】
有对特定患者(根据临床/科研需要)定期随访制度,随访形式包括:书面随访、电话随访、召回、家访等,并有记录。
【B】符合"C",并
定期对随访有效性进行总结和评估,对问题与缺陷有改进意见。
【A】符合"B",并
对随访工作有追踪,持续改进有成效。

该院于2012年11月正式启动随访工作。因医院规模相对较小，该院以电话回访的方式对上一周的出院患者全部进行随访。回访内容包括：医、护、技、收费等诊疗环节工作人员的服务态度、就诊的便捷性、医德医风、费用清晰度、健康教育、出院指导、食堂饭菜等内容。随访中心每周将回访的内容进行总结分析，将结果及时反馈给院长、职能科室和相关科室。科室根据随访收集到的问题进行整改。通过4个月的运行，该院随访工作取得了一定的成效。

评审员在2013年3月的检查中，通过现场查看、电话回访和资料审阅等手段对条款进行了检查，最终该条款的结果判定为B。

通过自我评价，医院可养成自我在日常工作中主动落实标准、主动用标准自查、主动整改问题的习惯，使医院永远走在持续改进的路上，一改以往为检查而做，为评审而做的被动状态，以积极的心态对待评审评价工作，何时来检查，什么人来检查，医院都以平常心态对待，全院员工在日常落实标准中持续改进，也在持续进步，在自评中树立了自信。

第二节　医疗信息统计评价

医疗信息统计评价是医院定量评价的重要组成部分，为医院定性评价提供重要依据。《医院评审暂行办法》中明确规定，医疗信息统计评价的内容和项目包括各年度出院患者病案首页等诊疗信息，医院运行、患者安全、医疗质量及合理用药等监测指标，利用疾病诊断相关分组（DRGs）等方法评价医院绩效及省级卫生行政部门规定的其他内容和项目。

新的医院评审特别注重医疗数据统计评价，首次将医院上报的住院病案首页数据运用于医院评审、评价。目前已经可以通过HQMS平台，直接从医院的信息系统中采集部分三级医院近三年的住院病案首页数据，按照卫生部《三级医院评审标准》第七章第2节的要求，开展医疗质量监测分析、DRGs分析、医疗综合能力评估（试行）三个方面评价工作。为确保医疗信息统计评价的顺利实施，尤其要求医院应具有信息化的一系列管理，确保住院病案首页数据的正确填写、数据的准确完整、数据的安全传输等各个环节都做到准确无误。

本节将着重介绍住院病案首页数据正确报送、医疗质量监测分析、DRGs分析和医疗综合能力评估（试行）四个方面内容。

一、数据正确报送

（一）信息评价要求

医院管理信息化是提高医院管理效率和水平，促进医院管理现代化、精细化与有效降低成本的基础,是准确提供医院运营数据、病案数据的有效平台,是用量化的、科学的方法评价医院的关键。通过信息化管理,可以促进医院内各部门、各环节的有效沟通和协调,帮助医院收集外部、内部信息,经过研究与分析,做出正确的决策,从而实现医院各级管理从经验管理转变为科学管理,达到医院持续改进,全面发展的目标。

新的医院评审标准和实施细则第六章中专门设计了第五节信息与图书管理一节,对医院信息与图书馆管理提出了明确要求。例如,在信息管理方面,要求医院建立以院长为核心的医院信息化建设领导小组,有负责信息管理的专职机构,建立各部门间的组织协调机制,制订信息化发展规划,有与信息化建设配套的相关管理制度;医院的信息系统能够连续、系统、准确地采集、存储、传递、处理相关的信息,为医院管理、临床医疗和服务提供包括决策支持在内的技术支撑;医院实施国家信息安全等级保护制度,实现信息系统操作权限分级管理,保障网络信息安全,保护患者隐私,推动系统运行维护的规范化管理,落实突发事件响应机制,保证业务的连续性;医院有针对信息化的资金和人力资源保障,信息专业技术人员的能力和梯队与医院信息系统规划、建设、维护和管理的需要相匹配。在图书馆管理方面,要求医院根据临床、教学、科研和管理的需要,有计划、有重点地收集国内外各种医学及相关学科的文献,开展多层次多种方式的读者服务工作,提高信息资源的利用率。

另外,《医院评审暂行办法》第十七条明确规定,医院在向有评审权的卫生行政部门提出评审申请时,提交的评审材料中必须包括评审周期内各年度出院患者病案首页信息及其他反映医疗质量安全、医院效率及诊疗水平等的数据信息。

（二）数据采集

为客观反映和评估医院运行、医疗服务、医疗质量状态,实现医院质量常态化监控,逐步建立信息化的医院质量常态评价机制,促进医院相互借鉴,提升医院精细化管理水平,提高服务绩效,2011年7月,根据《卫生部医管司关于开展医疗服务监管信息网络直报试点工作的通知》（卫医管评价便函〔2011〕116号）文件精神,卫生计生委医政医管局（原卫生部医管司）建立医疗服务监管信息网络直报系统（www.hqms.org.cn）,启动医疗服务监管信息网络直报试点工作,要求卫生计生委部属（管）医院及部分省（区、市）的188所三级医院每月定期报送《三级综合医院医疗质量管理与控制指标（2011版）》。

2012年6月,《卫生部医管司关于开展医院质量监测评价工作的通知》（卫医评价便函〔2012〕105号）要求全国所有三级医院全面推进医院质量监测评价工作,在手动填报数据的基础上,开展病案首页数据自动对接工作,以确保评审、评价数据的真实性。为进一步推进医院评审、评价工作,通过前期开展的部分医院模拟评审、评价实践,要求医院将评审周期内（开展数据自动对接前）的病案首页对接数据按照规定格式上报,确保实现医疗信息统计评价。

（三）医院评审病案首页疾病分类要求

新的医院评审运用医院住院患者病案首页信息进行医疗信息统计评价，病案首页填报数据的质量将直接影响信息评价结果的客观性、准确性和可靠性。规范住院病案首页的疾病分类和手术名称一直是医院病案管理的重点与难点。新的医院评审细则第七章中明确指出，评审标准中引用的疾病名称与ICD-10编码采用《疾病和有关健康问题的国际统计分类》第十次修订本第二版（北京协和医院、世界卫生组织、国际分类家族合作中心编译），引用的手术名称与ICD-9-CM3编码采用《国际疾病分类手术与操作》第九版临床修订本2008版（刘爱民主编译）。

1. ICD概述　ICD即国际疾病分类（International Classification of Diseases），源自100多年前的一个死亡原因分类法。1946年世界卫生组织接管了这个分类法并自第六次修订本开始融入疾病分类。1975年世界卫生组织发布"国际疾病分类第九次修订本"，简称ICD-9，1992年发布"疾病和有关健康问题的国际统计分类第十次修订本"，简称为ICD-10。ICD溯源虽早，但近几十年才真正成为有效的疾病分类方法，主要是ICD-9和ICD-10。ICD对死因统计的支持是坚定和一贯的，在支持疾病分类方面ICD仍有发展空间，因此ICD-11倍受期待。

作为一个主要用于统计的分类系统，ICD-10必须确保对任何一种疾病或健康状态均可以得到一个确定的分类，并且只能对应一个分类，就是所谓的全包容、全互斥原则。尽管ICD-10标准文档是按章、节和类目、亚目进行表述，但用以下四层划分法更利于建立疾病分类概念。首先，所有疾病或健康状态可以划分为传染病和寄生虫病，肿瘤，系统和局部疾病，症状、体征、检验异常，影响健康状态及保健接触和特殊分类情况六大类，其中系统和局部疾病包括血液、造血、免疫机制病，内分泌、营养、代谢病，精神、行为障碍，神经系统疾病，眼及附属器官病，耳、乳突病，循环系统病，呼吸系统病，消化系统病，皮肤、皮下组织病，肌肉、骨骼、结缔组织病，泌尿生殖系统病，妊娠、分娩、产褥期，围生期情况，先天畸形、变形、染色体异常，损伤，中毒后果十六类，与其他五大类共计21类，对应疾病分类文档中的21章。以上每一个大类或类均可以继续划分，以循环系统病类为例，可以继续划分为急性风湿热，慢性风湿性心脏病，高血压病，缺血性心脏病，肺源性心脏病和肺循环疾病，其他类型的心脏病，脑血管病，动脉、小动脉和毛细血管病，不可归类在他处者的静脉、淋巴管和淋巴结疾病，循环系其他和未特指的疾患等10个类，与疾病分类文档中的节对应，从类目集角度则应定为超类。每一个超类仍可划分，以缺血性心脏病为例，可继续划分为心绞痛，急性心肌梗死，随后性心肌梗死，急性心肌梗死后的某些近期并发症，其他急性缺血性心脏病，慢性缺血性心脏病等六个类，在疾病类系统中这一级分类被定为类目类，其仍可继续划分，以急性心肌梗死为例，可继续划分为前壁急性透壁性心肌梗死，下壁急性透壁性心肌梗死，其他部位的急性透壁心肌梗死，未特指部位的急性透壁性心肌梗死，急性心内膜下心肌梗死，未特指急性心肌梗死等六个类，在疾病类系统中这一级被定为亚目类，亚目类达到了标准ICD分类的最底层。

ICD的分类依据被称为分类轴心，包括病因、部位、病理及临床表现（包括症状、体征、分期、分型、性别、年龄、急慢性发病时间等）。为了确保不违背包容互斥原则，ICD采用指定类与补类结合的方法划分类。以"急性透壁性心肌梗死"为例，ICD指定前壁和下壁的急性透壁性心肌梗死为其指定类，而用其他部位的急性透壁性心肌梗死和未特指部位的急性透壁性心肌梗死分别作为补类。

对于复杂情况ICD采用了注明"不包括"的例外注释方法。以"急性风湿性心包炎"为例，心包炎本应放在心包炎分类下，但由于其是"风湿性"而被指定到心脏受累的风湿热分类下，因此在心包炎分类下用"不包括"将之除外。对于具体病例的复杂情况，ICD采用了"选择主要情况编码"、"联合编码"和"合并编码"等方法进行处理，以满足统计需求。主要情况被定义为"在医疗事件结束时所诊断的、造成患者需要治疗或调查的主要原因"。如果这样的情况不止一种，那么就要选择使用资源最大的那一种情况；如果未做出诊断，那么主要症状、异常所见或问题应被选为主要情况。联合编码是指"对那些在一个具体的器官或部位中同时包含根本的一般性疾病和临床表现信息的诊断性陈述使用两个编码"。主编码用于根本疾病，并用（+）做标记；选择性附加编码则用于临床表现并用星号（*）做标记。例如"糖尿病性视网膜病变"的编码为E14.371+H36.0*，编码中的E14.3为"未特指的糖尿病，伴有眼的并发症"，而H36.0为"糖尿病视网膜病"，诊断代码为两个固定形式的组合代码。合并编码则是用一个并发症编码取代一个以上的关联疾病的多个分开编码。例如上消化道出血的编码为K92.204，十二指肠溃疡的编码为K26.901，如果一位患者被确定其消化道出血系由十二指肠溃疡引起，则编码为K26.402，十二指肠溃疡伴出血，而不是编两个码。"指定类"，"不包括"，"主要情况"，"联合编码"，"合并编码"等处理方法的设置导致了ICD分类的复杂性，也决定了编码工作的职业化需求。在编码时出于利益考虑有可能出现编制不恰当编码，甚至涉嫌编码欺诈，主要包括高编码、低编码和变换主要编码三种情况，编码员水平不足也会导致不恰当编码。

ICD-9-CM3是美国采用ICD-9-CM时补充建立的手术与操作分类系统。这个分类系统基本上是按解剖系统分类，主要包括神经系统手术，内分泌系统手术，眼的手术，耳部手术，鼻、口、咽手术，呼吸系统手术，心血管系统手术，血液和淋巴系统手术，消化系统手术，泌尿系统手术，男性生殖器官手术，女性生殖器官手术，产科操作，肌肉骨骼系统手术，体被系统手术等，此外还有操作和介入以及各种诊断性和治疗性操作等。

ICD-10有明确的建立目的，即"允许不同国家或地区以及不同时间收集到的死亡和疾病数据进行系统地记录、分析、解释和比较"。"ICD既不打算也不适用于为不同的临床项目做索引。ICD在用于财务方面的研究上，如开账单或资源分配，也有某些限制"（引自《疾病和有关健康问题的国际统计分类第十次修订本》第二卷）。为了增强国际疾病分类系统的功能，拓展应用，ICD内部建立了家族分类，包括核心分类、衍生分类和相关分类三部分。核心分类包括ICD-10.ICHI等；衍生分类包括ICD-O-3.ICD-NA等；相关分类包括ICPC、ICECI。这些家族分类中有的在国内已有译文并得到了应用，例如ICD-O-3。为了拓展应用，使ICD符合本地要求，许多国家开发了自己的本地化版本，例如，美国开发了ICD-9-CM，澳大利亚开发了ICD-10-AM，德国开发了ICD-10-GM，加拿大开发了ICD-10-CA等。

中国自1990年采用第一版全国统一病案首页时正式采用ICD-9。1993年，国家标准局发布疾病分类与代码（GB/T 14396-1993），等效采用世界卫生组织 WHO-（ICD-9）。2001年全国执行第二版统一病案首页时改为要求采用ICD-10和ICD-9-CM3，同年国家标准局发布疾病分类与代码（GB/T 14396-2001），等效采用世界卫生组织 WHO-（ICD-10）。为了配合应用ICD-10，除了发布的GB/T 14396-2001标准文档外，北京协和医院、世界卫生组织、国际分类家族合作中心分别于1996年5月和2008年6月编译出版了两个ICD-10中译本，原国家卫生部统计信息中心也出版了"国际疾病分类（ICD-10）应用指导手册"。为了支持DRGS研究与应用，2005年，北京市卫生局领导研发了国际疾病分类（ICD-10）某临床版和ICD-9-CM3某临床版。

目前在国内，ICD编码主要用于诊断相关分组（DRGs），病历书写（病案首页填写），死亡证明书填写与死因统计，门、急诊信息上报，院内感染管理，肿瘤报告登记，传染病报告，临床路径管理，手术分级管理，重点专科申报与评定，医院评审病种统计，单病种管理，处方医保支付管理，医院绩效考核，科室绩效考核，医院运营分析等。

ICD在DRGs应用中的作用体现在分组定义、实施分组编码和分组合理性分析三个方面。DRGs分组器主要由主诊断分类定义，DRGs 单组定义，合并症与伴随疾病定义，重要合并症与伴随疾病定义以及分组逻辑五部分组成，其中前四部分均由细化的ICD编码列表进行定义。通过比较按标准病案首页数据格式提交的各种ICD代码（包括主要诊断ICD代码、其他诊断ICD代码和手术操作ICD代码）与分组器中的各部分定义的匹配情况，逻辑计算产生DRG分组编码。分组结果产生后，如果组内差异大，则需要根据诊断代码分析组定义，决定是否裂解产生新分组或合并当前分组。

在国家统编教材《诊断学》中明确要求，书写病历时"疾病诊断、手术、各种治疗操作的名称书写和编码应符合《国际疾病分类》（ICD-10.ICD-9-CM-3）的规范要求"。在实际临床工作中，这种要求主要体现在住院病案首页的填写中。医生正确选择主要诊断，完整准确填写其他诊断和手术操作条目非常重要，是获得准确编码重要前提条件。在采用电子病历的医院，医生对ICD的应用超出了填写首页，医生需要按照ICD要求扩充自己的诊断名称库，在满足临床要求的同时实现诊断书写规范化。有些医院针对ICD开发了临床应用手册，这些措施使病历记录更加规范，大大促进了编码质量的提高。应当注意的是，编码员是基于医生诊断并查阅相关病历详细资料而编码，并不局限于诊断条目，因此编码员编出的编码与临床医生书写的诊断和记录的手术、操作条目，无论数量和顺序都有可能不同。

病种统计是ICD应用的核心领域。常用的病种统计方式包括ICD类目统计，ICD亚目统计，标准诊断统计，简单重定义统计，复杂重定义统计，反向归并统计，术种统计，DRGs-MDC统计，特殊DRGs组统计等。ICD类目和亚目统计直接基于ICD分类的类目和亚目编码，其特点是分类方法统一、规范，具有可比性，其病种的名称统一采用国家推荐标准名称，容易解读。由于临床版诊断名称与扩展代码是一一对应的，因此也可用标准诊断名称或代码直接进行统计，这种统计结果比较符合临床习惯，容易被医生接受。用几个ICD编码定义一种疾病构成简单重定义统计，例如急性心肌梗死可用ICD编码I21.0-I21.3、I21.9等几个亚目编码来定义。采用简单重定义统计需要注意所选择编码的覆盖范围是否准确，主要诊断编码的原则是否匹配等，此外如果定义了多个病种，还要考虑统计顺序等问题。与简单重定义统计不同的是复杂重定义统计需要对定义的ICD编码本身设置限制条件，常用的方法是用可以细化的临床版编码进行定义。复杂重定义统计较之前面几种统计更有针对性，更确切。反向归并统计是在ICD亚目统计或标准诊断统计基础上由临床专家根据专业特性进行归并后再统计，这种方法可以突出临床特点。与病种统计相比，术种统计相对复杂，因为同一病例的同一次手术操作，其术式可以有多个，在进行统计时不仅需要明确术种对应的手术操作代码，还需要定义使用方式及术式之间的关系，有些情况下还要附加关联病种定义。主要诊断分类（MDC）原本是DRGs分组的中间环节，但由于其具有数量少且覆盖全面的特点，因此可以作为病种进行统计分析。特殊DRGs组统计是在DRGs分组条件下根据某些组的某些特征实施统计分析，例如统计低风险组死亡率等。

2.做好ICD编码和填报工作　目前，病案首页已成为医院评审、评价的重要数据来源，而疾病诊断和手术操作分类编码是病案首页中的核心数据，尤为重要。为了做好ICD编码和填报，医院应当注意以下几个方面工作：

第一，医院重视ICD编码工作。医院领导应充分认识ICD编码工作的重要性，了解疾病分类编码如何用于医院评价，医院如何完成编码工作，如何完成数据报送工作，建立科学、有效的管理机制和编码工作流程，加强人员配置和资源支持。

第二，医生是决定编码准确性的关键。一方面，编码员需要依据医生书写的病历记录和诊断进行编码。如果医生理解疾病分类，了解编码过程和编码要求，就能够有针对性地记录重要分类信息，为编码工作提供条件，使编码更加准确，否则编码准确性就会很差。因此，必须对临床医师开展必要的疾病分类知识培训，要求医生书写诊断和手术操作名称时能够参考ICD-10和ICD-9-CM3标准。另一方面，有些医院已经要求临床医生直接编码，这确实有利于编码工作，但需要注意两个问题：一是必须对医生进行比较系统、严格的编码培训；二是需要建立编码核对流程，允许编码员根据疾病分类的原则调整、修改病案首页中医生编制的编码及书写的诊断顺序。无论医生是否参与编码，准确掌握主要诊断选择原则都非常重要，主要诊断编码对于DRGS分组正确性及病种统计准确性都是非常重要的。对于已应用电子病历的医院，医生应当知道病案首页有特殊的填写要求，与病历中其他部分的书写要求是不相同的，填写病案首页时应当尽量采用标准字典库中的诊断和手术操作名称。如果医院希望保留医生自备的更接近临床工作的诊断名称，那么病案首页编辑软件就应支持编码员并行编制和录入标准名称和编码，前者可以用于临床工作管理，而后者是数据报送的要求。

第三，医院建立临床医生与编码员间的协作机制。疾病分类编码工作涉及临床医生和编码员，两方面的密切配合非常重要。协作机制包括两个方面：一是实时工作配合。通过设立固定电话线路等方式，医生在书写病案首页时，如果产生疑问可以随时咨询编码员。同样，编码员在编码时发现病历记录问题或对诊断的理解问题也可以立刻咨询有关医生，甚至协商修改诊断或通报编码结果及含义。二是讨论交流。编码员和临床医生应定期召开讨论会，交流汇总前段时间内发现的问题，及时寻求问题解决方案。另外，医院还应设置临床医生编码库的管理机制，医院内部使用的诊断和手术操作名称，应在编码员协助下进行维护，如果医生在临床工作中发现新的诊断名称或需要细化的诊断，则不仅需要编码员维护修改本院的字典库还应报告上级管理部门，例如将最新的字典库提交HQMS中心等。

第四，医院应正确评估编码工作量，合理配置编码员。过去很多医院的疾病分类编码只要求编制主要诊断和主要手术操作编码，编码的疾病类别仅涉及比较粗略的亚目精度甚至于类目精度。随着对编码质量要求的进一步提高，按照评审、评价要求，疾病分类编码必须完整编制主要诊断和全部其他诊断编码，完整编制所有手术操作编码，并且编码精度提高到细目。同时，必须建立编码核对流程，编码结果应在检查核对后保存并按时上传到HQMS中心。为了做到细致认真地编码并核对，就必须为编码员预留与临床医生实时探讨病历记录与诊断书写的时间。限定完成编码工作的时间，以期实时上传首页数据，使编码员的工作弹性降低。综合考虑这些因素，医院配置的编码员数量较之以往应有较大幅度的增加。为了确保编码质量，持续改进工作，医院应当有计划地安排编码员接受培训，不断提高编码员的水平，使编码工作符合评价管理要求。

第五，医院必须按照HQMS要求使用疾病分类的规范标准。医院采用的疾病和手术分类标准及编码精度只符合国家卫生计生委的一般要求是不够的，为了能够采用科学、先进、有效的评价手段，例如借助DRGs、HQMS要求医院在满足基本要求基础上编码要达到更高要求，一方面可以有效支持评价工作，另一方面也是被评价医院管理水平高于未被评价医院的具体体现。

二、医疗质量监测分析

在医疗信息统计评价中，开展对医院住院病案首页数据的统计分析，进行医院医疗质量监测分析，并为医院出具一份医疗质量分析报告。

下面以前期评审、评价实践中某所医院《2010—2012年医疗质量分析报告》为例，介绍质量分析报告的相关内容，指导医院如何依据报告提供的数据信息，分析数据，发现问题，提出整改措施，持续改进医院医疗质量与安全管理工作。

（一）概况

1.数据来源　医院2010—2012年出院患者病案首页数据。

2.报告结构　如图3-1所示。报告使用"住院死亡类指标""重返类指标""患者安全类指标"及"住院日及住院费用指标"，从医院总体、重点疾病、重点手术等不同水平对各年份医院的医疗质量与效率进行评价。报告主要包括以下5个部分：

（1）出院患者情况：对各年份医院出院患者人次及手术患者出院人次进行分析。

（2）住院死亡类指标：包括住院总死亡率、新生儿患者住院死亡率、手术患者住院死亡率、手术患者围手术期住院死亡率、重点疾病患者住院死亡率、重点手术患者住院死亡率及恶性肿瘤择期手术住院死亡率。

（3）重返类指标：包括患者出院31天内再住院率及手术患者重返手术室发生率。

（4）患者安全类指标：包括住院患者压疮发生率、择期手术患者肺部感染发生率、择期手术患者肺栓塞发生率及择期手术患者手术并发症发生率。

（5）住院日及住院患者指标：包括出院患者住院日（中位数）/住院费用（中位数）、重点疾病住院日（中位数）/住院费用（中位数）及重点手术住院日（中位数）/住院费用（中位数）分析。

3.相关说明

（1）影响因素：报告使用的数据均来自医院住院患者病案首页。因此，医院住院病案首页数据录入的完整性、准确性将直接影响报告对医院医疗质量评价的准确性。

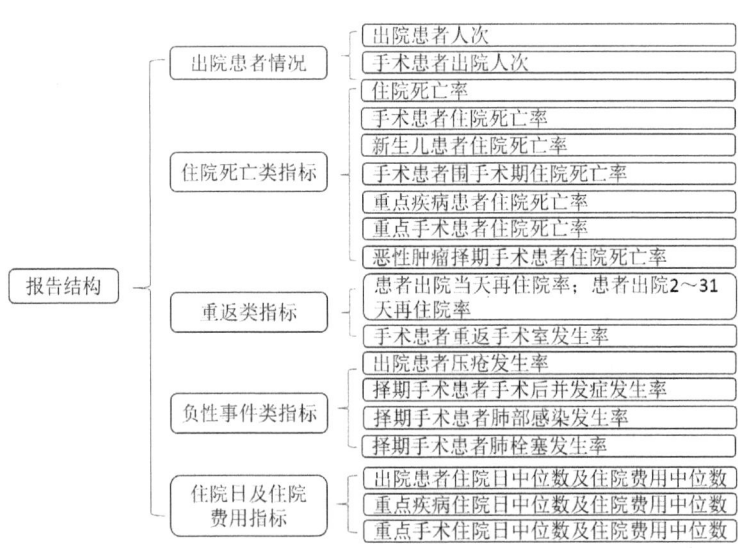

图3-1　2010—2012年医疗质量监测分析报告结构

（2）住院费用（中位数）及住院日（中位数）的使用：由于出院患者出院费用及住院

日的分布不符合正态分布，故在进行分析时，同时使用住院费用（中位数）和住院日（中位数）两个指标以降低极端值对于分析的影响。

（3）重点疾病/重点手术：报告中所指重点疾病/重点手术为《三级综合医院评审标准实施细则（2011）年版》第七章第2节中所列的疾病/手术。

（二）2010—2012年出院患者基本情况

2010—2012年出院患者人次及手术患者出院人次变化趋势如下：

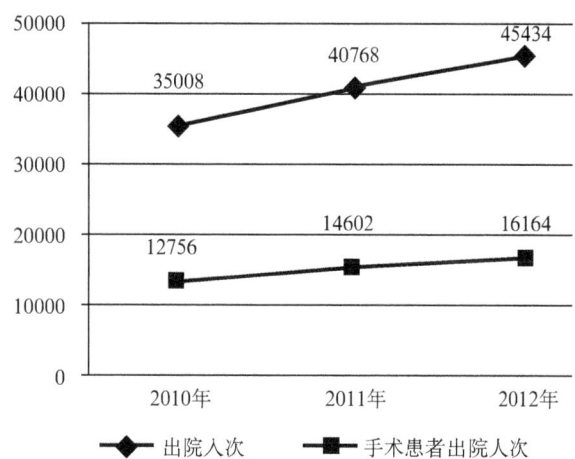

图3-2 2010—2012年出院患者人次及手术患者出院人次

从图3-2和表3-14可以看出，2010—2012年医院出院患者人次和手术患者出院人次均逐年增加。其中，出院患者人次由2010年的35 008例增加至2012年的45 434例，增长了29.78%；手术患者出院人次由2010年的12 756例增加至2012年的16 164例，增长了26.72%。

根据图3-2和表3-14所提供的信息，医院应该关注的重点是，从2010—2012年，随着出院患者人次和手术患者人次的增长，其医疗质量和效率相关指标即：住院死亡类指标、重返类指标、患者安全类指标及住院日记住院费用指标的变化情况。

表3-14 出院患者基本情况

年份	出院人次	手术患者出院人次
2010	35 008	12 756
2011	40 768	14 602
2012	45 434	16 164
合计	121 210	43 522

（三）住院死亡类指标

1.住院患者死亡情况　住院死亡率和手术患者住院死亡率均为国际医疗质量评价指标体系（IQIP）中的重点监测指标。国内外的研究表明，住院死亡率，特别是手术患者住院死亡率是评价医疗质量最重要的指标之一。本章中的基准值（benchmark）：是基准管理（benchmarking）方法中代表行业最佳实践的标准。基准管理方法的核心是以基准值为标准进行测量分析，持续改进，从而进入良性循环的模仿创新过程。报告中选用的基准值是230家综合医院中该指标排在由优到劣25%位置上的指标值。

从图3-3，图3-4和表3-15可以看出，2010—2012年医院患者住院死亡率和手术患者住院死亡率均逐年降低。其中，患者住院死亡率由2010年的2.54%降至2012年的1.70%，降低0.84%；手术患者死亡率由2010年的1.54%降至2012年的0.79%，降低了0.75%。

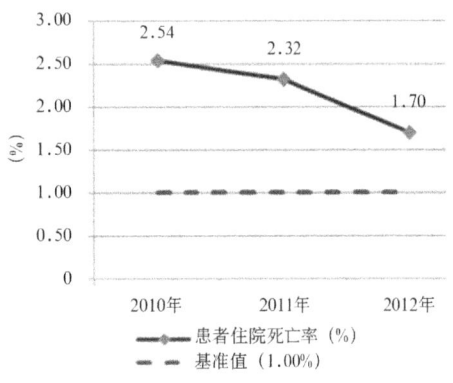

（2012年患者住院死亡人数为757人）

图3-3　患者住院死亡率

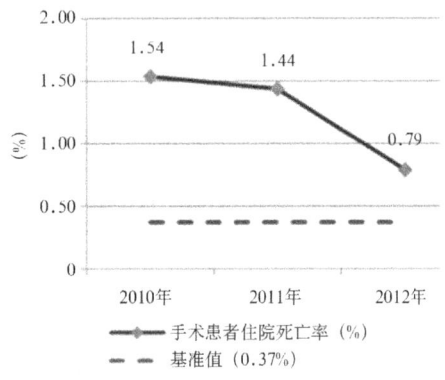

（2012年手术患者住院死亡人数为128人）

图3-4　手术患者住院死亡率

根据图3-3，图3-4和表3-15所提供的信息，医院应该从系统上考虑其变化的意义。比如，从2010—2012年，医院的出院患者人次和手术患者人次虽然明显增加了，但是患者住院死亡率和手术患者住院死亡率反而降低了，医院究竟采取了什么方法，如制定了什么规范、完善了什么工作流程、如何保证落实执行等。

表3-15　患者住院死亡率及手术患者住院死亡率

年份	患者住院死亡率			手术患者住院死亡率		
	出院人次	死亡人数	死亡率（%）	出院人次	死亡人数	死亡率（%）
2010	34 753	883	2.54	12 756	196	1.54
2011	39 958	928	2.32	14 601	210	1.44
2012	44 558	757	1.70	16 160	128	0.79

续表

年份	患者住院死亡率			手术患者住院死亡率		
	出院人次	死亡人数	死亡率（%）	出院人次	死亡人数	死亡率（%）
合计	119 269	2568	2.15	43 517	534	1.23

注1."住院患者死亡率"及"手术患者死亡率"指标中，不包含新生儿出院患者。

2.手术患者围手术期住院死亡情况

从图3-5和表3-16可以看出，2010—2012年医院手术患者围手术期住院死亡率逐年降低，由2010年的0.51%降至2012年的0.27%，降低0.24%。

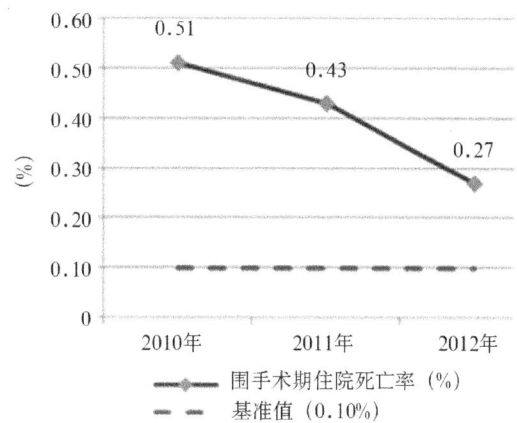

（2012年手术患者围手术期住院死亡人数为44人）

图3-5 手术患者围手术期住院死亡率

根据图3-5和表3-16所提供的信息，医院应该从系统上考虑其变化的意义。比如，从2010—2012年，医院的出院患者人次和手术患者人次虽然明显增加了，但是手术患者围手术期住院死亡率反而降低了，医院究竟采取了什么方法与措施。

表3-16 手术患者围手术期死亡率

年份	手术患者出院人次	围手术期死亡人数	围手术期死亡率（%）
2010	12 756	65	0.51
2011	14 601	63	0.43
2012	16 160	44	0.27
合计	43 517	172	0.40

注：1.围手术期死亡人数＝手术当天死亡患者＋术后第一天死亡患者＋术后第二天死亡患者。
2."手术患者围手术期死亡率"指标中，不包含新生儿出院患者。

3.新生儿患者住院死亡情况 从图3-6,图3-7和表3-17以看出,2010—2012年医院新生儿患者出院人次逐年增高;2010年及2012年新生儿患者住院死亡率均为,在2010—2012年中最低;2011年为0.37%,在3年中最高。

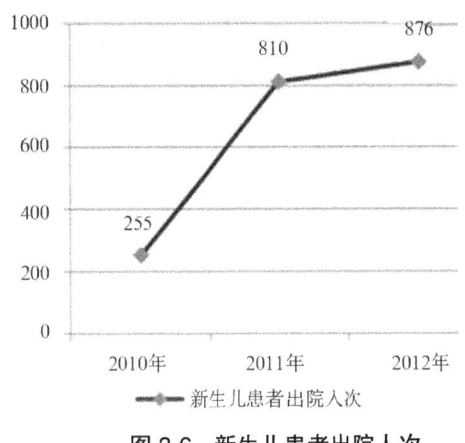

图 3-6 新生儿患者出院人次

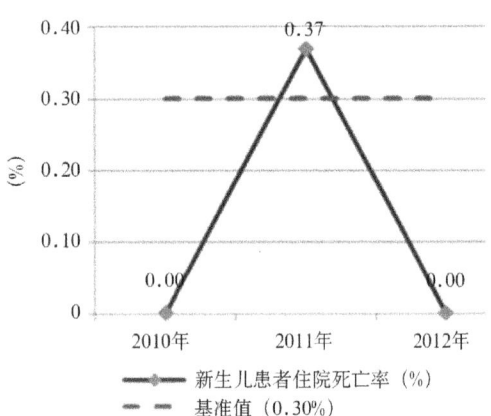

图 3-7 新生儿患者住院死亡率

在这里,我们应该特别关注的是,2011年这所医院出现的3例新生儿患者死亡,患者住院死亡的原因是什么,是疾病严重程度的原因,还是医院医疗服务的问题?如诊断不及时、诊疗不规范、护理不到位等。通过总结分析其中原因,医院重新修订相应的制定规范,完善流程,并监督执行。

表 3-17 新生儿患者住院死亡率

年份	新生儿患者出院人次	住院死亡人数	新生儿住院死亡率(%)
2010	255	0	0.00
2011	810	3	0.37
2012	876	0	0
合计	1941	3	0.15

注1:新生儿患者即入院时年龄≤28天的出院患者。

4.重点疾病患者住院死亡情况 《三级综合医院评审标准实施细则(2011年版)》中列举了18种重点疾病。如表3-18所示为这所医院2010—2012年的重点疾病患者住院死亡情况,本书将列举其中典型例子进行分析,以供医院参考。

表 3-18　重点疾病患者住院死亡情况

疾病名称	2010年			2011年			2012年		
	出院人次	死亡人数	死亡率（%）	出院人次	死亡人数	死亡率（%）	出院人次	死亡人数	死亡率(%)
急性心肌梗死	736	48	6.52	770	64	8.31	796	52	6.53
充血性心力衰竭	5	0	0.00	2	0	0	4	2	50.00
脑出血	374	63	16.84	485	71	14.64	471	56	11.89
脑梗死	1597	42	2.63	1540	59	3.83	1611	36	2.23
创伤性颅内损伤	266	13	4.89	388	39	10.05	361	23	6.37
消化道出血	241	21	8.71	252	16	6.35	231	11	4.76
慢性阻塞性肺疾病	294	3	1.02	386	9	2.33	452	11	2.43
细菌性肺炎（成人）	1598	112	7.01	1576	109	6.92	1893	98	5.18
败血症（成人）	5	2	40.00	4	0	0	5	0	0
累及身体多个部位的损伤	119	3	2.52	81	1	1.23	70	2	2.86
糖尿病伴短期与长期并发症	1014	2	0.20	1303	3	0.23	1655	7	0.42
结节性甲状腺肿	140	0	0	156	0	0	204	0	0
急性阑尾炎伴弥漫性腹膜炎及脓肿	90	1	1.11	80	0	0	75	0	0
前列腺增生	113	0	0	125	0	0	116	0	0
肾衰竭	871	19	2.18	919	16	1.74	1048	26	2.48
高血压病（成人）	186	0	0	178	0	0	230	0	0
急性胰腺炎	69	1	1.45	78	0	0	99	0	0
恶性肿瘤术后化疗	755	6	0.79	1009	0	0	1140	0	0

（1）成人细菌性肺炎：成人细菌性肺炎是住院患者常见病种之一。从图3-8和图3-9可以看出，2011年医院成人细菌性肺炎患者出院人次为1576例，在2010—2012年中最低，2012年为1893例，在3年中最高；从2010—2012年，医院成人细菌性肺炎患者住院死亡率则逐年降低，呈下降趋势。

在这里，我们应该思考，从2010—2012年，这所医院的成人细菌性肺炎的住院患者人次虽然增加了，但是其住院死亡人数反而下降了，这其中的原因是什么？是由于医院收治住院患者中重症患者的比例下降了，还是医院采取了有效的措施加强了成人细菌性肺炎的相关诊疗管理，提高了成人细菌性肺炎的诊疗水平。

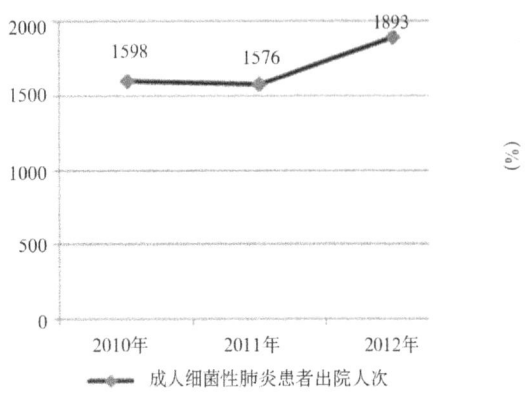
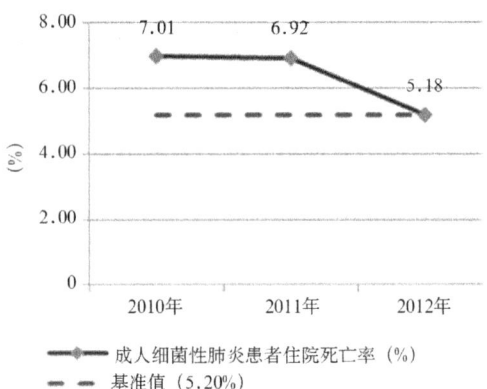

（2012年成人细菌性肺炎患者住院死亡人数为98例）

图3-8　成人细菌性肺炎患者出院人次　　图3-9　成人细菌性肺炎患者住院死亡率

（2）急性胰腺炎：重症胰腺炎是医院常见重症疾病病种之一，住院死亡率很高。从图3-10和图3-11可以看出，2010—2012年，虽然医院急性胰腺炎患者出院人次逐年增高，但其住院死亡率呈下降趋势，2010年急性胰腺炎患者住院死亡率为1.45%，2011年及2012年均为0。

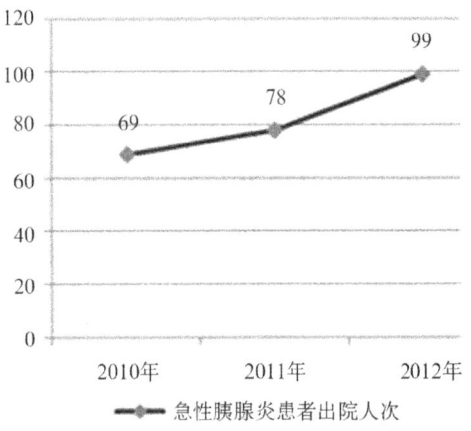
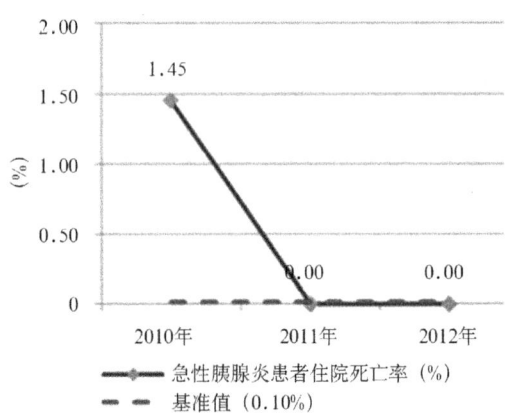

图3-10　急性胰腺炎患者出院人次　　图3-11　急性胰腺炎患者住院死亡率

在这里，我们应该思考，从2010—2012年，这所医院重症胰腺炎的住院患者人次虽然增加了，但是其住院死亡人数反而下降了，甚至2011年和2012年出现住院患者零死亡率的情况。这其中的原因是什么？是确实由于医院在这一类疾病方面的诊治水平提高了，还是存在其他原因，如重症胰腺炎的疾病诊断没有严格把握，掺入部分不属于重症范畴的急性胰腺炎患者，甚至医院为体现这类疾病的诊治水平，存在虚报现象等。

（3）糖尿病伴短期与长期并发症：糖尿病是医院常见病种和重点病种之一，患者年纪一般在45岁以上，临床治疗难度大，尤其是糖尿病伴短期和长期并发症的患者，其住院死亡率较高。从图3-12和图3-13可以看出，2010—2012年，这所医院的糖尿病伴短期与长期并发症患者出院人次和住院死亡率均表现为逐年增高趋势。

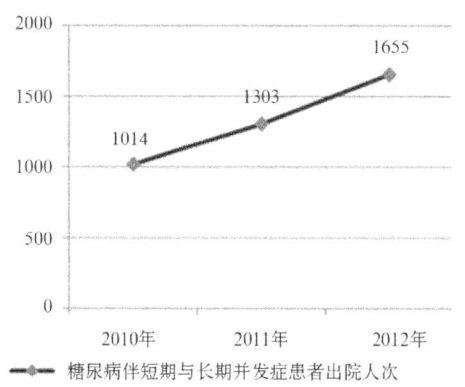 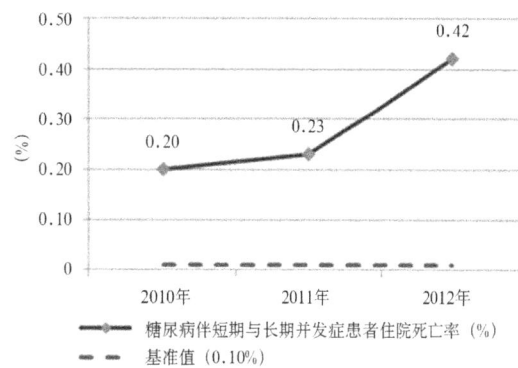

（2012年糖尿病伴短期与长期并发症患者住院死亡人数为7例）

图 3-12　糖尿病伴短期与长期并发症患者出院人次　　图 3-13　糖尿病伴短期与长期并发症患者住院死亡率

在这里，我们应该思考，从2010—2012年，这所医院糖尿病伴短期与长期并发症患者的出院人次和住院死亡率一直表现为逐年升高的趋势，这其中的原因是什么？是由于医院不重视，还是医院所收治的这一类患者确实存在疾病严重程度高、诊治难度大的问题。

5.重点手术患者住院死亡情况　《三级综合医院评审标准实施细则（2011年版）》中列举了18种重点手术。如表3-19所示为这所医院2010—2012年的重点手术患者住院死亡情况，本书将列举其中典型例子进行分析，以供医院参考。

表 3-19　重点手术患者住院死亡情况

手术名称	2010年			2011年			2012年		
	出院人次	死亡人数	死亡率（%）	出院人次	死亡人数	死亡率（%）	出院人次	死亡人数	死亡率（%）
髋膝关节置换术	85	0	0	89	1	1.12	86	1	1.16
脊髓椎管手术	82	1	1.22	98	6	6.12	128	3	2.34
胰腺切除术	14	2	14.29	19	1	5.26	23	0	0
食管切除术	11	0	0	7	0	0	11	1	9.09
腹腔镜下胆囊切除术	0	0	—	27	0	0	132	0	0
冠状动脉旁路移植术	78	4	5.13	94	5	5.32	79	2	2.53

续表

手术名称	2010年			2011年			2012年		
	出院人次	死亡人数	死亡率（%）	出院人次	死亡人数	死亡率（%）	出院人次	死亡人数	死亡率（%）
颅脑手术	227	29	12.78	259	34	13.13	177	21	11.86
子宫切除术	207	0	0	201	1	0.50	231	0	0
剖宫产	2003	0	0	2610	2	0.08	3292	0	0
乳腺手术	11	0	0	20	0	0	10	0	0
肺切除术	38	0	0	22	0	0	17	0	0
胃切除术	81	6	7.41	64	3	4.69	61	2	3.28
直肠切除术	11	0	0	9	1	11.11	15	0	0
肾与前列腺相关手术	380	5	1.32	369	3	0.81	425	8	1.88

（1）胰腺切除术：胰腺切除术是医院常见病种和重点手术病种之一，手术及临床治疗难度偏大，住院死亡率较高。从图3-14和图3-15可以看出，2010—2012年，医院胰腺切除术患者出院人次逐年增高，而住院死亡率呈逐年降低趋势。

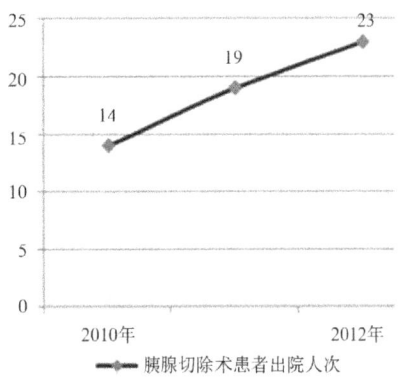

图3-14 胰腺切除术患者出院人次

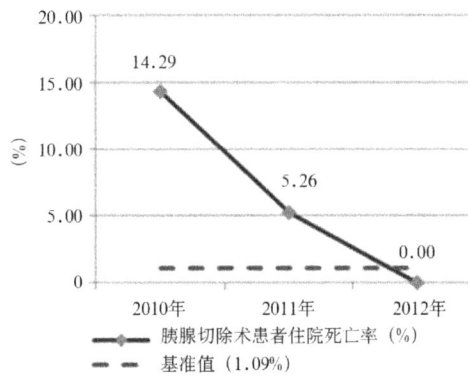

图3-15 胰腺切除术患者住院死亡率

在这里，我们应该思考，从2010—2012年，这所医院胰腺切除术患者的出院人次虽然呈逐年增加，但是其住院死亡率表现为逐年下降的趋势，这其中的原因是什么？是由于医院提高了重视程度，加大了相应的医疗管理力度，从而使医院在这一类手术的诊治水平明显提高了，还是存在其他问题；对于做得好的方法应作为规范或制度将其固化下来，指导将来的工作，将取得的好的成绩，最佳的技术水平持之以恒，保持下去，这样才能体现管理；否则做好了是撞大运，做坏了认倒霉，永远体现不了管理。

（2）食管切除术：食管切除术是医院常见病种和重点病种之一，手术多为肿瘤患者，年纪偏大，住院死亡率较高。从图3-16和图3-17可以看出，2011年医院食管切除术患者出院人次为7例，在2010—2012年中最低，2010年及2012年均为11例，在3年中最高；而2010年及2011年食管切除术患者住院死亡率均为0，2012年为9.09%，在3年中最高。

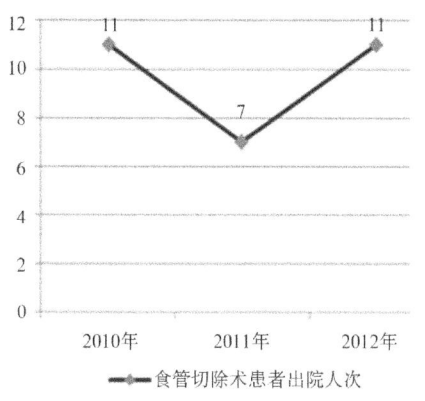
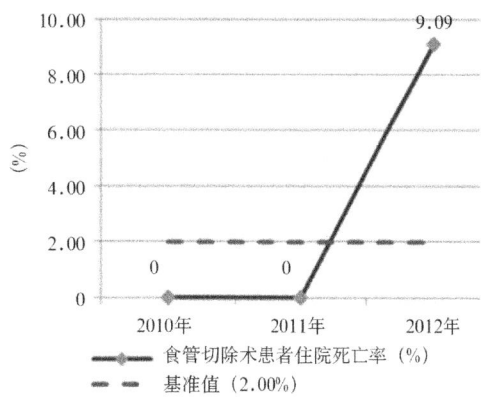

（2012年食管切除术患者住院死亡人数为1例）

图3-16　食管切除术患者出院人次　　　　图3-17　食管切除术患者住院死亡率

在这里，我们应该思考，从2010—2011年，这所医院食管切除术患者的住院死亡率一直为零，但是2012年却出现了1例住院死亡患者，这其中的原因是什么？是由于疾病本身危重程度较高，手术难度大的问题，还是满足以往获得的成绩，存在医务人员掉以轻心、医院未给予应有的重视等问题。

6.恶性肿瘤择期手术患者住院死亡情况　　从表3-20可以看出，2010—2012年各恶性肿瘤择期手术出院患者中：

表3-20　恶性肿瘤择期手术患者住院死亡情况

疾病名称	2010年			2011年			2012年		
	出院人次	死亡人数	死亡率（%）	出院人次	死亡人数	死亡率（%）	出院人次	死亡人数	死亡率（%）
肾恶性肿瘤	25	0	0	41	0	0	50	0	0
肝恶性肿瘤	151	0	0	174	3	1.72	202	5	2.48
肺恶性肿瘤	29	1	3.45	18	0	0	23	1	4.35
胃恶性肿瘤	37	3	8.11	46	3	6.52	39	2	5.13
直肠恶性肿瘤	8	0	0	10	0	0	13	0	0
结肠恶性肿瘤	28	0	0	41	2	4.88	38	2	5.26

（1）2010—2012年肾恶性肿瘤择期手术患者出院人次逐年增高。2010—2012年肾恶性

肿瘤择期手术患者住院死亡率均为0。

（2）2010—2012年肝恶性肿瘤择期手术患者出院人次逐年增高。2010—2012年肝恶性肿瘤择期手术患者住院死亡率逐年增高。

（3）2010年肺恶性肿瘤择期手术患者出院人次为29例，在2010—2012年中最高；2011年为18例，在3年中最低。2011年肺恶性肿瘤择期手术患者住院死亡率为0，在2010—2012年中最低；2012年为4.35%，在3年中最高。

（4）2010年胃恶性肿瘤择期手术患者出院人次为37例，在2010—2012年中最低；2011年为46例，在3年中最高。2010—2012年胃恶性肿瘤择期手术患者住院死亡率逐年降低。

（5）2010—2012年直肠恶性肿瘤择期手术患者出院人次逐年增高。2010—2012年直肠恶性肿瘤择期手术患者住院死亡率均为0。

（6）2010年结肠恶性肿瘤择期手术患者出院人次为28例，在2010—2012年中最低；2011年为41例，在3年中最高。2010—2012年结肠恶性肿瘤择期手术患者住院死亡率逐年增高。

（四）重返类指标

这类指标值得关注，不但可反映医疗质量，还可反映某些政策导向的问题，所以分析出结果提供给医院，以便医院管理医疗质量，控制医疗费用，发现政策导向问题，通过PDCA循环不断加以改进。

1.非计划再住院

（1）总再住院率：从图3-18，图3-19和表3-21可以看出，2010—2012年患者出院当天再住院率逐年增高，患者出院2—31天再住院率逐年降低。其中，出院当天再住院率由2010年的2.72%增加至2012年的3.78%，升高1.06%；患者出院2—31天再住院率由2010年的

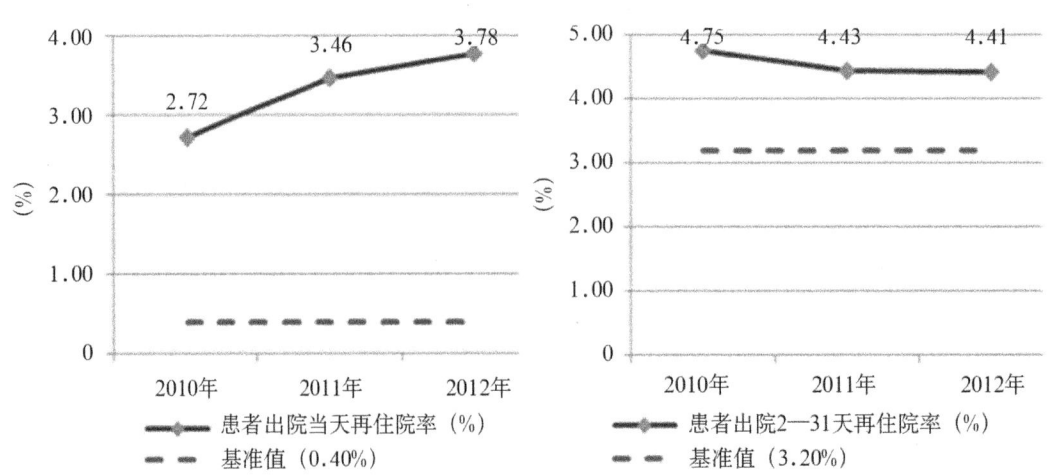

图3-18 2010—2012年患者出院当天再住院率（2012年为1690例）　　图3-19 2010—2012年患者出院2—31天再住院率（2012年为1971例）

4.75%降至2012年的4.41%，降低了0.34%。

在这里，我们应该关注的是，从2010—2012年，这所医院的患者出院2—31天再住院率是降低的，而出院当天再住院率却是明显升高的。针对患者出院2—31天再住院率的降低，是否是由于医院已经关注这一问题，采取了相应措施而获得的效果，还是存在其他问题。针对出院当天再住院率明显升高，是否由于医院没有很好地把握患者出院标准，导致出院当日重返住院，还是存在医院为增加住院周转率、降低医保患者的单次住院费用等问题。

表3-21 患者出院31天再住院情况

年份	出院人数	出院当天再住院人数	出院当天再住院率（%）	2—31天再住院人数	2—31天再住院率（%）
2010年	34 125	927	2.72	1620	4.75
2011年	39 837	1378	3.46	1765	4.43
2012年	44 677	1690	3.78	1971	4.41
合计	118 639	3995	3.37	5356	4.51

注："出院人数"项目中，排除转归情况为"死亡"的患者。

（2）重点疾病患者再住院情况：如表3-22和表3-23所示，分别为这所医院2010—2012年的重点疾病患者出院当天和出院2—31天的再住院情况，本书将列举其中典型例子进行分析，以供医院参考。

表3-22 重点疾病患者出院当天再住院情况

疾病名称	2010年			2011年			2012年		
	出院人次	当天再住院人次	当天再住院率（%）	出院人次	当天再住院人次	当天再住院率（%）	出院人次	当天再住院人次	当天再住院率（%）
急性心肌梗死	688	54	7.85	706	76	10.76	744	23	3.09
充血性心力衰竭	5	0	0	2	0	0	2	0	0
脑出血	311	5	1.61	414	8	1.93	415	5	1.20
脑梗死	1555	20	1.29	1481	41	2.77	1575	51	3.24
创伤性颅内损伤	253	3	1.19	349	4	1.15	338	26	7.69
消化道出血	220	4	1.82	236	8	3.39	220	2	0.91
慢性阻死性肺疾病	291	12	4.12	377	40	10.61	441	26	5.90
细菌性肺炎（成人）	1486	73	4.91	1467	183	12.47	1795	260	14.48
败血症（成人）	3	0	0	4	0	0	5	0	0

续表

疾病名称	2010年			2011年			2012年		
	出院人次	当天再住院人次	当天再住院率（%）	出院人次	当天再住院人次	当天再住院率（%）	出院人次	当天再住院人次	当天再住院率（%）
累及身体多个部位的损伤	116	2	1.72	80	5	6.25	68	17	25.00
糖尿病伴短期与长期并发症	1012	10	0.99	1300	12	0.92	1648	11	0.67
结节性甲状腺肿	140	0	0	156	0	0	204	0	0
急性阑尾炎伴弥漫性腹膜炎及脓肿	89	0	0	80	1	1.25	75	1	1.33
前列腺增生	113	0	0	125	1	0.80	116	1	0.86
肾衰竭	852	24	2.82	903	33	3.65	1022	36	3.52
高血压病（成人）	186	4	2.15	178	1	0.56	230	4	1.74
急性胰腺炎	68	0	0	78	2	2.56	99	0	0
恶性肿瘤术后化疗	749	12	1.60	1009	8	0.79	1140	10	0.88

表3-23 重点疾病患者出院2—31天再住院情况

疾病名称	2010年			2011年			2012年		
	出院人次	2—31天再住院人次	2—31天再住院率（%）	出院人次	2—31天再住院人次	2—31天再住院率（%）	出院人次	2—31天再住院人次	2—31天再住院率（%）
急性心肌梗死	688	85	12.35	706	80	11.33	744	79	10.62
充血性心力衰竭	5	0	0	2	0	0	2	0	0
脑出血	311	6	1.93	414	10	2.42	415	8	1.93
脑梗死	1555	50	3.22	1481	39	2.63	1575	41	2.60
创伤性颅内损伤	253	6	2.37	349	4	1.15	338	10	2.96
消化道出血	220	20	9.09	236	31	13.14	220	22	10.00
慢性阻塞性肺疾病	291	26	8.93	377	25	6.63	441	23	5.22
细菌性肺炎（成人）	1486	87	5.85	1467	88	6.00	1795	98	5.46
败血症（成人）	3	0	0	4	1	25.00	5	1	20.00
累及身体多个部位的损伤	116	1	0.86	80	0	0	68	1	1.47

续表

疾病名称	2010年			2011年			2012年		
	出院人次	2—31天再住院人次	2—31天再住院率（%）	出院人次	2—31天再住院人次	2—31天再住院率（%）	出院人次	2—31天再住院人次	2—31天再住院率（%）
糖尿病伴短期与长期并发症	1012	32	3.16	1300	29	2.23	1648	58	3.52
结节性甲状腺肿	140	0	0	156	1	0.64	204	0	0
急性阑尾炎伴弥漫性腹膜炎及脓肿	89	1	1.12	80	1	1.25	75	0	0
前列腺增生	113	4	3.54	125	4	3.20	116	5	4.31
肾衰竭	852	80	9.39	903	74	8.19	1022	82	8.02
高血压病（成人）	186	10	5.38	178	2	1.12	230	6	2.61
急性胰腺炎	68	1	1.47	78	2	2.56	99	3	3.03
恶性肿瘤术后化疗	749	35	4.67	1009	57	5.65	1140	47	4.12

1）急性心肌梗死：急性心肌梗死是医院常见的急危重症病种之一，患者病情重，病情发展快，及时有效的诊治是保证患者疗效的关键，而加强患者宣教、提高患者诊疗依从性是降低患者再住院率的有效手段。从图3-20和图3-21可以看出，医院2011年急性心肌梗死患者出院当天再住院率为10.76%，在2010—2012年中最高，2012年明显下降为3.09%，在3年中最低；而2010—2012年急性心肌梗死患者出院2—31天再住院率呈逐年降低的趋势，但较基准值还有很大距离，医院应总结分析为2—31天再住院率呈逐年降低趋势所做出的努力及有效的做法，并将有效的方法用一定的形式加以巩固，继续落实；同时还应从这一距离中查找管理中的问题，以进一步持续改进。

2）糖尿病伴短期与长期并发症：如前所述，糖尿病是医院常见病种和重点病种之一，患者年纪一般在45岁以上，尤其是糖尿病伴短期和长期并发症的患者，临床治疗效果偏差且起效慢，住院时间较长。规律有效的临床诊疗是保证患者疗效的关键，而加强糖尿病患者宣教、提高患者饮食、血糖监测等诊疗依从性是降低患者再住院率的有效手段。从图3-22和图3-23可以看出，2010—2012年，糖尿病伴短期与长期并发症患者出院当天再住院率逐年降低，2011年糖尿病伴短期与长期并发症患者出院2—31天再住院率虽然达到最低，为2.23%，但2012年的出院2—31天再住院率明显升高，为3.52%，在3年中最高。这里，我们应该特别关注这其中产生的原因是什么，医院管理及诊疗活动中存在什么问题。通过总结，分析其中原因，为什么会增高？为什么会降低？又为什么会高于基准值而三年达不到基准值？在原因分析的基础上加以整改，争取更好的结果。

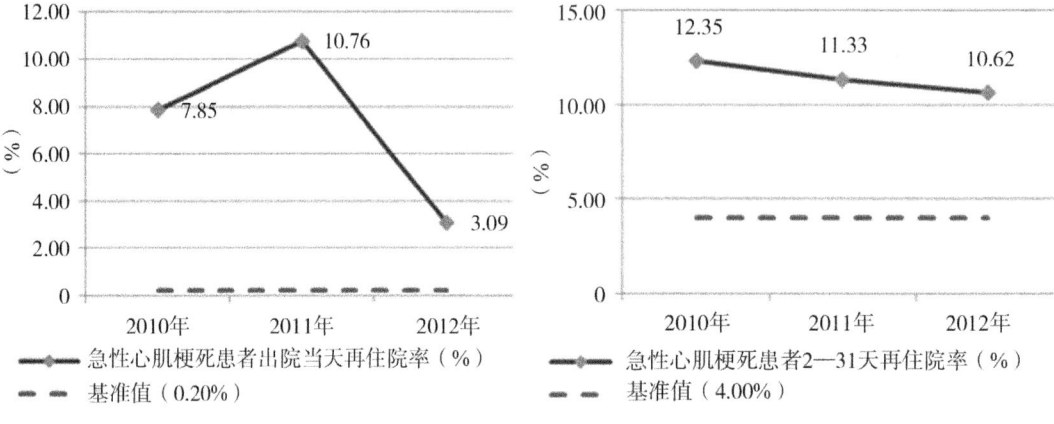

图 3-20 急性心肌梗死患者出院当天再住院率（2012 年为 23 例）

图 3-21 急性心肌梗死患者出院 2—31 天再住院率（2012 年为 79 例）

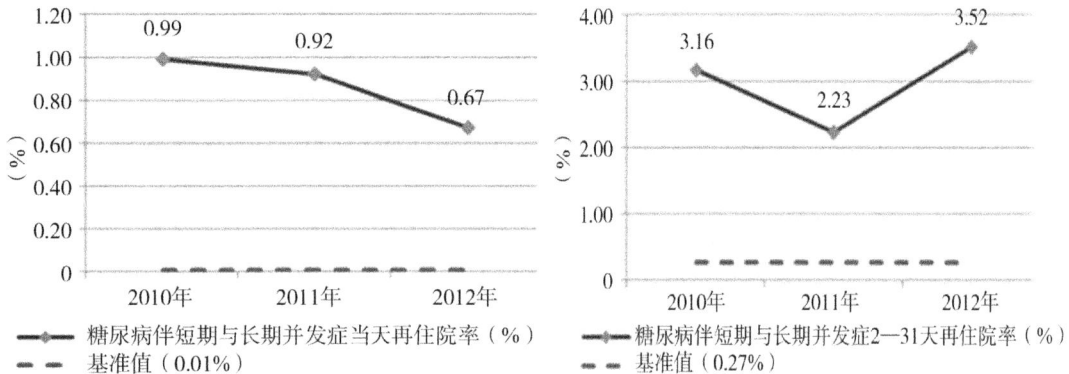

图 3-22 糖尿病伴短期与长期并发症患者出院当天再住院率（2012 年为 11 例）

图 3-23 糖尿病伴短期与长期并发症患者出院 2—31 天再住院率（2012 年为 58 例）

（3）重点手术患者再住院情况：如表3-24和表3-25所示，分别为这所医院2010—2012年的重点手术患者出院当天和出院2—31天的再住院情况，本书将列举其中典型例子进行分析，以供医院参考。

表 3-24 重点手术患者出院当天再住院情况

手术名称	2010 年			2011 年			2012 年		
	出院人次	当天再住院人次	当天再住院率(%)	出院人次	当天再住院人次	当天再住院率(%)	出院人次	当天再住院人次	当天再住院率(%)
髋膝关节置换术	85	1	1.18	88	0	0	85	2	2.35

续表

手术名称	2010年			2011年			2012年		
	出院人次	当天再住院人次	当天再住院率(%)	出院人次	当天再住院人次	当天再住院率(%)	出院人次	当天再住院人次	当天再住院率(%)
脊髓椎管手术	81	2	2.47	92	6	6.52	125	10	8.00
胰腺切除术	12	0	0	18	1	5.56	23	0	0
食管切除术	11	0	0	7	0	0	10	0	0
腹腔镜下胆囊切除术	0	0	—	27	0	0	132	1	0.76
冠状动脉旁路移植术	74	0	0	89	0	0	77	0	0
颅脑手术	198	7	3.54	225	6	2.67	156	2	1.28
子宫切除术	207	0	0	200	0	0	231	2	0.87
剖宫产	2003	20	1.00	2608	10	0.38	3292	25	0.76
乳腺手术	11	0	0	20	0	0	10	0	0
肺切除术	38	1	2.63	22	0	0	17	0	0
胃切除术	75	2	2.67	61	0	0	59	1	1.69
直肠切除术	11	0	0	8	1	12.50	15	0	0
肾与前列腺相关手术	375	4	1.07	366	8	2.19	417	4	0.96

表3-25　重点手术患者出院2—31天再住院情况

手术名称	2010年			2011年			2012年		
	出院人次	2—31天再住院人次	2—31天再住院率(%)	出院人次	2—31天再住院人次	2—31天再住院率(%)	出院人次	2—31天再住院人次	2—31天再住院率(%)
髋膝关节置换术	85	3	3.53	88	0	0	85	3	3.53
脊髓椎管手术	81	0	0	92	1	1.09	125	4	3.20
胰腺切除术	12	0	0	18	0	0	23	1	4.35
食管切除术	11	2	18.18	7	0	0	10	0	0
腹腔镜下胆囊切除术	0	0	—	27	0	0	132	0	0
冠状动脉旁路移植术	74	2	2.70	89	3	3.37	77	1	1.30

续表

手术名称	2010年			2011年			2012年		
	出院人次	2—31天再住院人次	2—31天再住院率（%）	出院人次	2—31天再住院人次	2—31天再住院率（%）	出院人次	2—31天再住院人次	2—31天再住院率（%）
颅脑手术	198	5	2.53	225	5	2.22	156	4	2.56
子宫切除术	207	2	0.97	200	3	1.50	231	2	0.87
剖宫产	2003	6	0.30	2608	11	0.42	3292	10	0.30
乳腺手术	11	0	0	20	0	0	10	0	0
肺切除术	38	3	7.89	22	2	9.09	17	0	0
胃切除术	75	3	4.00	61	0	0	59	4	6.78
直肠切除术	11	1	9.09	8	1	12.50	15	2	13.33
肾与前列腺相关手术	375	17	4.53	366	15	4.10	417	17	4.08

1）胰腺切除术：如前所述，胰腺切除术是医院常见病种和重点手术病种之一，手术多为肿瘤患者，患者年纪偏大，术后恢复时间长，部分患者容易出现术后长期并发症。术前手术评估的准确性、手术操作的顺利与否、术后的营养支持情况等对住院患者的疗效、住院时间长短、是否产生近期或远期并发症等非常重要。从图3-24和图3-25可以看出，2010年及2012年医院胰腺切除术患者出院当天再住院率均为0，而2011年为5.56%；2010—2011年医院胰腺切除术患者出院2—31天再住院率均为0，2012年明显升高，为4.35%。这里，我们应该特别关注这其中产生的原因是什么，医院管理及诊疗活动中存在什么问题。通过总结，分析其中原因，并加以整改。

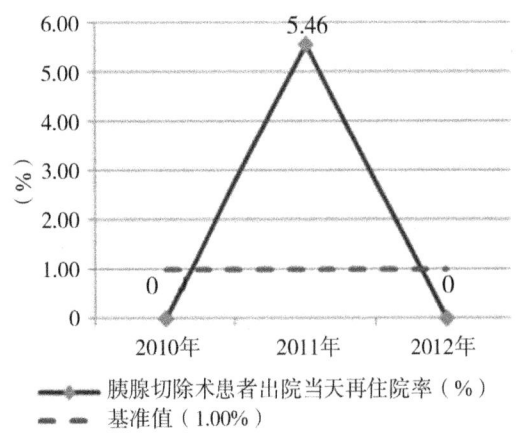

图3-24 胰腺切除术患者出院当天再住院率

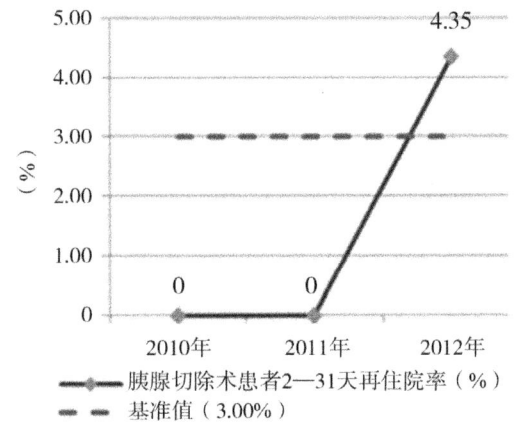

（2012年为1例）

图3-25 胰腺切除术患者出院2—31天再住院率

2）胃切除术：胃切除术是医院常见手术之一，多见于胃部肿瘤、消化性溃疡等患者。从图3-26和图3-27可以看出，2010年胃切除术患者出院当天再住院率为2.67%，在2010—2012年中最高；2011年为0，在3年中最低。从图3-28可以看出，2011年胃切除术患者出院2—31天再住院率为0，在2010—2012年中最低；2012年为6.78%，在3年中最高，医院就要很好地分析，找出原因，并制定针对性的改进措施。

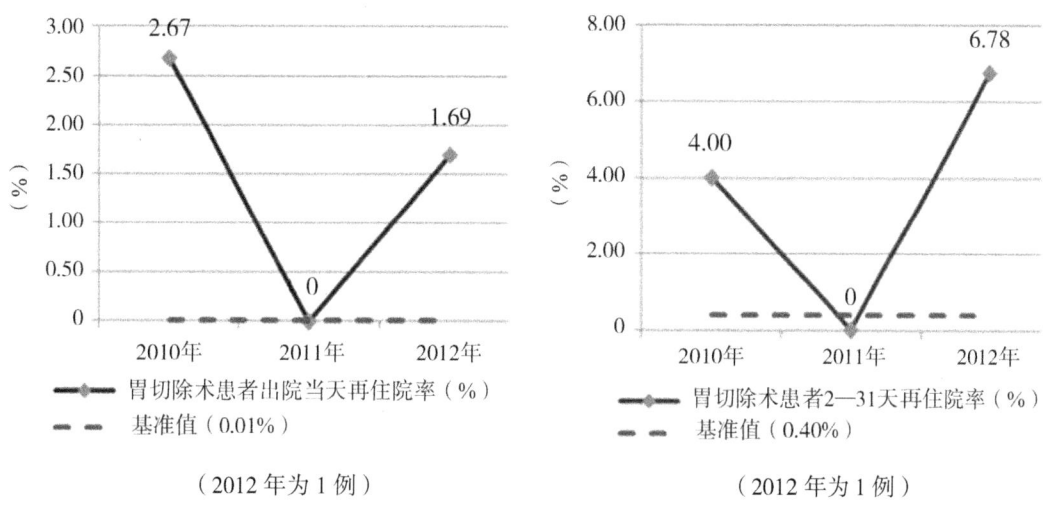

图3-26　胃切除术患者出院当天再住院率　　图3-27　胃切除术患者出院2—31天再住院率

2.重返手术室发生率

（1）总重返手术室发生率：研究表明，重返手术发生率医院发生负性事件的相对危险度最高，给患者带来的不安全因素增加。从图3-28和表3-26可以看出，2010—2012年手术患者重返手术室发生率逐年降低，从2010年的5.13%下降到4.21%，降低了0.92%。在这里，我们应该关注的重点是医院是怎样发现问题、分析问题，修订了什么制度规范，采取了什么措施，完善了哪些流程，从而获得现在的成果。在此基础上，还要进一步分析哪些手术种类其重返手术室发生率降低了，哪些手术的重返手术室发生率反而升高了，哪些手术重返手术室发生率没有变化，为什么重返手术室发生率三年均高于基准值，在技术上、管理上存在什么问题，以便加大改进的力度，使其发生率有更大幅度的降低，以此减少患者的痛苦，减少患者的不安全因素。

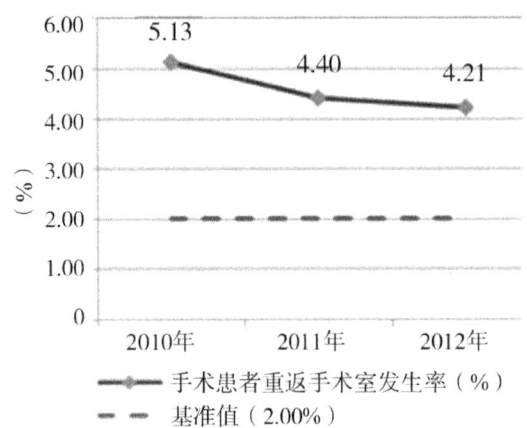

（2012年手术患者重返手术室次数为937次）

图3-28 2010—2012年手术患者重返手术室发生率

表3-26 手术患者术后重返手术室情况

年份	手术次数	重返手术室手术次数	重返手术室发生率（%）
2010	18 250	937	5.13
2011	19 926	877	4.40
2012	22 235	937	4.21

（2）重点手术患者术后重返手术室情况：如表3-27所示，为这所医院2010—2012年的重点手术患者重返手术室情况，本书将列举其中典型例子进行分析，以供医院参考。

表3-27 重点手术患者重返手术室情况

手术名称	2010年			2011年			2012年		
	手术次数	重返手术室次数	重返手术室率（%）	手术次数	重返手术室次数	重返手术室率（%）	手术次数	重返手术室次数	重返手术室率（%）
髋膝关节置换术	86	2	2.33	89	4	4.49	86	0	0
脊髓椎管手术	91	3	3.30	112	5	4.46	157	3	1.91
胰腺切除术	14	0	0	19	3	15.79	23	2	8.70
食管切除术	12	0	0	7	0	0	11	2	18.18
腹腔镜下胆囊切除术	0	0	—	27	0	0	132	0	0
冠状动脉旁路移植术	78	3	3.85	94	1	1.06	79	0	0

续表

手术名称	2010年			2011年			2012年		
	手术次数	重返手术室次数	重返手术室率(%)	手术次数	重返手术室次数	重返手术室率(%)	手术次数	重返手术室次数	重返手术室率(%)
颅脑手术	303	52	17.16	357	49	13.73	236	32	13.56
子宫切除术	207	2	0.97	201	4	1.99	231	9	3.90
剖宫产	2003	3	0.15	2610	3	0.11	3292	6	0.18
乳腺手术	11	0	0	20	1	5.00	10	0	0
肺切除术	39	2	5.13	22	0	0	17	0	0
胃切除术	89	3	3.37	72	3	4.17	67	4	5.97
直肠切除术	11	0	0	9	0	0	15	1	6.67
肾与前列腺相关手术	390	12	3.08	376	9	2.39	438	15	3.42

1）髋膝关节置换术：髋膝关节置换术是医院重点手术种类之一。从图3-29可以看出，2011年髋膝关节置换术患者重返手术室发生率为4.49%，在2010—2012年中最高；2012年为0，在3年中最低。在这里，我们应该关注2011年医院为什么出现较多的髋膝关节置换术患者重返手术室发生情况？当时存在的原因是什么？此后医院采取的什么方法和措施，从而出现2012年重返手术室发生率为0。如是否加强了医疗器械的管理、手术室的医院感染管理、手术医院资质授权的管理、术前患者病情评估的管理等，总之，使髋膝关节置换术患者重返手术室减少的好的经验及做法总结出来，加以推广，使患者受益。

2）食管切除术：如前所述，食管切除术是医院常见病种和重点病种之一。从图3-30可以看出，2010年及2011年食管切除术患者重返手术室发生率均为0，2012年明显升高，为18.18%。结合图3-31，我们应该关注，2012年医院出现一例食管切除术患者死亡，是否与其重返手术室相关。该患者出现重返手术室情况，是因为术前评估不准确、患者病情危重程度过高不适宜手术，还是手术操作欠佳，手术医师资质不够等。

3）胃切除术：如前所述，胃切除术是医院常见手术之一，多见于胃部肿瘤、消化性溃疡等患者。从图3-31可以看出，2010—2012年医院胃切除术患者重返手术室发生率逐年增高。结合图3-31分析，2010—2012年中，医院胃切除术患者出院当天再住院率和出院2~31天再住院率都呈升高趋势，这与患者重返手术室发生率逐年增高是否存在联系？

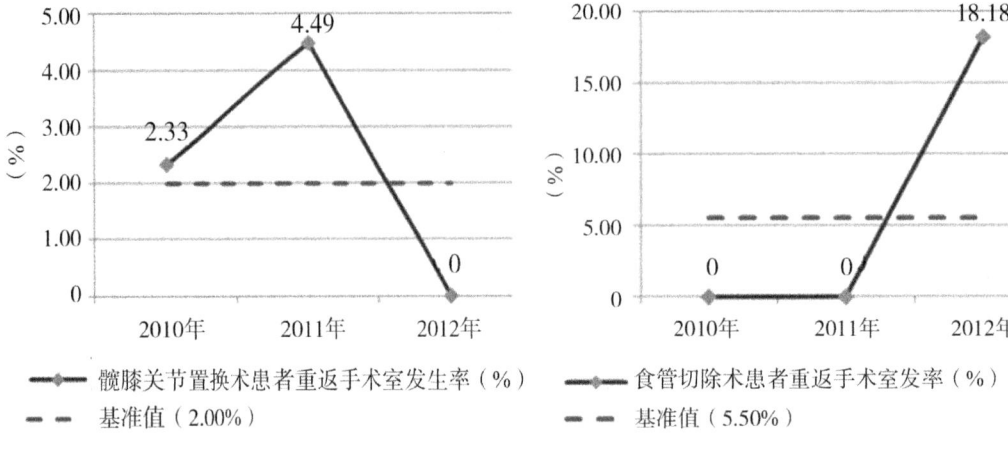

图 3-29　髋膝关节置换术患者重返手术室发生率

（2012 年为 2 例）

图 3-30　食管切除术患者重返手术室发生率

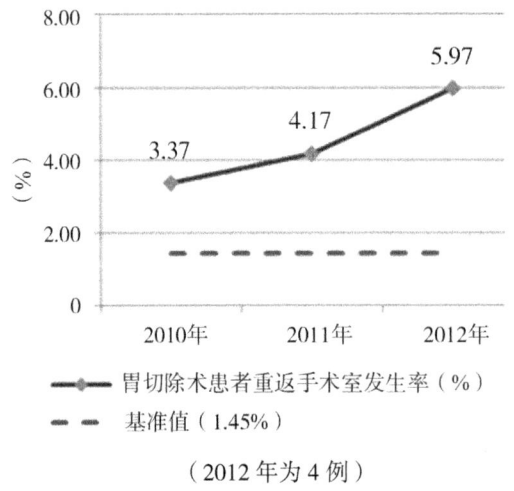

（2012 年为 4 例）

图 3-31　胃切除术患者重返手术室发生率

（五）患者安全类指标

1.住院患者压疮发生率　出院患者压疮发生率是评估医院优质护理服务的重要指标。从图3-32和表3-28可以看出，2011年出院患者压疮发生率为0.06%，低于2010年和2012年的发生率；2012年为0.16%，在3年中最高。

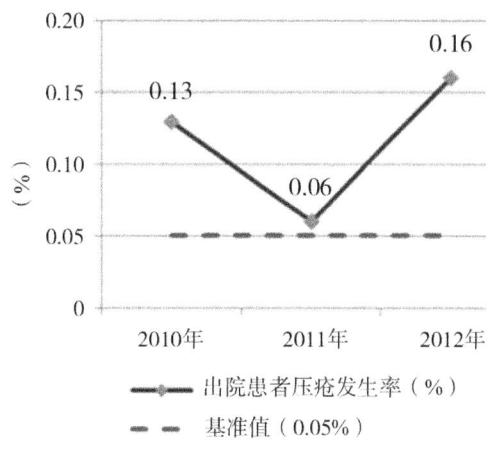

（2012年发生压疮患者人数为73例）

图 3-32　2010—2012 年出院患者压疮发生率

在这里，我们应该关注，2011年，医院的压疮发生率最低，仅为0.06%，是由于医院护理服务质量水平高，住院患者确实没有发生压疮事件，还是因为医院科室或部门存在压疮漏报，甚至不报的问题。2012年医院压疮发生率明显升高，这其中是由于医院建立激励制度，采取鼓励不良（安全）事件上报的结果，还是医院护理服务存在问题。

表 3-28　出院患者压疮发生情况

年份	出院人次	发生压疮患者例数	压疮发生率（%）
2010	35 008	44	0.13
2011	40 768	24	0.06
2012	45 434	73	0.16
合计	121 210	141	0.12

2.择期手术后并发症发生率　从图3-33和表3-29可以看出，2010—2012年择期手术患者手术并发症发生率逐年增高。因此，我们应该关注医院择期手术患者并发症发生率逐年升高，其中的原因在哪里？是医院所开展的手术难度或患者疑难程度较前升高，还是医院存在的管理问题。

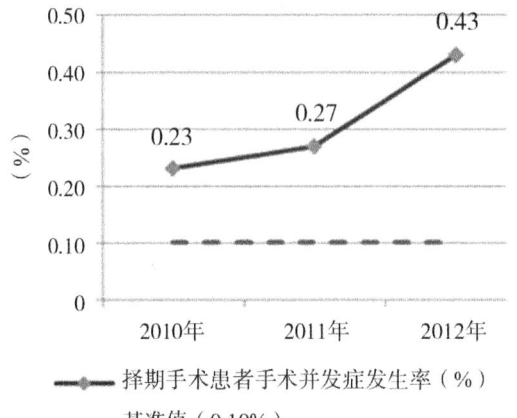

（2012年择期手术患者手术并发症发生人数为65例）

图 3-33　2010—2012 年择期手术患者手术并发症发生率

表 3-29　择期手术患者手术后并发症发生情况

年份	择期手术患者出院人次	发生手术后并发症人次	择期手术后并发症发生率（%）
2010	9899	23	0.23
2011	12 540	34	0.27
2012	15 006	65	0.43
合计	37 445	122	0.33

3.择期手术后肺部感染发生率　从图3-34和表3-30可以看出，2010年择期手术患者肺部感染发生率为1.83%，在2010—2012年中最低；2011年为2.53%，在3年中最高。

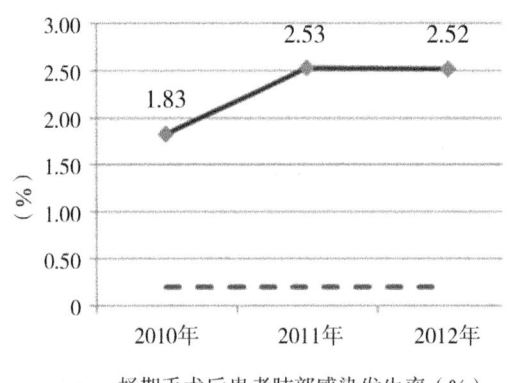

（2012年择期手术患者肺部感染发生人数为378例）

图 3-34　2010—2012 年择期手术患者肺部感染发生率

首先要从医疗角度，为什么并发症高，分析到哪类手术、科室、医生的此类指标发生率最高，从而医院在管理手术准入管理中是否存在问题，整个术前准备、术中操作、术后护理、术后治疗如抗生素使用，整个的无菌操作流程均需要分析到位。

表 3-30　择期手术患者肺部感染发生情况

年份	择期手术患者出院人次	发生肺部感染人次	择期手术后肺部感染发生率（%）
2010	9899	181	1.83
2011	12 540	317	2.53
2012	15 006	378	2.52
合计	37 445	876	2.34

4.择期手术后肺栓塞发生率　从图3-35和表3-31可以看出，2010年择期手术患者肺栓塞发生率为0，在2010—2012年中最低；2011年为0.04%，在3年中最高；应查看医院是否具有择期手术患者肺栓塞发生的措施，这些措施在实践中是否合用，还存在什么不足，不断探讨怎样的预防措施更有效，使有效的预防措施加以推广，最大限度地减少手术患者肺栓塞发生，使患者术后更加安全，康复更加顺利。

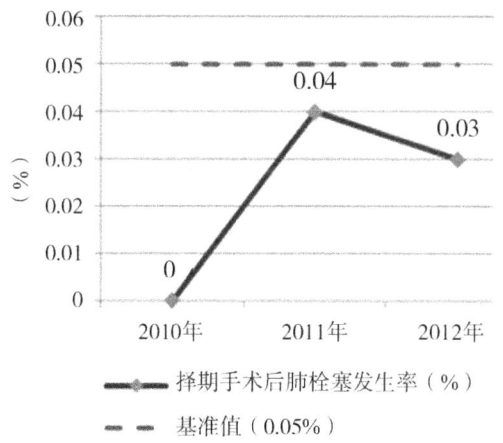

图 3-35　2010—2012年择期手术患者肺栓塞发生率

表 3-31　择期手术患者肺栓塞发生情况

年份	择期手术患者出院人次	发生肺栓塞人次	择期手术后肺栓塞发生率（%）
2010	9899	0	0
2011	12 540	5	0.04
2012	15 006	4	0.03
合计	37 445	9	0.02

（六）患者住院日及住院费用

1.出院患者住院日中位数及住院费用中位数　从图3-36可以看出，2010年出院患者住院日中位数为10.00天，2011年及2012年均为9.00天，出院患者住院日中位数有所下降，表明医院管理水平、技术水平均有所改进。从图3-37可以看出，2010—2012年出院患者住院费用中位数逐年增高，其中原因较为复杂，不在此详细分析。

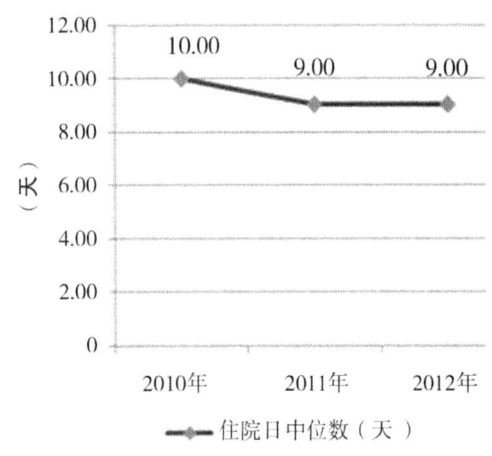

图3-36　出院患者住院日中位数

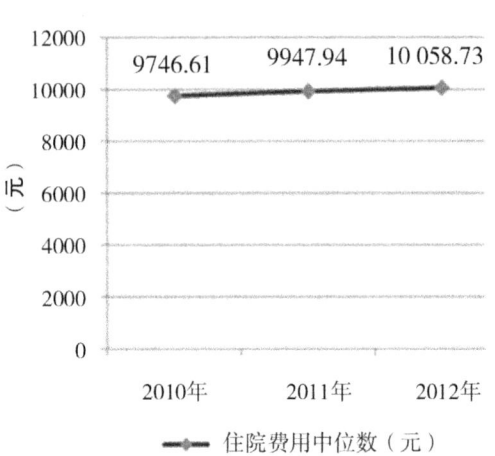

图3-37　出院患者住院费用中位数

2.重点疾病出院患者住院日中位数及住院费用中位数　如表3-32所示，为这所医院2010—2012年的重点疾病出院患者住院日中位数及住院费用中位数，本书将列举其中典型例子进行分析，以供医院参考，同等的医院相比会有说服力，也会使医院找到改进的空间。

表3-32　重点疾病出院患者住院日中位数及住院费用中位数

疾病名称	2010年		2011年		2012年	
	住院日中位数（天）	住院费用中位数（元）	住院日中位数（天）	住院费用中位数（元）	住院日中位数（天）	住院费用中位数（元）
急性心肌梗死	9.00	35 699.59	9.00	31 030.86	9.00	32 119.35
充血性心力衰竭	8.00	6996.71	13.50	12 015.23	6.50	10 107.13
脑出血	14.00	20 736.50	14.00	23 320.07	13.00	20 479.27
脑梗死	14.00	10 787.11	14.00	12 580.37	14.00	12 548.70
创伤性颅内损伤	14.00	18 976.93	14.00	26 391.94	12.00	23 700.12
消化道出血	10.00	11 004.00	10.00	12 736.38	9.00	13 780.65
慢性阻塞性肺疾病	11.00	11 349.43	11.00	13 143.11	10.00	12 528.22
细菌性肺炎（成人）	11.00	13 584.88	12.00	16 133.34	11.00	16 767.71

续表

疾病名称	2010年 住院日中位数（天）	2010年 住院费用中位数（元）	2011年 住院日中位数（天）	2011年 住院费用中位数（元）	2012年 住院日中位数（天）	2012年 住院费用中位数（元）
败血症（成人）	13.00	32 816.91	13.00	17 175.65	11.00	47 191.99
累及身体多个部位的损伤	23.00	43 745.17	21.00	36 503.96	16.00	41 247.14
糖尿病伴短期与长期并发症	16.00	11 460.30	15.00	12 344.97	14.00	11 394.92
结节性甲状腺肿	9.00	12 496.72	9.00	14 026.72	9.00	16 546.15
急性阑尾炎伴弥漫性腹膜炎及脓肿	6.00	9900.80	7.00	9880.13	7.00	12 128.94
前列腺增生	21.00	18 236.35	20.00	19 044.23	19.00	21 444.29
肾衰竭	20.00	22 802.81	19.00	19 939.44	18.00	19 724.61
高血压病（成人）	8.00	5812.54	9.00	8210.40	8.00	8118.09
急性胰腺炎	9.00	11 455.54	10.50	16 813.24	9.00	13 629.94
恶性肿瘤术后化疗	10.00	10 453.08	10.00	12 356.70	9.00	12 667.43

（1）成人细菌性肺炎：从图3-38可以看出，2010年及2012年成人细菌性肺炎出院患者住院日中位数为11.00天，在2010—2012年中最低；2012年成人细菌性肺炎患者住院费用中位数为16 767.71元，在3年中最高。

（2）糖尿病伴短期与长期并发症：从图3-39可以看出，2012年糖尿病伴短期与长期并发症出院患者住院日中位数及住院费用中位数均在2010—2012年中最低。

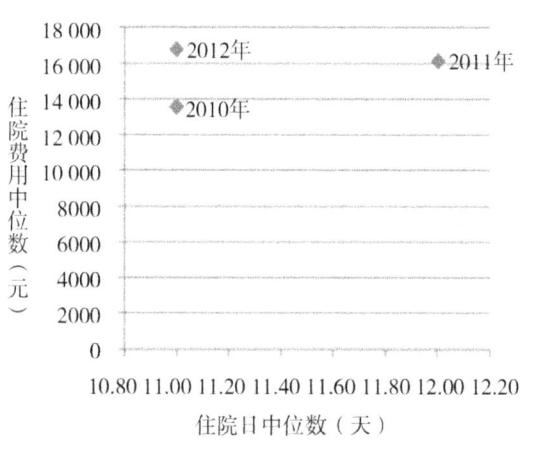

图3-38 成人细菌性肺炎患者住院日中位数及住院费用中位数

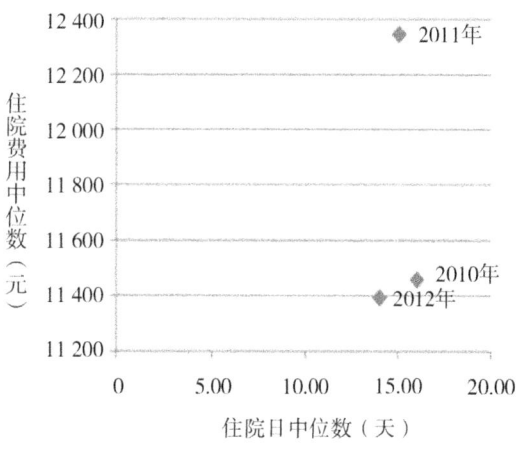

图3-39 糖尿病伴短期与长期并发症患者住院日中位数及住院费用中位数

3.重点手术出院患者住院日中位数及住院费用中位数 如表3-33所示,为这所医院2010—2012年的重点出院患者住院日中位数及住院费用中位数,本书将列举其中典型例子进行分析,以供医院参考。

表3-33 重点手术出院患者住院日中位数及住院费用中位数

手术名称	2010年		2011年		2012年	
	住院日中位数（天）	住院费用中位数（元）	住院日中位数（天）	住院费用中位数（元）	住院日中位数（天）	住院费用中位数（元）
髋膝关节置换术	21.00	60 776.56	18.00	60 667.36	12.00	64 663.47
脊髓椎管手术	23.00	59 458.10	20.00	60 958.39	18.00	53 634.01
胰腺切除术	43.00	75 813.02	43.00	99 875.21	43.00	88 402.29
食管切除术	37.00	85 346.47	32.00	79 741.84	32.00	92 393.04
腹腔镜下胆囊切除术	—	—	9.00	18 327.33	8.00	19 625.79
冠状动脉旁路移植术	25.50	88 069.84	31.00	99 771.64	33.00	110 709.55
颅脑手术	18.00	37 633.56	17.00	46 473.45	15.00	47 247.29
子宫切除术	15.00	17 732.23	14.00	18 923.22	14.00	21 666.17
剖宫产	7.00	8439.03	6.00	8437.35	5.00	8831.06
乳腺手术	33.00	24 966.18	29.00	23 008.20	32.50	28 488.12
肺切除术	28.50	54 008.48	25.00	57 701.40	25.00	59 641.08
胃切除术	29.00	58 355.40	25.00	67 351.67	28.00	79 285.27
直肠切除术	30.00	50 701.15	27.00	80 714.47	36.00	76 509.76
肾与前列腺相关手术	24.00	187 186.83	27.00	136 772.98	26.00	223 164.57

（1）髋膝关节置换术：从图3-40可以看出，2012年髋膝关节置换术出院患者住院日中位数为12.00天，在2010—2012年中最低；2012年髋膝关节置换术出院患者住院费用中位数为64 663.47元，在2010—2012年中最低。

（2）胰腺切除术：从图3-41可以看出，2010—2012年胰腺切除术出院患者住院日中位数均为43.00天；2011年胰腺切除术出院患者住院费用中位数为99 875.21元，在2010—2012年中最高。

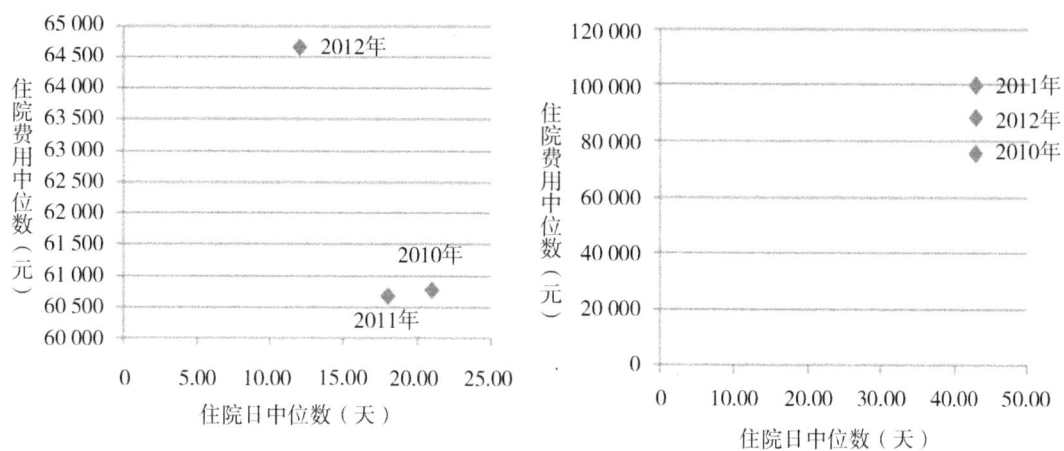

图 3-40　髋膝关节置换术患者住院日中位数及住院费用中位数

图 3-41　胰腺切除术患者住院日中位数及住院费用中位数

（3）食管切除术：从图3-42可以看出，2011年及2012年食管切除术出院患者住院日中位数为32.00天，在2010—2012年中最低；2012年食管切除术出院患者住院费用中位数为92393.04元，在2010—2012年中最高。

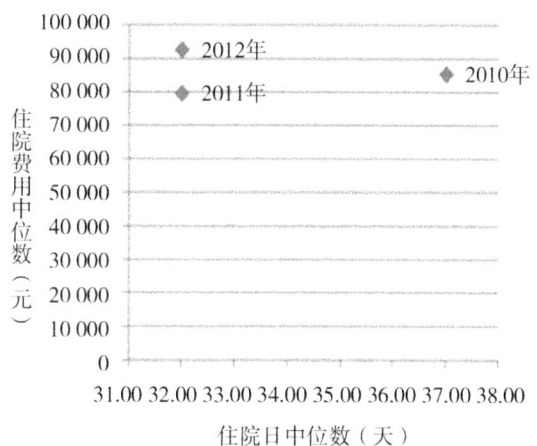

图 3-42　食管切除术患者住院日中位数及住院费用中位数

三、DRGs 分析

（一）DRGs 的概念与用途

DRGs，即疾病诊断相关分组（Diagnosis Related Groups），是根据年龄、性别、疾病诊断、合并症、并发症、手术操作、病症严重程度及转归等因素，将患者分入若干诊断组进行管理的体系。其主要特点是以病例的诊断和（或）操作作为病例组合的基本依据，综合考虑病例的个体特征如年龄、性别、并发症和伴随病，将临床过程相近、费用消耗相似的病例分到同一个组（DRG）中。DRGs既综合考虑了疾病严重程度和复杂性，同时又考虑了医疗需要和医疗资源的使用强度，因此被认为是一种"以患者为中心"的病例组合系统，目前主要用于医院医疗服务质量绩效评价和医疗费用管理等方面。

不同服务提供者诊治的患者不同，不同科室收治的患者迥异，不同医院的病例更是千差万别，如何进行比较是医疗服务绩效评价最困难的问题。早在二十世纪二三十年代，学术界就试图把病例按照其服务强度和复杂程度进行分类比较，即病例组合（Case-mix）分类比较。在众多Case-Mix系统中，DRGs在医院的住院服务医疗管理绩效评价方面应用最广泛。DRGs将不同的病例按照临床过程同质、资源消耗相近的原则，将不同的病例分门别类。利用DRGs可以进行不同服务提供者之间同质病例服务绩效的比较，大大提高了评估结果的可靠性。基于此，卫生管理部门就可以在DRGs系统的帮助下，对不同的医疗机构进行更为客观的医疗服务绩效评价。在美国、德国、法国等国家常规的医疗服务绩效评价指标中，DRGs相关指标占据重要的地位。

病例组合"分类评价"的思维后来扩展到医疗费用支付的领域，出现了DRGs-PPS。DRGs-PPS即疾病诊断相关分组-预付费制（Diagnosis Related Groups - Prospective Payment System），是对各DRGs诊断组制定支付标准，预付医疗费用的管理机制。其基本逻辑是同组疾病的服务强度和复杂程度相近，被认为成本相近，付费的额度也应该是一致的。这也是"按病例类型分类付费"思想的起源。20世纪80年代，DRGs开始在美国应用于医疗付费，并陆续被其他国家引进。目前，世界上超过30个国家和地区使用DRGs管理医疗费用。

（二）DRGs 相关医院绩效评价指标

医疗信息统计评价中，利用DRGs构建绩效指标对医院进行评价。评价指标包括效率和质量两类。

1.医疗服务广度指标　DRGs组数。组数越多，说明医院收治疾病覆盖的病种越广泛。

2.医疗服务整体技术难度指标　病例组合指数（Case Mix Index，CMI值），即医疗机构例均DRGs权重数。数值越大，说明医院收治的疾病疑难复杂程度越高，反之，则越低。

3.医生工作量　指医院每个执业医生的年承担DRGs权重数。数值越大，说明医生工作效率越高，反之，则越低。

4.费用消耗指数　表示医院治疗同类病例的费用高低。指数在1左右，表示接近平均水平；小于1，表示医疗费用较低；大于1，表示医疗费用较高。

5.时间消耗指数　表示医院治疗同类病例的时间长短。指数在1左右，表示接近平均水平；小于1，表示住院时间较短；大于1，表示住院时间较长。

6.低风险组死亡率　住院死亡的原因可以归纳为疾病本身和临床过程。将全样本病例分组后计算DRGs覆盖病例的死亡率,其自然对数服从"正态分布",按均值的正负1倍标准差作为划分标准,可将DRGs分为高风险组、中高风险组、中低风险组和低风险组4组。所谓低风险组是指死亡率在负1倍标准差以外的DRGs组。由于低风险组疾病本身引发的死亡概率是很低的,其死亡原因更多是因为临床过程,因此是反映医疗质量比较敏感的指标。

7.急危重病例救治能力　从高风险组病例中选择了"心肌梗死"、"消化道出血"、"脑出血伴严重合并症"和"多发性创伤"四类疾病。利用其转归作为医院急危重病例救治能力的评价指标。传统上,出院病例的转归分类是"治愈、好转、未愈、死亡、其他",其中只有"死亡"是客观的,其余的"治愈"、"好转"等只能依赖于医生的主观评价。而这些主观评价用于计量和比较不同医院的救治能力是不可靠的。因此,使用医嘱离院作为正向指标,死亡及医嘱转院构成负向指标(称之为"未能救治率"),评估医疗机构对于急危重病例救治能力。

8.综合医院诊疗技能全面性测评　DRGs包含26个"主要疾病分类(MDC)",不同的MDC反映了不同的医学专业。理论上讲,某个MDC的缺失,反映了该医疗机构无此专业;某个MDC的综合水平排名靠后,表明该医疗机构的该专业属于低分专业。

(三)DRGs相关指标在医院评审中的应用

DRGs相关指标在医院评审中主要用作定量评价的循证之用,以某个三级医院为例,说明其在医院评审中的应用情况。

1.2008年以来评价远郊区县11个区域医疗中心的服务绩效,进而考评对口支援工作　某市11所远郊区县医院都是二级综合医院,其规模、收费标准、服务对象相似,可以进行同类比较;连续动态观测,可以了解其发展变化,从而对城市大医院对口支援农村区县医院的成效进行量化评价。以2008年数据计算如下。

(1)医疗服务广度与整体技术难度指标(图3-43)。

(2)医生工作量(图3-44)。

(3)时间消耗指数和费用消耗指数(图3-45):图中以时间消耗指数=1和费用消耗指数=1两条直线把图中区域分为四个象限。第Ⅰ象限表示治疗同类型病例住院时间和医疗费用都高于11家中心医院平均水平;第Ⅱ象限表示治疗同类型病例所耗费医疗费用较低的住院时间却在平均水平以上;第Ⅲ象限表示治疗同类型病例费用较低、住院时间也较短,总体效率较高;第Ⅳ象限表示治疗同类型病例虽然住院时间较短,但费用较高。

(4)低风险组病例死亡率(图3-46)。

(5)急危重病例救治能力(表3-34):综合正向指标(回原住地率)和负向指标(未能救治率)可以得到郊区县医院危急重病救治能力的综合排名,如表3-34。

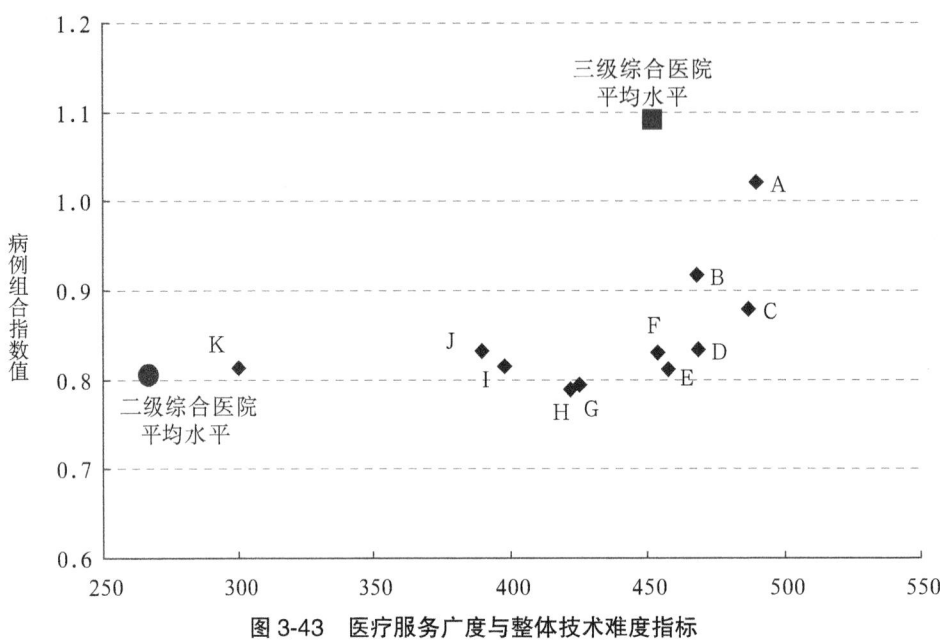

图 3-43 医疗服务广度与整体技术难度指标

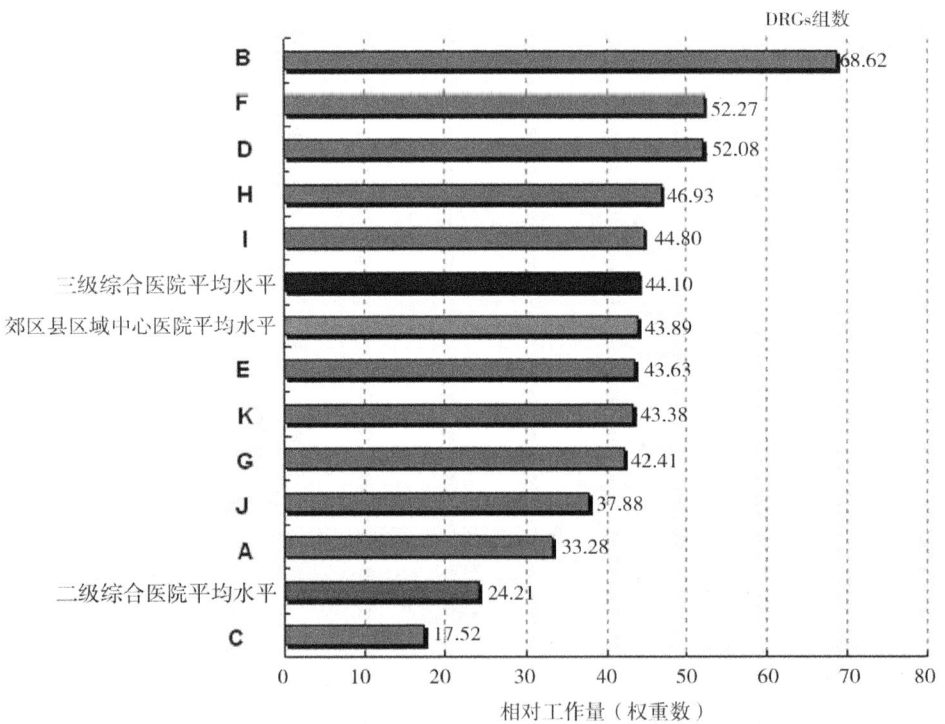

图 3-44 医生工作量

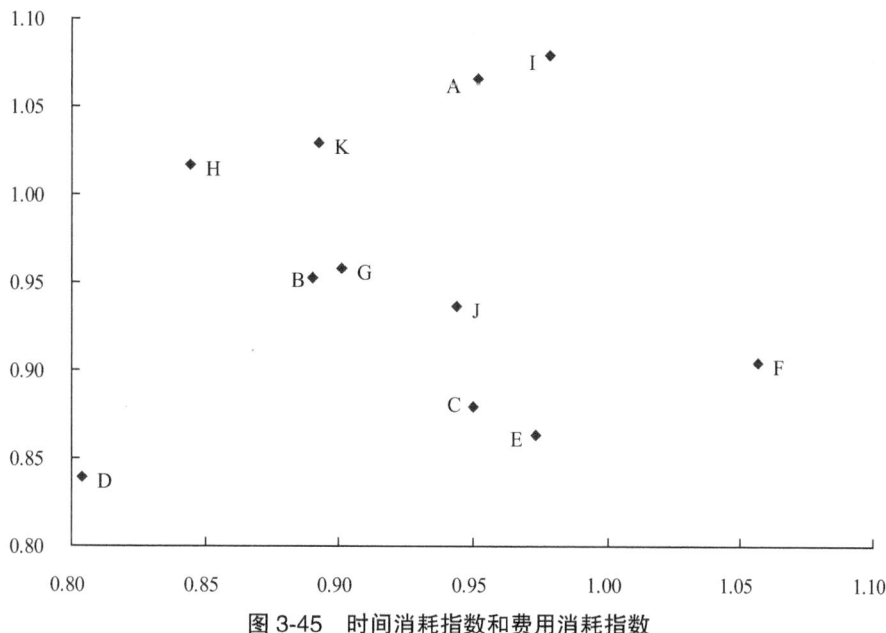

图 3-45 时间消耗指数和费用消耗指数

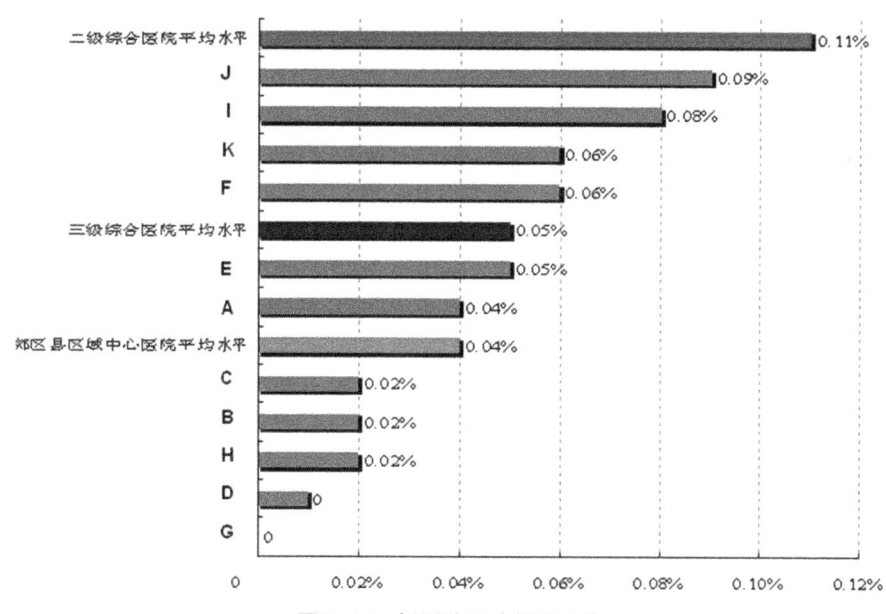

图 3-46 低风险组病例死亡率

表 3-34 11家郊区医疗中心危重病救治能力排名（2008年）

医院	回住地率（%）	未能救治率（%）	综合指数	排名
C	94.99	5.01	3.651	1

续表

医院	回住地率（%）	未能救治率（%）	综合指数	排名
H	83.23	8.19	2.556	2
G	88.20	9.50	2.415	3
B	73.91	8.75	2.341	4
J	82.33	13.07	1.990	5
K	74.56	14.40	1.804	6
I	69.36	13.39	1.801	7
D	63.90	12.67	1.782	8
E	76.04	15.69	1.753	9
F	67.80	18.78	1.520	10
A	70.92	23.47	1.430	11
郊区县区域医疗中心平均水平	77.78	12.17	2.000	——

2.评价公立医院服务绩效　通过上述指标，对公立医院运行绩效进行评价。某市对全市已连续五年形成《公立医院绩效报告》（2008—2012年），为客观评价公立医院质量与效率提供了依据。

3.应用"专业缺失、低分专业"对诊疗技能的全面性进行测评　"专业缺失"是指：如果某家医院没有收治某一专业（按照MDC分类）的病例，就认为这家医院存在专业缺失现象。同时，我们以收治病例的数量和CMI值共同构建为"能力指数"。如果某医院某MDC中能力指数排名靠后，则认为该医院的该专业诊疗技能较低。

4.应用于临床重点专科评价　2010年，原卫生部启动临床重点专科评价工作，但医疗服务专业性高，评估难度大，探讨不同机构间相同临床专科能力的评价方法是一项极富挑战性的工作。在既往工作基础上，我们尝试引入DRGs作为风险调整工具，应用医院实际服务的产出——患者治疗的结果作为数据基础进行定量分析，科学测量各个医疗服务机构专科的临床服务能力（我们称之为"基于DRGs的评估"）。

本评估使用的"产能"、"效率"和"质量"三个维度。其中，"产能"包括"出院病例数"、"DRGs数量"和"病例组合指数（CMI）值"三个指标，分别反映医疗服务量、医疗技术范围和医疗技术难度。"效率"包括时间效率指数和费用效率指数，通过比较这两个效率指数，可以反映不同医院在治疗同类病例所需的费用和时间，从而评判其诊疗效率。质量指标则使用"低风险组死亡率"。低风险组的病例是指死亡概率在0.5%以下的病例类型，例如，子宫肌瘤不伴其他伴随病和并发症的病例，这些病例住院治疗正常情况下不该发生死亡，一旦发生，临床过程出现问题的可能性很大。因此，在基于DRGs的评价中，低风险组死亡率高是医疗质量低的重要表现。基于DRGs的测评指标及其意义如表3-35所示。

表 3-35 评估的指标体系

维度	指标	意义
产能	出院病例数	表示该专科的"产量"
	DRG 数量	表示该专科的技术范围
	病例组合指数（CMI）值	表示该专科收治病例的评价技术难度
效率	时间效率指数	表示该专科治疗同类病例的时间长短
	费用效率指数	表示该专科治疗同类病例的费用高低
质量	低风险组死亡率	表示该专科治疗不该发生死亡病例的死亡概率

产能和效率指标的计分方法：是某专科指标得分与所有相关医院该指标的平均值。即

$$\text{某医院该专科出院病例数分值} = \frac{\text{该医院该专科出院病例}}{\text{所有相关医院该专科出院病例平均数}}$$

$$\text{某医院该专科 DRG 数量分值} = \frac{\text{该医院该专科 DRG 数量}}{\text{所有相关医院该专科 DRG 数量平均数}}$$

$$\text{某医院该专科 CMI 分值} = \frac{\text{该医院该专科 CMI 值}}{\text{所有相关医院该专科 CMI 值平均数}}$$

$$\text{某医院该专科时间效率分值} = \frac{\text{该医院该专科时间效率值}}{\text{所有相关医院该专科时间效率值平均数}}$$

$$\text{某医院该专科费用效率分值} = \frac{\text{该医院该专科费用效率值}}{\text{所有相关医院该专科费用效率值平均数}}$$

质量指标的用法：当某医院某专科低风险死亡率为0时，计分为1；当$0 \leq$低风险死亡率$\leq 0.5\%$时，计分为0.9；当$0.5\% \leq$低风险死亡率$\leq 1\%$，计分为0.8；当低风险死亡率$\geq 1\%$，计分为0.7。

指标合并：遵循"同类相乘，异类相加"的原则，即

$$\begin{aligned}\text{专科得分} &= (\text{产能得分} \times 80\% + \text{效率得分} \times 20\%) \times \text{质量得分} \\ &= \begin{pmatrix} \text{病例数分值} \times \text{DRG 数量分值} \times \text{CMI 分值} \times 80\% \\ + \text{时间效率分值} \times \text{费用效率分值} \times 20\% \end{pmatrix} \times \text{质量得分}\end{aligned}$$

为了便于与专家现场测评的结果相比较，我们又严格按照原卫生部推荐的评估方案，到各个报名参评的医疗机构进行了现场测评。从比较的结果看出，这两种方法的测评结果基本上是一致的。

5.应用于支农工作奖金分配　城乡医院对口支援工作以一年为周期。市级财政根据中央财政补助标准，对承担对口支援任务的医疗机构给予卫生支农工作经费补贴。综合考虑支农工作量和工作绩效两个方面的因素，确定支农补助金分配方案。

（1）工作量。包括支援医院的医生到受援医院提供服务的时间（用"工作日"表示）和受援医院的医生到支援医院接受培训的时间（用"培训天数"表示）。

（2）工作绩效。自2008年起，某市对11家远郊区县区域医疗中心卫生支农的工作重点放在提升其危重病例的救治能力方面。绩效奖金将与受援医院经过支农工作危重病例救治能力的提升程度挂钩。

（3）补助金分配计算方法如下：

①工作量计算：

某医院支农工作量=当年支援工作日+培训受援医院天数。

②计算工作绩效：以受援医院"救治能力指数"与上一年之差表示。"救治能力指数"的计算方法见某市卫生局医政处《某市远郊区县区域医疗中心医疗服务绩效与质量评估报告（2009—2010年）》。

③计算"补助金分配系数"：

某医院奖金分配系数=该医院支农工作量×（1+受援医院救治能力指数的变化）

④计算"单元补助金"：

$$单元补助金 = \frac{补助金总额}{支援医院"补助金分配系数"之和}$$

⑤计算各医院的补助金：

某支援医院的补助金=单元补助金×该医院的补助金分配系数

6.应用于测算新农合对六种儿童大病的补偿方法　根据卫生部要求，某市卫生局、民政局、财政局制定下发了《关于提高农村学生、儿童重大疾病医疗保障水平试点工作实施方案》，对新农合覆盖的动脉导管未闭、先天性房间隔缺损、先天性室间隔缺损、肺动脉瓣狭窄四种先天性心脏病以及急性淋巴细胞白血病、急性早幼粒细胞白血病两种白血病的儿童（0~16岁）病例实行补偿政策。

我们根据某市出院病例病案首页数据库信息，应用DRGs的分组程序对相关病例进行分组和费用测算。对同一病种，根据其病情的复杂程度及诊疗方法进行分组，根据归属的不同组别支付费用。其中，先天性心脏病共分为10个组，白血病分为6个组。试点保障人群内的患者在试点医院发生的诊疗费用，按照某市对试点病种诊断相关组（16个付费组）限定费用按比例进行补偿。新农合对试点病种的补偿比例为限定费用标准的80%；符合条件的农村低收入（含低保）患者由民政部门再按照限定费用标准的20%给予医疗救助。

（四）DRGs 与病案首页

DRGs分组对于疾病主要诊断的选择要求很高，因为在DRGs分组中，主要诊断是分组的最基础数据。主要诊断选择的正确与否，直接影响到DRGs分组结果，继而对医院绩效评估造成很大影响。手术、操作也会影响到DRGs分组。而最终诊疗信息是通过疾病分类和手术操作分类的编码完成。

DRGs的分组（图3-47）：

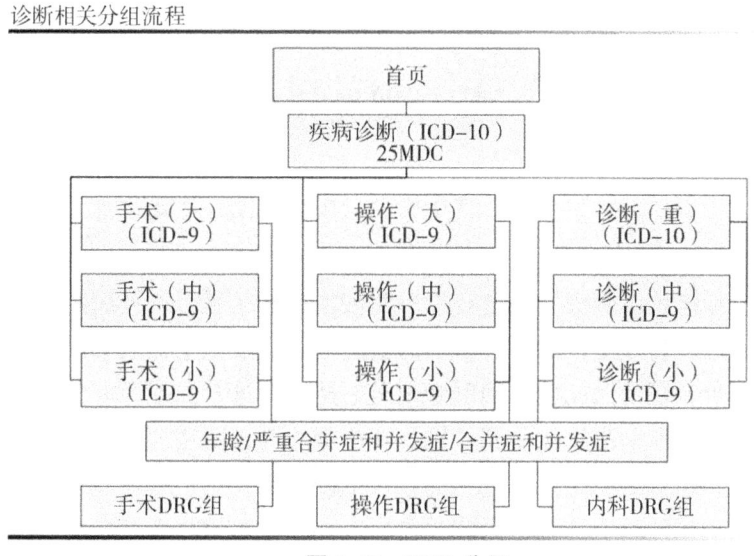

图3-47　DRG 分组

通过分组流程图我们可以清楚地知道，病案首页中的诊疗项目对于分组所产生的影响。因此，规范病案首页项目的填写，正确选择主要诊断、全面填写其他诊断；正确选择主要手术和操作、全面填写其他手术和操作；准确的编码（使用统一的编码字典库是保证准确性的前提）；信息部门严格按照相关要求准确上传首页数据等，是保证DRGs分组准确的保证。

主要诊断定义：经研究确定的导致患者本次住院就医主要原因的疾病（或健康状况）。

其他诊断定义：住院时并存的、后来发生的或是影响所接受的治疗和（或）住院时间的情况。其他诊断包括并发症和伴随症。

并发症：指与主要疾病存在因果关系，主要疾病直接引起的病症。

伴随症：指与主要疾病和并发症非直接相关的另外一种疾病。但对本次医疗过程有一定影响。

主要手术和操作：一般是指患者本次住院期间，针对临床医师为患者做出主要诊断的病症所施行的手术或操作。操作包括治疗性操作和诊断性操作。

DRGs的研发与应用，使医院管理逐步由粗犷管理走向精细管理、由主管印象评价走向客观数据评价。

四、医疗综合能力评估模型

相关内容已在医院现场评价-评审员手册中详述，本书中不再赘述。

第三节 现场评价

现场评价是评审员通过现场检查，核实医院是否按照医疗机构标准、新的医院评审标准及相关政策规范的要求结合医院工作逐项落实，并评价其落实程度和效果的过程。现场评价的主要内容包括评价医院管理是否符合医院基本标准、是否符合医院评审标准、医院围绕以患者为中心开展各项工作的情况以及落实国家及省级卫生行政部门规定的有关工作情况。通过现场评价，帮助医院找出问题和不足，持续改进，加强医院管理，不断提高医疗质量和服务水平，促使医院真正做到"以患者为中心"，关注"质量、服务、安全、管理、绩效"。

本节着重介绍现场评价工作实施的相关内容，如评审申请材料及现场评价资料准备，日程安排及工作会议，医院需配合的工作及纪律要求等，以供医院在评审准备时参考。关于医院按照新的医院评审要求如何完善并落实医院各项工作、如何进行自我评价等内容，已在相关章节详细阐述，这里将不再赘述。

一、上报资料

按照《医院评审暂行办法》中第十七条的要求，医院在等级证书有效期满前3个月，可以向有评审权的卫生行政部门提出评审申请，需提交评审申请材料：

1.医院评审申请书（格式及要求见附录1）。

2.医院自评报告（格式及要求见附录2）。

3.评审周期内接受卫生行政部门及其他有关部门检查、指导结果及整改情况。

4.评审周期内各年度出院患者病案首页信息及其他反映医疗质量安全、医院效率及诊疗水平等的数据信息（病案首页资料数据格式要求、医院病案首页数据上报流程说明、住院病案首页数据采集接口标准分别见附录3、附录4、附录5）。

5.省级卫生行政部门规定提交的其他材料（卫生行政部门核查报告、格式及要求见附录6）。

二、现场评价日程

(一)现场评价组织工作

根据我国目前评审员队伍建设实际情况,结合新的医院评审全面、系统考核医院工作的要求,借鉴国际医院现场评价的原则和实施方法,现场评价通常将评审组分为三组:综合管理组、医疗药事组、护理院感组,通常每个评审小组2名评审员;在评审员培训到完全同质化水平时,也可分为6组,即综合一组、综合二组、医疗组、药事组、护理组、院感组,每组一名评审员,负责考核评价指定相应数量的评审条款。以1000张床位左右的医院(执业地点为一个院址且无分院区)为例,现场评价时间为3天。对于1000张以上床位的医院,每增加500张床位可增加一天评审时间,为了控制评审结果达到同质化,减少沟通所消耗的时间,通常增加评审时间而不增加评审员;如医院有多个执业地点(同等级别)或分院区,则需视分院区与主院区的距离和实际开放的床位数适当增加评审员人数。

1.医院安排对应陪同人员(联络员)配合评审员完成检查。根据评审组分组情况将医院陪同人员分为综合管理组、医疗药事组、护理院感组三组或分为综合一组、综合二组、医疗组、药事组、护理组、院感组。医院陪同人员应熟知该组检查条款中所涉及的部门、科室和班组的情况,如部门、科室所在位置、工作流程、相关工作情况等,以便回答评审员问题,协调有关部门、科室安排访谈人员,协助查找评审员所要材料。

2.医院应了解评审员工作模式实施方法(图3-48)。根据评审要求,通常三个或六个评审小组评价内容既有分工,也有合作,如综合管理组可能查到医疗药事、护理院感的内容,医疗药事组可能查到综合管理、护理院感的内容,护理院感组也可能查到综合管理、医疗药事的内容。评审员依据追踪检查方法的要求,按照预先设计好的路径,在现场检查时可能涉及环境、工作人员、患者、设备、药、各种工作操作等,可谓看见什么查什么,碰见什么人就访谈什么人,这就需要医院陪同人员具有统筹安排、有效协调的能力,特别要考虑到其对医院多项工作的熟悉状况,否则可能导致检查过程中因不能准确及时配合评审员的检查要求而耽误检查时间,如出现不能准确找到评审员需要的考查人员,不能尽快找到能够提供资料的人员,协调工作不到位等现象,致使现场评价不顺畅。

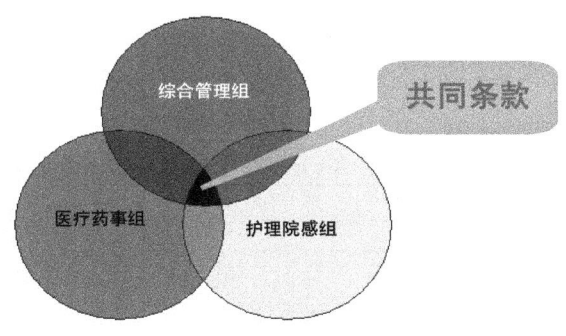

图3-48 现场评审小组条款分布

（二）现场评价日程（表 3-36）

表 3-36　现场评价日程安排（以 1500 张实际开放床位为例，下同）

天数	时间	任务	地点
检查第一天	08:00～08:50	开幕式，听取院长汇报	医院会议室
	08:50～12:00	现场检查	医院
	12:00～13:00 13:00～14:30	午餐并评审组共识会 午休	午餐就餐点
	14:30～18:00	现场检查	医院
	18:00～21:00	晚餐并评审组共识会	住地会议室
检查第二天	08:00～08:30	每日晨会	医院会议室
	08:30～12:00	现场检查	医院
	12:00～13:00 13:00～14:30	午餐并评审组沟通会 午休	午餐就餐点
	14:30～18:00	现场检查	医院
	18:00～21:00	晚餐并评审组共识会	住地会议室
检查第三天	08:00～08:30	每日晨会	医院会议室
	08:30～12:00	现场检查	医院
	12:00～13:00 13:00～14:30	午餐并评审组共识会 午休	午餐就餐点
	14:30～17:00	查缺补漏	医院
	17:00～18:00	医院质量管理和持续改进工作会	医院会议室
	18:00～21:00	晚餐、评审组共识会、合议结果	住地会议室
检查第四天	08:00～15:00	合议结果　准备反馈材料 午餐午休	住地会议室
	15:00～16:00	现场检查反馈会	医院会议室
		返回	

（三）现场评价日程安排明细（表 3-37）

表 3-37　现场评价日常安排明细（评审组可根据评审任务在此基础上加减）

	第一天
08:00～08:50	开幕会： （1）评审带队队长主持并介绍评审员，介绍评审日程安排、相关规定和注意事项，并对评审活动进行初步介绍。解答院方提出的相关问题。

续表

08:00～08:50	（2）医院领导介绍医院与评审员对接人员，备查资料和工作室。 （3）院长报告医院情况概述，包括：医院组织结构和宗旨、概况，所提供服务与质量管理业绩，医院自评工作情况及持续改进情况。 （4）评审组与医院各组联络员对接。		
08:50～12:00	综合管理组、医疗药事组、护理院感组现场检查工作开始进行。		
备查资料 （指定房间）	医院根据评审组提供的所需文件目录加以准备，包括：《医院自我评价记录表》、院长汇报资料、《医院评审申请书》、医生和其他在职员工的名单（包括聘用日期、所在科室和职位，医师处方与病历签名或印章样式）、当天手术通知单等文档。		
评审各组时间安排细目	院领导访谈内容： （1）以患者为中心的质量、安全、服务、绩效的管理理念及管理方式方法。 （2）介绍分管工作质量、安全、服务管理的情况，可就医疗、护理、药事、院感、人事、后勤等方面持续改进的过程谈做法、实效及医院全面质量管理的进步，目前存在的问题及改进的计划。		
12:00～13:00	评审组午餐及共识会		
13:00～14:30	午休		
14:30～18:00	临床追踪检查	临床追踪检查	设施、设备、环境
18:00～21:00	评审组晚餐及共识会		
第二天			
08:00～08:30	晨会（向医院通报对前一天检查的问题）		
08:30～12:00	各评审组现场检查		
12:00～13:00 13:00～14:30	评审组午餐及共识会 午休		
14:30～18:00	临床追踪检查		
18:00～21:00	评审组晚餐及共识会		
第三天			
08:00～08:30	晨会（向医院通报对前一天检查的问题）		
08:30～12:00	各评审组现场检查		
12:00～13:00	评审组午餐及共识会		
13:00～14:30	午休		

续表

14:30～16:50	临床追踪和文件核查及查缺补漏
17:00～18:00	医院质量管理和持续改进工作会
18:00～21:00	评审组晚餐及共识会、合议结果
第四天	
08:00～12:00	合议结果及撰写现场评价报告
12:00～15:00	午餐午休　准备反馈材料
15:00～16:00	现场评价结果反馈
16:00～	现场评价结束、评审员返程

三、现场评价各类工作会议

现场评价各类工作会议是现场评价过程必须召开的会议，为使医院能很好地配合评审组顺利完成评审、评价工作，评审员在召开不同类型的共识会时需医院给予默契配合，首先医院需知道评审员各类共识会的目的、形式、时间、要求、需准备的内容及参加的人员，以便能很好地配合。

（一）评审员共识会

1.评审员共识会目的

（1）增加各评审组之间及各组评审员之间的沟通机会，分享相关信息，形成团队意识；

（2）使组长及时掌控整体工作进展情况，按进度调整工作分工；

（3）及时共同研究、讨论在现场评价过程中发现的问题，快速达成共识，便于完成后续检查任务；

（4）明确需与医院统一沟通的问题，避免多头向医院反映，以提高效率，减少给医院的麻烦；

（5）合议现场评价结果和报告，形成初步现场评价结论，最大限度地减少现场评价过程中的偏颇。

2.评审员共识会召开时间　评审员共识会通常在三个时间段召开。

（1）评审员评审前再培训会暨评审前共识会。在这个会议期间，评审员要接受再次培训，完成培训课程后，紧接着听取医院派人来讲解的医院平面图和科室部门楼层索引图，评审员就医院一般情况不清楚的地方提问，所以医院派出讲解人员需对医院一般情况了解，以便能回答评审员的有关问题；讲解及提问时间30分钟。

（2）评审员每日中餐、晚餐时召开共识会。这两个共识会是为了评审员既能节省时间,又能使各组尽快互通有无、尽早掌握其他组的相关检查情况,以达成下一步检查重点的共识;这两个会因会议内容关系,参会人仅限评审员,谢绝医院人员参加;需要医院保障好圆桌就餐、饭菜简单、及时,以便边吃边开会。

(3)评审员现场检查结束后的合议共识会。此会议性质与评审员共识会相同,只是较其他每日共识会需共识的问题更复杂、内容更多,涉及评价结果的判定,所以,此合议会仅限评审员参加,其他人员,包括各级领导及医院人员均谢绝参会,给评审员提供一个没有任何干扰的、安静的环境,使公平、公正得以落实。医院积极配合,不安排任何外出吃饭,评审员住宿距离医院较近。

(二)评审开幕会(表3-38)

1.会议时间 评审第一天上午8:00~8:50。

2.会议地点 由医院安排,并在开会前一天晚上向评审组联络员告知。

3.参会人员

(1)医院领导、职能部门负责人和院方联络人员;

(2)各级卫生行政部门领导、全体评审员、联络员。

4.会议主持 由评审组带队队长主持。

5.会议议程(50分钟)

(1)主持人宣布会议开始;

(2)队长介绍派出评审员的医疗机构领导及评审组成员(2分钟);

(3)医院院长介绍医院主要领导、当地有关卫生行政部门领导,并致辞(5分钟);

(4)领导讲话(5分钟);

(5)队长介绍现场评价任务、日程安排及有关事项的说明(6分钟);

(6)医院院长汇报《医院一般情况及自评与持续改进工作报告》(PPT)(30分钟);

(7)医院介绍资料查阅、访谈和临时办公地点,介绍院方各组联络员,并与评审员对接(2分钟);

(8)开幕会结束。

表3-38 ×××医院现场评价开幕会

会议议程(样式)

时间:××××年×月××日上午8:00~8:50
地点:医院××楼会议室
内容:医院评审工作汇报和具体安排
主持:评审组队长
议程:1.队长介绍出席的有关领导和评审员(2分钟)。
   2.请院长介绍医院院领导,并简短致辞(5分钟)。

续表

3. 领导讲话（5分钟）。
4. 队长介绍现场评价任务、评审日程及有关事项（6分钟）。
5. 请院长进行医院工作汇报（30分钟）。
6. 医院各组联络员与评审组评审员对接（2分钟）。
7. 会议结束。

6.院长汇报内容要求　按照《医院评审暂行办法》的要求，汇报提纲分三部分：医院整体概述，医院质量与安全日常监控指标，医疗质量、患者安全与医院整体管理持续改进的案例，内容涵盖本次评审前3~5年的医院工作情况，尽量减少历史性回顾，简明扼要，主要包括：

（1）医院的办院理念、办院宗旨、核心价值观；医院管理体系、组织结构、是否设有分院或一院多址，院本部与分院或医院多址管理模式；

（2）医院目前规模等基本指标如占地面积、建筑面积、临床、医技、研究所、国家重点学科、病房种类数量及各类人员数量、实际开放床位数量等；

（3）医院运行指标如年门急诊量、年出院患者数量、年手术例数（住院手术与门诊手术分别列出）、平均住院日等效率指标；人均住院费用、门诊次均费用等；

（4）医院按照《标准细则》要求开展的患者安全、医疗质量、医院服务（包括优质护理服务、预约诊疗）及合理用药等项重点工作；

（5）接受上级卫生行政部门以及设立的医疗质量评价控制组织检查评价结果及整改情况；

（6）医院开展的6个月的自查自改的情况、当前存在的问题及改进的计划。

（三）晨会简报

1.会议目的

（1）增加评审组和医院相互沟通机会，减少、避免医院有关信息的误读、误判；

（2）使医院及时了解检查中发现的问题，以便及时、持续改进。

2.会议地点　由医院安排，并在开会的前一天晚上向评审组联络员告知。

3.参会人员

（1）医院院级领导；

（2）中层管理部门负责人；

（3）前一天所查到的科室负责人；

（4）医院质量控制员；

（5）医院认为应参加人员。

4.会议时间

(1)时间:现场评价第二天开始,每天8:00或8:30,不超过30分钟;

(2)综合管理组、医疗药事组、护理院感组分别由一名评审员进行简报。

5.会议内容

(1)列举前一天检查工作中发现的并经过小组讨论确定的问题。

(2)晨会前准备:对于不确定的问题,待核实、求证后,再确定是否反馈给医院,否则,不在晨会上通报。

(3)晨会上反馈的内容只列举事实,不进行分析和判定,如:在××号楼三个楼层出口处均发现防火门关闭不全;××号楼检验科的实验室出口处地面上堆放危险物品等。

(4)简单通报当日工作安排,如:继续追踪、座谈会、质量改进会议等。

6.几点注意事项

(1)除评审员外,其余人员不在晨会期间发言;

(2)晨会内容每日不重复,即前一天已经通报过的内容,次日不再重复简报;

(3)如医院对评审员简报内容有异议,不现场解答,医院联络员可与评审组联络员联系,提供补充资料;

(4)证据资料要真实,以避免评审员误判;

(5)现场评价过程评审员或院方均不得照相及录像,晨会简报仅以口头形式通报,不用PPT形式;

(6)晨会简报内容医院可指定人员记录,评审员因时间关系不提供书面的晨会简报。

(四)医院各管理委员会质量管理与持续改进工作会

1.会议目的

(1)了解医院职能部门日常监管及相关数据的获取能力及应用管理工具的能力;

(2)了解委员对各自职责的熟悉程度及委员会解决问题的能力和运作方式;

(3)指导医院各委员会如何发挥作用。

2.会议地点　由医院安排,并在开会的前一天晚上向评审组联络员告知。

3.会议时间　通常第三天下午进行,约一个小时内结束。

4.会议形式　可以按照医院管理、医疗药事和护理院感分别进行,也可以三个组统一进行。

5.会议程序

(1)确定议题:通过前两天评审组发现的问题,经小组讨论后,确定议题,由联络员于第二天的下午或晚上告知医院,并告知医院需要召开什么类型的委员会会议,需医院做什么准备工作,需报告的人员。

(2)医院准备:根据议题,医院相关职能部门收集该议题的有关数据,并进行原因分析，由职能部门报告人做好报告准备。

（3）会议议程

1）医院参会成员、各位委员自我介绍；

2）医院职能部门报告人汇报该议题及有关的日常监管数据、存在的问题及进行的原因分析；

3）医院参会委员进行讨论，并提出改进该问题的具体措施。

（4）会议主持人：决定召开哪个委员会就哪个委员会主任委员主持。

（5）评审组点评

1）对医院提出相关问题分析过程是否规范。

2）针对问题提出相关意见和建议。

3）通过会议全过程演示，发现医院管理中的亮点，指导医院各层领导理解和掌握PDCA原理在实际管理中的运用。

4）避免开成问答会或评审员为主体的答辩会，应充分调动院方的主观能动性，真正实现通过评审、评价工作充分调动医院各委员会的作用及每一位员工的积极性，自觉运用PDCA解决工作中的问题，对医院普遍存在的问题提出建设性的改进意见，使各委员会在提高医院全面质量管理的过程中发挥更大的作用；通过这样一个示范，使全院各科室都能学到如何面对问题，如何解决问题，如何持续改进。

（五）现场评价反馈会

1.会议目的

（1）以最快的方式将评审员检查的有关工作的重点内容向医院进行概括性介绍，对存在的问题在最大限度内达成共识。

（2）评审员通过与院方沟通，传递以评促改、以评促建、评建结合、重在内涵的评审理念，使院方可感受到评审员严谨的工作作风，以事实为依据的工作态度，对检查出的问题和不足能够快速了解，以便及时、持续改进。

（3）激励医院各级管理者正确认识和对待医院存在的问题，树立持续改进的信心，制定有效的改进措施，使评审员提出的问题真正得到改进，促进医院整体管理水平上新台阶。

2.会议时间　评审最后一天下午，利用1个小时时间进行现场反馈医院的亮点、不足及建议，还将对病案首页填报问题及分析结果进行讲评。

3.会议地点　由医院安排，并在开会的前一天晚上向评审组联络员告知。

4.参会人员　医院院领导、职能部门负责人及医院指定参会人员，卫生行政部门领导，全体评审员、联络员。

5.会议主持　由组织评审、评价的卫生行政部门有关人员或医院领导主持。

6.会议议程

（1）主持人宣布会议开始；

（2）综合管理组反馈（10分钟）；

（3）医疗药事组反馈（10分钟）；

（4）护理院感组反馈（10分钟）；

（5）队长病案首页结果反馈（20分钟）；

（6）院长表态性发言（5分钟）；

（7）卫生行政部分负责人讲话（5分钟）；

（8）主持人宣布会议结束。

7.会议内容

（1）医院评审的总体情况，包括亮点和存在的问题；

（2）医院存在的普遍性问题；

（3）对医院存在的问题进行分析，从中找出医院管理系统中存在的问题；

（4）医院提供的病案首页分析填报问题及病案首页分析中反应的问题；

（5）提出改进意见和建议。

8.注意事项

（1）不反馈评审、评价结论性意见；

（2）晨会简报说过的具体问题不再反馈会上重复；

（3）需院领导了解的不足之处不再反馈会上讲，只与院领导沟通；

（4）反馈仅以口头形式，而不用PPT形式反馈，亦不采用录像或摄像的形式展示现场所见。

四、现场评价资料清单

（一）基础资料

1.医疗机构执业许可证正本与副本，及校验、变更记录；

2.医院建筑布局平面图和各楼层科室索引图；

3.医院组织结构图；

4.医院在岗职工花名册（包括科室、类别、学历、职称、职务）；

5.医院前一日住院患者一览表，当日手术安排表（含住院手术室和门诊小手术室）；

6.当月全院所有临床医技科室、院行政总值班排班表；

7.近三年医疗业务统计报表。

上述所需材料集中放置，以便评审员随时查看。

（二）专项资料

1. 医院各相关委员会、质量管理组织、管理小组人员名单，及其职责与分工。
2. 医院在岗职工相应岗位所需的资质证明材料（如执业证书、大型设备上岗许可证、放射工作人员证等）。
3. 上级卫生行政部门或主管机构核准的各种中心、学（专）科、基地、其他资质准入的批文或证明文件，以及有关的表彰文件、材料。
4. 对各级卫生行政部门不定期重点评价和检查整改意见的改进措施及效果（包括专科评价、技术评估，地市级以上卫生行政部门设立的医疗质量评价控制组织的检查评价）。
5. 评审标准中涉及的医院有关的文件、制度、规定，诊疗、护理、操作指南与规范，各种发展规划、计划，工作方案，应急预案，工作流程、记录、报表、报告，考核标准，档案，有关的合同、协议等。
6. 指定提供的住院病历（评审前通知）。
7. 其他与医院评审有关的资料。

医院对上述材料建立资料目录清单，可将提供资料放置地点写在目录清单上，以便评审员到放置地点查看，也可放置医院为评审员准备的办公室，方便评审员查阅。

五、现场评价办公场所要求及相关事项

评审、评价期间，请医院按下述要求协助联络员准备评审员工作所需会议室、办公设备及办公用品、评审所需资料等，具体如下：

（一）住地会议室

医院应当在评审员住地（离医院距离不超过10分钟车程）准备能够容纳10人左右圆桌会议室1间，用于评审组共识会。该会议室应有会议桌椅、电源插座、无线网络、电脑（能够打开office2010文档）、打印机、A4白纸、红（黑）签字笔、铅笔、橡皮、订书机、曲别针等办公用品。

（二）医院会议室

医院应当在医院内准备能够容纳10人左右圆桌会议室1间，作评审员工作室用；可供5~6人交流使用的访谈室1~2间，作为访谈室备用。要求如下：

1. 保持工作室安静、卫生，医院保洁人员每日上午和下午各打扫一次卫生。
2. 除医院评审协调员可在评审员许可情况下进入工作室，医院其他人员未经评审员、联络员许可，谢绝入内。
3. 评审员如需对医院有关人员进行访谈时，应当到医院准备的访谈间进行，以免影响其他评审员工作。

4.医院准备的资料统一放置在评审员工作室内。同时准备一个塑胶箱（标注IN），并置于评审员工作室入口处。所有新提供的资料放置在该箱内，并在上面标注交付的评审员姓名，由院方联络员与评审组联络员交接，并有书面记录，以免忘记还，由评审组联络员转交评审员。

5.房间内应当有以下办公设备：外网、三台电脑（能够打开office2010文档）、打印机、A4白纸、红（黑）签字笔、铅笔、橡皮、订书机、曲别针等办公用品。

（三）其他

1.评审期间为每位评审专家准备纸质版或电子版的评审资料汇编，内容包括：医院评审申请书、医院自评报告及其明细，至少每评审组一份。

2.书写夹板、记录纸、笔，每位评审员配备一套。

3.为每一评审小组配备1名联络员，引导评审员顺利到达要去的科室或部门，并协助评审员做评审记录和收集资料。

六、评审员就餐要求

根据《评审员工作指南》的要求，正式检查开始后，为方便评审员沟通，每日午餐为桌餐，建议在医院食堂就餐，评审组独立进餐，不安排酒类饮料。

菜品为家常菜或当地特色菜，在保证营养和分量的前提下，菜品不宜过多，不安排高档菜，不违反任何有关规定。

七、现场评价纪律规范

新一轮医院评审工作中现场评价纪律规范非常重要，评审员必须按照评审员行为规范要求自己，自觉遵守，同时一定做到评审员"十不准"，医院有权监督评审员的行为，发现问题可向有关医疗机构领导部门报告；医院要按照医院的"十不准"规范行为，不得违反。

（一）评审员行为规范

为规范医院评审员行为，根据卫生部发布的《医院评审专家库管理办法》（卫办医管发〔2011〕159号）和《医疗机构从业人员行为规范》，特制订本行为规范。要求各位评审员严格遵照执行。

1.热爱医院评审工作，刻苦学习，熟练掌握医院评审各项标准，努力提高评审能力。

2.认真履行评审职责，执行各项评审工作程序，严格按照评审标准、规范、程序和时限完成所承担的评审任务。

3.恪守实事求是、客观公正的原则，坚持以事实为依据，以评审标准实施细则为准则，对执行标准情况给予公平、公正、准确判定。

4.主动落实回避制度。评审员遇以下情况应严格执行回避制度，主动向组织单位报告。

（1）有直接利害关系，直系亲属或有直接经济往来者；

（2）两年内以个人身份受邀到医院进行讲学、培训或担任顾问、兼职等。

5.严格执行评审信息保密制度，不随意散发医院评审培训的有关资料，不泄露医院信息。

6.坚持依法、科学、民主决策，遵守决策程序，最大限度限制评审员个人行为，充分发挥评审小组作用。

7.建立和谐的评审文化。评审员要以标准为准绳，以事实为依据，评审员职业精神为勤奋、严谨、敬业、奉献；评审员执业行为谦和庄重、包容配合、公正规范、独立担责。故评审员在交谈、访谈时均要谦虚和蔼，注意倾听陈述，主动与医院沟通，使医院能接受评审员检查出的不足，评审员要以以评促改的先进理念、以严谨的工作态度、熟练的检查技巧赢得医院的欢迎和信赖，而不是使医院与评审员，即被检查者与检查者相对立。

医院应熟知评审员行为规范，评审员在医院检查过程中所表现的行为与此行为规范相驳，应向有关部门提出质疑，监督促使评审员行为规范得以落实。

（二）现场评价医院须知

1.医院在维护正常医疗秩序的前提下，必须以日常运行状态接受评审。

2.接站、送站及在医院内均不得举行诸如献花、挂横幅、立拱门等造声势的隆重欢迎活动，不安排医务人员迎送评审组。

3.医院自评报告、备查文档等相关评审材料要保证真实可靠，与上报卫生行政部门的基本医疗数据信息保持一致。

4.医院汇报材料应按要求提前报评审机构。

5.不在网络和媒体上做宣传报道。

6.住宿就近安排宾馆，在医院内用工作餐，不安排各种形式的宴请。

（三）现场评价工作"十不准"

根据原卫生部《医院评审暂行办法》（卫医管发〔2011〕75号）和《医院评审专家库管理办法》（卫办医管发〔2011〕159号）等文件精神，为严肃医院评审纪律，规范医院评审工作，特制定《评审员"十不准"》和《医院"十不准"》。请评审员和各级各类受评医疗机构严格遵守。

1. 评审员"十不准"

(1) 不准收受医院赠送的现金、有价证券（卡）、纪念品或礼物，或出现酗酒等影响评审员形象的行为。

(2) 不准对医院提出检查项目之外的额外要求，或向医院打听与评审工作无关的商业秘密。

(3) 不准降低医院评审检查标准和简化检查评定程序，或以个人的好恶来随意解释和评判评审标准。

(4) 不准向医院就是否通过评审发表意见。

(5) 不准带随从、助手等其他人员一同参与评审工作或代替评审工作。

(6) 不准利用评审员的特殊身份和影响力，为有利益关系的医院通过评审提供便利。

(7) 不准在暗访检查中以任何方式向医院及其他相关人员泄露自己的真实身份、行程安排和检查情况。

(8) 不准随意留取或泄漏医院的有关资料。

(9) 不准以辅导、咨询、培训、管理等名义向医院推荐或洽谈与医院评审工作无关的业务事宜。

(10) 不准要求、暗示和接受医院安排的旅游及其他休闲娱乐活动。

医院评审员在评审过程中有上述情形之一的，卫生行政部门、医院评审组织应当及时纠正；后果严重的，应当取消其参与评审工作资格；涉嫌违法犯罪的，移交司法机关依法处理。

2. 医院"十不准"

(1) 医院领导不到机场、车站迎送专家。

(2) 不召开汇报大会（包括开幕式和闭幕式）。

(3) 不造声势（包括院内张贴欢迎标语、悬挂彩旗、搭建气球拱门等）。

(4) 不安排各种形式的宴请。

(5) 不在网络和媒体上做宣传报道。

(6) 不干扰评审员正常评审工作，不准拍照、录像、录音等。

(7) 不送礼物、礼品、礼金。

(8) 不准超标超规格安排食宿。

(9) 不组织评审员旅游或到营业性休闲、娱乐场所活动（包括与评审无关的考察或联谊活动等）。

(10) 不针对评审员安排一对一的接待员。

医院在评审过程中有上述情形之一的，卫生行政部门、医院评审组织应当及时纠正；拒不改正的，卫生行政部门、医院评审组织可以中止评审，直至终止评审，并直接判定评审结论为不合格。

第四节 社会评价

社会评价是以患者、员工的感受来衡量医院的管理水平、服务水平、员工凝聚力等，是使医院从另一个侧面发现存在的问题，因此，社会评价也是医院持续改进服务质量的重要内容。做好社会评价是深化医药卫生体制改革的工作要求，是推动医院质量、安全、服务的需要。新的医院评审通过加强社会评价监督，不断提升医院服务质量、服务水平及管理艺术，切实提高患者和员工的满意度，为构建和谐社会做出努力。

社会评价的主要内容和项目包括地方政府开展的医疗机构行风评议结果、卫生行政部门开展或委托第三方调查机构开展的患者满意度调查结果、省级卫生行政部门规定的其他内容和项目三个方面。"患者满意度"是社会评价的测量核心，是判断医药改革目标是否实现的重要标准之一。患者不仅是医疗行为的接受者，更是医疗行为的见证者。患者在医疗服务流程中的体验及感知形成的"满意度"，能真实地反映医院方面服务质量，它一方面充分体现了"以患者为中心"的医院服务价值观，另一方面也能帮助医院发现服务质量问题，切实促进医院持续改进。因此，社会评价是医院评审、评价不可缺少的内容之一。

一、新的医院评审社会评价特点

评审细则第六章第十一节医院社会评价中明确要求"医院定期收集院内外对医院服务的意见和建议，并以此为动力，改进工作，持续提高医院服务质量；按照患者的服务流程，社会对其要求满足程度的感知，设计与确定医院社会满意度评测指标体系，实施社会评价活动"。为使社会评价与医院评审工作有效地结合起来，通过社会评价达到改进医院工作、持续提高医院服务质量的目的，在前期评审检查实践中，新的医院评审就社会评价的调查内容做了有益的尝试，并取得了较好的成效。

与以往的评价检查不同，新的医院评审紧紧依据评审标准和评审细则内容制定社会评价调查量表，使调查量表的调查问题（即量表条目）既来源于标准，又可还原于标准（图3-49），从量化的结果导入定性的分析，追溯医院服务与管理中的客观问题，从而加强医院管理、改善医疗服务质量和服务水平。只有这样，才能使社会评价与医院日常工作相结合，与医院评审相结合，避免社会评价与医院日常工作、与医院评审工作"两张皮"、"两把尺"（图3-50）。实践证明，以科学的方法建立社会评价的质量控制体系与数据库，可确保社会评价结果的客观公正。

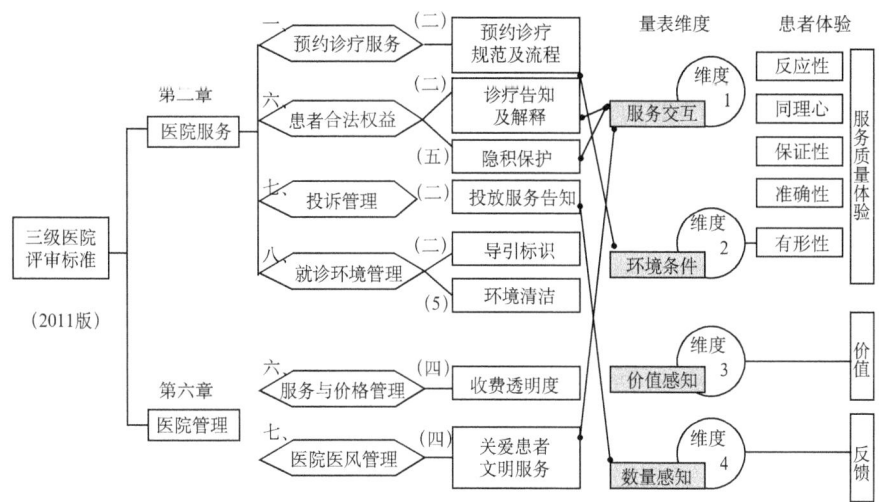

图 3-49 三级医院评审标准实施细则与量表维度对应关系

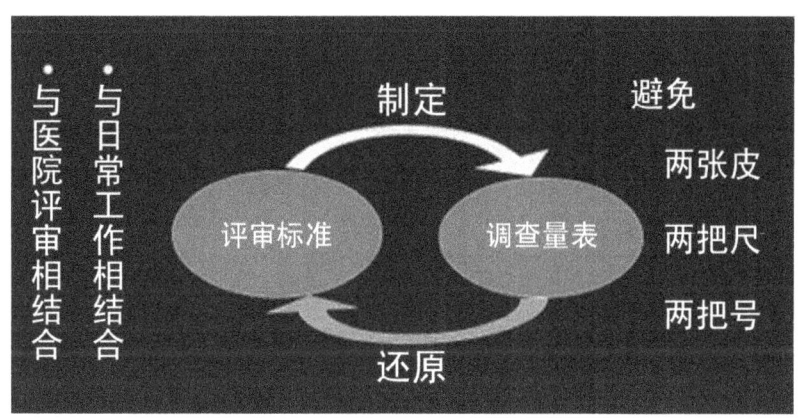

图 3-50 评审标准与调查量表总体关系

以门诊患者满意度调查量表设计为例，如表3-39，详细说明了三级医院评审标准实施细则与量表指标、量表条目的关系。

表3-39 《三级综合医院评审标准（2011年版）实施细则》与指标、条目对应关系

序号	评审条款《三级综合医院评审标准（2011年版）实施细则》	评审条款对应章节	指标描述	量表条目表述
1	有预约诊疗工作制度和规范，有操作流程，逐步提高患者预约就诊比例。	2.1.2	预约挂号	门诊的预约挂号很方便

续表

序号	评审条款 《三级综合医院评审标准（2011年版）实施细则》	评审条款对应章节	指标描述	量表条目表述
2	医院文化建设。逐步建立起以患者为中心导向的、根植于本院管理理念并不断物化的特色价值取向、行为标准。	6.7.4	文明服务	我看病时接触到的工作人员对我有礼貌
3	就诊、住院的环境清洁、舒适、安全。	2.8.3	环境卫生	等候区和厕所清扫及时，清洁无异味
4	急诊与门诊候诊区、医技部门、住院病区等均有明显、易懂的标识。	2.8.2	导引标识	挂图和指示牌能清楚地告诉我到哪儿看病
5	医院文化建设。逐步建立起以患者为中心导向的、根植于本院管理理念并不断物化的特色价值取向、行为标准。	6.7.4	医生态度	给我看病的医生认真询问我的病情
6	应向患者或其近亲属、授权委托人说明病情及治疗方式、特殊治疗及处置，并获得其同意，说明内容应有记录。	2.6.2	诊疗解释	医生能耐心给我解释检查、治疗方法和注意事项
7	医院文化建设。逐步建立起以患者为中心导向的、根植于本院管理理念并不断物化的特色价值取向、行为标准。	6.7.4	护士操作	护士操作时（打针、输液、换药等）很关心我的感受
8	保护患者的隐私权，尊重民族习惯和宗教信仰。	2.6.5	隐私保护	看病过程中工作人员很注意保护我的隐私
9	全面落实价格公示制度，提高收费透明度；完善医药收费复核制度；确保医药价格计算机管理系统信息准确。	6.6.4	费用清晰	我支付的各项费用清晰
10	公布投诉管理部门、地点、接待时间及其联系方式，同时公布上级部门投诉电话，建立健全投诉档案，规范投诉处理程序。	2.7.2	意见渠道	我知道用什么方式给医院提意见或建议

社会评价的结果也可与现场评价相结合进行判定，也可在现场评价前将社会评价结果告知评审员，可作为现场评价的切入点。

二、调查前筹备

现场调查可以由志愿者服务团队及专业化第三方评估机构调查人员共同执行，也可由医院组织调查员实施。为保证现场调查的顺利实施，并严格控制调查的信息采集质量，项目组在调查前期、中期、后期均应进行充分的质量控制，以确保数据信息的真实性、客观性及公正性。

（一）医院告知

为确保调查得到患者的配合，在活动开始前三日内将统一印刷的《患者告知书》在医院醒目位置进行公示。

（二）调查员组织及培训

在调查正式开始前，对于参与调查的所有调查员进行统一的专业化培训，培训内容包括调查的背景及目的、调查内容、调查方法、调查流程、调查部署及安排、调查中的注意事项等，并在培训后进行现场模拟演练，以发现调查过程中可能出现的问题，如条目表述含义、条目理解、应答顺序等，另通过演练对于问卷中的填写时间、单份问卷完成时间等建立明确的认知与掌握。

三、组织实施

根据监测内容及特点，采取"患者自填式问卷"或"电话调查问卷"的调查方法，由调查员在医院住院部或门诊开展偶遇问卷调查或随机电话问卷调查。以下为门诊问卷调查的参考方案：

（一）调查对象选择

通过前期培训使调查员按照以下标准完成"门诊患者"纳入及排除。

1.纳入标准

（1）在调查期间内在医院就医的门诊患者；

（2）患者已完成本次门诊就医的流程；

（3）患者年龄在18岁以上（儿童医院除外）。

2.排除标准

（1）患者本次门诊就医的诊疗程序尚未完成；

（2）病情较重无能力回答的患者；

（3）急诊或需要转急诊的患者；

（4）病情较重需急需办理住院的患者；

（5）患者年龄小于18岁（儿童医院除外）；

（6）新生儿死亡或中止妊娠的情况；

（7）干部保健等特需服务；

（8）外籍人士；

（9）患者本人无意愿配合问卷调查；

（10）门诊就医过程中发生医疗纠纷的患者。

（二）现场调查中的监督及指导

项目负责人员组成现场督察组，在现场调查中负责监督和指导，确保问卷的有效应答和回收。

（三）调查问卷回收归档

调查问卷由专业化第三方评估机构或医院组织调查部门在当日统一回收，由专人负责保管，以备录入。

四、质量控制

（一）调查质控

为保证监测的现场调查质量，调查人员可由统一培训后的志愿者团队及专业化的第三方评估机构共同组成，或医院自行组织调查人员，同时由项目负责人员组成现场督察组，在现场调查中给予监督和指导，确保问卷的有效应答和回收。

志愿者团队及专业化的第三方评估机构采用交叉分组方式，以保证在遇到问题时，从现场实施方得到有效的支持和及时解决问题，以控制现场调查的质量。

（二）数据质控

1.由专业录入人员录入，所有问卷均采用双录入，数据处理人员对出现质量问题的录入数据在核对原始问卷后进行修改、更新，保证录入质量。

2.自动筛检问卷，将问题应答率<75%的问卷排除在统计分析之外，统计该部分问卷的信息，包括问卷编号及数量，并产生统计结果报表。

3.数据安全保护，系统数据一旦产生之后，通过角色、权限设置，严格控制各种数据的修改、变更，通过权限审核后，可以逻辑删除数据，但绝不允许数据的物理删除。同时定期备份数据库。

4.自动数据处理，根据问卷维度及指标的计算方法，进行系统设置以计算出各个指标、维度等统计分析数据，最大限度地保证数据的安全、可靠。

五、监测结果

监测将以问卷回收情况、患者基本信息统计、满意度指标分值统计、满意度维度分值统计、开放性意见统计呈现调查结果。

第三章 医院评审四个维度

这里将介绍五个满意度量表，五个量表均依据评审标准内容要求及参考国外有关量表，由北京中卫医疗评估咨询有限公司编制而成，供参考。

参考量表 1 住院患者满意度调查量表

问卷填写说明：
本调查量表为电话调查问卷，由调查员通过电话询问住院患者并如实完成问卷填写。
电话调查员开场白：
调查员：您好，我是××××的调查员。请问您是××先生（或女士）吗？
前段时间您是否在××医院住院？受××医院或××医疗管理机构委托，我们想对您这次住院期间的医院服务情况做一个回访，以便进一步改进医院服务质量，更好地为患者服务。能否占用您几分钟的时间，帮助我们完成以下的问卷调查？
患者：……（等待询问结果）。
调查员：好的，非常感谢您的配合！
电话调查员结束语：
调查员：××先生（或女士），我们的调查到此结束了，非常感谢您的帮助和支持，祝您和您的家人身体健康，再见！

附表 1 住院患者满意度调查量表

以下为单选题，请调查员根据住院患者对下面场景的"认同情况或满意程度"在相应栏目下的"□"内打"√"。

序号	问题	5 很满意	4 满意	3 一般	2 不满意	1 非常不满意	不确定
1	开住院单时，您对医院提供的指导或资料帮助您办理入院的满意度，打几分？	□	□	□	□	□	□
2	到病房时，您对护士介绍住院环境，开饭、查房时间等注意事项的满意度，打几分？	□	□	□	□	□	□
3	护士给您打针、输液或服药前，是否核对过您的名字？	□ 总是如此		□ 有时如此		□ 从未如此	
4	当您需要帮助时，护士多长时间能赶过来帮助您？	□ <5 分钟	□ 5～10 分钟	□ 10～20 分钟	□ >20 分钟	□ 一直未到	

续表

序号	问题	5 很满意	4 满意	3 一般	2 不满意	1 非常不满意	不确定
5	您对护士给您进行疾病相关常识健康教育的满意度？	□	□	□	□	□	□
6	您对医生告知疾病诊断、治疗方案以及预期结果的满意度？	□	□	□	□	□	□
7	您对医生建议检查项目或治疗方案时，征求您意见的满意度？	□	□	□	□	□	□
8.1	这次住院，您做手术了吗？	□是				□否	
8.2	如果是，您对医生手术前告知手术目的与风险以及其他可替代疗法的满意度？	□	□	□	□	□	□
9	您对医生检查或治疗时，用小声说话、遮挡等方式保护您隐私的满意度？	□	□	□	□	□	□
10	您对病房里的厕所和浴室清洁程度的满意度？	□	□	□	□	□	□
11	您对病房夜晚安静程度的满意度？	□	□	□	□	□	□
12	您对医院伙食质量的满意度？	□	□	□	□	□	□
13	出院前，您对医护人员介绍出院后注意事项和康复指导的满意度？	□	□	□	□	□	□
14	您知道怎样给医院提意见或建议吗？	□是				□否	
15	总的来说，您对这次住院过程的总体满意度，打几分？	□	□	□	□	□	□
16	这次住院，您最不满意的是哪些方面？（此问题不作打分项目，供医院参考以持续改进）						

参考量表 2 全院员工满意度调查量表

问卷填写说明：

本调查量表是现场调查问卷，是获取员工在医院工作过程中的体验，包括员工基本信息和调查问卷两部分。在问卷填答过程中，需要您在相应栏目中填写相应文字或数字，请您完整填写，不要缺项或漏项。问卷填答分析后的汇总、建议会反馈给贵院。问卷的完整性对提高医院管理水平十分重要。感谢您在百忙之中填写问卷。

我们郑重承诺不向任何机构或个人提供或泄露您的个人信息。

员工基本信息

序号	类别	答案（请在此栏内填写对应数字或文字）
1	所在医院（请填写全称）	
2	所在科室（请填写全称）	
3	性别：1.男 2.女	
4	年龄：（岁）	
5	婚姻状况：1.未婚 2.已婚 3.离异 4.丧偶	
6	在目前医院工作时间： 年	
7	最高学历：1.中专及以下 2.大专 3.本科 4.硕士 5.博士 6.其他 _____	
8	职称：1.初级 2.中级 3.副高级 4.正高级 5.其他 _____	
9	工作岗位：1.医疗 2.护理 3.医技 4.后勤 5.行政管理 6.其他 _____	
10	劳动关系：1.编制 2.合同 3.其他 _____	
11	个人月平均收入：1.2000元以下 2.2000～2999元 3.3000～4999元 4.5000～7999元 5.8000～9999元 6.10000元及以上	

附表2 员工调查问卷

以下为单选题,请您根据下面场景与您工作情况的"符合程度"在相应栏目下的"□"内打"√"。

序号	问题	非常符合	符合	一般	不符合	非常不符合
1	我和同事间出现矛盾时,能有效沟通并解决问题。	□	□	□	□	□
2	工作上有困难时,同事会帮助我。	□	□	□	□	□
3	当我对工作有意见或建议时,能与我的科室领导进行沟通。	□	□	□	□	□
4	我的工作能使个人能力、特长得到发挥。	□	□	□	□	□
5	医院主管领导能够发现并解决管理中出现的问题。	□	□	□	□	□
6	医院的人事制度能够调动我的工作积极性。	□	□	□	□	□
7	我知晓自己的岗位职责和技能要求。	□	□	□	□	□
8	我所在的科室人员配备适当。	□	□	□	□	□
9	我对医院的发展充满信心。	□	□	□	□	□
10	我在医院有安全感。	□	□	□	□	□
11	工作需要时,保障部门可以及时提供支持。	□	□	□	□	□
12	医院会诊、检查等科室间工作的协调很顺畅。	□	□	□	□	□
13	我愿意在医院完成我的职业生涯。	□	□	□	□	□
14	医院的绩效工资分配制度能够起到激励员工的作用。	□	□	□	□	□
15	我有相同的机会参加培训或进修。	□	□	□	□	□
16	我有机会和渠道参与医院质量管理与患者安全的活动。	□	□	□	□	□
17	医院的值(加)班制度合理。	□	□	□	□	□
18	我对医院的带薪休假制度满意。	□	□	□	□	□
19	我认为医院的职务晋升机制合理。	□	□	□	□	□
20	医院有完善的职称评定制度。	□	□	□	□	□
21	我认为通过提供技术服务获得的收入与工作付出相符。	□	□	□	□	□

我对医院的建议或意见:

感谢您参与本次调查!您的反馈意见将帮助医院进一步提升管理水平。

参考量表3　优质护理服务——患者满意度调查量表

问卷填写说明：

本调查量表为电话调查问卷，由调查员通过电话询问患者并如实完成问卷填写。

电话调查开场白

调查员： 您好，我是×××××的调查员，请问您是×××先生或女士（确认是患者本人回答还是联系人代答）吗？受××医院或医疗管理机构的委托，我们想对您这次院住院期间的护理服务情况做一个回访调查，以便进一步改进医院的护理服务质量。我们承诺本次调查信息将严格保密。能否占用您3~5分钟，帮助我们完成以下的问卷调查？

患者： ……（等待询问结果）。

调查员： 好的，非常感谢您的配合。请您根据您在住院期间所接受的护理服务的体验答题。

1.住院期间，有没有照顾您的责任护士？
□有　□没有

2.入院时，病房护士有没有跟您介绍过病房里的环境设施（例如火灾时疏通的安全通道位置、红灯呼叫的位置和使用方法等）？
□有　□没有

3.您所在的病房安静吗？
□总是很安静　□还可以，有时比较吵闹　□根本不安静

4.病房的卫生间是否干净无异味？
□是的　□有时会比较脏/有异味　□脏/有异味

5.当您的病情需要特殊饮食时（如糖尿病人低糖饮食），医院的伙食能满足您的需求吗？
□可以　□不能　□不需要该服务

6.当您因疾病原因不能自理时，护士能否给您生活照顾？（仅限一级、特护患者）
□会　□有时会，有时不会　□从来没有帮助过我　□不需要该服务

7.在照顾您时，护士能体谅您的病情，让您尽量舒适无痛吗？
□是的　□有时会，有时不会　□完全不会　□不需要该服务

8.住院期间，护士能及时对您巡视，不需要您用灯呼叫吗？
□是的　□有时会，有时不会　□完全不会　□不需要该服务

9.您觉得护士的操作技术熟练吗？
□很熟练　□还可以　□不熟练　□不需要该服务

10.在进行护理操作前，护士能与您交流为什么要进行，应注意什么？

□是的 □有时会，有时不会 □完全不会 □不需要该服务

11.在进行护理治疗时，护士会不会注意保护您的隐私？

□会的 □有时会，有时不会 □完全不会 □不需要该服务

12.护士为您讲过与您疾病相关的健康知识吗？

□主动讲过 □询问后才讲 □完全没有讲过 □不需要该服务

13.在您有任何疑问时，护士会不会耐心解答？

□是的 □有时会，有时不会 □完全不会 □不需要该服务

14.住院期间，您觉得护士尊重您，对您有礼貌吗？

□是的 □有时会，有时不会 □完全不会 □不确定

15.在您悲伤、焦虑时，护士会不会安慰、帮助您？

□是的 □有时会，有时不会 □完全不会 □不需要该服务

16.出院时，责任护士有没有向您交代过出院后疾病康复应注意的问题？

□主动讲过 □询问后才讲 □完全没有讲过 □不需要该服务

17.总体来说，您对住院期间的护士服务的满意度打多少分？（100分为满分。60分及以下，请提出具体的文字表述） 分数： 分

您的意见和建议：_____

_____
_____
_____
_____
_____
_____
_____。

电话调查员结束语：

调查员：×××先生或女士，我们的调查到此结束了，非常感谢您的配合，祝您和您的家人身体健康，再见！

参考量表4　优质护理服务——护士满意度调查量表

问卷填写说明：

本调查量表是现场调查问卷，是了解您对医院实施优质护理服务工作的体验和感受，包括员工基本信息和调查问卷两部分。请您在表格相应栏目中填写相应文字或数字，或在相应栏目下的方格内划√，请您务必完整填写，不要缺项或漏项。

在问卷填答过程中，当遇到没有接触过的问题或内容时，请在"不确定"栏下面的方格内划√（因为不是每位护士都接触了问卷调查的所有内容）；针对同一个问题，当您认为某个方面的工作非常好，而另外一个方面的工作很不好时，请您给以总体看法。您的回答是非常重要的，答案无对错之分，真诚希望通过您的回答，给予我们您的想法和建议，以便进一步改善医院的护士管理工作。感谢您在百忙之中填写问卷。

本次为匿名调查，所有信息都将被严格保密，无论您的答案是如何，都不会对您今后的工作和生活产生任何负面影响。

员工基本信息

序号	类别	答案（请在此栏内填写对应数字或文字）
1	性别：1.男　2.女	
2	年龄：（岁）	
3	所在科室：	
4	在目前医院工作时间：＿＿＿＿年	
5	最高学历：1.□中专及以下　2.□大专　3.□本科　4.□硕士　5.□博士　6.□其他＿＿＿＿＿	
6	职称：1.□护士　2.□护师　3.□主管护师　4.□副主任护士　5.主任护师　6.□其他＿＿＿＿＿	
7	工作岗位：1.□临床护理（为患者提供直接护理服务的岗位）2.□护理管理（从事医院护理管理的岗位）3.□其他护理岗位（为患者提供非直接护理服务的岗位）	
8	工作岗位：1.医疗　2.护理　3.医技　4.后勤　5.行政管理　6.其他＿＿＿＿＿	
9	员工类别：1.编制　2.合同　3.其他＿＿＿＿＿＿	
10	月平均收入：1.2000元以下 2.2000～2999元　3.3000～4999元　4.5000～7999元　5.8000～9999元 6.10000元及以上	

护士满意度调查问卷

以下为单选题,请您根据下面场景在相应栏目下的"□"内打"√"。

序号	问题	5.很满意	4.满意	3.一般	2.不满意	1.非常不满意	不确定
1	工作上有困难时,同事会帮助我	□	□	□	□	□	□
2	我和同事间出现矛盾时,能有效沟通并解决问题	□	□	□	□	□	□
3	当我对工作有意见或建议时,能与领导进行沟通	□	□	□	□	□	□
4	护士长能够根据临床需要和我的意愿进行排班	□	□	□	□	□	□
5	工作出现差错时,护士长会帮助我改进工作	□	□	□	□	□	□
6	责任制整体护理实施以来,我的个人能力及特长得到发挥	□	□	□	□	□	□
7	我的工作岗位很重要	□	□	□	□	□	□
8	我认为自己的工作量适中	□	□	□	□	□	□
9	目前的临床护理工作模式使我能自觉学习	□	□	□	□	□	□
10	医院的护理管理方式能够调动我的工作积极性	□	□	□	□	□	□
11	管理人员能够发现并及时解决工作中出现的问题	□	□	□	□	□	□
12	医院的绩效考核制度激励我全面履行护理职责,为患者提供优质护理服务	□	□	□	□	□	□
13	医院的护理人员配置符合病房护理工作量	□	□	□	□	□	□
14	我对工作环境感到满意	□	□	□	□	□	□
15	我在医院有人身安全感和职业安全感	□	□	□	□	□	□
16	我愿意在目前的护理岗位上工作到退休	□	□	□	□	□	□
17	我有机会参加医院组织的各种培训	□	□	□	□	□	□
18	我有专业技术职称晋升机会	□	□	□	□	□	□
19	我的收入与劳动付出相匹配	□	□	□	□	□	□
20	我医院合同制护士的薪酬待遇和正式职工一样	□	□	□	□	□	□
21	我的福利待遇合理、公正	□	□	□	□	□	□
22	我对自己的护理职业生涯发展充满信心	□	□	□	□	□	□

参考量表 5　门诊患者满意度调查量表

尊敬的患者朋友：

为提高医院的医疗服务质量，营造更好的就医环境，现在我院实施开展"门诊患者满意度"调查活动，麻烦占用您几分钟时间填写回答以下问题。如您不方便，可由陪诊的亲友协助填写。问卷采取不记名方式，您的个人资料将严格保密，敬请放心。

祝您早日康复！感谢您的支持！

门诊患者个人基本信息

序号	类别	答案（请在此栏内填写对应数字或文字）
1	就诊科室（请填写全称）	
2	性别：1. 男　2. 女	
3	年龄：（岁）	
4	婚姻状况：1. 未婚　2. 已婚　3. 离异　4. 丧偶	
5	职业：1. 工人　2. 农民/农民工　3. 公务员　4. 事业单位人员　5. 专业技术人员　6. 企业职员　7. 个体工商户　8. 军人　9. 自由职业者　10. 离退休人员　11. 学生　12. 其他	
6	文化程度：1. 初中及以下　2. 中专、中技、高中　3. 大专、本科　4. 研究生或以上	
7	居住地：1. 本市城镇　2. 本市乡村　3. 外省城镇　4. 外省乡村	
8	付费类别：1. 公费　2. 城镇职工/居民医疗保险　3. 新型农村合作医疗　4. 商业保险　5. 自费　6. 其他（具体请填写）	
9	您家庭的人均月收入：1. 999 元以下　2. 1000～2999 元　3. 3000～5999 元　4. 6000～8999 元　5. 9000～11999 元　6. 12000～14999 元　7. 15000 元以上	

"门诊医疗服务的体验与满意度"问卷

以下为单选题，请根据您的"认同或满意程度"在"□"内打"√"或选择符合您想法的答案。

序号	问题	5. 非常认同	4. 认同	3. 一般	2. 不认同	1. 非常不认同	不确定
1	门诊的预约挂号很方便						
2	我看病时接触到的工作人员对我有礼貌						
3	等候区和厕所清扫及时,清洁无异味						
4	挂图和指示牌能清楚地告诉我到哪儿看病						
5	给我看病的医生认真询问我的病情						
6	医生能耐心给我解释检查、治疗方法和注意事项						
7	护士操作时(打针、输液、换药等)很关心我的感受						
8	看病过程中工作人员很注意保护我的隐私						
9	我支付的各项费用清晰						
10	我知道用什么方式给医院提意见或建议						
11	总的来说,这次看病我感觉满意						
12	这次看病过程中, 我"最满意"的一个窗口(或科室)是,(从下面答案中选择) 我"最不满意"的一个窗口(或科室)是。(从下面答案中选择) ①号 ②收费 ③导诊 ④药房 ⑤化验 ⑥放射 ⑦超声 ⑧其他 ⑨没有						
13	您对医院门诊服务还有哪些意见或建议?(此问题回答不作为打分项目,供医院参考以持续改进)						

第五节 医院全面质量管理360度评价研究

360度绩效评价,又称"360度绩效反馈(360-degree feedback)"是爱德华&埃文等在20世纪80年代提出,后经1993年美国《华尔街时报》与《财富》杂志引用后,开始得到广泛关注与应用。它是指与被考核者发生工作关系的多方主体那里获得被考核者的信息,全方位绩效考核或多源绩效考核,对被考核者进行全方位、多维度的绩效评估的过程。

这些评价可由上而下地评价(上级);也可由下而上地评价(下属);企业内部职工的评价(内部);或外部客户的评价(服务对象);以及来自本人的自我评价。这种绩效考核过程与传统的绩效考核和评价方法最大的不同是,它不再仅把上级的评价作为员工绩效信息的唯一来源,而是将在组织内部和外部与给患者提供服务的多方主体作为提供反馈的信息来源。

本研究医院全面质量管理360度评价，是将企业管理的理念方法首次移植到医院管理中来。因为医院的管理要比一般的企业复杂，仅从一个或两个方面评价是不全面的，也不能反映医院的真实情况，因此必须全方位、多维度，也就是360度评价，评价结果才能客观真实，具有说服力。

一、评价依据

《医院评审暂行办法》（卫医管发〔2011〕75号）明确指出：医院周期性评审包括对医院的书面评价、医疗信息统计评价、现场评价和社会评价等方面的综合评审。根据《医院评审暂行办法》的要求，利用卫医管评价便函2013〔13〕号开展部分三级甲等医院年度评价的机会，实践了四个维度的评价。

二、评价内容

1.书面评价的内容和项目包括　对评审申请材料的审核；单项不定期重点评价结果及整改情况报告；接受省级以上卫生行政部门组织的专科评价、技术评估等的评价结果；接受地市级以上卫生行政部门设立的医疗质量评价控制组织检查评价结果及整改情况；考查自我评价的真实性、客观性以及认真的程度与对标准的理解程度。

2.医疗信息统计评价的内容和项目包括　各年度出院患者病案首页等诊疗信息；医院运行、患者安全、医疗质量及合理用药等监测指标，医疗护理负性指标等的评价；利用疾病诊断相关分组（DRGs）等方法评价医院绩效；这是定量评价的重要依据。

3.现场评价的主要内容包括　医院基本标准符合情况，围绕以患者为中心评价质量、安全、服务、管理、绩效。主要是检查医院规范化的管理，促进医院加强内涵建设，保证医疗安全，持续改进服务质量，提高医院管理水平和服务效率。依据标准查看医院各项管理与评审标准符合的情况；以及医院围绕以患者为中心，在保障患者安全、质量、服务、尊重患者、体现患者权益等方面开展各项工作的情况；特别是公立医院在围绕国家卫生体制改革、体现公益性方面所开展的工作情况。

4.社会评价的主要内容和项目包括：地方政府开展的医疗机构单项检查如行风评议结果，卫生行政部门开展或者委托第三方社会调查机构开展的患者满意度调查结果，特别是医学飞速发展的今天，就医条件越来越好，新药、新的治疗手段越来越多，老百姓就医体验如何，是否越来越满意，对什么还不满意等问题，受到社会的广泛关注，以便使公立医院不断改进患者所提的意见和建议，通过医院体现政府对百姓的关心及服务的改进。

国家卫生行政部门提出从这四方面对医院进行评价，并下发了标准，医院是如何贯彻落实的？这四方面的评价对医院全面质量建设有何推进？能不能推进？根据卫生计生委的文件要求，在长达两年的时间里，国家卫生计生委医院管理研究所医院管理咨询中心，组织专家广泛实践，从中总结出一套行之有效的360度全方位评价的方法，并看到这种评价对促进医院全面质量管理发挥真实的、有效的作用。

三、评价方法（图3-51）

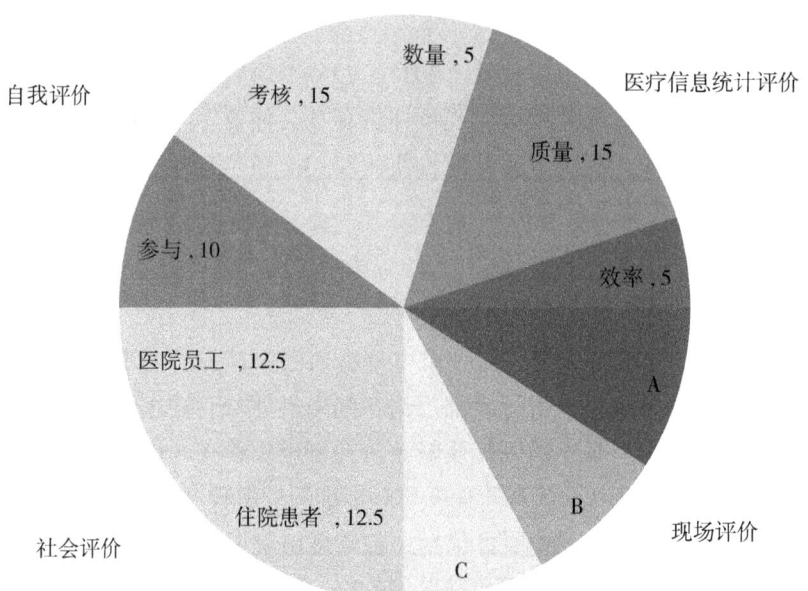

图3-51　医院全面质量管理360度评价图

（一）自我评价

1.凡参与了医院自我评价工作，提交了自我评价报告，均赋予自评参与分值。

2.对自评考核的赋值是依据kappa系数的取值来进行的kappa值是度量自我评价与现场评价结果一致性的指标系数，取值范围的意义具体见本书第三章第一节。

3.自我结果分析方法图示（图3-52）

A符合率：自评A条款中现场检查被专家仍认可为A的比例，即140/355=39.44%，B、C、D级同理；

D符合率计算时，若自评D为0、现场检查也为0，结果不可得，以"NA"标记。

受评医院		现场评价				
		A 142	B 251	C 216	D 14	E 14
自我评价	A 355	140	120	88	7	0
	B 166	1	129	36	0	0
	C 94	1	2	90	1	0
	D 8	0	0	2	6	0
	E 14	0	0	0	0	14

图 3-52 自我结果分析方法图

4.自我评价的真实性、准确性、客观性、完整性的评价，要有现场评价结果的对比。因此，未进行现场评价的医院，就没有自我评价的评价结果。依据《卫生部医管司关于委托开展全国部分三级甲等医院2012年度质量安全情况年度评价便函》（卫生管评价便函2013[13]号）文件，其覆盖了65所医院，但仅有34所医院进过现场评价，所以这个维度只有34所医院的评价（表3-40）。

表3-40 34所医院自我评价维度得分情况

医院代码	Kappa值	考评分	参与分	自我评价维度分
H008	0.755	14	10	24
W023	0.727	14	10	24
C005	0.711	14	10	24
T020	0.709	14	10	24
A005	0.691	12	10	22
A002	0.639	12	10	22
H010	0.639	12	10	22
R018	0.627	12	10	22
E007	0.622	12	10	22
B004	0.605	12	10	22
P005	0.583	10	10	20
K012	0.581	10	10	20

续表

医院代码	Kappa 值	考评分	参与分	自我评价维度分
F009	0.548	10	10	20
D004	0.537	10	10	20
W022	0.536	10	10	20
O021	0.522	10	10	20
J010	0.503	10	10	20
G008	0.497	8	10	18
V022	0.439	8	10	18
F006	0.428	8	10	18
N011	0.403	8	10	18
H009	0.365	6	10	16
B003	0.343	6	10	16
Y024	0.340	6	10	16
O015	0.327	6	10	16
J011	0.297	4	10	14
E008	0.297	4	10	14
X023	0.264	4	10	14
A004	0.257	4	10	14
B006	0.238	4	10	14
S019	0.225	4	10	14
N014	0.224	4	10	14
M010	0.123	3	10	13
U021	0.079	1	10	11

（二）医疗信息统计评价

本维度是基于医院近三年的病案首页的数据统计分析，从医疗数量、医疗质量和医疗效率三个方面分别评价，选择的指标是可以纵向评价，同时也可以横向评价的指标。

1.数量方面　根据现有综合医院的数据计算得到每床出院指标、每床手术指标，并分别划分出赋值区间。

每床出院=年出院人次/医院开放床位数

每床手术=年手术人次/医院开放床位数

2.质量方面　从医院近3年总的围手术期死亡率、手术患者重返手术室率，每年可根据具体情况选择1～2种单病种进行评价，2013年选择2012年上报的急性心肌梗死死亡率来评价，并结合现有医院的各指标值划分出赋值区间。

3.效率方面　从医院的2012年住院日中位数和住院费用中位数来评价，仍采取划分出赋值区间的方法进行赋值。

依据卫医管评价便函2013[13]号文件覆盖的65所医院中，有44所医院信息符合要求，达到可利用标准，因此对其中44所医院进行了信息统计评价（表3-41）。

表3-41　44所综合医院（含阜外）医疗信息统计评价维度得分

医院代码	出院人数2012年	手术人次2012年	床位2012年	每床出院	每床手术	数量得分	3年围期死亡率	3年再手术率	3年心肌梗死死亡率	质量得分	住院日2012年（天）	住院费用2012年（元）	效率得分	第二维度得分
A004	70 400	38 425	1425	49.404	26.965	5.0	0.043%	0.93%	6.80%	11	6	8214	4.0	20.0
E005	64 296	30 920	1317	48.820	23.478	5.0	0.029%	1.20%	2.25%	13	9	8541	2.0	20.0
J012	79 531	39 000	1624	48.972	24.015	5.0	0.077%	0.82%	3.45%	12	6	11 783	2.5	19.5
M010	87 886	45 628	2090	42.051	21.832	4.0	0.021%	1.60%	1.09%	13	8	8589	2.5	19.5
Z025	62 515	23 874	1500	41.677	15.916	3.5	0.051%	0.98%	7.49%	11	5	8068	4.5	19.0
J011	46 000	28 248	966	47.619	29.242	5.0	0.074%	2.34%	1.07%	11	6	36 435	2.5	18.5
G009	51 653	29 558	1019	50.690	29.007	5.0	0.037%	1.38%	6.76%	11	8	11 139	1.5	17.5
E007	56 381	35 728	1602	35.194	22.302	3.5	0.026%	3.56%	6.09%	9	6	7636	4.5	17.0
E006	76 720	39 690	1552	49.433	25.573	5.0	0.080%	1.76%	9.30%	8	7	8323	3.5	16.5
K012	92 183	42 500	2618	35.211	16.234	3.5	0.116%	2.20%	3.26%	9	5	10 761	3.5	16.0
B004	67 454	26 202	1782	37.853	14.704	3.0	0.066%	3.48%	1.01%	10	9	7974	3.0	16.0
Q017	63 961	31 245	2000	31.981	15.623	2.5	0.045%	1.22%	6.94%	10	7	8763	3.0	15.5
C007	79 705	40 419	1855	42.968	21.789	4.0	0.077%	1.95%	10.09%	8	8	7160	3.5	15.5
F007	49 381	29 393	1250	39.505	23.514	4.5	0.298%	2.35%	2.67%	9	7	22 424	2.0	15.5
M003	58 568	23 064	1480	39.573	15.584	3.5	0.066%	1.68%	6.51%	10	8	9615	2.0	15.5
Y025	81 517	42 500	1803	45.212	23.572	5.0	0.106%	2.16%	8.95%	7	7	8753	3.0	15.0
H009	62 371	6129	2001	31.170	3.063	1.5	0.080%	1.12%	5.32%	10	7	8008	3.5	15.0
U021	82 951	30 195	2945	28.167	10.253	1.0	0.035%	2.11%	5.61%	11	7	9356	3.0	15.0
G007	160 770	66 210	4255	37.784	15.561	3.0	0.120%	2.03%	6.77%	8	8	7563	3.5	14.5
D005	84 565	27 730	2303	36.719	12.041	2.5	0.083%	0.08%	23.76%	8	5	10 183	3.5	14.0
Z026	28 967	12 816	923	31.384	13.885	2.0	0.089%	2.25%	7.00%	8	6	8078	4.0	14.0
P016	29 585	14 022	867	34.123	16.173	3.0	0.031%	3.35%	7.68%	8	7	10 589	2.5	13.5

续表

医院代码	出院人数2012年	手术人次2012年	床位2012年	每床出院	每床手术	数量得分	3年围期死亡率	3年再手术率	3年心肌梗死死亡率	质量得分	住院日2012年（天）	住院费用2012年（元）	效率得分	第二维度得分
C006	131 367	39 343	4194	31.323	9.381	1.5	0.237%	0.00%	6.62%	9	7	9053	3.0	13.5
X024	47 034	16965	1104	42.603	15.367	3.5	0.088%	3.36%	8.11%	6	6	8048	4.0	13.5
X023	62 782	28 520	1394	45.037	20.459	4.5	0.044%	2.70%	13.86%	6	7	10 258	2.5	13.0
M013	93 230	39 268	2547	36.604	15.417	3.0	0.167%	5.56%	2.61%	7	4	13 328	3.0	13.0
C004	6305	745	500	12.610	1.490	1.0	0.122%	8.56%	0.00%	7	5	7553	5.0	13.0
D007	83 506	30 734	1800	46.392	17.074	4.5	0.100%	2.72%	9.73%	5	8	6825	3.5	13.0
D008	58 074	28 822	1448	40.106	19.905	4.0	0.082%	2.40%	11.34%	6	14	8088	2.5	12.5
K013	38 943	28 795	1070	36.395	26.911	4.0	0.027%	6.60%	8.78%	7	8	14 397	1.5	12.5
I009	83 226	43 260	1902	43.757	22.744	4.0	0.154%	2.11%	10.27%	5	8	7782	3.5	12.5
S010	70 462	29 003	2315	30.437	12.528	1.5	0.097%	1.95%	7.56%	8	9	6505	3.0	12.5
Q008	70 104	28 075	1876	37.369	14.965	3.0	0.133%	2.57%	7.33%	6	8	8391	3.0	12.0
H008	41 664	19 639	1147	36.324	17.122	3.5	0.108%	2.45%	9.29%	7	8	9800	1.5	12.0
V022	88 982	30 156	2341	38.010	12.882	2.5	0.135%	4.95%	2.21%	7	8	9400	2.5	12.0
N011	122 987	41 838	3319	37.055	12.606	2.5	0.122%	2.92%	5.29%	7	7	13 337	2.0	11.5
J010	99 487	38 562	3134	31.744	12.304	2.0	0.159%	2.68%	6.83%	6	5	9789	3.5	11.5
B006	35 321	17 278	1150	30.714	15.024	2.0	0.081%	2.87%	4.86%	8	8	11 154	1.5	11.5
K011	91 603	22 706	2220	41.263	10.228	2.5	0.214%	2.53%	12.68%	4	6	8447	4.0	10.5
C003	44 825	20 114	1484	30.206	13.554	1.5	0.081%	2.73%	8.64%	6	6	10 669	3.0	10.5
S019	97 756	36277	3164	30.896	11.466	1.0	0.084%	3.66%	2.45%	8	9	12 173	1.0	10.0
T001	92 802	34 516	2742	33.845	12.588	2.0	0.087%	3.48%	11.08%	5	7	8566	3.0	10.0
L013	52 802	19 799	1969	26.817	10.055	1.0	0.206%	3.80%	10.00%	3	6	6641	4.5	8.5
L012	105 944	37 563	3823	27.712	9.826	1.0	0.126%	3.92%	20.41%	3	9	11 807	1.0	5.0

（三）现场评价

1.现场评价　是采用追踪检查的方法，是一种检查过程质量管理的方法学。通过对医疗过程的各个环节进行跟踪检查，以全面评估医院服务的组织系统和程序。"个案追踪"体现以患者为中心的理念。是以患者为线索，从"患者"实际感受诊疗服务的体验，了解与评价医院整体的服务质量。通过追踪患者，了解其在医疗护理服务中的经历评价医院服务的连贯性。追踪患者接受诊疗的服务过程、察看环境设施，患者的安全、权益、隐私的保护及医院感染控制。"系统追踪"体现系统管理的思想。通过资料查阅、现场探查、员工访谈、追踪检查评价医院对评审标准、环节要点的落实程度。评价医院对规章制度、管理流程、诊疗常规与操作规范的执行力。考察医院的管理系统是否健全、配套、周密、有无疏漏。实施现场评价的评审员均要经过严格的、规范的培训，不仅是对标准理论的培训与理解，还要有实地的评价实习，以达到评审员之间的同质化，以确保不同评审员对医院评价、对标准的掌握及判读都是同样的，使医院评价公平。表3-42为34所医院的现场评价维度得分。

2.标准化的基本概念　要正确比较多家医院的条款合计通过率，必须先将多家医院的评价条款数量构成按照统一标准进行校正，然后计算出校正后的标准化通过率再进行比较。这种用统一的内部构成，然后计算标准化率的方法，称为标准化法。用标准化法来评价不同种类的医院，这样更加公平（图3-53至3-56）。

3.标准化法的最终目的　采用某影响因素（评价条款数量）的统一标准构成，以消除构成不同对合计率的影响，使通过标准化后的标准化合计率具有可比性，使评价更公正、更客观。

4.标准化率的计算方法

（1）选择标准：根据已有资料的条件，采用不同的方法计算标准化率。当标准组的分组构成N_i（构成比，N_i/N）和标化组的各分组率p_i已知时，可采用直接法；

（2）直接法的计算公式：$p' = \dfrac{\sum N_i p_i}{N}$

N_i为评价条款数量，p_i为实际通过率。

N为标准评价条款数量。$\sum N_i p_i$是预期通过评价数量，它除以标准评价条款数量N即得直接法的标准化通过率。

（3）计算

$$某一章标准化得分值（满分100）= \frac{A \times 3 + B \times 2 + C \times 1 + D \times 0}{(A+B+C+D) \times 3} \times 100$$

$$总指数 = \frac{sum(A1:A6) \times 3 + sum(B1:B6) \times 2 + sum(C1:C6) \times 1 + sum(D1:D6)D \times 0}{[sum(A1:A6)+sum(B1:B6)+sum(C1:C6)+sum(D1:D6)] \times 3} \times 100$$

表3-42 34所医院的现场评价维度得分

排名	医院代码	A数量	B数量	C数量	D数量	E数量	非E条款数量	A×3值	B×2值	C×1值	D×0值	非E条款数合计值	A×3预期值	B×2预期值	C×1预期值	D×0预期值	医院预期值合计值	医院标准化通过率指数	分位数
1	X023	256	224	109	5	43	594	768	448	109	0	19 553	25 280.65	14 747.04	3588.01	0	43 615.7	55.77	
2	K012	200	299	131	7		637	600	598	131	0	19 553	18 417.27	18 355.88	4021.1	0	40 794.25	52.16	
3	J010	187	261	169	2	18	619	561	522	169	0	19 553	17 720.89	16 488.96	5338.38	0	39 548.23	50.57	20%
4	S019	196	250	164	15	12	625	588	500	164	0	19 553	18 395.46	15 642.4	5130.71	0	39 168.57	50.08	
5	A004	209	216	164	28	20	617	627	432	164	0	19 553	19 869.9	13 690.27	5197.23	0	38 757.41	49.55	
6	J011	167	225	173	25	6	590	501	450	173	0	19 553	16 603.48	14 913.31	5733.34	0	37 250.12	47.63	
7	M010	160	248	189	16	24	613	480	496	189	0	19 553	15 310.67	15 821.02	6028.58	0	37 160.27	47.51	
8	N011	145	271	199	12	10	627	435	542	199	0	19 553	13 565.48	16 902.27	6205.82	0	36 673.57	46.89	
9	B004	146	236	213	8	34	603	438	472	213	0	19 553	14 202.68	15 305.17	6906.78	0	36 414.63	46.56	
10	V022	142	251	216	14	14	623	426	502	216	0	19 553	14 370.11	15 755.39	6779.21	0	35 904.71	45.91	
11	U021	141	248	231	8	9	628	423	496	231	0	19 553	13170.25	15 443.13	7192.27	0	35 805.65	45.78	
12	B003	129	280	217	13	25	639	387	560	217	0	19 553	11 841.96	17 135.65	6640.06	0	35 617.67	45.54	
13	P005	135	244	201	25	16	605	405	488	201	0	19 553	13 089.2	15 771.68	6496.12	0	35 357.00	45.21	
14	G008	156	239	218	32	13	645	468	478	218	0	19 553	14 187.29	14 490.44	6608.61	0	35 286.34	45.12	
15	N014	146	197	194	37	3	574	438	394	194	0	19 553	14 920.23	13 421.4	6608.51	0	34 950.14	44.69	
16	W022	101	233	198	10	7	542	303	466	198	0	19 553	10 930.92	16 811.25	7142.98	0	34 885.15	44.6	75%
17	H009	129	245	220	21	22	615	387	490	220	0	19 553	12 304.08	15 578.81	6994.57	0	34 877.47	44.59	
18	W023	114	190	173	27	74	504	342	380	173	0	19 553	13 268.11	14 742.34	6711.64	0	34 722.09	44.39	
19	Y024	107	207	156	32	76	502	321	414	156	0	19 553	12 503.01	16 125.38	6076.23	0	34 704.63	44.37	

续表

排名	医院代码	A数量	B数量	C数量	D数量	E数量	非E条款数量	A×3值	B×2值	C×1值	D×0值	非E条款数合计值	A×3预期值	B×2预期值	C×1预期值	D×0预期值	医院预期值合计值	医院标准化通过率指数	分位数
20	E007	126	222	225	23	41	596	378	444	225	0	19 553	12 401.06	14 566.33	7381.59	0	34 348.98	43.92	
21	H008	116	235	232	18	36	601	348	470	232	0	19 553	11 321.87	15 291.03	7547.91	0	34 160.82	43.68	
22	A002	104	177	178	28	28	487	312	354	178	0	19 553	12 526.77	14 213.06	7146.68	0	33 886.51	43.33	
23	C005	123	155	181	39	89	498	369	310	181	0	19 553	14 488.07	12 171.55	7106.61	0	33 766.22	43.17	
24	T020	116	122	221	28	91	487	348	244	221	0	19 553	13 972.16	9796.57	8873.13	0	32 641.87	41.74	
25	R018	100	176	220	27	26	523	300	352	220	0	19 553	11 215.87	13 159.95	8224.97	0	32 600.8	41.68	75%
26	A005	83	206	154	53	82	496	249	412	154	0	19 553	9815.92	16 241.6	6070.89	0	32 128.42	41.08	
27	D004	116	187	215	56	3	574	348	374	215	0	19 553	11 854.43	12 740.11	7323.86	0	31 918.4	40.81	
28	O015	104	207	208	54	4	573	312	414	208	0	19 553	10 646.66	14 127.3	7097.77	0	31 871.73	40.75	
29	E008	94	231	275	30	34	630	282	462	275	0	19 553	8752.3	14 338.87	8535.04	0	31 626.2	40.44	
30	B006	72	179	277	49	60	577	216	358	277	0	19 553	7319.67	12 131.67	9386.8	0	28 838.13	36.87	
31	O021	64	135	335	75	12	609	192	270	335	0	19 553	6164.49	8668.82	10755.76	0	25 589.07	32.72	
32	F009	39	119	271	69	89	498	117	238	271	0	19 553	4593.78	9344.61	10640.29	0	24 578.67	31.43	
33	F006	39	127	248	84	80	498	117	254	248	0	19 553	4593.78	9972.82	9737.24	0	24 303.83	31.07	
34	H010	25	110	321	48	74	504	75	220	321	0	19 553	2909.67	8535.04	12453.4	0	23 898.11	30.56	5%

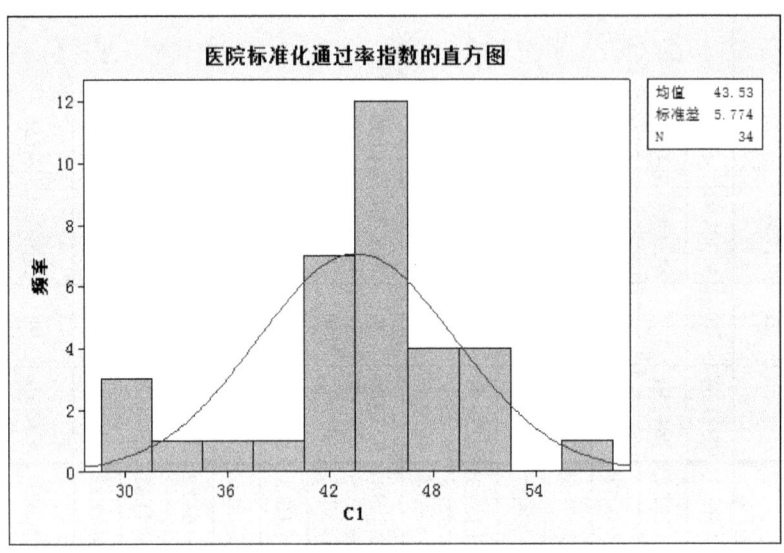

图 3-53　医院标准化通过率指数直方图

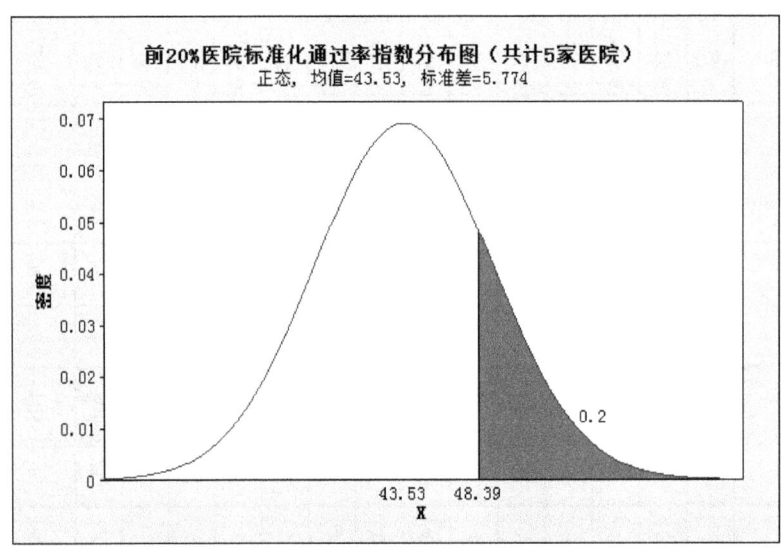

图 3-54　前 20% 医院标准化通过率指数分布图

5.现场评价值得注意改进的条款　将34所医院现场评价为"D"的条款列出,可从现场评价"D"条款中分析出带有倾向性的问题,可是医院监管部门制定政策时的依据,也可是医院关注的重点,在持续改进中加以注意;另对"标准"的下一步修改也有参考价值。所查评价结果为D的条款排列顺序如下(表3-43):

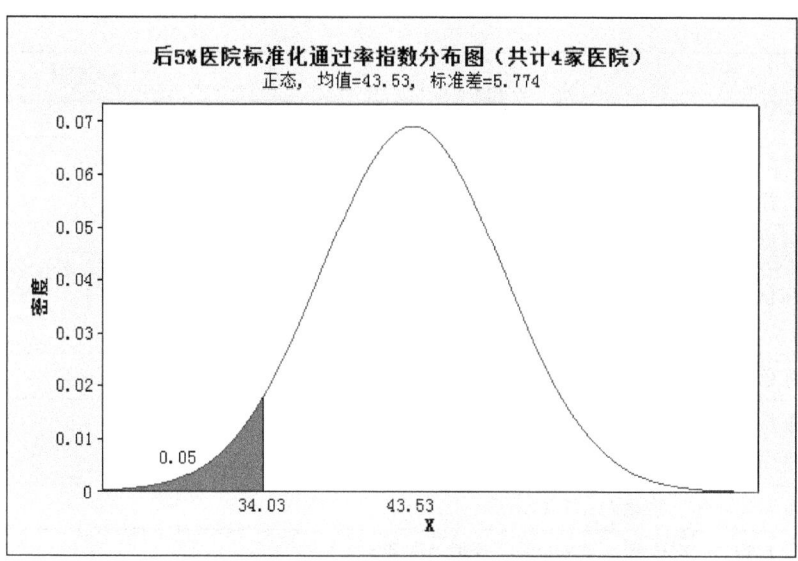

图 3-55 后 5% 医院标准化通过率指数分布图

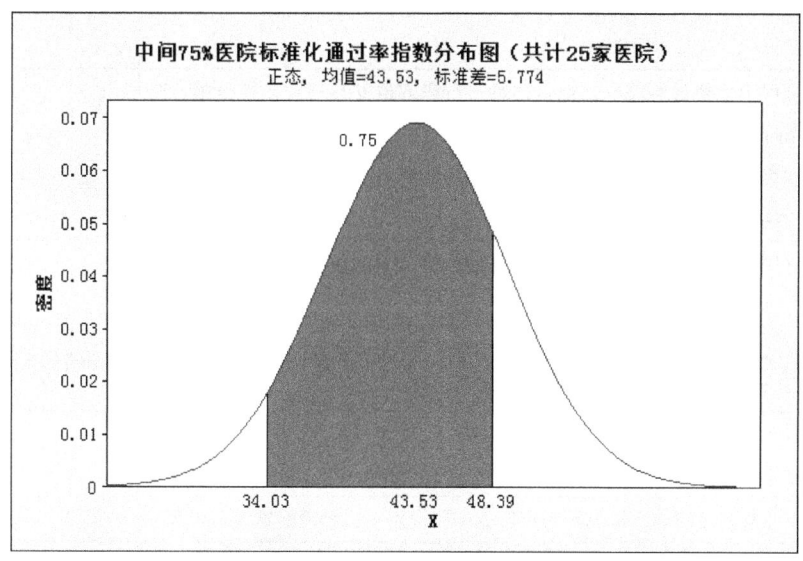

图 3-56 中间 75% 医院标准化通过率指数分布图

表 3-43 34 所医院评价结果为 D 的条款排列

项目编号	项目名称	是否核心（1:是）	评价结果 D 个数
6.6.2.2	医院实行总会计师制	0	20
4.16.7.6	所有 POCT 项目均应开展室内质控，并参加室间质评	0	14
4.17.6.9	有制度保证尸体检验病理诊断的规范、准确	0	14

续表

项目编号	项目名称	是否核心（1:是）	评价结果 D 个数
4.4.3.1	建立临床路径与单病种质量管理信息平台，定期召开联席会议，总结分析并不断改进临床路径与单病种质量管理	0	12
4.17.1.2	病理科应具有与其功能和任务相适应的工作场所	0	11
4.4.5.1	对执行临床路径管理相关的医务人员和患者进行满意度调查，总结分析影响病种实施临床路径的因素，不断完善和改进路径标准	0	11
6.8.7.3	加强危险品管理	0	11
4.10.2.1	根据相关法规要求设置感染性疾病科，其建筑规范、医疗设备和设施、人员应符合国家有关规定	0	10
4.16.2.9	实验室建立化学危险品的管理制度	0	9
4.17.6.10	病理实验室应有仪器、试剂的质控管理制度和完善的记录	0	9
4.5.2.4	规范使用与管理肠道外营养疗法	0	9
4.9.1.1.2	重症医学床位设置与人力资源配置符合《重症医学科建设与管理指南（试行）》的基本要求	1	9
6.8.6.1	安全保卫设备设施完好，重点环境、重点部位安装视频监控设施，监控室符合相关标准	0	9
2.1.1.1	实施多种形式的预约诊疗与分时段服务，对门诊和出院复诊患者实行中长期预约	0	8
4.2.7.1	建立医疗质量控制、安全管理信息数据库，为制订质量管理持续改进的目标与评价改进的效果提供依据	0	8
4.23.3.1	对住院患者实施营养评估，接受营养会诊，提供营养支持方案，按照《病历书写基本规范（试行）》的要求进行记录	0	8
4.4.4.1	对执行"临床路径"的病例，将平均住院日、诊疗效果、30日内再住院率、再手术率、并发症与合并症等指标列入监测范围	0	8
5.2.3.1	根据收住患者特点、护理等级比例、床位使用率，合理配置人力资源	0	8
6.3.3.2	医院建筑符合国家建设标准和消防规范，满足规模适宜、功能完善、布局合理、流程科学、环保节能、安全运行的要求	0	8
1.3.2.1	承担政府分配的为社区、农村培养人才的指令性任务，制订相关的制度、培训方案，并有具体措施予以保障	0	7
3.1.1.1	对就诊患者施行唯一标识（医保卡、新型农村合作医疗卡编号、身份证号码、病历号等）管理	0	7
4.15.7.2	按规定配置临床专职药师	0	7
4.16.1.1.1	临床检验项目满足临床需要	0	7

续表

项目编号	项目名称	是否核心（1:是）	评价结果 D个数
4.23.1.1	设营养科（室），并配备与其规模相适应的（医师、技师、护士、厨师、护理员等）营养专业人员	0	7
4.23.1.2	开展临床营养工作	0	7
4.27.2.2	为每一位门诊、急诊患者建立就诊记录或急诊留观病历	0	7
4.8.1.2	急诊科应当配备足够数量、受过专门训练、掌握急诊医学的基本理论、基础知识和基本操作技能，具备独立工作能力的医护人员	0	7
6.5.2.2	临床信息系统应用满足医疗工作需求	0	7
6.8.6.2	合理使用视频监控资源	0	7
6.8.7.1	消防安全管理（★）	1	7
2.3.1.1	急诊科布局、设备设施符合《急诊科建设与管理指南（试行）》的要求，实行7×24小时服务	0	6
2.8.3.1	就诊、住院的环境清洁、舒适、安全	0	6
3.4.1.1	按照手卫生规范，正确配置有效、便捷的手卫生设备和设施，为执行手卫生提供必需的保障与有效的监管措施	0	6
3.5.1.1	严格执行麻醉药品、精神药品、放射性药品、医疗用毒性药品及药品类易制毒化学品等特殊管理药品的使用与管理规章制度	0	6
4.12.3.3	对康复治疗训练过程有记载	0	6
4.15.2.4	执行"特殊管理药品"管理的有关规定	0	6
4.16.3.1	有明确的临床检验专业技术人员资质要求	0	6
4.17.2.1	病理科的人员配备和岗位设置应满足工作需要，岗位职责明确	0	6
4.17.3.1	有医院感染控制与环境安全管理程序与措施，遵照实施并记录。环境保护及人员职业安全防护符合规定	0	6
4.17.4.1	病理诊断应按照相应的规范，有复查制度、科内会诊制度	0	6
4.17.6.3	有制度保证从病理标本采集到标本运送到病理科不出现差错，除特别要求外，标本需用10%中性甲醛缓冲液固定	0	6
4.22.1.2	医、护、技岗位设置满足医院功能与任务要求	0	6
4.23.4.1	为住院患者提供适合其病情治疗需要的膳食，住院患者治疗膳食就餐率≥80%以上	0	6
4.25.1.2	放射治疗设备具有获得国家卫生行政管理部门核准的《放射诊疗许可证》与《大型医用设备配制许可证》	0	6
4.26.3.3	体内检测的实验室须使用合适的质量控制方法和检查设备性能	0	6
4.26.5.1	开展诊断核医学活动应符合GBZ120-2002《临床核医学卫生防护标准》中的要求	0	6

续表

项目编号	项目名称	是否核心（1:是）	评价结果 D 个数
4.27.2.6	保持病案的可获得性	0	6
4.8.1.1	急诊科布局、设备设施符合《急诊科建设与管理指南（试行）》的要求	0	6
5.5.1.1.1	手术室建筑布局合理，分区明确，标识清楚，符合功能流程合理和洁污区域分开的基本原则	0	6
6.8.3.2	食品原料采购、仓储和食品加工规范，符合卫生管理要求	0	6
2.2.4.1	有制度与流程支持开展多学科综合门诊，并取得成效	0	5
2.6.2.1	向患者或其近亲属、授权委托人说明病情及治疗方式、特殊治疗及处置，并获得其同意 说明内容，应有记录	0	5
3.5.1.2	有高浓度电解质、听似、看似等易混淆的药品贮存与识别要求	0	5
4.11.2.2	充分发挥中医特色，建立并完善中医与西医临床科室的协作机制，为患者提供适宜的诊疗服务	0	5
4.11.3.1	根据医院规模和临床需要，设置规范的中药房与中药煎药室	0	5
4.12.1.1	有康复诊疗指南/规范，康复医师对每位康复患者有明确诊断与功能评估，制订康复治疗计划。开展了临床早期康复介入服务	0	5
4.12.4.2	对康复治疗训练效果、舒适程度、愿望与意见、并发症、预防二次残疾等有评价	0	5
4.12.5.1	由科主任、护士长与具备资质的人员组成质量与安全管理小组，开展质量与安全管理	0	5
4.15.2.3	有药品贮存制度，贮存药品的场所、设施与设备符合有关规定	0	5
4.15.3.3	护士抄（转）录用药医嘱及执行给药医嘱应遵守操作规程，必须经过核对，确保准确无误	0	5
4.16.2.2	实验室进行生物安全分区并合理安排工作流程以避免交叉污染	0	5
4.16.2.4	有消防安全保障	0	5
4.16.7.2	有完整的标本采集运输指南、交接规范、检验回报时间控制等相关制度	0	5
4.19.2.1	有独立建制的输血科，职责明确并执行到位，开展质量与安全管理，持续改进输血工作	0	5
4.21.5.1	环境保护及工作人员职业健康防护符合规定	0	5
4.23.1.3	营养科（室）建立健全并落实临床营养工作管理制度，并对各级人员进行岗位培训	0	5
4.26.4.1	特殊检查室设计及空间区域划分应符合特殊检查需求，保证检查质量并能将有害光、射线、磁场限制在检查患者所需的范围，避免医务人员及其他人员接触有害物质	0	5

续表

项目编号	项目名称	是否核心（1：是）	评价结果 D 个数
4.5.5.2	用新制定与更新后的临床诊疗工作的指南/规范培训相关人员，并在临床诊疗工作遵照执行	0	5
4.5.8.1	新生儿病室符合规范	0	5
4.7.8.4	建立麻醉质量管理数据库	0	5
4.8.1.3	急诊医务人员经过专业培训，能够胜任急诊工作，考核达到"急诊医师、护理人员技术和技能要求"	0	5
5.2.2.1	有护理单元护理人员人力配置的依据和原则	0	5
6.4.1.5	有人员紧急替代机制，以保持患者获得连贯诊疗	0	5
6.4.2.2	外来短期工作人员的技术资质管理	0	5
6.5.2.1	管理信息系统应用满足医院管理需求	0	5
6.9.7.1	加强医用耗材（包括植入类耗材）和一次性使用无菌器械管理	0	5
1.1.3.1	临床科室一级、二级诊疗科目设置、人员梯队与诊疗技术能力符合省级卫生行政部门规定的标准	0	4
1.4.3.1	开展灾害脆弱性分析，明确医院需要应对的主要突发事件及应对策略（★）	1	4
1.6.4.1	依法取得相关资质，并按药物临床试验管理规范（GCP）要求开展临床试验	0	4
2.6.4.1	开展实验性临床医疗应严格遵守国家法律、法规及部门规章，有审核管理程序，并征得患者书面同意	0	4
2.8.1.1	为患者提供就诊接待引导、咨询服务	0	4
2.8.4.1	有保护患者的隐私设施和管理措施	0	4
3.5.2.1	处方或用药医嘱在转抄和执行时有严格的核对程序，并由转抄和执行者签名确认	0	4
4.10.2.3	落实预检分诊制度，实行首诊负责制，及时报告疫情，规范接诊和治疗传染病患者，协助专业公共卫生机构及有关部门进行突发公共卫生事件和传染病疫情调查、采样与处理以及相关控制传播措施	0	4
4.11.2.3	开展辨证施护，提供具有中医特色的优质护理服务	0	4
4.12.2.1	患者及家属、授权委托人知情同意，主动参与康复治疗	0	4
4.12.3.2	制定康复相关的医疗文书书写要求、质量控制标准、康复意外紧急处置预案	0	4
4.15.7.3	临床药师按其职责、任务和有关规定参与临床药物治疗	0	4
4.16.4.4	检验报告格式规范、统一	0	4

续表

项目编号	项目名称	是否核心（1:是）	评价结果 D 个数
4.17.6.1	病理检查的质量管理措施到位	0	4
4.17.6.2	病理检查申请单必须完整填写患者相关的资料，字迹清晰、内容完整	0	4
4.17.6.7	有制度保证特殊染色操作规范	0	4
4.18.1.3	科室有必要的紧急意外抢救用的药品器材，相关人员具备紧急抢救能力，有与临床科室紧急呼救与支援的机制与流程	0	4
4.19.2.2	输血科人员结构、房屋设施和仪器设备均符合规定要求	0	4
4.19.3.1	开展对临床医师输血知识的教育与培训，开展临床用血评价，促进临床合理用血	0	4
4.20.4.1	执行手卫生规范，实施依从性监管	0	4
4.21.3.2	掌握介入诊疗技术的适应证和禁忌证，履行知情同意，保障患者安全	0	4
4.22.7.2	建立与完善运行中的数据库，做到实时记录，有质量与安全管理指标	0	4
4.23.2.1	医院现行的规章制度，有"住院患者的各类膳食的适应证和膳食应用原则"	0	4
4.24.6.3	定期开展高压氧治疗质量评价	0	4
4.25.4.2	对放射治疗有效果评价	0	4
4.26.2.1	特殊检查室卫生技术人员应依法获得资质，负责日常管理及医疗业务工作	0	4
4.26.5.3	临床核医学诊断时的防护符合要求	0	4
4.26.6.1	科主任、护士长与具备资质的质量控制人员组成质量与安全管理小组或由专人负责，开展质量与安全管理，有明确的质量与安全管理指标	0	4
4.27.2.4	住院病案首页应有主管医师签字，应列出患者所有与本次诊疗相关的诊断与手术、操作名称	0	4
4.4.2.1	遵照循证医学原则，结合本院实际，制定本院执行文件，实施教育培训	0	4
4.4.6.1	有单病种质量指标信息台账	0	4
4.4.6.2	专人负责上报单病种质量信息	0	4
4.5.2.8	对疑难危重患者、恶性肿瘤患者，实施多学科综合诊疗，为患者制订最佳的住院诊疗计划/方案	0	4
4.5.7.2	医院对科室有明确的质量与安全指标，医院与科室定期评价，有持续改进的效果	0	4
4.5.8.2	医护人员配备符合要求，人员梯队结构合理	0	4
4.6.3.1	在患者手术前履行知情同意	0	4
4.7.1.1	实行麻醉医师资格分级授权管理，并有明确的制度	0	4

续表

项目编号	项目名称	是否核心（1:是）	评价结果D个数
4.8.4.2	对急性创伤、急性心肌梗死、急性心力衰竭、急性脑卒中、急性颅脑损伤、急性呼吸衰竭等重点病种的急诊服务流程与服务时限有明文规定，能落实到位	0	4
4.8.6.2	医院对急诊有明确的质量与安全指标，医院与科室能定期评价，有能够显示持续改进效果的记录	0	4
5.2.1.4	有全院护理人员的人员名册、薪酬、享有福利待遇、参加社会保险等信息，落实同工同酬。薪酬向临床一线和关键岗位倾斜，体现多劳多得，优绩优酬	0	4
5.5.2.2.1	实施集中管理，合理配备工作人员，符合卫生部管理消毒供应中心管理规范要求	0	4
6.11.3.1	建立社会评价质量控制体系与数据库，确保社会评价结果的客观公正	0	4
6.4.5.1	贯彻与执行《劳动法》等国家法律法规的要求，建立与完善职业安全防护与伤害的措施、应急预案、处理与改进的制度，上岗前有职业安全防护教育	0	4
6.6.1.1	执行相关法律法规，财务管理制度健全，财务管理体制和机构设置合理	0	4
6.8.8.1	遵守国家法律、法规要求，相关岗位操作人员应具有上岗证、操作证，且操作人员应掌握技术操作规程	0	4
6.9.3.2	有大型医用设备成本效益、临床使用效果、质量等分析	0	4
1.1.2.1	主要承担急危重症和疑难疾病的诊疗。医学影像与介入诊疗部门可提供24小时急诊诊疗服务	0	3
1.1.4.1	医技科室服务能满足临床科室需要，项目设置、人员梯队与技术能力符合省级卫生行政部门规定的标准	0	3
1.2.5.1	按照《国家基本药物临床应用指南》《国家基本和药物处方集》及医疗机构药品使用管理有关规定，规范医师处方行为，确保基本药物的优先合理使用	0	3
1.3.7.1	根据《统计法》与卫生行政部门规定，完成医院基本运行状况、医疗技术、诊疗信息和临床用药监测信息等相关数据报送工作，数据真实可靠	0	3
1.4.3.2	编制各类应急预案（★）	1	3
2.1.3.1	建立与挂钩合作的基层医疗机构的预约转诊服务	0	3
2.2.3.1	根据门诊就诊者流量调配医疗资源，做好门诊和辅助科室之间的协调配合	0	3
2.3.1.2	急诊科应当配备足够数量、受过专门训练、掌握急诊医学的基本理论、基础知识和基本操作技能，具备独立工作能力的医护人员	0	3

续表

项目编号	项目名称	是否核心（1:是）	评价结果 D个数
2.3.2.2	建立急性创伤、急性心肌梗死、急性心力衰竭、急性脑卒中、急性颅脑损伤、急性呼吸衰竭等重点病种的急诊服务流程与规范（★）	1	3
2.4.1.1	完善患者入院、出院、转科服务管理工作制度和标准，改进服务流程，方便患者	0	3
2.4.4.1	加强出院患者健康教育和随访预约管理，提高患者健康知识水平和出院后医疗、护理及康复措施的知晓度	0	3
2.6.1.1	患者或其近亲属、授权委托人对病情、诊断、医疗措施和医疗风险等具有知情选择的权利。医院有相关制度保证医务人员履行告知义务（★）	1	3
2.6.3.1	对医务人员进行知情同意和告知方面的培训，主管医师能够使用患者易懂的方式、语言，与患者及其近亲属沟通并履行书面同意手续	0	3
2.7.2.1	公布投诉管理部门、地点、接待时间、联系方式以及投诉电话，建立健全投诉档案	0	3
2.7.3.1	根据患者和员工的投诉，持续改进医疗服务	0	3
3.3.3.1	有手术安全核查与手术风险评估制度与流程（★）	1	3
3.4.2.1	医务人员在临床诊疗活动中应严格遵循手卫生相关要求（手清洁、手消毒、外科洗手操作规程等）	0	3
3.9.1.1	有主动报告医疗安全（不良）事件的制度与工作流程（★）	1	3
4.10.3.2	按照《医疗废物管理条例》要求，规范处理医疗废物	0	3
4.12.4.1	有定期的康复治疗与训练效果评定标准与程序	0	3
4.13.2.1	依据服务范围，建立疼痛评估、疗效评估与追踪随访等相关制度，规范开展诊疗活动	0	3
4.15.2.8	有肠外营养液和危害药物等静脉用药的调配规定	0	3
4.15.3.1	临床药物治疗执行有关法规、规章制度，遵循相关技术规范	0	3
4.15.3.2	医师开具处方应按照《处方管理办法》的要求执行	0	3
4.16.2.3	实验室配置充分的安全防护设施	0	3
4.16.7.3	常规开展室内质控	0	3
4.17.1.3	病理科有必需的专业技术设备	0	3
4.17.6.8	有制度保证免疫组织化学染色操作的规范和准确	0	3
4.18.1.2	根据医院规模和任务配备医疗技术人员，人员梯队结构合理	0	3
4.18.4.2	有受检者和工作人员防护措施	0	3
4.19.5.1	有血液贮存质量监测与信息反馈的制度（★）	1	3
4.2.4.1	有医疗风险管理方案	0	3

续表

项目编号	项目名称	是否核心（1:是）	评价结果 D个数
4.20.3.1	医院感染专职人员和监测设施配备符合要求，开展目标性监测、全院综合性监测	0	3
4.20.6.2	有细菌耐药监测及预警机制，各重点部门应了解其前五位的医院感染病原微生物名称及耐药率	0	3
4.20.7.1	根据国家法规，结合医院的具体情况，制定全院和不同部门的消毒与隔离制度	0	3
4.22.1.3	分区布局、设施设备符合相关规定	0	3
4.22.2.4	有紧急意外情况与并发症的紧急处理预案	0	3
4.23.5.1	科室有质量管理小组或专人负责质量管理，开展质量与安全管理	0	3
4.24.1.1	医用氧舱的准入、设置与布局符合规范	0	3
4.25.1.3	具备开展放射治疗的基本技术	0	3
4.26.3.2	放射性分析程序除符合临床生物化学的质量控制要求外，还应有书面质量控制流程	0	3
4.27.3.1	医院有保护病案及信息安全的相关制度，有应急预案	0	3
4.27.5.1	采用卫生部发布的疾病分类ICD10与手术操作分类ICD9-CM-3，对出院病案进行分类编码（★）	1	3
4.27.7.1	医院有电子病历系统的建设的方案与计划，电子病历符合《电子病历基本规范》	0	3
4.3.1.1	依据法律法规开展医疗技术服务，与功能任务相适应	0	3
4.3.4.1	有临床科研项目中使用医疗技术的管理制度与审批程序，充分尊重患者的知情权和选择权	0	3
4.5.2.5	遵守激素类药物与血液制剂的使用指南或规范	0	3
4.5.2.6	肿瘤化学治疗等特殊药物的规范使用	0	3
4.5.2.7	开展单病种过程质量管理	0	3
4.5.8.3	新生儿室感染管理符合规范	0	3
4.6.1.1	有手术医师资格分级授权管理制度与规范性文件	0	3
4.6.1.2	有定期手术医师能力评价与再授权的机制	0	3
4.6.2.1	有患者病情评估与术前讨论制度	0	3
4.7.1.2	对麻醉医师有定期执业能力评价和再授权制度	0	3
4.7.4.1	执行手术安全核查，麻醉的全过程在病历/麻醉单上得到充分体现	0	3
4.7.7.1	建立麻醉科与手术科室和输血科的有效沟通，严格掌握术中输血适应证，合理、安全输血	0	3

续表

项目编号	项目名称	是否核心（1:是）	评价结果 D个数
4.8.1.4	急诊抢救工作由主治医师以上（含主治医师）主持与负责，急诊服务及时、安全、便捷、有效，提高急诊分诊能力	0	3
4.8.2.1	落实首诊负责制，与挂钩合作的基层医疗机构建立急诊、急救转接服务制度	0	3
4.8.3.2	有急诊留观患者管理制度与流程，控制留观时间原则上不超过72小时	0	3
4.8.3.3	有急诊患者优先住院的制度与机制，保证急诊处置后需住院治疗的患者能够及时收入相应的病房	0	3
4.8.4.1	实施急诊分区救治、有与医院功能任务相适应的急诊服务流程与规范，各科室职责明确	0	3
4.8.5.2	医护人员能够熟练、正确使用各种抢救设备，掌握各种抢救技能，包括高级心肺复苏技能	0	3
4.9.1.1.1	重症医学科布局、设备设施符合《重症医学科建设与管理指南（试行）》的基本要求	1	3
5.5.1.3.1	手术室执行《手术安全核查》制度，有患者交接、安全核查、安全用药、手术物品清点、标本管理等安全制度，遵医嘱正确用药，有突发事件的应急预案	0	3
5.5.2.1.1	建筑布局合理，设施、设备完善，符合相关规范要求工作区域划分符合消毒隔离要求	0	3
5.5.3.2.1	新生儿室护理人力资源合理配备，经专业理论与技术培训，考核合格，实施责任制护理	0	3
5.5.3.3.1	有护理专项质量管理考核标准、培训及记录安全措施落实到位	0	3
5.5.3.4.1	对医务人员手卫生进行培训，提高依从性；新生儿暖箱、奶瓶、奶嘴消毒规范；有传染病患儿隔离护理措施	0	3
6.2.2.3	加强管理部门的效能建设，实行目标管理责任制	0	3
6.4.1.2	医院有人力资源发展规划、人才梯队建设计划和人力资源配置方案	0	3
6.4.1.4	专业技术人员具备相应岗位的任职资格	0	3
6.5.4.1	加强信息系统的安全保障和患者隐私保护	0	3
6.8.4.2	工作人员的安全防护符合规定	0	3
6.9.2.1	建立医学装备管理组织技术队伍，人员配置合理	0	3
6.9.4.1	加强医学装备安全有效管理，对医疗器械临床使用安全控制与风险管理有明确的工作制度与流程。建立医疗器械临床使用安全事件监测与报告制度	0	3

续表

项目编号	项目名称	是否核心（1:是）	评价结果D个数
6.9.8.2	有明确的质量与安全指标,科室能开展定期评价活动,解读评价结果,有持续改进效果的记录	0	3
5.5.3.1	有新生儿病室工作制度、岗位职责、突发事件应急预案	0	2
5.5.3.3	有护理专项质量管理,分级护理措施到位,患儿安全制度落实到位	0	2
5.5.2.1	建筑布局合理,设施、设备完善,符合规范要求,工作区域划分符合消毒隔离要求	0	2
4.2.2.3	有临床技术操作规范和临床诊疗指南	0	2
1.1.1.1	医院的功能、任务和定位明确,保持适度规模,符合卫生行政部门规定三级医院设置标准	0	2
1.2.2.1	按照规范开展住院医师规范化培训工作,做到制度、师资与经费落实,做好培训基地建设	0	2
1.2.3.1	将推进规范诊疗、临床路径管理和单病种质量控制作为推动医疗质量持续改进的重点项目	0	2
1.3.3.1	根据《中华人民共和国传染病防治法》和《突发公共卫生事件应急条例》等相关法律法规承担传染病的发现、救治、报告、预防等任务	0	2
1.3.4.1	建立院前急救与院内急诊"绿色通道"有效衔接的工作流程	0	2
1.4.4.1	开展全员应急培训和演练,提高各级、各类人员的应急素质和医院的整体应急能力	0	2
1.4.4.2	医院有停电事件的应急对策	0	2
1.5.2.1	承担本科及以上医学生的临床教学和实习任务	0	2
2.4.2.2	为患者提供办理入院、出院手续个性化服务和帮助	0	2
2.6.5.1	保护患者的隐私权,尊重民族习惯和宗教信仰	0	2
3.1.2.1	在诊疗活动中,严格执行"查对制度",至少同时使用姓名、年龄两项等项目核对患者身份,确保对正确的患者实施正确的操作(★)	1	2
3.1.3.1	完善关键流程(急诊、病房、手术室、ICU、产房、新生儿室之间流程)的患者识别措施,健全转科交接登记制度	0	2
3.9.3.1	定期分析医疗安全信息,利用信息资源改进医疗安全管理	0	2
4.1.2.2	医院质量与安全管理委员会及各质量相关委员会能在质量与安全管理中发挥作用	0	2
4.10.3.1	为医务人员提供符合国家标准的消毒与防护用品,根据标准预防的原则,采取标准防护措施	0	2
4.11.4.1	科主任、护士长及具备资质的人员组成的质量管理小组,根据中医特色,应用质量管理工具开展质量管理与持续改进活动	0	2

续表

项目编号	项目名称	是否核心（1:是）	评价结果 D 个数
4.12.3.1	康复治疗训练人员具备相应的资质	0	2
4.12.5.2	开展质量与安全的教育与培训	0	2
4.13.4.1	有疼痛治疗常见并发症的预防规范与风险防范程序，有相关培训教育	0	2
4.15.1.3	根据医院功能任务及规模，配备药学专业技术人员，岗位职责明确	0	2
4.15.2.7	制剂的配制与使用符合有关规定	0	2
4.15.3.5	药师应按照《处方管理办法》对处方进行适宜性审核、调配发药，对临床不合理用药进行有效干预。医院有可行的监督机制与措施	0	2
4.17.2.2	由具备病理学诊断所规定资质的医师从事术中快速病理、常规组织病理、细胞病理、免疫病理、超微病理及分子病理的诊断工作	0	2
4.17.2.3	由具备病理专业资质的技术人员制作细胞涂片、冰冻切片、石蜡切片、免疫组化、电镜切片和各种分子检测，其质量与时限符合相关规定	0	2
4.18.3.1	医学影像诊断报告及时、规范，有审核制度与流程	0	2
4.19.1.3	制定医院用血计划，实行用血申请分级管理，建立临床用血评价公示制度	0	2
4.19.3.4	医疗机构应当积极开展血液保护相关技术，建立自身输血、围手术期血液保护等输血技术管理制度	0	2
4.19.4.2	建立输血管理信息系统，做好血液入库、储存和发放管理	0	2
4.2.4.3	开展防范医疗风险确保患者安全的相关知识、技能的教育与培训	0	2
4.2.5.1	医院与职能部门领导接受全面质量管理培训与教育，至少掌握1～2项质量管理改进方法及质量管理常用技术工具，改进质量管理工作	0	2
4.20.7.2	有满足消毒要求的合格的设备、设施与消毒剂	0	2
4.21.3.1	有介入诊疗医师资质的授权管理	0	2
4.22.5.1	有透析液和透析用水质量监测制度与执行的流程，有完整的水质量监测记录	0	2
4.24.3.1	掌握高压氧治疗的适应证、禁忌证，执行医嘱，有完整的工作流程及记录	0	2
4.24.4.1	由经培训并具备相应资格的医师负责，操作人员、维护人员取得相应资格证书	0	2
4.25.6.2	放射诊疗工作人员能掌握心肺复苏基本技能	0	2
4.26.3.1	由具备专业资质的执业医师出具诊断报告，解读检查结果	0	2
4.26.5.2	有明确的事故应急预案	0	2
4.27.2.1	按规定为门诊、急诊、住院患者书写病历记录	0	2

续表

项目编号	项目名称	是否核心（1：是）	评价结果 D 个数
4.27.2.3	为每一位住院患者建立并保存病案	0	2
4.27.2.5	病程记录及时、完整、准确，符合原卫生部《病历书写基本规范》	0	2
4.27.7.2	由文字处理软件编辑、打印的病历文档，病历记录全部内容、格式、时间、签名均以纸版记录为准，而非模版拷贝生成的病历记录	0	2
4.3.5.1	实行高风险技术操作的卫生技术人员授权制度（★）	1	2
4.3.5.2	建立相应的资格许可授权程序及考评标准，对资格许可授权实施动态管理（★）	1	2
4.5.2.3	规范使用与管理抗菌药物	0	2
4.5.3.2	每一位住院患者均有适宜的诊疗计划，由高级职称医师负责评价与核准	0	2
4.5.4.1	有院内会诊管理制度与流程	0	2
4.5.5.1	制定与更新医院临床诊疗工作的指南/规范	0	2
4.6.2.2	根据临床诊断、病情评估的结果与术前讨论，制订手术治疗计划或方案	0	2
4.6.4.1	有重大手术报告审批制度	0	2
4.6.7.1	制订患者术后医疗、护理和其他服务计划	0	2
4.6.8.2	医院对手术科室有明确的质量与安全指标，医院与科室能定期评价，有能够显示持续改进效果的记录（★）	1	2
4.7.3.1	履行麻醉知情同意	0	2
4.7.5.1	麻醉后复苏室合理配置，管理措施到位（★）	1	2
4.7.5.2	有麻醉复苏室患者转入、转出标准与流程（★）	1	2
4.8.3.1	加强急诊检诊、分诊，及时救治急危重症患者，有效分流非急危重症患者	0	2
4.9.3.1	医护人员实行资格、技术能力准入及授权管理	0	2
5.1.4.4	能提供体现适时修订并有修订标识的护理制度，修订部分均遵守相关法律、法规和规章	0	2
5.3.1.1	根据分级护理的原则和要求，实施护理措施，	0	2
5.3.6.1	执行查对制度，能遵照医嘱正确提供治疗、给药等护理服务，及时观察、了解患者用药及治疗反应	0	2
5.4.3.1	有针对护理安全（不良）事件案例成因分析及讨论记录	0	2
5.5.1.2.1	建立手术室各项规章制度、岗位职责及操作常规，有考核及记录。工作人员配备合理	0	2

续表

项目编号	项目名称	是否核心（1:是）	评价结果 D 个数
6.1.1.1	院及科室命名规范，提供的诊疗项目与执业许可证上核准的诊疗科目全部相符。凡医院内命名为"中心"、"研究所"等机构者，均持有省级及以上卫生行政部门批准的文件	0	2
6.1.3.1	在医院执业的卫生技术人员全部具有执业资格，注册执业地点在本院或符合卫生行政部门相关规定（如多点执业、对口支援等），具有执业资格的研究生、进修人员在上级医师(含护理、医技)指导下执业（★）	1	2
6.2.4.1	医院与科室领导掌握现行的有关法律法规和部门规章，并能够定期参加管理技能培训，掌握管理技能	0	2
6.4.4.2	重点专科带头人专业技术水平领先	0	2
6.6.7.2	严格执行预算，加强预决算管理和监督	0	2
6.8.10.1	制订外包业务管理制度	0	2
6.8.2.2	有完善的物流供应系统，物资供应满足医院需要	0	2
6.8.3.1	有专职部门或专人负责医院膳食服务，并建立健全各项食品卫生安全管理制度和岗位责任	0	2
6.8.7.2	加强特种设备管理	0	2
6.8.9.1	环境卫生符合爱国卫生运动和无烟医院的相关要求，环境美化、绿化、道路硬化，做到优美、整洁、舒适	0	2
6.9.3.1	制定常规与大型医学装备配置方案	0	2
6.9.4.2	放射与放疗等装备相关机房环境安全符合要求	0	2
6.9.4.4	加强计量设备监测管理	0	2
6.9.6.2	用于急救、生命支持系统仪器装备要始终保持在待用状态（★）	1	2
6.9.6.3	建立全院保障装备应急调配机制	0	2
6.9.8.1	成立科室医学装备质量与安全管理的团队	0	2
4.7.6.1	建立术后、慢性疼痛、癌痛患者的镇痛治疗管理的规范与流程，能有效地执行	0	2
5.5.1.3	手术室执行《手术安全核查》制度，有患者交接核查、安全用药、手术物品清点、标本管理等安全制度，遵医嘱正确用药，有突发事件的应急预案	0	1
5.5.1.1	手术室建筑布局合理，工作流程符合要求	0	1
5.5.1.4	有消毒隔离制度，各项措施落实到位	0	1
5.5.3.2	新生儿室护理人力配备合理，护理人员经过专业理论与技术培训及考核合格，实施责任制护理	0	1

续表

项目编号	项目名称	是否核心（1：是）	评价结果 D个数
5.5.1.2	手术室有工作制度、岗位职责及操作常规，有培训。工作人员配备合理	0	1
5.5.2.2	实施集中管理，合理配备工作人员，建立与其相适应的管理体制，符合规范要求	0	1
4.9.1.1	重症医学科布局、设备设施、人力资源配置符合《重症医学科建设与管理指南（试行）》的基本要求（★）	0	1
4.2.2.2	执行医疗质量管理制度，重点是核心制度	0	1
1.3.1.1	将对口支援县医院和乡镇卫生院（以下简称受援医院）及支援社区卫生服务工作纳入院长目标责（★）	1	1
1.4.5.1	制订应急物资和设备储备计划且有严格的管理，制度及审批程序有适量，应急物资储备有应对，应急物资设备短缺的紧急供应渠道	0	1
1.5.1.1	教学师资、设备设施符合医学院校教育要求，承担研究生学历教育，具备研究生学位授权点	0	1
1.5.3.1	承担住院医师规范化培训和县级医院骨干医师培养任务	0	1
1.6.3.1	医院有将研究成果转化实践应用的激励政策，并取得成效	0	1
2.2.1.1	优化门诊布局结构，完善门诊管理制度，落实便民措施，减少就医等待，改善患者就医体验，有急危重症患者优先处置的制度与程序	0	1
2.3.2.1	加强急诊检诊、分诊，落实首诊负责制，及时救治急危重症患者（★）	1	1
2.3.3.1	根据重大突发事件应急医疗救援预案，制定大规模抢救工作流程，保障绿色通道畅通	0	1
2.5.3.1	保障各类参加基本医疗保障人员的权益强化，参保患者知情同意	0	1
2.7.1.1	贯彻落实《医院投诉管理办法（试行）》，实行"首诉负责制"，设立或指定专门部门统一接受、处理患者和医务人员投诉，及时处理并答复投诉人（★）	1	1
2.7.4.1	对员工进行纠纷防范及处理的专门培训，有记录	0	1
2.8.2.1	急诊与门诊候诊区、医技部门、住院病区等均有明显、易懂的标识	0	1
2.8.5.1	执行《无烟医疗机构标准（试行）》及《关于2011年起全国医疗卫生系统全面禁烟的决定》	0	1
2.8.6.1	落实创建"平安医院"九点要求，有措施，构建和谐医患关系，优化医疗、执业环境有成效	0	1
3.1.4.1	使用"腕带"作为识别患者身份的标识，重点是重症监护病房、新生儿科（室），手术室、急诊室等部门，以及意识不清、语言交流障碍的患者等	0	1

续表

项目编号	项目名称	是否核心（1:是）	评价结果 D 个数
3.10.2.1	主动邀请患者参与医疗安全活动	0	1
3.2.1.1	按规定开具完整的医嘱或处方	0	1
3.2.2.1	有紧急情况下下达口头医嘱的相关制度与流程	0	1
3.3.2.1	有手术部位识别标示相关制度与流程	0	1
3.9.2.1	有激励措施鼓励医务人员参加《医疗安全（不良）事件报告系统》网上自愿报告活动	0	1
4.1.1.1	有健全的质量管理体系，院长是第一责任人	0	1
4.1.1.3	科主任是科室质量与安全管理第一责任人，负责组织落实质量与安全管理及持续改进相关任务	0	1
4.12.1.2	住院患者康复治疗	0	1
4.13.3.1	依据服务的范围，为患者提供疼痛知识教育，履行知情同意手续	0	1
4.13.5.1	有质量与安全管理小组或专人负责科室质量与安全管理工作	0	1
4.14.2.1	建立患者入院评估、住院说明、诊疗规范疗效评估以及病历书写等相关制度，用临床路径指导诊疗活动	0	1
4.14.5.1	为精神残障者提供出院康复指导与随访	0	1
4.15.1.2	有药事管理工作制度	0	1
4.15.2.10	建立完善的药品管理信息系统，与医院整体信息系统联网运行	0	1
4.15.2.2	建立药品质量监控体系，有效控制药品质量	0	1
4.15.2.5	对全院的急救等备用药品进行有效管理，确保质量与安全	0	1
4.15.4.1	医师、药师按照《国家基本药物临床应用指南》、《国家基本药物处方集》，优先合理使用基本药物，并有相应监督考评机制	0	1
4.15.5.1	抗菌药物管理有适当的组织，并制定章程，明确职责，对抗菌药物的不合理使用有检查、干预和改进措施（★）	1	1
4.15.7.1	开展以患者为中心、以合理用药为核心的临床药学工作	0	1
4.16.1.1.2	能提供 24 小时急诊检验服务	0	1
4.16.1.3	检验项目、设备、试剂管理符合现行法律法规及卫生行政部门标准的要求	0	1
4.16.2.7	实验室废弃物、废水的处置符合要求	0	1
4.16.3.2	不同实验组组织有针对性的上岗、轮岗、定期培训及考核，对通过考核的人员予以适当授权	0	1
4.16.4.1	保证每一项检验结果的准确性	0	1
4.16.4.2	严格执行检验报告双签字制度	0	1

续表

项目编号	项目名称	是否核心 (1: 是)	评价结果 D 个数
4.16.7.1	由科主任与具备资质的质量控制人员组成质量与安全管理小组,制定质量与安全管理计划和质量控制指标,开展质量管理工作	0	1
4.16.7.4	参加室间质评或能力验证计划	0	1
4.16.7.7	实验室信息管理完善	0	1
4.17.1.1	病理科应具有与其功能和任务相适应的服务项目	0	1
4.17.4.5	建立规范的院际病理切片会诊制度	0	1
4.17.5.1	有病理医师与临床医师随时沟通的相关制度与流程,解释病理检查结果,为临床诊断与外科手术方案提供支持	0	1
4.17.5.2	支持下级医院解决病理诊断问题	0	1
4.17.6.11	参加行业内组织的各种实验室质控活动	0	1
4.17.6.5	常规病理制片应按照相应的规范,有质量控制措施和记录	0	1
4.17.6.6	有制度保证术中快速病理(含快速石蜡)诊断的规范、准确	0	1
4.18.1.1	医学影像科通过医疗机构执业诊疗科目许可登记,符合《放射诊疗管理规定》,取得《放射诊疗许可证》,提供诊疗服务满足临床需要	0	1
4.18.2.2	定期校正放射诊疗设备及其相关设备的技术指标和安全、防护性能,并符合有关标准与要求	0	1
4.18.3.2	有重点病例随访与反馈制度,有疑难病例分析与读片会	0	1
4.18.4.1	有医学影像设备定期检测、放射安全管理等相关制度,医学影像科通过环境评估	0	1
4.18.4.3	制定放射安全事件应急预案并组织演练	0	1
4.18.5.1	有科室质量与安全管理小组,能够用质量管理工具,开展质量与安全管理,持续改进科室医疗质量	0	1
4.19.1.1	建立临床输血管理委员会并履行工作职能	0	1
4.19.1.2	依据输血管理的法律、法规和临床输血技术规范制定输血管理文件	0	1
4.19.2.3	具备为临床提供 24 小时供血服务的能力,满足临床工作需要	0	1
4.19.3.3	有临床用血前评估和用血后效果评价制度,严格掌握输血适应证,做到安全、有效、科学用血	0	1
4.19.4.1	落实临床用血申请、申请审核制度,履行用血报批手续	0	1
4.19.4.3	建立输血标本采集流程,执行输血前核对制度(★)	1	1
4.19.5.2	有临床输血过程的质量管理监控及效果评价的制度与流程(★)	1	1
4.19.5.4	有控制输血严重危害(SHOT)的方案与实施情况记录(★)	1	1
4.2.1.1	有医疗质量管理和持续改进实施方案及相配套制度、考核标准、考核办法、质量指标、持续改进措施	0	1

续表

项目编号	项目名称	是否核心（1:是）	评价结果 D 个数
4.2.1.2	有医疗质量关键环节重点部门管理标准与措施	0	1
4.2.5.2	科室质量与安全管理小组成员，具有相关质量管理技能，开展质量管理工作	0	1
4.2.6.1	有全员质量与安全教育和培训	0	1
4.20.2.1	有医院感染管理培训计划、培训大纲和培训教材，实施全员培训	0	1
4.20.3.2	有重点环节、重点人群与高危险因素的监测。对下呼吸道、手术部位、导尿管相关尿路、血管导管相关血流、皮肤软组等主要部位感染有具体预防控制措施并实施（★）	1	1
4.21.1.2	有满足介入诊疗需求的导管室、大型影像诊断设备及诊断技术人员	0	1
4.21.2.2	医师、医技和护理人员经介入治疗专业技术培训合格	0	1
4.21.3.4	有消毒隔离制度	0	1
4.21.6.2	有质量与安全指标，定期开展评价	0	1
4.22.2.2	有血液透析患者登记及病历管理制度	0	1
4.22.3.3	医疗废弃物管理符合有关规定	0	1
4.22.4.1	血液透析机符合国标要求	0	1
4.22.6.1	医院对透析器复用有管理制度和流程，患者知情同意有明确的规定	0	1
4.22.6.2	对从事血液透析器复用的人员资质有规定	0	1
4.24.2.3	有控制氧浓度的制度与流程	0	1
4.24.6.1	有科室质量与安全管理小组并履行职责	0	1
4.25.1.1	具有卫生行政部门核准的"放射治疗"诊疗科目。机房建筑应取得国家的合格证书	0	1
4.25.2.1	根据需求配备相应的资质专业技术人员，结构合理	0	1
4.25.2.2	有放射诊疗各级各类人员岗位职责与技术能力标准。实行授权管理	0	1
4.25.3.1	放射治疗前由主管医生、物理师共同制定放射治疗计划	0	1
4.25.3.2	放射治疗过程中根据患者情况及时调整放疗计划，有放射治疗后患者随访	0	1
4.25.6.3	放射诊疗工作场所、放射性同位素储存场所的辐射水平符合有关规定	0	1
4.27.1.1	按照《医疗机构病历管理规定》等有关法规、规范的要求，设置病案科，由具备专门资质的人员负责病案质量管理与持续改进工作。配备相应的设施、设备与人员梯队	0	1
4.27.4.2	有病历质量控制与评价组织	0	1
4.27.6.1	有病案服务管理制度，为医院医务人员及管理人员、患者及其代理人、有关司法机关及医疗保险机构人员提供病案服务	0	1

续表

项目编号	项目名称	是否核心（1：是）	评价结果D个数
4.3.2.1	建立医疗技术管理制度，实行医疗技术分级分类管理，不应用未经批准或已经废止和淘汰的技术	0	1
4.3.3.1	有医疗技术风险预警机制和医疗技术损害处置预案，并组织实施	0	1
4.3.3.2	有新技术准入与风险管理	0	1
4.4.1.1	有临床路径工作组织体系，将实施"临床路径与单病种质量管理"工作纳入规范临床诊疗行为的重要内容之一，有协调机制	0	1
4.5.1.1	由具有法定资质的医务人员为患者提供病情评估/诊断	0	1
4.5.2.1	按照医院现行临床诊疗指南、疾病诊疗规范、药物临床应用指南、临床路径，规范诊疗行为	0	1
4.5.2.2	根据病情，选择适宜的临床检查	0	1
4.5.3.1	加强住院诊疗活动质量管理	0	1
4.5.4.2	有医师外出会诊管理制度与流程	0	1
4.5.6.1	医院对患者的出院指导与随访有明确的制度与要求	0	1
4.5.6.2	对特定患者采用多种形式定期随访	0	1
4.5.7.3	根据《病历书写基本规范》，对住院病历质量实施监控与评价	0	1
4.6.6.1	按照《病历书写基本规范》完成手术记录与术后首次病程记录	0	1
4.6.7.2	手术后并发症的风险评估和预防措施到位	0	1
4.6.8.1	由科主任、护士长与具备资质的人员组成质量与安全管理小组，并有开展工作的记录	0	1
4.6.8.3	有"非计划再次手术"的监测、原因分析、反馈、整改和控制体系（★）	1	1
4.7.1.4	手术麻醉人员配置合理	0	1
4.7.2.2	由具有资质和授权的麻醉医师进行麻醉风险评估，制定麻醉计划	0	1
4.7.8.2	开展质量与安全管理培训	0	1
4.7.8.3	定期开展麻醉质量评价	0	1
4.8.4.3	有保证相关人员及时参加急诊抢救和会诊的相关制度。其他科室接到急诊科会诊申请后，应当在规定时间内进行急诊会诊（★）	1	1
4.8.5.1	仪器设备及药品配置符合《急诊科建设与管理指南（试行）》的基本标准	0	1
4.8.6.1	由科主任、护士长与具备资质的质量控制人员组成质量与安全工作小组，并有开展工作的记录	0	1
5.1.1.2	医院有护理工作中长期规划、年度计划和年度总结	0	1
5.1.2.1	执行三级（医院-科室-病区）护理管理组织体系	0	1

续表

项目编号	项目名称	是否核心（1：是）	评价结果 D 个数
5.1.2.2	按照《护士条例》的规定，实施护理管理工作	0	1
5.1.3.1	实施护理人员分级管理，落实岗位责任制，明确临床护理内涵及工作规范	0	1
5.2.1.1	有护理人员管理规定，对各项护理工作有统一、明确的岗位职责和工作标准，有考评和监督	0	1
5.2.1.2	对各级护理人员资质进行严格审核	0	1
5.2.1.3	有聘用护理人员资质、岗位技术能力及要求、薪酬的相关制度规定和具体执行方案，并有执行记录	0	1
5.2.3.2	对护理人力资源实行弹性调配	0	1
5.2.4.1	建立基于护理工作量、质量、患者满意度、护理难度及技术要求的绩效考核办法与评优、晋升、薪酬挂钩	0	1
5.3.11.1	按照《病历书写基本规范》书写护理文件，定期质量评价	0	1
5.4.2.1	有主动报告护理不良事件制度与激励措施	0	1
5.5.2.3.1	规章制度、工作职责、工作流程健全，建立与相关科室的联系制度，根据需要及时改进工作	0	1
5.5.2.4.1	建立清洗、消毒、灭菌效果监测制度，加强质量管理。消毒供应中心按行业标准要求，专人负责质量监测工作	0	1
5.5.3.1.1	有护理管理制度、规范、岗位职责、工作流程、护理常规，有突发事件的应急预案或流程	0	1
6.1.2.1	在国家医疗卫生法律、法规、规章、诊疗护理规范的框架内开展诊疗活动（★）	1	1
6.1.5.1	制定完整的医院管理规章制度、岗位职责和诊疗规范。定期对职工进行培训与教育，提高职工认真履行本岗位职责及执行相关规章制度自觉性	0	1
6.10.1.3	向患者提供查询服务或提供费用清单	0	1
6.10.2.1	院务公开内容完整，信息发布及时	0	1
6.4.1.1	设置人力资源管理部门，人事管理制度健全	0	1
6.4.2.1	卫生专业技术人员资质的认定与聘用	0	1
6.4.3.2	实施住院医师规范化培训	0	1
6.4.4.1	加强重点专科的学科建设和人才培养	0	1
6.5.1.3	有保障信息系统建设、管理的规章制度	0	1
6.5.4.2	加强信息系统运行维护	0	1
6.5.5.1	信息化建设有经费保障	0	1

续表

项目编号	项目名称	是否核心（1:是）	评价结果 D个数
6.5.6.1	图书馆基本设置和藏书数量能满足临床科研教学需求，实施支持网上预约、催还、续借和馆际互借，能提供网络版医学文献数据库检索服务	0	1
6.6.3.2	控制医院债务规模，加强资产管理，提高国有资产使用效益	0	1
6.6.4.2	健全、完善的医院内部医药价格管理机制和医药价格管理制度	0	1
6.6.4.3	积极开展并不断改进医院内部价格管理工作	0	1
6.6.5.1	按照相关规定建立详细的药品及高值耗材采购制度和流程，有严格管理和审批程序	0	1
6.7.4.1	开展医院文化建设	0	1
6.8.2.1	水、电、气等后勤保障满足医院运行需要。严格控制与降低能源消耗，有具体可行的措施与控制指标（★）	1	1
6.8.3.3	有突发食品安全事件应急预案	0	1
6.8.4.3	医疗废物处置和污水处理符合规定	0	1
6.8.5.1	安全保卫组织健全，制度完善；保卫科人员配备结构合理，岗位职责明确	0	1
6.9.1.1	建立医学装备管理部门	0	1
6.9.2.2	制定相关工作制度、职责和工作流程	0	1
6.9.4.3	加强特殊装备技术安全管理	0	1
6.9.6.1	建立保障装备的管理制度与规范	0	1

（四）社会评价

社会评价即引进第三方评价，以保证评价的客观、公正、公平。该维度分值由住院患者满意度和员工满意度两部分标化后的分值相加所得。结合研究目标，社会评价满分为25分，住院患者满意度和员工满意度分别为12.5分。以住院患者为例，其分值由提交信息合格的医院依据实际得分标化而成，标化的依据是满分100分折算为12.5分（即原分值除以8）；员工满意度标化得分计算同上。若住院患者满意度或者员工满意度有一方数据缺失或没有参加调查，就丢失12.5分，只计算合格一方的满意度。因精神病专科医院的特殊性，其住院患者满意度以满分计算。

根据卫医管评价便函2013[13]号文件中覆盖的65所医院中的64所开展了社会评价。结果如下（表3-44）：

表 3-44 64 所医院的社会评价维度得分

医院代码	两者	医院员工	住院患者	折算合计
Q017	有			23.86
E005	有			23.71
G009	有			23.53
T001	有			23.41
X023	有			23.39
W023	有			23.25
I009	有			23.19
K012	有			23.15
C003	有			23.11
N011	有			23.06
J010	有			23.00
M010	有			22.90
J011	有			22.84
Y025	有			22.75
C007	有			22.73
A002	有		*精神病专科	22.69
D006	有			22.60
H009	有			22.51
Z026	有			22.48
Q008	有			22.42
A005	有			22.16
N014	有			22.11
S019	有			22.05
Z025	有			21.96
S010	有			21.87
V022	有			21.87
D004	有			21.86
O015	有			21.79
P016	有			21.70
A004	有			21.69
G008	有			21.67
J012	有			21.48

续表

医院代码	两者	医院员工	住院患者	折算合计
G007	有			21.46
B002	有			21.43
D008	有			21.12
B003	有			21.01
E008	有			20.99
F007	有			20.89
M013	有			20.72
M003	有			20.70
E007	有			20.67
F006	有			20.66
X024	有			20.66
L013	有			20.64
Y024			有	12.03
W022			有	11.68
O021			有	11.65
B004		有		11.55
H008			有	11.50
D005		有		11.49
C006			有	11.45
D007		有		11.36
T020			有	11.32
K011			有	11.29
L012		有		11.16
K013		有		11.10
R018			有	11.06
H010		有		10.69
C005		有		9.88
F009		有		9.71
U021		有		9.66
H008		有		9.54
C004		有		9.01
B006		有		8.40

综上，360度评价是全方位的评价，每个模块的方法不同，根据情况可以加入四个维度不同的评价内容。

四、评价结果

国家卫生计生委医政医管局委托医院管理研究所2013年开展了全国部分三级甲等医院年度质量安全情况年度评价活动，对其中的34所医院进行四个维度的评价，由于专科医院数量少且难找出同样的单病种评价，因此本研究仅对34所中的14所综合医院和1所心血管专科医院进行了360度评价研究，相关结果如下（表3-45）。

表 3-45　部分医院 360 度评价结果

单位代码	维度一	维度二	维度三	维度四	总分
K012	18.0	16.0	23.4	23.2	80.6
A004	13.0	20.0	22.2	21.7	76.9
E007	19.0	17.0	19.7	20.7	76.4
M010	12.0	19.5	21.3	22.9	75.7
J011	13.0	18.5	21.4	22.8	75.7
J010	18.0	11.5	22.7	23.0	75.2
X023	13.0	13.0	25.0	23.4	74.4
N011	17.0	11.5	21.0	23.1	72.6
H009	14.0	15.0	20.0	22.5	71.5
V022	17.0	12.0	20.6	21.9	71.5
S019	13.0	10.0	22.5	22.0	67.5
B004	19.0	16.0	20.9	11.6	67.5
H008	23.0	12.0	19.6	9.5	64.1
U021	11.0	15.0	20.5	9.7	56.2
B006	13.0	11.5	16.5	8.4	49.4

评价结果如图3-57所示，每一所医院一看便知不足在哪个维度多些，哪个维度做得好些。

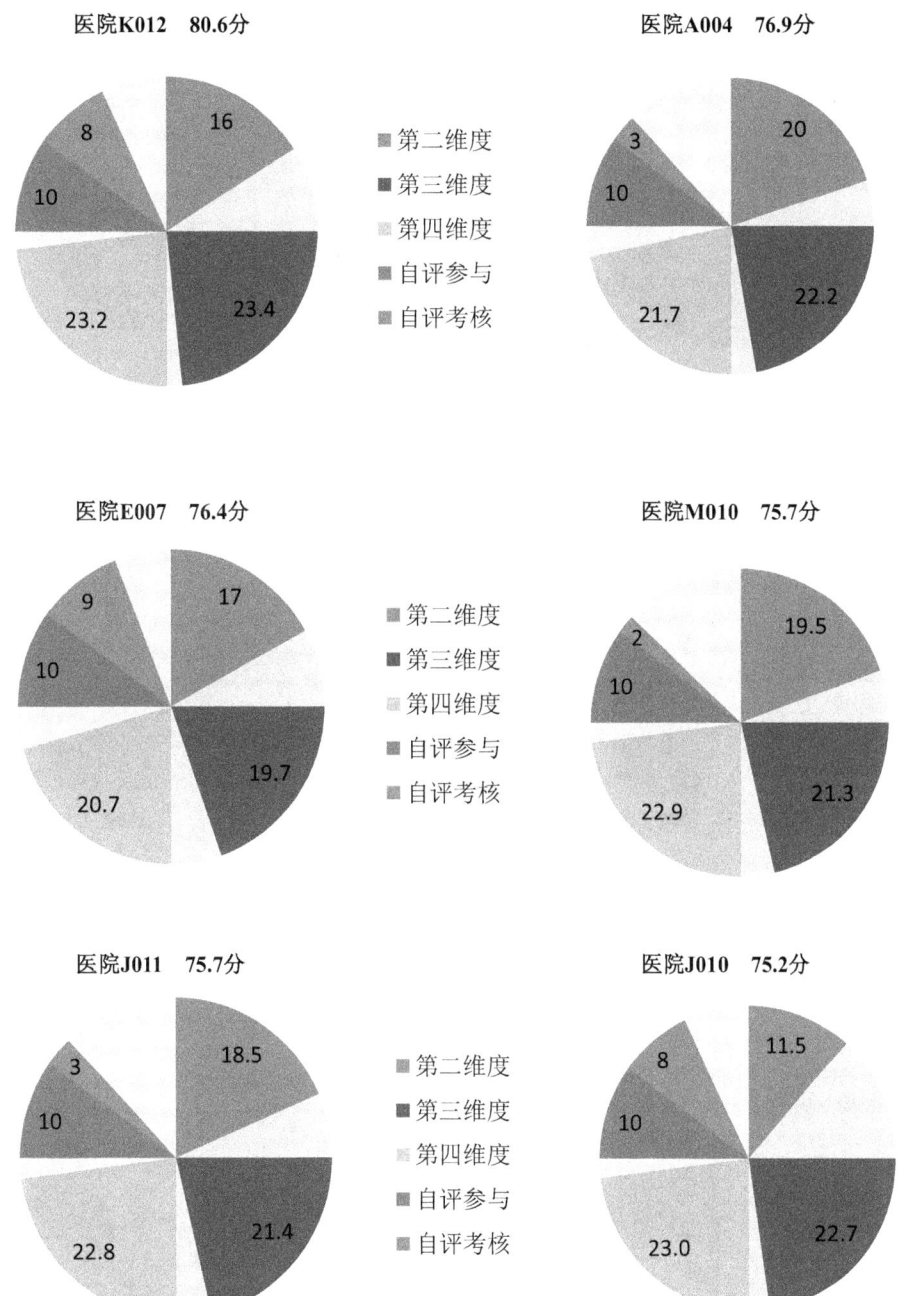

医院X023　74.4分　　　　　　　　　　　　　　医院N011　72.6分

- 第二维度
- 第三维度
- 第四维度
- 自评参与
- 自评考核

X023: 13, 25, 23.4, 10, 3
N011: 11.5, 21.0, 23.1, 10, 7

医院H009　74.4分　　　　　　　　　　　　　　医院V022　71.5分

- 第二维度
- 第三维度
- 第四维度
- 自评参与
- 自评考核

H009: 15, 20.0, 22.5, 10, 4
V022: 12, 20.6, 21.9, 10, 7

医院S019　67.5分　　　　　　　　　　　　　　医院B004　67.5分

- 第二维度
- 第三维度
- 第四维度
- 自评参与
- 自评考核

S019: 10, 22.5, 22.0, 10, 3
B004: 16, 20.9, 11.6, 10, 9

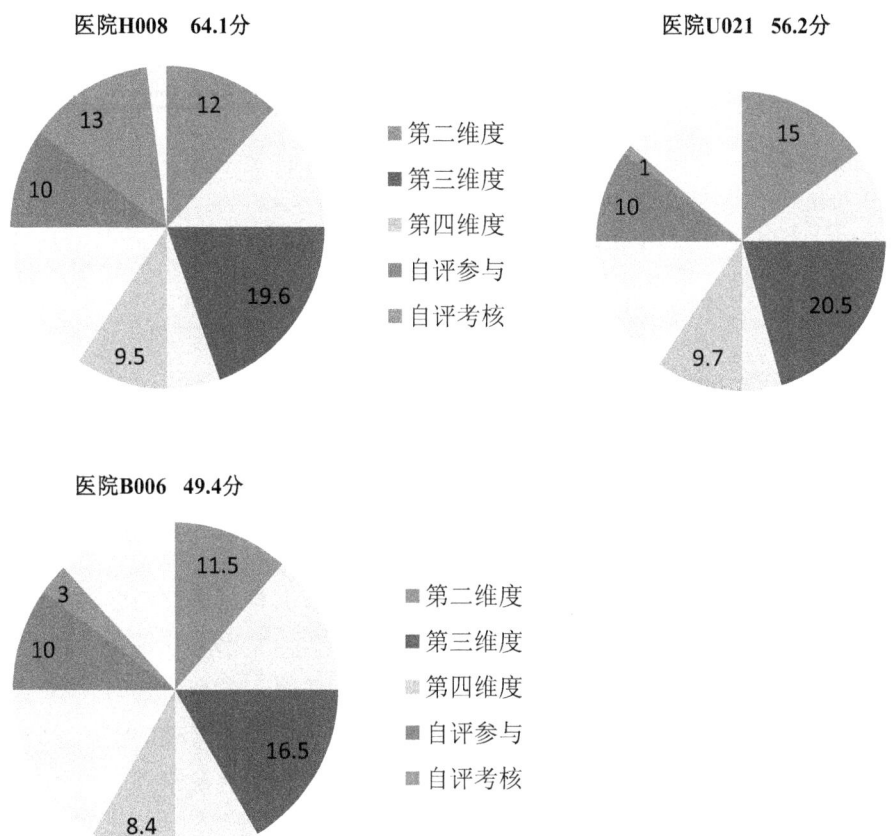

图 3-57 部分医院四个准度评价图

第四章
追踪检查方法

第一节 概 述

一、追踪检查方法简述

现场追踪检查是一种关注过程质量管理的有效方法，其根据医院为患者提供的诊疗服务流程，遵循"以事实为依据，以标准为准绳"的原则，对整个医疗过程的各个环节进行跟踪检查，全面评估医院服务的组织系统和运行流程的质量、安全、效率、适宜性及合理性，以确定问题影响的深度和广度。目前，以多学科联合协作为基础的疾病诊疗已经成为现代化大型综合医院的主体诊疗服务模式，尤其需要运用全面质量管理、关注过程质量的医院管理方法。

用于医疗机构评审的追踪检查方法是国际医疗卫生机构认证联合委员会（JCAHO）于2004年全新设计的现场调查方法之一，其目的是在促使医院及时发现诊疗服务流程管理中存在的系统问题，实施早期管理干预，推动"关口"前移。2006年该方法开始应用于JCAHO国际部的医院评审中。目前追踪检查方法已被美国国际医院评审标准（JCI）、台湾医院评鉴机构等国内外多个医院评审机构所接受并得到实地应用。据统计，追踪检查方法在美国JCI医院评价过程中的应用比例占到70%。

我国医院评审采用追踪检查方法与传统检查方法相结合，这种"以患者为中心"的追踪检查方法的引入成为新的医院评审、评价的标志性特点之一。现场检查中，评审员以"患者"的角度去感受和体验医院各个科室或部门所提供的服务，如门诊患者、住院诊疗、围手术期准备、药品应用（如抗生素使用）、感染控制、设备、餐饮、水、电、气、垃圾处理等各个因素是如何保障患者获得安全、规范、有效、适宜、合理的诊疗和服务的。目前所采用的现场追踪检查方法不仅包括对患者全程就医的个案追踪，也有对特殊部门和特殊环节管理（如药事管理、医院感染、环境管理和设备管理等）实施的系统追踪。

二、我国追踪检查方法特点和优势

随着我国改革开放进程的推进，广大医院管理工作者越来越认识到切实提高医院管理水平、实现医院精细化管理的重要性。作为医院监管的有效抓手，我国上一周期的医院评审对推动我国医院的建设起到了积极的作用，但其传统的医院评审方法已不能满足新的医院评审关注医院过程质量管理的评价需求，其局限性主要表现为：①评审过程主要采用听取汇报和资料审核，过分强调文字佐证，忽略实际工作中的执行情况，容易导致评审结果不能准确、客观反映医院的实际工作状况；②评审实施以评审者和管理者为导向，就事论事，发现问题以点状为主，难以发现系统存在的问题，对系统执行力缺乏评价；③医院迎评是"短期运动"，难以与医院日常工作衔接，建立长效机制。

选择科学有效的医院评审方法，实现医院评价公开、公平、公正、准确、客观，避免出现短期运动式、弄虚作假的医院迎评方式，是新的医院评审、评价成功与否的关键问题。经过十余年的不断探索和努力，汲取以往医院评审中的不足与教训，并借鉴美国JCI和我国台湾、香港等医院评审的成熟经验，将追踪检查方法正式纳入我国新的医院评审、评价中。与传统评审评价检查方法相比，运用追踪检查方法实施现场评价有着明显的特点和优势。

（一）追踪检查方法以患者为主线

追踪检查方法以"患者"的角度来评价医院，这种方法不仅能够充分诠释"以人为本，以患者为中心"的理念，也使评审员不再花费大量时间仅仅检查制度，而是利用超过70%现场评价的时间来查看医疗服务提供的过程、访谈患者就医的感受、查看患者就医的流程、查看医院员工落实各项制度的痕迹、评估来自不同部门员工为提供医疗服务的协作和交流情况、结合评审标准全面评价医院为患者提供的诊疗、护理、服务的情况，从而实现对过程质量管理的评价。因此，医院所做的"迎评"一定是抓好日常规章制度的落实，而不需要将工夫用在修改病案、编写不实的汇报材料上。

（二）追踪检查方法具有灵活性

追踪检查方法既有明确目标和原则，在实施过程中又有其灵活性。评审员根据发现的问题，并依据医疗服务流程中的逻辑关系，追踪服务流程中的各个环节；评审员不但可以从整个服务流程中的任何环节切入进行检查，在整个评价过程中还可以深入到医院管理的各个层面进行个案追踪和系统追踪；通过这种追踪，评审员可从枝端末节追踪发现问题，但这绝不是追踪的全部目的，追踪检查出的问题也不是就事论事，更重要的是要通过这些问题寻找到引起这些问题的原因，反映出医院管理系统中的问题、流程中的不足、制度中的缺陷。比如，评审员检查发现部分医生、护士不会使用除颤仪，接着会去检查其他医生、护士是否有不会用除颤仪或其他常用抢救仪器设备，然后评审员会检查职能部门是如何对医生、护士进行抢救仪器设备使用培训的，最终会找到这所医院在人力资源管理中存在的问题。

（三）追踪检查方法具有随机性

追踪检查方法具有看似很随机的检查方式，但实际上是严格以标准为依据，以事实为准绳，以发现问题为目的的检查方法。依据标准，评审员以大量访谈及实地检查为主要检查方式，访谈医院管理者、员工、患者及家属等，员工既包括医务人员，也包括后勤人员，就连医院认为很不起眼的卫生员也是评审员追踪问题的员工之一，尽管访谈对象是随机抽取的，但访谈的主线是不变的。评审员通过对员工、患者、家属的直接观察、访谈和交流，获得了真实的情况，使评审过程构成了真实、生动地动态现场检查的过程，真实、全面地描述医院的组织服务流程，立体的、全方位的审视医院的管理情况，从而避免盲人摸象，只看一点不及其余；同时这种客观、随机的抽检方式把某些人为管理结果所带来的评估结论风险降到最低，促使医院把以形式、运动式准备为主要应对检查的工作方式转变到关注医院按照评审标准精细化地做好日常医院管理及建设上来，不断提升医院管理水平，无论何时都以真实的面貌迎接评审、评价的检查。

（四）追踪检查方法依据客观数据为导向

新的医院现场评价将病案数据信息与追踪检查方法有机地结合起来，我国新的医院评审、评价首次利用病案首页统计信息进行医院评审、评价，为评审员开始医院现场评价事先做好数据分析，让评审员开启以病案首页分析为先导的现场追踪检查，利用病案首页提供的数据分析信息，定位医院医疗护理管理关键问题，设计出切实可行的检查路线，寻找到目的性很强的现场评价的切入点，使问题追踪更准确和客观，使评审员在短暂的现场检查工作中提高效率，这种病案数据分析信息与追踪方法的有机结合是我国医院评审、评价方法学上的一项创新性突破。评审员还结合研究和分析医院其他的有关情况，如医院工作汇报、医院评审申请书和自评报告等，在进入医院前即可初步确定检查的重点、关键的科室部门、追踪的路线及追踪的切入点，一到医院即可很快展开以患者为中心的诊疗、护理、服务的全过程的评价与追踪，充分体现病案数据分析信息与追踪方法有机结合的优势。

为什么一定用追踪检查方法去发现问题呢？这与新的医院评审、评价持续改进的理念是相辅相成的。医院要实现持续改进，就需要不断地知晓自己的不足；只有知晓自己的不足，医院才有可能为实现持续改进而不断努力。评审员在现场评价中运用追踪检查方法帮助医院寻找短板和不足，医院在现场评价后根据评审员发现的问题进行整改，从而获得持续改进。这样就将评审理念与评审方法有机地结合起来，根据持续改进的理念寻找到追踪检查的方法，又通过追踪检查方法更进一步地体现持续改进的理念，这种有机地结合必将使新的医院评审、评价具有生命力。

三、追踪检查方法在我国的实施和意义

运用追踪检查方法的核心是考核医院是否能够保证患者安全，即医院提供的诊疗及各方面服务，是否能够保证所需技术、设备、环境、药物等方面的安全、有效和适宜。评审员将根据预先设计好的现场评价追踪目标和初步路线而选择个案追踪和系统追踪。例如评审员通过对需要与不同的科室或部门联系，接受多学科、复杂诊疗服务的患者就诊过程的追踪检查，评估医院在连贯服务流程中是否存在问题，评价医院在诊疗过程中是否以患者为中心。在个案追踪过程中评审员会跟随患者在医院的就医经历与路径，着眼于医院内不同部门、员工所提供的服务及如何在他们之间将患者的服务和信息进行传递，使患者得到可及和连贯性的服务。通过个案追踪检查方式发现医院的系统问题，观察和考虑医院内不同员工提供的服务及相互作用，考察医院是否为患者提供确保质量和安全的诊疗服务；评审员也可以通过对院感、设备、药事、环境等系统实施追踪，根据标准采用定向观察的手段，多角度检查医院各部门相关管理内容是否符合标准的要求，发现医院在管理中的薄弱环节，并确定其对质量、安全、服务的影响。

医院在准备和配合追踪检查的过程中，应了解评审员工作内容与方法，与评审员进行有效沟通，协助评审员获取相关的佐证资料，将医院工作效果进行充分和有效的展示。医院协助完成追踪检查的工作内容如下：

（一）医院要对新的医院评审、评价的理念、标准、方法、模式和特点进行广泛有效的宣传与培训

通过培训使员工了解新的医院评审、评价的方法与过去完全不同，接受追踪检查方法，理解环环相扣、寻根究底的检查方式，积极配合评审员完成追踪、采样工作。按照追踪检查方法要求，评审员可能在医院不同科室部门，不同工作时间段，访谈不同员工，询问有关问题，这也是评审员为完成信息采集所必需的，医院员工及检查陪同人员应积极配合，使评审员的采样工作能够真实、广泛、准确地反映医院管理情况与问题。医院做到这点非常重要，员工配合是评审员完成追踪检查的重要保证。一旦培训不到位，员工对评价工作不能理解，配合起来就会出现问题。同时医院要加大力度宣传新的医院评审理念和模式，使每一位员工认识到所有员工的日常工作和行为都会对评审、评价结果产生影响。只有规范地做好医院日常要求员工做的每一项工作，现场评价时每位员工均能按医院平时培训的要求去做，实事求是地回答评审员的问题，才是员工对医院现场评价工作最有力的支持，是做好评审准备最重要的工作。必须让员工明白，现场评价时评审员不会问与员工工作无关的问题，也不会问员工不用知道的问题，更不用员工事先没完没了地背与自己工作无关的规章制度、法律规范等。由此可见，院领导如果不转变评审理念，或者认识不到位，仍用过去的方式方法应对新的医院评审、评价，是难以取得好成绩的，同时使员工对

医院评审工作产生反感，医院工作也不能获得持续改进。新的医院评审不提倡医院打破正常的工作和生活秩序，期望通过突击准备获得好成绩的旧观念。这是因为，一方面突击准备对追踪方法检查用处不大，得到肯定的机遇很小；另一方面，医院只要按标准要求做好日常工作，不用突击，也一定会取得好成绩。

（二）医院要准备现场评价所需的相关材料

为保证现场评价的高效进行，医院需配合评审员及时提供相关所需材料，如医院平面图和各科室或部门楼层索引图，为评审员设计评审路径提供依据，以提高追踪检查效率；院科两级质量管理相关资料，建议按照制度-实施流程-管理效果-效果评价-评价结果应用等实际管理情况进行相应准备，以备评审员需要，可随时提供；多个部门协作完成管理工作的原始资料，要理清存放地点，并明确主责部门和主管部门的各自分工，资料内容可体现管理的过程；配合评审员现场检查时需核查的相关资料。

（三）医院了解提供管理制度规定及材料的相关要求

与以往评审检查不同，新的医院评审要求评审员在现场评价过程中根据查到的问题再查看医院的制度，而不是坐在办公室里以查看制度为主，在查看制度时对制度的展示形式没有一定的要求，电子版的、纸质版都可，至于医院如何摆放更不会去关注。因此，现场评价中医院只需及时提供评审员需要查看制度、规定及相关材料即可，不需要医院将全院的管理制度全部放在一间房间里，更不需要千篇一律的形式展示规章制度。

（四）医院应对追踪检查的最好方法是系统性地做好日常管理工作

追踪检查的特点是依照医院服务流程的逻辑关系（制度建设、培训考核、落实监督、持续改进）设计并实施的检查路径，服务流程的任何环节都可以作为检查的切入点，最终结论是对这种逻辑关系的解释，如从患者的服务需求、有什么制度来保证服务的提供与实施，由谁进行监管，存在什么问题，提出哪些改进意见，这些意见或建议对持续改进质量有什么意义等。这些检查内容，都是医院管理的工作积累，而非一时突击准备就能够完成，医院也不应针对评审员的具体检查内容准备，因为评审员看见什么查什么，医院要想针对评审员查什么准备什么几乎是不可能的，医院应从医院管理的系统性上整体准备，否则是难以应对追踪方法的检查。

（五）医院应明确追踪检查的目的不是为惩罚某个人

追踪检查方法是评审员在追踪过程中从枝端末节发现问题，如从任何一名员工的行为中发现问题，但其目的绝不是为惩罚某一名员工，不是就事论事，而是依据具体的问题查找到医院管理系统中的问题、制度中的问题、工作流程中的问题，找到根本原因，从医院科学管理，精细化管理入手解决问题。如评审员检查发现某位医生违反规范越级使用限制级抗生素，就会去查找这所医院在抗生素管理中存在的问题；发现部分在岗护士不知晓抢救车中抢救药的主要药理作用，就会去查找这所医院在护士培训中存在的问题；发现为患者实施束缚带护理不规范，就会去查找这所医院是否有相应护理规范、是否存在制度缺陷等问题。医院为应对评价检查,仅仅在某几个局部完成标准要求是远远不够的,只有全面按照标准要求建设医院,管理医院,将落实评审标准要求与日常医院管理工作相结合,使这项工作常态化,才能取得扎扎实实的进步,不断提升医院品质。

运用追踪检查方法的意义在于能够从患者的视角去检验医院各个环节及全体人员的遵从性、一致性等,以客观的结果评价医院的服务、质量与安全。目前我国医院评审员在大量的评审、评价实践中已经逐步学会和掌握追踪检查的核心内容和基本方法,初步形成适合我国目前评审、评价需求的现场检查模式。

第二节 医疗管理工作追踪检查

医疗管理工作是医院管理工作的核心,规范、有效的医疗管理是对患者的负责。通过对医疗管理工作进行追踪,加强医疗质量安全管理,规范临床诊疗行为,对临床医疗全过程实施有效的组织、管理和监督,以达到医疗质量管理持续改进的目的。

一、医疗管理工作检查追踪

1.医疗管理工作检查追踪内容(图4-1)

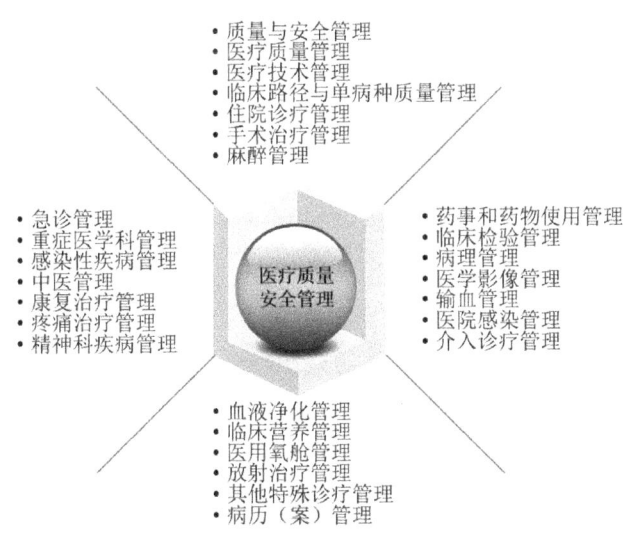

图 4-1 医疗管理工作检查追踪内容图

2.医疗管理工作检查追踪内容图解　根据医院评审标准，医院应建立"以患者为中心"的医疗管理体系。从图4-1中可以看出，医疗管理体系中涉及医疗质量的条款有：质量与安全管理组织的建立、医疗质量管理与持续改进的环节、医疗技术管理的规定、临床路径与单病种质量管理的要求、住院诊疗管理的要求、手术治疗管理规定、麻醉管理、急诊管理、重症医学科管理、中医管理、康复治疗管理、疼痛治疗管理、精神科疾病的管理（可选）、药事和药物使用管理、临床检验管理、病理管理、医学影像管理、输血管理、医院感染管理、介入诊疗管理、血液净化管理、临床营养管理、医用氧舱管理（可选）、放射治疗管理（可选）、其他特殊诊疗管理、病历（案）管理等，这些都是医疗管理追踪检查的内容。除可选条款，其他条款均需医院按评审要求一条一条做到，缺一不可。

医院在评审准备中既不要想着走捷径，也不用揣摩评审员将查什么，不查什么，所有条款内容均应作为日常工作将其真正落实执行。另外，整个评审标准的条款与条款之间均存在内在联系，其中某一条条款没做到位将会影响其他诸多条款的落实。例如4.3.1.1要求医院依据法律法规开展医疗技术服务，医疗技术服务项目符合医院执业许可证中诊疗科目范围要求，与功能任务相适应。细读标准就会发现，标准中涉及依法开展医疗技术服务的条款还有很多，如1.1.3.1要求医院临床科室一级、二级诊疗科目设置、人员梯队与诊疗技术能力符合省级卫生行政部门规定的标准；6.1.1.1要求院及科室命名规范，提供的诊疗项目与执业许可证上核准的诊疗科目全部相符，凡医院内命名为"中心"、"研究所"等机构者，均持有省级及以上卫生行政部门批准的文件；6.1.2.1要求医院在国家医疗卫生法律、法规、规章、诊疗护理规范的框架内开展诊疗活动。评审员在评价检查医疗管理的时候，以上条款均会涉及，会从不同的角度来追踪检查各条款的落实情况。医院评审准备中如果4.3.1.1这一条款未做到真正落实，检查时将会追踪到1.1.3.1、6.1.1.1、6.1.2.1等条款，并影响这些条款的评价结果。

二、以患者为中心的急诊追踪检查

在医疗工作追踪检查中有很多案例，本书在此给读者展示以患者为中心的急诊追踪。医院只要明了这个追踪的案例，举一反三，可列举更多地以某一需改进的工作为中心，成立一个改进项目小组或CQI小组，即持续质量改进小组（Continuous Quality Improvement），搭建一个共同解决问题的工作平台，根据追踪发现的问题进行PDCA循环，使问题一个个解决，一步步迈上更高的台阶。

1.以患者为中心的急诊追踪内容（图4-2）

2.以患者为中心急诊管理内容图解　急诊服务是医院医疗工作的重要内容，是救治患者生命的紧急窗口，设置科学的急诊服务流程并实现有效的管理，是确保患者安全的关键环节。从图4-2中可以看出，依据评审标准，建立以患者为中心的急诊管理，涉及医院管理工作的多个环节，包括：建立急诊管理组织架构，设置急诊科及检验、输血、影像、手术、药剂等辅助科室部门，科学规范就诊流程如分区诊治、首诊负责、检诊分诊、优先留观住院、多学科及部门协作、培训急诊服务人员、建立完备的应急和后勤设备保障等。关于急诊工作的评审条款涉及评审细则中17节42款，要求医院对照条款逐一落实执行。

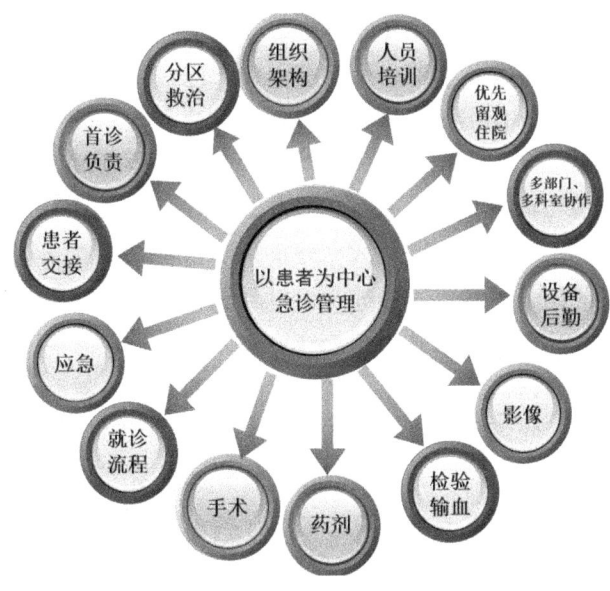

图 4-2　以患者为中心的急诊追踪内容图

第一，医院应按照急诊患者的诊治需求建立急诊管理组织，设置急诊诊疗相关科室部门，实现24小时急诊服务。如评审细则1.1.2明确要求医院有承担本辖区（省、自治区、直辖市）急危重症和疑难疾病诊疗的设施设备、技术梯队与处置能力，要求急诊科独立设置。2.3.1.1要求医院急诊科布局、设备设施符合《急诊科建设与管理指南（试行）》的基本要求，人力资源、设备、设施配备满足急诊绿色通道要求，实行7×24小时服务。在评审细则1.1.2.1、4.8.1.4、4.18.1.1中进一步要求急诊诊疗涉及科室部门，如急诊科、临床内科、临床外科、检验科、药学、医学影像（普通放射、CT、MRI、超声等）、输血科、抢救设备保障部门、后勤保障支持服务部门等均能提供"24小时×7天"连贯不间断的急诊服务，急诊有24小时的药学调剂服务。

第二，建立绿色通道，保证急危重症患者及时救治，实现多学科协作。如评审细则1.3.4.1要求医院建立院前急救与院内急诊"绿色通道"有效衔接的工作流程。细则2.3.2要求医院加强急诊检诊分诊，专人负责检诊分诊工作，有效分流非急危重症患者；落实首诊负责制，及时救治急危重症患者，实行"先抢救、后付费"；落实急会诊制度，建立急危重症患者抢救协作协调机制，保障急危重症患者得到及时救治；保障急诊科与120急救中心、基层医疗机构急诊患者转接流程合理顺畅，保障患者得到连贯抢救治疗；建立急性创伤、急性心肌梗死、急性心力衰竭、急性脑卒中、急性颅脑损伤、急性呼吸衰竭等重点病种的急诊服务流程，制定重点病种患者紧急会诊和优先入院抢救的相关规定；涉及重点病种相关科室及医务人员熟悉本科室重点病种急诊抢救流程和职责。

为保证急诊救治的分秒必争，评审对急诊标识提出了要求。如细则2.8.2.1要求急诊与门诊候诊区、医技部门、住院病区等均有明显、易懂的标识，急救相关科室标识与服务区域功能或路径标识完全相符，标识用字规范、清楚、醒目，导向易懂，以免患者不能顺畅找到应去的诊疗地方而耽误救治时间。

第三，建立急诊留观、住院、会诊及分区救治的管理。如评审细则4.8.3.2条款要求医院有急诊留观的管理制度与流程，控制留观时间原则上不超过72小时，对急诊留观时间超过72小时的患者有管理协调机制，及时妥善处置。4.8.3.3条款要求医院有急诊患者优先住院的制度与机制，保证急诊处置后需住院治疗的患者能够及时收入相应的病房。4.8.4.3条款明确要求医院有保证相关人员及时参加急诊抢救和会诊的相关制度，其他科室接到急诊科会诊申请后，应当在规定时间内进行急诊会诊。评审还要求医院实施急诊分区救治、建立住院和手术的"绿色通道"，需紧急抢救的危重患者可先抢救后付费，保障患者获得连贯医疗服务。如4.8.4.1条款要求实施急诊分区救治，有与医院功能任务相适应的急诊服务流程与规范，各科室职责明确，明确界定急诊科、临床科室、各医技科室与药房等科室职责与配合的流程，实施急诊分区救治，有患者分诊体系，能够按照患者的主诉和生命体征进行分诊，分区救治。4.8.4.2条款要求医院对急性创伤、急性心肌梗死、急性心力衰竭、急性脑卒中、急性颅脑损伤、急性呼吸衰竭等重点病种的急诊服务流程与服务时限有明文规定，能落实到位。

第四，医院要有确保急诊患者安全的措施。在急诊服务过程中严格执行身份识别、查对制度是确保患者安全的首要环节。如评审细则3.1.3.1条款要求医院在患者转科交接时执行身份识别制度和流程，尤其对重点部门科室（如手术室、ICU等）、重点患者（如产妇、新生儿、手术、ICU、急诊、无名、儿童、意识不清、语言交流障碍、镇静期间患者）的身份识别和交接流程有明确的制度规定，推荐使用"腕带"识别患者身份。又如评审细则3.1.2.1条款要求医院在诊疗活动中，严格执行"查对制度"，至少同时使用两种患者身份识别方式，如姓名、年龄、出生年月、年龄、病历号、床号等（严禁仅以房间或床号作为识别的唯一依据），确保对正确的患者实施正确的操作，要有标本采集、给药、输血或血制品、发放特殊饮食时患者身份确认的制度、方法和核对程序，核对时应让患者或其近亲属陈述患者姓名，同时相关人员熟悉上述制度和流程并履行相应职责。另外，制定急诊手术管理措施，保障急诊手术及时与安全（4.6.4.2）；保证急诊服务及时、安全、便捷、有效，提高急诊分诊能力（4.8.1.4），也是医院确保患者安全的一个方面。

第五，医院要合理配置急诊医务人员并对其进行专业培训。急诊是医院重要而关键的部门，急诊科的医护人员一定要按要求配置，以确保急诊患者诊治的水平与医疗安全。如评审细则4.8.1.2条款中要求急诊科应配备足够数量，受过专门训练，掌握急诊医学的基本理论、基础知识和基本操作技能，具备独立工作能力的医护人员；医院对急诊人力资源配置有规划、有落实措施，急诊人力资源配置满足实际工作需要。急诊患者的医护人员还要经过规范的培训，以确保急诊患者诊治的水平与医疗安全。如4.8.1.3条款中要求急诊医务人员经过专业培训，能够胜任急诊工作，考核达到"急诊医师、护理人员技术和技能要求"；主管部门对急诊科及监护室医护人员培训有规划、有措施、有监管，不断提高急诊人员诊疗水平。为确保急诊救治的有效进行，4.8.1.4条款明确要求急诊抢救工作由主治医师以上（含主治医师）主持与负责，妇产科、儿科、眼科、耳鼻喉科和口腔专业等医师承担本专业急诊工作；主管部门对急诊抢救工作有监督评价，对存在问题有持续改进措施并得到落实。

第六，医院要有重大突发事件应急医疗救援预案。如评审细则2.3.3要求医院根据重大突发事件应急医疗救援预案，制定大规模抢救工作流程，保障绿色通道畅通，急诊科要有根据预案制定的大规模抢救工作流程，相关职能部门、医务人员和工作人员熟悉本部门、本人在应急医疗救援中的角色和岗位职责，大规模抢救工作由院级领导负责指挥协调，由职能部门具体组织实施和协调。

第七，医院应重视急诊抢救设备的配置与管理。急诊救治离不开设备的保障，在一定情况下，设备保障是抢救成功的关键。1.1.2.1条款中明确医院要有承担本辖区（省、自治区、直辖市）急危重症和疑难疾病诊疗的设施设备；1.4.5.1条款要求医院有制订应急物资和设备储备计划，且有严格的管理制度及审批程序，有适量应急物资储备，有应对应急物资设备短缺的紧急供应渠道。2.2.3.2条款要求医院有门诊突发事件预警机制和处理预案，提高快速反应能力，有应急预案，包括建立组织、设备配置、人员技术培训、通讯保障、后勤保障等；2.3.1.1条款中要求急诊科布局、设备设施符合《急诊科建设与管理指南（试行）》的要求，4.2.3.1条款要求有根据不同层次及专业的卫生技术人员的"三基"培训内容、要求、重点和培训计划，同时有与培训相适宜的技能培训设施、设备及经费保障；6.9.3条款中要求医院按照《大型医用设备配置与使用管理办法》，加强大型医用设备配置管理，优先配置功能适用、技术适宜的医疗设备；相关大型设备的使用人员持证上岗，应有社会效益、临床使用效果、应用质量功能开发程序等分析。这些都涉及急诊设备管理，均需医院管理者加以关注及落实。

以上是以患者为中心的急诊管理，在现场评价的过程中，评审员可能从不同的角度检查所有涉及的条款。医院要建立系统的医院急诊管理构架，医院有领导负责急诊工作，有配合密切的管理团队，有运转良好的管理制度，有科学的就诊流程，能在日常的管理工作中不断完善急诊管理工作，使涉及的部门和科室不断磨合、不断适应、不断融洽，使急诊管理水平不断提升，无论是平时还是评审、评价期间都是一样，这是对患者的负责，对医院急诊工作的负责，急诊工作管理规范，面对突发事件及临时的抢救任务时就可有条不紊，准确无误，减少因急诊急救工作不规范而延误抢救现象的发生。

第三节 护理管理工作追踪检查

护理管理是医院管理的重要内容，新的医院评审评价非常重视护理管理，在已发布的八部三级综合或专科医院评审标准及实施细则中，均对护理质量和安全管理提出了明确要求。以三级综合医院评审标准实施细则为例，除了细则第五章对护理管理与质量持续改进提出要求外，在细则第一、二、三、四、六章中均有涉及护理管理的条款共100多条。通过对护理管理工作进行追踪，加强护理质量安全管理，规范临床护理过程，为患者提供优质护理服务，既是确保其诊疗过程顺利完成并获得良好预后的重要保证，也是医院医疗质量和管理持续改进的重要保障。

一、护理管理工作检查追踪

1.护理管理工作检查追踪内容（图4-3）

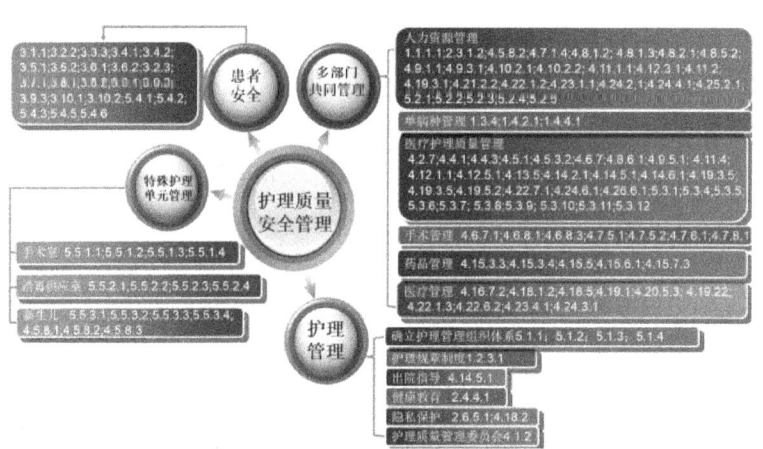

图 4-3　护理管理工作检查追踪内容图

2.护理管理工作检查追踪内容图解　根据医院评审标准，医院应建立"以患者为中心"的护理管理体系。如图4-3所示，护理质量安全管理涉及医院工作的方方面面，包括人力资源、医疗、药事、院内感染控制、仪器设备、后勤保障工作等，护理管理工作追踪检查涉及评审标准的多章节条款，可从临床医疗管理、护理工作、医院不良事件、病案检查、仪器设备、药品管理、院内感染病例等多方面切入进行检查。因此，医院管理者在日常护理管理工作中应落实标准涉及护理的全部条款，而这单靠护理部是无法单独完成的。

第一，护理质量管理委员会的召开，不但要按规定召开还要有记录，并在实际检查中看有关问题是否与开会内容相一致，医院要按4.1.2要求做好相应工作。对于护理规章制度的落实（1.2.3.1）、出院指导（4.14.5.1）、健康教育（2.4.4.1）、隐私保护（2.6.5.1、4.18.2）等条款，评审员可通过与患者和护士访谈，实地检查判断医院在条款的落实上存在什么问题。

第二，5.5.2.1、5.5.2.2、5.5.2.3、5.5.2.4等关于消毒供应室条款的落实一定需要在院领导的支持下将消毒供应室流程改造符合国家要求；日常需护理部加强监管并加以落实；在检查过程中还要询问有关科室对消毒供应室有什么意见，所以消毒供应室在日常工作中还应定期向服务对象征求意见，以便持续改进工作。

第三，护理管理更多的是多部门合作。护理管理为确保患者安全（3.1.1、3.2.2、3.3.3、3.4.1、3.4.2、3.5.1、3.5.2、3.6.1、3.6.2、3.2.3、3.7.1、3.8.1、3.8.2、3.9.1、3.9.2、3.9.3、3.10.1、3.10.2、5.4.1、5.4.2、5.4.3、5.4.5、5.4.6），需与医生密切配合，评审员可从不良事件上报中发现护理不安全的因素，对于有些不良事件不是要求完全杜绝，关键看医院是如何用管理工具分析问题、解决问题及是如何持续改进的，医院也不用隐瞒任何不良事件，只要在日常管理时关注怎样从不良事件中汲取教训并改进工作。护理管理与人力资源管理、医疗管理、药事管理、院内感染控制管理密切相关，因此涉及这些工作均同样需多部门协作、合作，如涉及护理人力资源管理条款很多，如，1.1.1.1、2.3.1.2、4.5.8.2、4.7.1.4、4.8.1.2、4.8.1.3、4.8.2.1、4.8.5.2、4.9.1.1、4.9.3.1、4.10.2.1、4.10.2.2、4.11.1.1、4.12.3.1、4.22.1.2、4.23.1.1、4.24.2.1、4.24.4.1、4.25.2.1、5.2.1、5.2.2、5.2.3、5.2.4、5.2.5等，可见要想做到全部护理人力资源的条款要求，医院需协调护理部与人力资源部，只有二者相互配合才能将人力资源条款落实，评审员在追踪这些内容时，会与护理管理人员、护士访谈，也一定会找人力资源部门的有关人员访谈，从中找到医院人力资源管理的薄弱环节告知医院持续改进。医疗管理、单病种管理、护理质量管理、手术管理、手术室管理、药品管理、感控管理、新生儿管理，体现的条款如1.3.4、1.4.2.1、1.4.4.1、4.2.7、4.4.1、4.4.3、4.5.1、4.5.3.2、4.6.7、4.8.6.1、4.9.5.1、4.11.4、4.12.1.1、4.12.5.1、4.13.5、4.14.2.1、4.14.5.1、4.14.6.1、4.19.3.5、4.19.3.5、4.19.5.2、4.22.7.1、4.24.6.1、4.26.6.1、5.3.1、5.3.4、5.3.5、5.3.6、5.3.7、5.3.8、5.3.9、5.3.10、5.3.11、5.3.12、4.6.7.1、4.6.8.1、4.6.8.3、4.7.5.1、4.7.5.2、4.7.6.1、4.7.8.1、4.15.3.3、4.15.3.4、4.15.5、4.15.6.1、4.15.7.3、4.16.7.2、4.18.1.2、4.18.5、4.19.1、4.20.5.3、4.19.22、4.22.1.3、4.22.6.2、4.23.4.1、4.24.3.1、5.5.3.1、5.5.3.2、5.5.3.3、5.5.3.4、4.5.8.1、4.5.8.2、4.5.8.3、5.5.1.1、5.5.1.2、5.5.1.3、5.5.1.4等，这些条款都是护理部主责，护理部要抓落实，但一定要与其他有关部门合作，这样才能落实。

二、以患者为中心优质护理工作检查追踪

1. 以患者为中心优质护理管理工作检查追踪内容（图4-4）

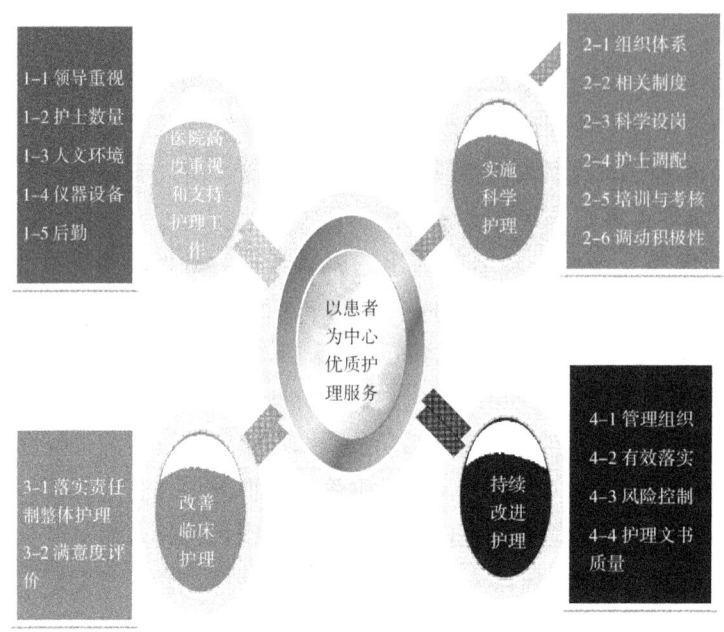

图 4-4　以患者为中心优质护理管理工作检查追踪内容图

2. 以患者为中心优质护理管理工作检查追踪内容图解　提供以患者为中心的优质护理服务是医院护理工作的重要内容。在已发布的八部医院评审标准及实施细则中均明确提出"优质护理服务落实到位"。并要求以核心条款落实到位。如何评价医院优质护理服务是否落实到位呢？

第一，要检查落实国家卫生计生委办公厅2014年6月16日下发国卫办医函〔2014〕522号《国家卫生计生委办公厅关于开展优质护理服务评价工作的通知》。通知明确提出2014—2017年要开展优质护理服务评价工作，评价范围涉及全国各级各类医院，评价的重点内容分别包括医院高度重视和支持护理工作、实施科学护理管理、改善临床护理服务、持续改进护理质量四方面和24个要点。这一最新的优质护理服务的要求，与评审标准是完全一致的，只是新的《国家卫生计生委办公厅关于开展优质护理服务评价工作的通知》较2011年制定的医院评审标准及实施细则要求的更加细致，医院落实起来指导意义更大，要求非常明确，需要医院一一落实。

第二，要检查医院评审标准及实施细则是否落实。在医院评审标准中"5.3.2.1优质护理服务落实到位"是一核心条款，医院只要落实了《国家卫生计生委办公厅关于开展优

质护理服务评价工作的通知》中颁布的优质护理评价细则（2014版）就会达到评审标准中5.3.2.1的条款要求，同时也落实了5.1.1、5.2.1、5.3.1、5.4.1、5.5.3.1、5.5.3.2、5.5.3.3、5.5.3.4条款。由此可见，对优质护理服务的追踪检查，可以涉及护理工作的诸多方面，在阅读和落实护理条款时只有逐一落实才能取得好的评价成绩；医院管理者不需要研究和琢磨评审员的追踪路线是什么就应对什么，也不需要注意力集中在评审员会查什么就准备什么，由于评审员的追踪是全面的，医院只注意某几个自认为重要的工作准备，而放弃其他条款的落实，就会漏洞百出，只有全方位落实卫生计生委的要求和标准内容才能不会挂一漏万，实现医院全面质量管理提升。以追踪检查5.3.2.1条款为例，医院要达到条款C级要求，就要做到有医院优质护理服务规划、目标及实施方案，有推进开展优质护理服务的保障制度和措施及考评激励机制，有优质护理服务的目标和内涵，相关管理人员知晓率≥80%，护理人员知晓率100%。医院开展优质护理服务只靠护理部是不可能的，必须是"一把手"工程，有关部门和人员都要支持才能落实。那么开展优质护理服务医院相关人员应包括哪些人？评审员会与相关人员访谈才能准确判断这条标准的落实情况，相关人员应包括院领导班子成员、科主任、医生、医疗管理人员、药事管理人员、院内感染控制管理人员、人力资源管理人员、财务管理人员、后勤管理人员等相关人员，这些人员都应知晓医院在开展优质护理服务工作，都知晓在开展优质护理服务工作中自己所在部门及个人的职责和义务，否则规划、目标写得很好，相关部门都不知晓，只有护理部知晓，那这一条就很难通过C的评价，说明这所医院这条是难以落实的。三级医院评审标准及实施细则中只要求优质护理服务考评激励机制，绩效考核方案能够体现优劳优得，多劳多得，调动护士积极性，在优质护理评价细则（2014版）中还明确每个班次夜班费≥50元，更加明确要求。此外评审员还会设计其他的检查路径将标准要求均覆盖到，但不管路径是什么，评审员要检查和验证的就是逐条标准是否落实，落实还是未落实都要有证据或数据。这仅仅举了一个例子，其他条款均同样检查，医院在日常工作中就逐条落实就是最好的准备。把优质护理服务落实到位更细致的做法就是按照卫生计生委近期下发的优质护理评价细则（2014版），认真落实，没有其他捷径可走。

第四节　药事和药物使用管理追踪检查

　　药事管理和药学工作是医疗工作的重要组成部分，医疗机构的药事管理是整个药事管理工作的重要环节。医疗机构药事管理是由若干相互联系、相互制约的部门管理和药学专业管理构成的一个整体。因此，药事和药物使用管理不仅仅涉及药学专业管理部门，还涉及医院所有与药事和药物使用相关的部门，在系统追踪的过程中均可能涉及。加强医疗机构药事管理,对药事和药物使用管理进行追踪,以达到促进药物合理应用,确保医疗用药安全,是医院管理的重要环节之一。

一、药事和药物使用管理检查追踪内容(图 4-5)

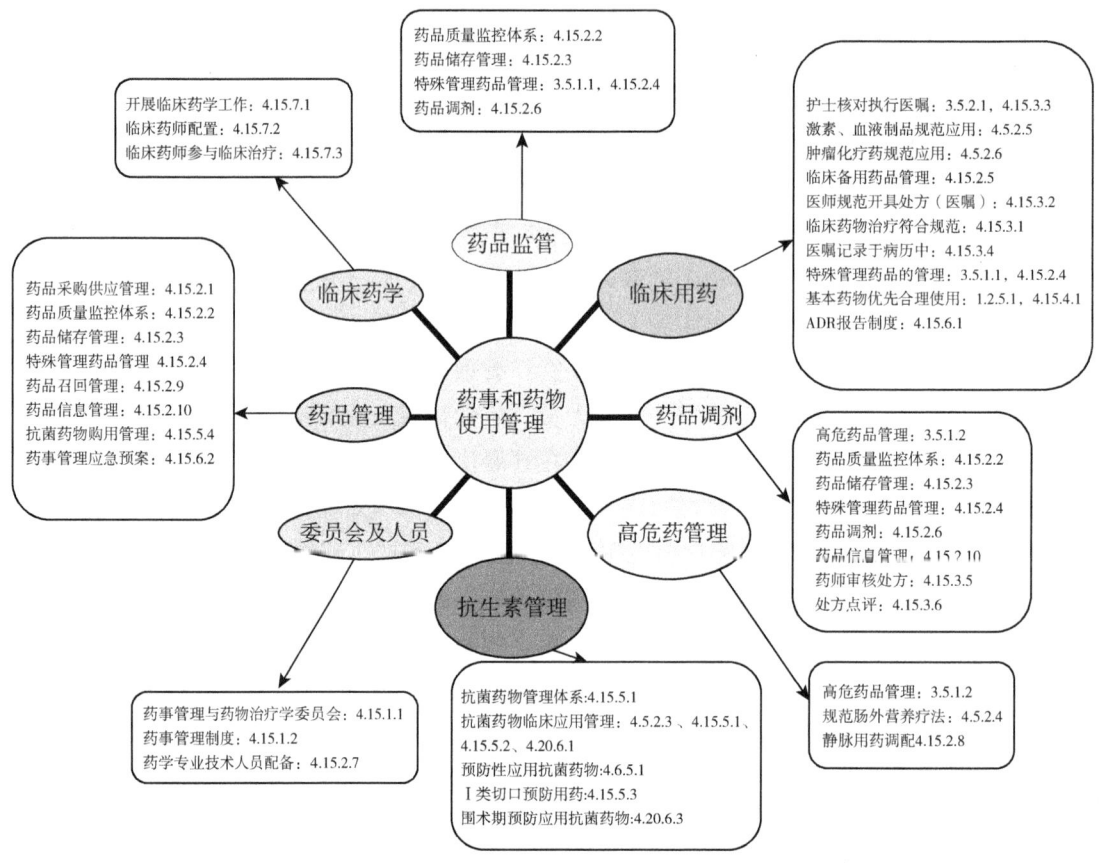

图 4-5 药事和药物使用管理检查追踪内容图

二、药事和药物使用管理检查追踪内容图解

依据评审标准,医院应建立及完善医院药事管理的体系,建立以患者为中心,以临床药学为基础,对临床用药全过程实施有效的组织和管理,促进临床科学、合理用药的药学技术服务和相关的药品管理工作的能力和水平不断提升。医院药事和药物使用管理与持续改进涉及药事管理与药物治疗学委员会、临床门诊、病区及药学部门等,从图4-5可见,药事管理与药物治疗学委员作为医院药事和药物使用管理的最高决策部门,药学部门作为药品管理和使用的技术支持部门,各临床科室则是药品使用和各项合理用药制度落实的载

体，也是关键部分，这三级管理形成医院药事、药物使用和管理的整个体系。这三级体系的有效运行和不断完善，才能真正体现出医院"以患者为中心"对用药安全所提供的药学支持作用。

医院应对照评审条款，逐步完善各个环节的工作内容。

第一，根据国家相关药事管理法律、法规及卫生部门的规章要求，建立医院药事管理体系与组织，制定出符合医院发展需要的药事管理规章制度，使医院药事管理符合规范。如评审细则4.15.1.1中要求的医院要设立药事管理与药物治疗学委员会，健全药事管理体系；按照《医疗机构药事管理规定》的相关要求，设立药事管理与药物治疗学委员会及若干相关的药事管理小组，职责明确，有相应工作制度，日常工作由药学部门负责；根据本机构功能、任务、规模设置相应的药学部门；药学部门负责药品管理、药学专业技术服务和药事管理以及临床药学工作；药事管理与药物治疗学委员会人员组成符合规定要求，由院长任主任委员、药学和医务部门负责人任副主任委员、其他人员组成才符合规定要求，药事管理与药物治疗学委员会要定期召开专题会议，研究药事管理工作，每年不少于4次，有完整的相关资料；医务部门指定专人，负责与医疗机构药物治疗相关的行政事务管理工作，医务部门与药学部门职责明确，有协调机制；同时医院要有药事管理工作计划和年度工作总结，能够体现药事管理的持续改进。药事管理与药物治疗学委员会工作制度、功能、职责，可查看《医疗机构药事管理规定》第九条规定，药事管理与药物治疗学委员会有关职责如下："（一）贯彻执行医疗卫生及药事管理等有关法律、法规、规章。审核制定本机构药事管理和药学工作规章制度，并监督实施；（三）推动药物治疗相关临床诊疗指南和药物临床应用指导原则的制定与实施，监测、评估本机构药物使用情况，提出干预和改进措施，指导临床合理用药；（四）分析、评估用药风险和药品不良反应、药品损害事件，并提供咨询与指导；（六）监督、指导麻醉药品、精神药品、医疗用毒性药品及放射性药品的临床使用与规范化管理；（七）对医务人员进行有关药事管理法律法规、规章制度和合理用药知识教育培训；向公众宣传安全用药知识。"

第二，药学部门应制订和完善相应的药事管理工作制度并对医院的管理决策提供技术支持。按照评审细则4.15.1.2中所要求，医院根据国家药事管理法律法规，建立相应的药事管理制度；制定相应的工作制度、操作规程，并组织实施；医院要有药品遴选制度，遵循"一品两规"要求，制定本医院"药品处方集"和"基本用药供应目录"；医院有抗菌药物、抗肿瘤药物、血液制剂、生物制剂及高危药品临床使用管理办法；并开展药事法律法规及相关制度的宣传、教育、培训，使医务人员熟悉药事管理法律法规及相关制度；有临床用药具体评价方法，有改进措施和干预办法；优先使用国家基本药物符合相关规定，同时有保证上述制度落实的相关措施。

第三，对特殊或重点关注药物，医院应对重点使用科室，要通过技术咨询、培训、多学科协助能不同形式采取有效的科学管理。例如，评审细则4.5.2.3中要求，医院要有规范使用与管理抗菌药物的相关制度；抗菌药物使用符合《抗菌药物临床应用指导原则》等规范；有围手术期预防性应用抗菌药物管理规定；抗菌药物实行分级管理，临床医师经过培训、考核合格后方可授予相应级别的处方权，建立抗菌药物处方专项点评制度；医院定期开展抗菌药物临床应用监测与评估，按细菌耐药的信息调整抗菌药物使用；落实抗菌药物处方点评制度，抗菌药物使用率和使用强度控制在合理范围内，并符合相关规定；医院信息系统支持抗菌药物临床应用管理；医院能规范使用与管理抗菌药物，使抗菌药物的临床使用符合相关规定。在评审细则4.15.5.1、4.15.5.2、4.20.6.1中均反复强调要求，医院要有抗菌药物合理使用的管理组织、管理制度，有抗菌药物分级管理制度及具体措施；有主管部门与相关部门共同监管的协作机制，各部门职责分工明确；要有开展抗菌药物合理使用相关知识的培训、考核及记录；通过培训，相关人员知晓抗菌药物分级使用的原则并落实；医院有各科室使用抗菌药物的情况分析，并定期公布，同时有促进抗菌药物合理使用考核机制；主管部门对改进情况进行监督检查，并落实，对科室存在问题与缺陷改进措施的落实情况进行督导；有信息化管理措施，不断提高管理效率和成效；有抗菌药物合理使用管理组织，对抗菌药物合理使用有追踪与成效评价持续改进，效果明显。

医院对高危药品管理，要符合评审细则3.5.1.2的要求，优先合理使用基本药物要符合评审细则4.15.4.1的要求，对易混淆药品管理要符合评审细则3.5.1.2的要求，对药物不良反应（ADR）的管理要符合评审细则4.15.6.1的要求，肠外营养液临床使用管理要符合评审细则4.5.2.4的要求，糖皮质激素类药物、血液制品临床使用管理要符合评审细则4.5.2.5的要求，肿瘤化学治疗药物临床使用管理要符合评审细则4.5.2.6的要求，超说明书用药管理规定要符合评审细则4.15.3.1的要求，特殊管理药品管理要符合评审细则3.5.1.1.4.15.2.4的要求，包括麻醉药品、精神药品处方管理、麻醉药品、精神药品规范化培训考核管理、麻醉药品、精神药品医师处方资格管理、麻醉药品、第一类精神药品三级管理体系、病区麻醉、第一类精神药品基数管理等。

第四，合理的人力资源配置是实现有效的药事和药品管理的保障。医院药事管理工作和药学部门设置以及人员配备应符合国家相关法律、法规及规章制度的要求，根据医院功能任务及规模，配备药学专业技术人员，岗位职责要明确，要符合评审细则4.15.1.3的要求，按评审细则4.15.7.2的规定配置临床专职药师。

第五，加强对医院各个层面管理者培训，提升监管能力和水平。建立医院药事管理体系，医院管理者有对药事和药物使用管理质量改进定义的认知、督导、检查、总结、反馈及持续改进。在现场评价中，检查某一条款是否落实，不仅仅通过对药事部门的检查，会通过对其他相关部门的检查来反映药事管理中的问题。例如，评审细则4.15.2.5对全院的急救等备用药品进行有效管理，确保质量与安全。有存放于急诊科、病房（区）急救室（车）、手术室及各诊疗科室的急救等备用药品管理和使用的制度与领用、补充流程；药学部和各相关科室有急救等备用药品目录及数量清单，有专人负责管理急救药品，并在使用后及时补充，损坏或近效期药品及时报损或更换；药学部对急救等备用药品管理情况定期检查，对存在问题及时整改；各科室备用急救等备用药品统一储存位置、统一规范管理、统一清单格式，保障抢救时及时获取。这些统一、规范的管理要求，需要药学部门、护理部、临床科室、相关专家共同制定，规定中要对不同岗位的职责、不同层面的监管要有明确要求，对重点环节和重点使用单位要加强监管频次，及时研究和分析问题，提出有效的改进措施。同样，对各种监控指标的制订和落实也需要通过对其理解、科学的评价、深入分析医院的管理特点和难点，找到合法、合规、合理的改进措施，逐步达到标准，使整个过程在持续的改进中完成。如评审细则4.15.5.1中要求抗菌药物管理有适当的组织，并制定章程，明确职责，对抗菌药物的不合理使用有检查、干预和改进措施。药事管理组织有抗菌药物管理小组，人员结构合理、职责明确；召开抗菌药物管理小组会议≥4次/年；有全院抗菌药物临床应用的管理、监测与评价制度；对医务人员进行抗菌药物合理应用培训；有医院抗菌药物临床应用的监测与评价分析报告；参加地区或全国抗菌药物临床应用监测网和细菌耐药监测网；医院将临床科室抗菌药物合理用药情况纳入医疗质量管理考核指标；根据本院抗菌药物临床应用监测的结果，抗菌药物使用强度和抗菌药物使用率不超过卫生部抗菌药物临床应用监测网平均值，门诊患者抗菌药物使用率≤20%，住院患者抗菌药物使用率≤60%；要有干预前后分析报告，体现改进效果。这一条款的落实，涉及医务处、护理部、各临床科室医生、护士、检验科、微生物科、信息科、药学部门等有关科室，所以药事管理和药物治疗学委员会要协调各有关部门共同落实，医院评审、评价中，评审员也会从各有关科室切入检查药事管理是否到位。又如，评审细则4.20.6.3、4.15.5.3要求医院围术期抗菌药物的预防性使用规范。有围术期抗菌药物的预防性使用规定并落实；有Ⅰ类手术预防性抗菌药物使用规范（品种选择、用药时机、术后应用时间等）；相关人员知晓并执行。手术预防性抗菌药物选用符合规范要求（参照第七章第三节手术期预防感染）；科室要对落实情况存在的问题与缺陷有改进措施；主管部门与药事管理组织，对落实情况进行追踪与评价，有整改；有多部门对围术期抗菌药物预防性使用联合干预措施，全院预防性抗菌药物使用均符合规定。医院要落实这一条，医院需组织对临床医、药、护人员进行培训，并有落实的具体管理方案，如管理方案不切实际，不符合临床医疗工作的流程，临床医护人员无法依从和接受，这一条是难以落实的。因此，医院药事管理和药物治疗学委员会需协调医务处与护理部，充分调研医院临床工作的实际情况，制订切实可行的方案，确保此条款的落实，确保患者的用药安全。医院评审、评价是从多层次、多维度进行现场检查，重点查看制度是否落实。评审细则4.15.6.1要求实施药品不良反应和用药错误报告制度，建立有效的药害事件调查、处理程序。医院要有药品不良反应与药害事件监测报告管理的制度与程序；医师、药师、护士及其他医务人员需相互配合对患者用药情况进行监测。重点监测非预期（新发现）的、严重的药物不良反应，并有原始记录；发生严重药品不良反应或药害事件，积极进行临床救治，做好医疗记录，保存好相关药品、物品的留样，并对事件进行及时的调查、分析，按规定上报卫生行政部门和药品监督管理部门。同时要将患者发生的药品不良反应如实记入病历中；有鼓励药品不良反应与药害事件报告的措施；对严重用药错误报告有分析，有整改措施；建立药品不良事件报告信息平台，与医疗安全（不良）事件统一管理。

第六，需要关注的一些概念。现场评价中，评审员会通过访谈、提问等方式了解临床医师对ADR、ADE的定义掌握情况、发生ADR后是否记入病历中以及ADR报告情况。对病区易混淆药品管理（3.5.1.2）、特殊管理药品管理（3.5.1.1，4.15.2.4）、高危药品（3.5.1.2）及急救等备用药品进行有效管理，确保质量与安全（4.15.2.5）的相关条款都会抽查、验证。

第七，可参阅的资料和信息。如对高危药品的管理（3.5.1.2），目前国家没有法律、法规或部门规章统一规定类别或品种，医院可参照美国ISMP（Institute for Safe Medication Practices）公布的目录，或根据中国药学会医院药学专业委员会于2012年3月制订的《高危药品分级管理策略及推荐目录》自行制定目录，进行管理。

高危药品一般定义为：医疗机构内的小部分药品，若使用不当会对患者造成严重伤害或引起死亡，该类药物误用后极易引起伤亡，引起的用药差错不一定比其他药物多，但发生用药差错的后果却是致命的。因此医疗机构应将此类药品列为高危药品进行重点管理。医院评审标准及评审、评价中特别强调对高危药品的管理。医院应该把浓电解质类药物（10%氯化钾、10%氯化钠等）、胰岛素类（静脉用）、肝素类及细胞毒性药物（抗肿瘤药物）列入高危药品管理目录，进行管理。

第八，医院药学部门应提供的其他技术管理支持职责。医院药学部门具体负责药品管理、药学专业技术服务和药事管理工作，在规范采购、储存、调剂，有效控制药品质量，保障药品供应的管理上提供技术支持。如药品采购部门（中西药库）（4.15.2.1）要求医院有药品采购供应管理制度与流程，有适宜的药品储备；4.15.2.2要求建立药品质量监控体系，有效控制药品质量；4.15.2.3要求药品贮存部门药库、药房（门诊、急诊、住院等各类药房）、静脉药物调配室有药品贮存制度，储存药品的场所、设施与设备符合有关规定；4.15.2.4中"特殊管理药品"管理各环节措施得当，有持续改进措施，原始记录完整；4.15.2.5中要求对全院的急救等备用药品进行有效管理，确保质量与安全；4.15.2.6要求落实药品调剂制度，遵守药品调剂操作规程，保障药品调剂的准确性；4.15.2.7中要求制剂的配制与使用符合有关规定；4.15.2.8要求医院要有肠外营养液和危害药物等静脉用药的调配规定；4.15.2.9要求有药品召回管理制度；医院应对应条款一一落实。药品使用管理是医院评审、评价重要的检查内容之一，药品管理的系统追踪是现场评价要进行的检查方法。

根据《药品管理法》《医疗机构药事管理规定》等药事管理法律法规，药学部门的质量与安全管理考核指标可涵盖药品采购供应、调剂及药学质量、安全管理，药学部门负责人（主任）应带领其团队运用质量管理工具开展药事质量管理改进工作，质控小组工作要有记录，运用PDCA工具持续改进质量要有分析和全程管理和落实的数据或记录，这些内容在现场评价中也会重点查看。

第五节　医院感染管理追踪检查

医院感染是指住院患者在医院内获得的感染，包括在住院期间发生的感染和在医院内获得出院后发生的感染，但不包括入院前已开始或者入院时已处于潜伏期的感染。医院感染管理是医疗机构及医务人员针对诊疗活动中存在的医院感染、医源性感染及相关的危险因素进行的预防、诊断和控制活动。医院感染管理是医院医疗管理工作的重要组成部分。为确保最大限度减少医院感染的发生，提高医疗质量与安全，医院应当重视医院的感染控制管理工作。

一、医院感染管理检查追踪内容（图4-6）

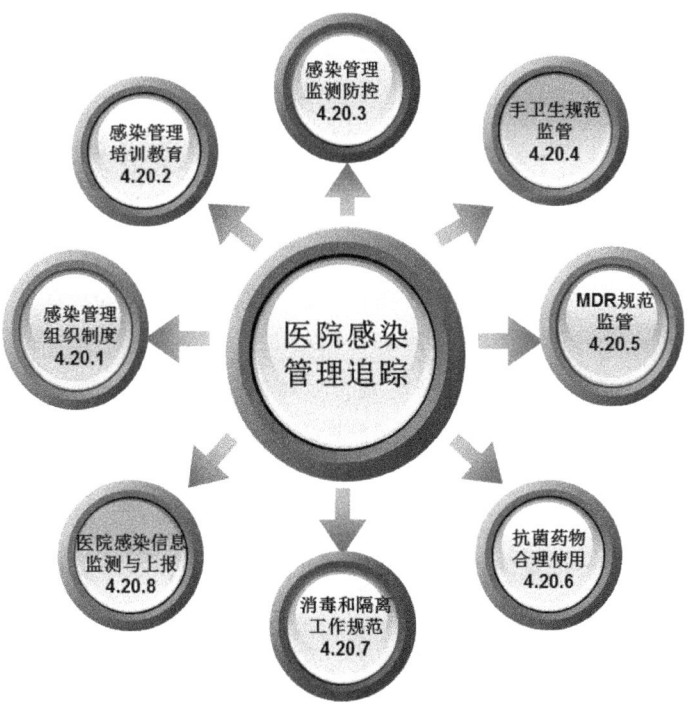

图4-6　医院感染管理检查追踪内容图

二、医院感染管理检查追踪内容图解

医院感染管理是一个连续性、全员性的基础性工作。从图4-6中可以看出，医院要完善和建立"以患者为中心，以品质为核心"的医院感染管理体系，要求医院设置专职人员负责医院感染管理工作，加上全院临床科室配置一定数量的兼职管理人员，共同针对本院、本科室或交叉位置的医院感染特点制定"以患者为中心"的管理计划，切实落实到位，并强调医院感染管理的数据管理。新的医院评审、评价重视医院感染控制管理，在评审细则第四章中单独撰写了一节。

第一，医院应根据国家《医院感染管理办法》要求，建立医院感染管理组织（体系），负责全院的医院感染控制管理工作（4.20.1.1）。这个组织应由三部分组成：

（一）医院感染控制管理委员会

这个委员会隶属于医院质量与安全管理委员会（4.1.1.1，4.1.2.1，4.20.1.1），有明确的人员结构（4.1.2.1，4.20.3.1），负责贯彻国家、行业法规，制定本院医院感染管理计划，并督促实施，开展考核评价（4.1.2.2.）。

（二）医院感染控制管理职能部门（4.1.1.2，4.20.1.1）

其通过制定相应的规章制度（4.2.2.1，4.20.1.2），开展医院感染防控的培训和教育（4.2.4.3，4.2.6.1，4.20.2.1），完成医院感染控制管理委员会布置的相应工作（4.1.1.2）。

（三）科室的医院控制感染管理兼（专）职人员（4.20.1.1）

在科主任领导下（4.1.1.3），把科室医院感染控制管理工作纳入科室质量与安全管理的核心内容（4.5.7.1，4.6.8.1，4.9.5.1，4.21.3.1，4.21.6.1，4.22.3.1，4.22.7.1，4.25.4.1，4.26.6.1），主动采集或获取本科室医院感染的数据（4.5.7.2，4.6.8.2，4.9.5.2，4.20.3.1，4.21.6.2，4.22.7.2）。

这三个层面的管理结构是评审标准中所要求建立的医院感染控制管理体系，缺一不可，为确保这个体系能够常态化运作，医院应根据行业、医院（委员会）要求有效管理三个层面的医院感染控制工作，并给予定期考核（6.2.2.3）。

第二，医院感染控制管理部门应制定既符合本院实际情况，也符合规范要求的医院感染控制管理工作计划（含监测计划）（4.1.1.2C2），上报医院感染控制管理委员会审核批准后实施，同时医院感染控制管理委员会应定期向医院质量与安全管理委员会汇报（4.1.2.2B2），医院应当明确医院感染控制管理应纳入医院总体工作规划和质量与安全管理目标（4.20.1.1C5）。根据《医院感染监测规范》要求，医院感染控制管理部门应涵盖目标性监测、全院综合性监测等内容，监测内容应相对固定，要求常态化开展医院感染的监测项目，医院感染管理部门的监控应覆盖全部医院感染检查项目和不同的标本类型（4.20.3.1C5），并建立统一的医院感染数据库（4.2.7.1，4.5.7.2，4.6.8.2，4.21.6.2，4.22.7.2）。评审标准特别要求各个科室应当按照制度和规范的要求，采集、监测医院所要求的全部项目（4.20.3.1C4），医院感染控制管理主管部门（感控科等）应对数据的来源、真实性和可靠性进行追踪和分析,并及时总结反馈,对存在问题应进行督促整改(4.20.3.1B2)。

对于重点环节、重点人群和高危因素管理,医院应有单独的管理和监测计划(4.9.4.1,4.20.3.2C1),有针对性的风险评估(4.2.4.1,4.20.3.1C2),开展全员培训(4.2.4.3,4.2.6.1,4.20.2.1),要求相关部门的员工对本岗位、本科室的医院感染风险评估有充分的认识。重点关注重症医学科导管相关性感染的监测、预防和控制措施的落实(4.9.5.2),血液净化过程中病毒转阳统计(4.22.7.2),要求科室有自查,主管部门核查,有定期的分析整改,能够看到量化的持续改进的结果,这个结果应当通过科学的数据分析得出(4.2.5.2),评审员会查看医院感染控制主管部门在日常管理工作中分析数据、运用数据分析结果查找问题、加强监管的痕迹。

第三,医院应当制定多种耐药据医院感染控制的规范和防控措施(4.20.5.1),其应该涵盖医院感染的诊疗规范(4.2.2.3),监测(4.20.3.1),预防:手卫生(3.4.1.1)、培训(3.4.2.1,4.20.4.1,5.5.1.3.1)、实施(4.20.4.1,5.5.3.4.1)、隔离(4.20.7.1,5.5.2.1)、无菌操作(5.5.1.4)和环境保洁消毒等方面,针对多重耐药菌MRSA、VRE等细菌有切实落实的防控措施(4.20.5.1C4),微生物实验室能满足临床对多重耐药菌的检测,抗菌药物敏感性、耐药模式以及同源性分析的需要(4.20.5.1.A2)。多重耐药菌的监测应及时反馈到临床(4.16.4.3,),有效沟通(4.16.6.1)。

第四,医院感染控制管理也是一个多部门、多科室协调工作的管理体系。一方面,医院层面应建立跨部门工作的协调机制(4.1.1.2B2,6.2.3.1),定期举行职能部门间、感染控制管理部门-临床科室间的协调会议,并有记录,各职能管理部门也应该及时跟进、监督、考核上述会议决策的落实情况(6.2.3.1)。另一方面,因医院感染控制是每个临床科室必须面对和严加防范的问题,事关患者诊疗质量与安全,如医院内感染到了无法控制的地步,将会关系到医院的存亡,因此,每个科室都应将该项工作纳入日常管理中予以落实,科室的每个员工应该明确并清楚知道本科室、本岗位院感防控的职责、制度和流程(4.20.1.2),包括医院感染暴发报告流程(4.20.3.3),定期接受院感防控的培训(4.20.2.1,4.20.5.3),对本科室重点环节院感防控具体措施应全科知晓,逐一落实,科室应明确本科院感数据如各种导管感染、下呼吸道、手术部位等,也应清楚本科室前五位的医院感染微生物名称和耐药率(4.20.6.2),并定期自查,持续改进(4.20.3.2)。

此外,在多重耐药菌管理机制(4.1.1.2,4.4.1.1B,4.20.5.2,6.2.3.1)方面,应以医院感染管理部门牵头,通过医疗、护理、微生物检验、药学等部门共同合作,明确分工,清晰职责,有畅通的信息通报途径(4.20.5.2A1,6.5.2.1,6.5.2.2),定期举行联席会议分析反馈,提出改进措施。并根据相应措施及时反馈和培训临床员工(4.20.5.3)。

第五,手卫生管理是医院感染管理的重中之重,评审标准中单独把患者安全列出,体现了"以患者为中心"的价值理念。医院应从制定相应的制度(3.4.1.1)开始,强化培训

（3.4.2.1，4.20.4.1，5.5.1.3.1），规范手卫生所需的消毒剂的采购（4.20.7.2），也间接可以推算医护人员手卫生的依从性；在医院建筑先天不足的情况下，如护士站无洗手设施，抽血房间无洗手设施等，医院应在管理上、在可为医务人员提供方便洗手的方法上多做文章，使手卫生管理到位，使医务人员手卫生依从性不断提高。

第六，医院应建立重点部门（新生儿室、手术室、消毒供应中心等）的医院感染控制管理制度规范，加强管理。医院应该有全院和重点部门的消毒隔离制度（4.20.7.1），明确各个重点部门的位置，做到全院知晓（4.2.6.1，4.20.7.1C2），并在临床各个部位落实根据《医疗机构消毒技术规范》（2012年版）、《医院空气净化管理规范》（2012版）等相关文件要求的消毒措施，提供合格消毒设备设施和消毒剂（4.20.7.2）并定期检测浓度和有效性，临床科室应有标准的防护措施（4.10.3.1）。

新生儿室、手术室、消毒供应中心、膳食部门、医疗废物处理中心等是医院感染控制管理的重点部门。评审细则4.5.8.3，5.3.3.1，要求医院制定包含医院感染预防控制的科室规章制度，病室建筑符合医院感染防控要求（4.5.8.1），手卫生、新生儿用品消毒、传染病患儿隔离等相关制度切实落实到位（5.5.3.4.1）。要求医院手术室布局合理，洁污分区明确（5.5.1.1），有明确全面的院内感染预防和控制管理制度（5.5.1.4.1），定期对感染、空气质量、环境质量进行检测，有记录；有各种设备物品的清洁、消毒、灭菌和存放的规定，并加以落实，消毒的物品有有效期显示；这些重点部门和科室手卫生落实更要培训到位、监管到位。

要求医院消毒供应中心应相对独立，分区合理（5.5.2.1.1）；有完善的消毒制度、职责和流程（5.5.2.3.1，5.5.2.4.1），确保清洗、消毒和灭菌达到效果，质量控制过程记录能够追溯（4.20.7.3，5.5.2.4.1），可重复使用的物品应严格统一管理（5.5.2.2.1）。另外，膳食部门应有各项食品卫生安全管理制度和岗位责任（6.8.3.1），从食品原料采购、仓储和加工等符合卫生管理要求（6.8.3.2）；医疗废物处理制度健全（6.8.4.1），有专人负责，上岗前应培训，主管部门有监管。医疗废物和污水处置符合规定（6.8.4.3），员工保护到位（6.8.4.2）。

以上是重点部门消毒隔离制度的监测管理，医院层面还需根据《医院感染监测规范》开展监测工作，要求每个有关科室都要采集监测数据（4.20.3.1C4），医院感染管理定期分析，并上报卫生行政部门（4.20.8.2）。

附：医院重点部门消毒隔离相关的感染控制国家标准摘录

1.《医院空气净化管理规范》（2012版），为原国家卫生部颁发，属中华人民共和国卫生行业标准，编号WS/T 368-2012。该规范有对空气净化的卫生要求，原文如下：

4.2 空气净化卫生要求

4.2.1 洁净手术部（室）和其他洁净场所（如洁净骨髓移植病房），新建与改建验收时、更换高效过滤器后、日常监测时，空气中的细菌菌落总数应符合GB 50333的要求。

4.2.2 非洁净手术部（室）、非洁净骨髓移植病房、产房、导管室、新生儿室、器官移植病房、烧伤病房、重症监护病房、血液病病区空气中的细菌菌落总数≤4cfu/（15min·直径9cm平皿）。

4.2.3 儿科病房、母婴同室、妇产科检查室、人流室、治疗室、注射室、换药室、输血科、消毒供应中心、血液透析中心（室）、急诊室、化验室、各类普通病室、感染疾病科门诊及其病房空气中的细菌菌落总数≤4cFu/（5min·直径9cm平皿）。

2.《医院洁净手术部建筑技术规范》（GB50333-2002），由原中华人民共和国建设部颁发。该规范对洁净手术室的等级标准规定如下（表4-1）：

表 4-1 洁净手术室的等级标准（空态或静态）

等级	手术室名称	沉降法（浮游法）细菌最大平均浓度		表面最大染菌密度（个/cm²）	空气洁净度级别	
		手术区	周边区		手术区	周边区
Ⅰ	特别洁净手术室	0.2个/30min·φ90皿（5个/m³）	0.4/30min·φ90皿（10个/m³）	5	100级	1000级
Ⅱ	标准洁净手术室	0.75个/30min·φ90皿（25个/m³）	1.5/30min·φ90皿（50个/m³）	5	1000级	10 000级
Ⅲ	一般洁净手术室	2个/30min·φ90皿（75个/m³）	4个/30min·φ90皿（150个/m³）	5	10 000级	100 000级
Ⅳ	准洁净手术室	5个/30min·φ90皿（175个/m³）		5	300 000级	

注：1.浮游法的细菌最大平均浓度采用括号内数值。细菌浓度是直接所测的结果，不是沉降法和浮游法互相换算的结果。

2.Ⅰ级眼科专用手术室周边区按10 000级要求。

第六节 人力资源管理追踪检查

人力资源管理指运用现代化的科学方法，对与一定物力相结合的人力进行合理的培训、组织和调配，使人力、物力经常保持最佳比例，同时对人的思想、心理和行为进行恰当的诱导、控制和协调，充分发挥人的主观能动性，使人尽其才，事得其人，人事相宜，以实现组织目标。

医疗机构人力资源管理具有其特殊性，表现为管理工作要以患者为中心，保证其连续性和系统性。这就要求医院不仅需要人力资源管理部门根据患者的需求设定岗位所需的人力资源数量、质量，使上岗的员工能力一定要适应其实际工作需要的能力，还要协同相关部门不断地去追踪人力资源的发展状况，保持其教育、培训、技能和经验的持续改进。人力资源管理涉及医疗工作的方方面面，是医院管理的重要内容。

一、人力资源管理追踪内容（图 4-7）

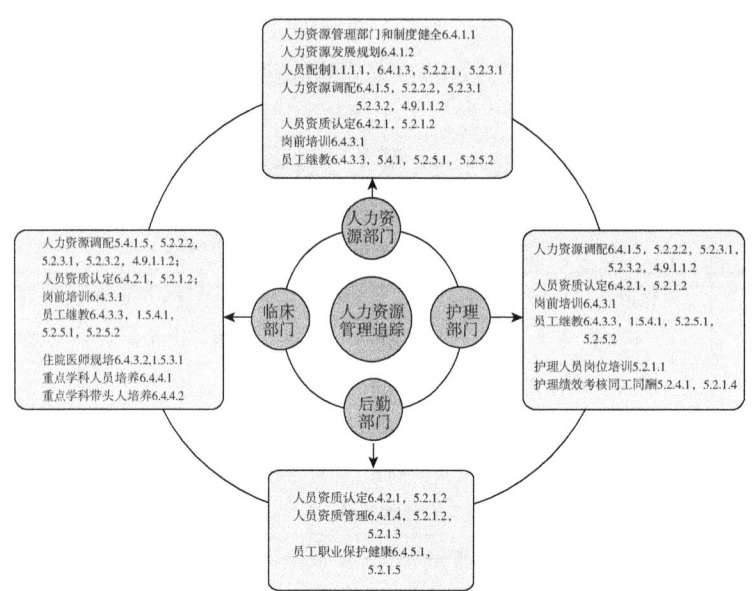

图 4-7 人力资源管理追踪内容图

二、人力资源管理追踪内容图解

新的医院评审标准要求医院对人力资源管理通过全系统的统筹规划、院科两级有效激励、沟通和管理机制，使人员在实现医院的功能和任务目标时发挥最大的效能。根据医院评审标准，医院应建立以患者为中心的人力资源管理。"以患者为中心、以质量为核心"的人力资源管理模式，需要以人力资源部门为中心，其他相关职能部门互相配合，共同促进，以实现人力资源保持或改进的能力，提高服务的质量和效率，更好地为患者服务。从图4-7可见，医院人力资源管理涉及人力资源部门、医疗管理部门、护理管理部门和后勤管理部门。评审标准实施细则中要求查看医院人力资源对医院实现功能和任务中所体现的支持作用。

首先，医院应根据评审标准实施细则的要求做好日常的人力资源管理工作。如评审细则6.4.1.5，要求有人员紧急替代机制，以保持患者获得连贯诊疗。医院应制定院科两级人员紧急替代程序与替代方案，设立紧急替代人员的有效联络方式，培训相关人员知晓相应的紧急替代程序和方案。因此，涉及所有科室应严格遵守并落实相关制度和流程，主管职能部门应按照制度和流程，进行监督检查。以上监督检查要有监管记录，并有落实到位的人员紧急替代机制，实现保障医疗工作正常运行的事例。

与6.4.1.5条款相似，5.2.2.2条款从护理人力资源的调配来看是否有各级护理管理部门紧急调配护理人力资源的规定，是否有执行的方案。各级护理管理部门应制定紧急护理人力资源调配的规定及可执行的方案，培训相关护理管理人员知晓紧急护理人力资源调配规定的主要内容与流程；医院要有可供紧急状态或特殊情况下调配使用的护理人员的储备；有关部门应对储备人员进行培训、考核；有紧急情况下人力资源调配演练，持续改进。这两个条款是相辅相成的，旨在实现医院以患者为中心来调配人力资源的管理模式。这种人力资源管理模式区别于陈旧的人事制度管理，不再是静态的以医院的工作需求为目的人力资源进出制度，而是建立以患者病情需要为中心的人力资源的调配制度，实现各相关部门联动的管理机制，真正做到以患者为中心的动态管理；另外，陈旧的人事管理主要是人员数量的管理，新的医院评审、评价对人力资源的管理的要求很重要一点是对各类员工的各种培训，如多条标准中要求的传染病培训、抗生素培训、输血培训、手卫生培训、职业暴露培训、不良事件上报培训、病案书写培训、岗位职责培训、手术分级管理、每位医生所能承担的手术级别等，这些培训和管理主要是其他职能部门负责，但要与人力资源管理相吻合，员工参加过的各种培训，人力资源部门应有记载，这样才能使人力资源部门对各类员工的管理是全方位的，是有血有肉的、有内涵的管理，否则只知道员工的一般情况，至于这位员工在医院经过什么培训，员工能力、技能的提高或不达标均不知道，人力资源管理就仍然走不出陈旧人事管理的框架。

又如，6.4.1.2条款规定，医院应有人力资源发展规划、人才梯队建设计划和人力资源配置方案。从基本要求看，医院有人力资源发展规划，符合医院功能任务和整体发展规划要求；有人才梯队建设计划，符合持续发展需要；有人力资源配置原则与工作岗位设置方案；有人力资源配置调整方案与调整程序；在此基础上，医院有落实人力资源发展规划的具体措施并得到落实；有合理人才梯队，能够满足医院持续发展需要；医院人力资源配置与岗位设置方案落实到位。从对该条款的解读看，这里说的人力资源发展规划和方案是从人力资源持续发展角度，需要立足医院的整体层面，而不仅仅是某个部门的规划。所以医院对界定人力资源及其发展规划、人才梯队建设及其配置方案的内涵与外延一定要准确全面。

住院医师管理与护士管理是医院人力资源管理的重点。评审细则6.4.3.2要求实施住院医师规范化培训。医院要有住院医师规范化培训管理制度、规范及实施记录；有住院医师规范化培训管理机构和管理人员负责该项工作；本院住院医师按规定全部参加住院医师规范化培训。只要能做到以上要求，医院在该条款上即可得C；如医院有住院医师规范化培训基地，能够接收外院和社会住院医师规范化培训任务，有住院医师规范化培训监管和评价，能够不断提高培训质量则有可能达到B或A。对于住院医师和护士等技术人员的管理，如果只是人力资源部门单一管理是很难做到人力资源管理要求的相关内容，人力资源部门必须与医疗管理部门就住院医师、各类技术人员培训进行联合规范培训管理；人力资源部门还需与护理部就护士规范培训进行协作管理；还可根据工作需要，人力资源部门需与后勤部门共同培训有关人员。人力资源的培训、调配、管理均应以患者为中心，多部门合作，如脱离以患者为中心的工作原则，各部门只管内部的事情，人力资源管理就很难做到位，达不到人力资源管理的效果。

其次，在做好日常人力资源管理的工作基础上，按照评审标准要求，建立和完善评审、评价要求提供的相关档案资料，以备评价检查所需。

1.支持医院人力资源管理设置是否与其功能任务相匹配的材料，并对其各项功能任务落实情况提供佐证。如评审细则6.4.1.1要求医院设置人力资源管理部门，人事管理制度健全。为体现这一事实，医院需提供证实各项相关工作的记录资料，包括：①人力资源规划和人员配置（6.4.1.2、6.4.1.3、5.2.2.1、5.2.3.1）；②人员管理，如人员资质（5.2.1.2、6.4.1.4、5.2.1.3）学科带头人选拔（6.4.4.1、6.4.4.2）、薪酬（5.2.4.1、5.2.1.4）、教育培训和职业防护（1.5.3.1、6.4.3.2、6.4.3.3、1.5.4.1、5.2.1.1、5.2.5.1、5.2.5.2、6.4.5.1、5.2.1.5）；③人员调配（6.4.1.5、5.2.2.2、5.2.3.1、5.2.3.2）。

2.支持医院在日常人力资源管理基础上，实际执行上述条款过程中发现问题、解决问题、持续改进的监管记录材料，尤其是针对存在问题所采取的具体措施、实施方案及取得的效果。如评价检查5.2.2.2、6.4.1.5条款时，评审员需要了解医院如何在紧急情况下保证医疗或特殊岗位人员补充，以保持患者获得连贯诊疗，要求医院的主管领导了解相关信息；有关部门提供院科两级的人员紧急替代程序与替代方案、人员有效联络方式；相关人员了解知晓自身的角色和任务；主管职能部门对科室落实和执行情况按照制度和流程实施监督检查并有监管记录等。医院所提供的信息（如会议纪要、决定、制度等）可以证实医院的人员调配是以患者为中心的规范调配和管理，实现满足临床服务的需求。又如，根据评审细则6.4.1.2要求，评审员将查看医院人力资源发展规划、人才梯队建设计划和人力资源配置方案。围绕着这些管理目标，要求医院提供相应的落实计划，落实过程中存在的问题、解决方案和实际效果，主管领导或具体部门负责人对主管内容有较高的知晓程度。对于在岗人员管理，各级各类新员工的岗前培训、岗位教育是医院人力资源管理的重点。医院应能提供院科两级对住院医师、护士和特殊岗位的规范化培训的相关信息，如培训任务来源、制度、实施方案、配套资金、培训效果评价等相关资料。

3.通过医院人力资源管理相关条款评价，了解医院在人力资源管理上是否多部门共同协作管理，而非单一部门管理。医院应提供人力资源部门与相关职能部门联合培训的相关内容的资料，如临床、护理、消防、院感、职业防护等，以满足岗位技能和管理需求。

在现场评价的过程中，评审员会对医院上报的人力资源的所有数据进行核对，对各类员工的培训效果进行核查、对医院人力资源的调配使用进行现场检查。因此，医院应在做好日常人力资源管理工作的基础上实时掌握数据动态、培训进展和调配现状，以评审、评价为抓手推动"以患者为中心"的人力资源管理工作，实现新的评审标准要求的"以患者为中心"的人力资源管理目标，使人力资源管理与医院功能任务相匹配，使人力资源开发、使用和优化配置成为医院整体发展、科学管理、持续改进的系统任务之一。

第七节 医院环境安全管理追踪检查

环境安全是现代医院的基本要素。卫生安全、建筑安全、后勤保障安全以及各类系统安全，已成为现代医院管理的基本内容。医疗机构环境安全是保障机构正常运转的主要安全目标之一，也成为确保患者安全最基本的要求。

一、医院环境安全管理检查追踪内容（图4-8）

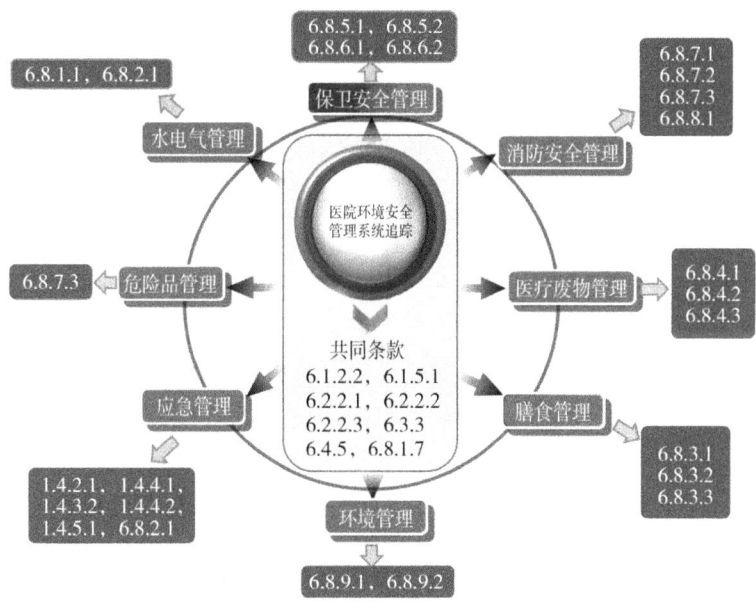

图4-8 医院环境安全管理检查追踪内容图

二、医院环境安全管理检查追踪内容图解

评审细则中涉及医院环境安全条款很多，其中后勤保障安全是医院环境安全的基础。从图4-8中可以看出，医院的环境安全管理涉及环境管理、保卫安全管理、消防安全管理、水电气管理、危险品管理、应急管理、膳食管理、医疗废物管理等。以往医院评审、评价及各种检查，多注重临床，很少注重医院的环境安全，更没有对医院后勤保障工作给予系

统检查与评价。新的医院评审、评价从标准到检查方法都对医院后勤保障工作给予关注，涉及的评审细则的24个条款，其中核心条款2款。

（一）医院环境安全共同条款

医院环境安全在标准细则中重点体现在后勤保障条款中，在这些条款中有其共同条款，即要求后勤保障工作的多种不同工作岗位，必须共同做到并遵守的条款。如评审细则6.1.2.2，要求医院要开展法律法规教育，有教育评价；评审细则6.1.5.1要求医院要制定完整的医院管理规章制度、岗位职责和诊疗规范，定期对职工进行培训与教育，提高职工认真履行本岗位职责及执行相关规章制度自觉性。为确保医院管理组织机构设置合理，各级管理人员有明确的岗位职责和决策执行机制，履行职责，实行管理问责制，评审细则6.2.2.1要求医院要有明确的组织架构图，能清楚反映医院组织架构；6.2.2.2条款要求依据医院组织架构，制定全院性工作制度和流程，明确各部门职能划分，体现分层管理；6.2.2.3要求各部门据此制定内部工作制度和流程，加强管理部门的效能建设，实行目标管理责任制；评审细则6.3.3.1、6.3.3.2要求医院有科学的医院总体发展建设规划并经相关部门批准，医院建筑符合国家建设标准和消防规范，满足规模适宜、功能完善、布局合理、流程科学、环保节能、安全运行的要求；评审细则6.4.5.1要求医院要贯彻与执行《劳动法》等国家法律法规的要求，建立与完善职业安全防护与伤害的措施、应急预案、处理与改进的制度，上岗前有职业安全防护教育。

评审标准还专门撰写后勤保障管理，评审细则6.8.1.1中写到后勤保障管理组织机构要健全，规章制度要完善，人员岗位职责要明确，并明确提出后勤保障服务坚持"以患者为中心"，满足医疗服务流程需要。无论何种后勤的工作岗位，后勤相关技术人员均需持证上岗，按技术操作规程工作；6.8.8.1条款要求医院要有遵守国家法律、法规要求，相关岗位操作人员应具有上岗证、操作证，法律、法规无特别要求的其他非专业特殊工种，经相关省级行业协会的培训合格，操作人员均掌握技术操作规程，医院为有关人员定期举办相关教育培训活动，并有对相关人员进行监管考核机制，有监管和考核记录。

以上这些共同条款所有后勤相关部门均应按标准要求一一做到，这也是医院环境安全保障的基础和关键。

（二）确保医院环境安全的后勤保障工作

1.水、电、气安全保障　水、电、气的正常供给对于医院的正常运转至关重要，一旦出现突然停水、停电、停气，对某些患者是危险的，如正在使用呼吸机的患者，正在进行到关键部位手术的患者都是非常危险的，甚至会危及患者的生命。新的医院评审标准通篇贯穿"以患者为中心"的理念，为确保患者安全，在6.8.2.1条款中要求医院水、电、气、物资供应等后勤保障满足医院运行需要，严格控制与降低能源消耗，有具体可行的措施与控制指标，有水、电、气等后勤保障的操作规范，合理配备人员，职责明确，按规定持证上岗；水、电、气供应的关键部位和机房有规范的警示标识，张贴和悬挂相关操作规范和设备设施的原理图，要求作业人员24小时值班制；有日常运行检查、定期定级维护保养，且台账清晰；有明确的故障报修、排查、处理流程，有夜间、节假日出现故障时的联系维修方式和方法；有水、电、气等后勤保障应急预案，并组织演练。这一条款是核心条款，可见其对医院、对患者安全的重要性。在1.4.4.2条款中还明确要求医院要有停电事件的应急对策，有停电的医院总体预案和主要部门应急预案，明确应急供电的范围、实施应急供电的演练，确保手术室、ICU等主要场所应急用电，配备充分的应急设施，如各个病区都设置有应急用照明灯，员工都应知晓停电时的对策程序；如达到B条款，医院对本院备置的应急发电装置与线路要定期进行检查维护和带负荷试验，并有记录，对突发火灾、雷击、风灾、水灾造成的停电有应急措施，定期检查接地系统，对手术室、ICU、医技科室大型设备、计算机网络系统等重要部门的接地有常规维护记录；如达到A条款，医院供电部门要执行24小时值班制，有完整的交接班记录，有停电及应急处理的完整记录，记录时间精确到分，有处理人员的签名，有主管职能部门的督导检查和持续改进资料。

2.膳食安全保障　医院在膳食供应上，无论是为员工提供膳食服务，还是满足患者治疗需要为患者提供膳食指导、营养配餐、治疗饮食，均要保障饮食卫生安全。在6.8.3.1条款中明确要求医院要有专职部门或专人负责医院膳食服务，并建立健全各项食品卫生安全管理制度和岗位责任，膳食服务外包的，医院需确认供应商生产、运输及院内分送场所的设施与卫生条件符合国家食品卫生法规要求，相关人员应知晓食品安全相关法律法规和食品卫生知识；如医院所做完全符合"C"条款，就可以持续改进监管工作，建立以食品卫生为核心的餐饮服务质量监管体系，保障食品安全，满足供应，开展监管评价，并可做到有下送餐饮为医疗工作服务的措施并落实；如医院做到有效监管，就可继续努力，增加定期征求就餐人员意见，开展膳食服务追踪与评价。在确保膳食安全中，首先做到6.8.3.2条款中对食品原料采购、仓储和食品加工要符合卫生管理的要求，要有食品原料采购、仓储、加工的卫生管理相关制度和规范，有食品留样相关制度，有措施保障食品卫生管理相关制度和规范的落实，相关人员知晓本部门、本岗位的履职要求，有监管评价及相关记录。并根据监管情况改进食品卫生管理。在做好膳食安全保障的基础工作的同时要有突发食品安全事件应急预案；正如6.8.3.3条款中要求的医院要有根据相关法律法规制定的突发食品安全事件应急预案，根据预案开展的应急演练，有记录、有总结和改进措施，并做好培训，使相关人员知晓本部门、本岗位的应急职责与应急流程，还在日常工作中持续改进，使各项措施得到落实。

3.医疗废物管理保障安全　医疗废物的处理是医院后勤管理的重要工作之一，是院内感染控制管理的重要内容之一，是医院评审、评价必查的条款之一，医疗废物管理的规范与否是衡量一所医院管理规范与否的关键指标之一，因此医院应重视医疗废物的规范管理，按评审标准要求医院要建立健全医疗废物和污水处理管理规章制度和岗位职责，医疗废物的收集、运送、暂存、转移、登记造册和操作人员职业防护等符合规范，医疗废物处理符合环保要求，污水处理系统通过环保部门评价并符合相关法律法规的要求，在6.8.4.1、6.8.4.3条款中还要求医疗废物处置设施设备运转正常，有运行日志，污水处理系统设施设备运转正常，有运行日志与监测的原始记录；医院要有专人负责医疗废物和污水处理工作，上岗前经过相关知识培训合格，在日常工作中主管部门对制度与岗位职责落实情况有监管评价和记录，医院有根据监管情况的改进措施并得到落实，无环保安全事故；在对医疗废物及污水规范管理提出要求的同时，对如何做好工作人员的安全防护提出要求，在6.8.4.2条款中写到医院要有安全防护规定，上岗的工作人员要经过相关培训合格，医院要有安全防护的监管和完整的监管资料，有根据监管情况改进安全防护的措施并得到落实。医疗废物及污水管理必须规范，以预防因医疗废物及污水管理不规范引起的不安全事件的发生。

4.医院安全的保障 在当今社会矛盾较多，医院患者与医院员工的安全需要关注，有时会威胁生命安全，因此医院必须有安全措施，否则难以保障患者与员工的安全。为此，评审标准中要求医院安全保卫组织健全，制度完善；在6.8.5.1条款中要求医院要有全院安全保卫部署方案和管理制度，保卫人员配备结构合理，岗位职责明确，保卫人员知晓相关制度、岗位职责，并经过相应的技能培训，医院职能部门对安全保卫工作进行监管，并有持续改进成效；在6.8.5.2条款中要求医院有安全保卫应急预案，定期组织演练，相关人员知晓安全保卫应急预案的相关内容和要求，定期（至少每年一次）组织演练，再根据演练评价提出整改措施并落到实处。在安全保卫的硬件设施上评审细则中要求医院安全保卫设备设施完好，重点环境、重点部位安装视频监控设施，监控室符合相关标准；6.8.6.1条款中要求医院要有完整的全院安全网络信息库和设备设施清单，有视频监控系统应用解决方案，在重点环境、重点部位（如财务、仓库、档案室、计算机中心、新生儿室等）安装视频监控设施，有完善的防盗监控系统，视频监控室符合相关标准，有严格管理制度，视频监控系统的技术要求应符合公安部"视频安防监控系统技术要求"；如有条件还可达到B条款的要求，即视频监控系统应采用数字硬盘录像机等作为图像记录设备，医院有一定维护能力或外包服务，做到在出现故障时，能在1小时内现场响应，并保证故障现场解决时间降低到2小时以内。有完整的监管记录和维护记录；还可做到A条款的要求监控设备设施完好率100%，监控安全有效；在6.8.6.2条款中要求合理使用视频监控资源，医院要有视频监控资源使用制度与程序，有明确的隐私保护规定，进行24小时图像记录，保存时间≥30天。系统应具有时间、日期的显示、记录和调整功能，时间误差≤30秒，这些细致准确的时间要求对医院安全保卫工作都是需要的，医院在具有图像记录与保存的同时，还应有严格执行视频监控资源使用权限管理规定，有严格的资源使用审批和完整的资源使用记录，保护隐私的具体措施能落实到位；如能做到A条款，就应做到视频监控资源保存真实、完好、有效，在规定时限内无信息丢失，有监管记录及根据存在问题采取相应的管理措施并得到落实。

5.医院消防保障　医院一旦发生火灾是破坏性很大的灾害之一，对患者和员工是最大的威胁与伤害，因此，新的医院评审、评价非常重视对医院消防系统的检查与评价，评审细则中专设一章节6.8.7条消防安全管理，并列入核心条款，在这一条中有三款6.8.7.1、6.8.7.2、6.8.7.3，这三个条款对消防安全管理、特种设备管理、危险品管理分别提出评价标准。6.8.7.1消防安全管理要求医院有消防安全管理制度、教育制度和应急预案，有消防安全管理部门，有消防安全管理措施和管理人员岗位职责，消防安全教育纳入新员工培训考核内容，定期（至少每年一次）进行全院职工的消防安全教育。还要求每月至少组织一次消防安全检查，同时根据消防安全要求，开展年度检查、季节性检查、专项检查等，有完整的检查记录，消防通道通畅，防火器材（灭火器、消防栓）完好，防火区域隔离符合规范要求，加强消防安全重点部门、重要部位防范与监管，有监管记录；如要做到B级条款，医院要定期（至少每年一次）进行特殊部门的消防演练，全院职工熟悉消防安全常识，掌握基本消防安全技能，知晓报警、初起火灾的扑救方法，会使用灭火器材，能自救、互救和逃生，按照预案疏散患者，科室消防安全职责管理落实到人，每班人员有火灾时的应急分工；如要达到A级标准，医院所有部门和建筑均要符合消防安全要求。

医院消防系统管理符合国家相关标准的同时，要对灭火器材、压力容器、电梯等设备按期年检，6.8.7.2条款中要求医院加强特种设备管理，有管理制度和管理人员岗位职责，有操作规程，专人负责，作业人员持证上岗，有相关操作记录，有维护、维修、验收记录，年检合格，并公示年检标签。如要做到B条款，医院要定期进行培训教育，有三级安全教育卡，主管职能部门有完整的特种设备清单和档案资料，有监管记录；如要达到A标准，医院的特种设备完好率100%。医院在做好消防管理工作及确保消防设施完好工作的同时，还要加强易燃易爆等危险品的管理，在6.8.7.3条款加强危险品管理中，要求医院要有危险品安全管理部门、制度和人员岗位职责，作业人员熟悉岗位职责和管理要求，经过相应培训，取得相应资质，有完整的危险品采购、使用、消耗等登记资料，账物相符。有相应的危险品安全事件处置预案，相关人员熟悉预案及处置程序如医院要达到B级标准，需加强危险品监管，重点为易燃、易爆和有毒有害物品和放射源等危险品和危险设施，定期进行巡查，专人负责，有相关记录，如做到A级标准，医院的主管部门要有根据监管情况进行整改的措施并得到落实。

（三）确保医院环境安全的应急保障工作

在评审细则中确保医院环境安全，仅仅规范各个部门的工作还是不够的，必须有应急管理，有备无患，后勤管理中大多数问题一旦发生意外就会影响面大，涉及的地方及人数多，所以一定要有应急管理。在评审细则第一章中就对应急管理提出了要求，如1.4.2条就要求加强领导，成立医院应急工作领导小组，建立医院应急指挥系统，落实责任，建立并不断完善医院应急管理的机制；1.4.2.1具体要求医院要建立健全医院应急管理组织和应急指挥系统，负责医院应急管理工作，有医院应急指挥系统，院长是医院应急管理的第一责任人，主管职能部门负责日常应急管理工作，有各部门、各科室负责人在应急工作中的具体职责与任务，医院总值班有应急管理的明确职责和流程，有应急队伍，人员构成合理，职责明确，相关人员知晓本部门、本岗位的履职要求；医院要持续改进达到B条款，医院要有院内、外和院内各部门、各科室间的协调机制，有明确的协调部门和协调人，有信息报告和信息发布相关制度，应急队伍组成垂直和水平关系明晰，跨度合理，覆盖应急反应的各个方面，确保应急行动的协调和高效，能够得到后勤系统和医学装备部门的支持；如达到A，就要有应急演练或应急实践总结分析，对应急指挥系统的效能进行评价，持续改进应急管理工作；有新闻发言人制度，根据法律法规和有关部门授权履行信息发布；医院的应急管理要遵守国家法律、法规，严格执行各级政府制定的应急预案，后勤管理的应急工作应做到1.4.3.1核心条款，要求开展灾害脆弱性分析，明确医院需要应对的主要突发事件及应对策略。灾害脆弱性分析（Hazard Vulnerability Analysis，HVA），是对易受危险侵袭的方面进行查找和确定，判断其是那种灾害？影响的程度如何？同时考察和分析人们对这种灾害的抵御力如何？可能造成多大的生命、财产或经济损失？进而找出最薄弱的环节，采取相应预防和应对措施，以减少和降低损失。医院应进行灾害脆弱性分析，组织有关人员对医院面临的各种潜在危害加以识别，进行风险评估和分类排序，明确应对的重点，一旦发生问题即可应对；医院要做到B条款，就要有灾害脆弱性分析报告，对突发事件可能造成的影响以及医院的承受能力进行系统分析，提出加强医院应急管理的措施；要做到A条款，就要定期进行灾害脆弱性分析，对应对的重点进行调整，对相应预案进行修订，并开展再培训与教育。1.4.3.2也是核心条款，要求医院编制各类应急预案，根据灾害脆弱性分析的结果制订各种专项预案，明确应对不同突发公共事件的标准操作程序，制订医院应对各类突发事件的总体预案和部门预案，明确在应急状态下各个部门的责任和各级各类人员的职责以及应急反应行动的程序，有节假日及夜间应急相关工作预案，配备充分的应急处理资源，包括人员、应急物资、应急通信工具等；如能达到B条款，医院要编制应急预案手册，方便员工随时查阅，各部门各级各类人员知晓本部门和本岗位相关职责与流程；如做到A条款，医院应定期并及时修订总体预案和专项预案，持续完善。评审细则要求医院开展全员应急培训和演练，提高各级、各类人员的应急素质和医院的整体应急能力，以往说到全员只想到医务人员，很少囊括后勤员工，特别是当下后勤很多工作已外包给公司，更容易忽略后勤员工，所以凡是有"全员""各级各类"要求的应包括医务人员和后勤员工。1.4.4.1条款要求医院有安全知识及应急技能培训及考核计划，定期对各级各类人员进行应急相关法律、法规、预案及应急知识、技能和能力的培训，组织考核，各科室、部门每年至少组织一次系统的防灾训练，开展各类突发事件的总体预案和专项预案应急演练；做到A条款应急预案与流程的员工知晓率就要达到100%。医院一旦遇到突发事件，要有合理的应急物资和设备的储备；1.4.5.1条款要求医院有应急物资和设备的储备计划，有应急物资和设备的管理制度、审批程序。有必备物资储备目录，有应急物资和设备的使用登记，达到B条款要有应急物资和设备有定期维护，确保效期，自查有记录，现库存的储备物资与目录相符，有适量的药品器材、生命复苏设备、消毒药品器材与防护用品，有水与食品的储备，有主管职能部门监管记录；要达到A条款，一定要与供应商之间有应急物资和设备紧急供应的协议。

第五章
医院质量管理持续改进方法

第一节 树立医院全面质量管理新理念

一、树立大质量观

质量管理是医院管理的永恒话题。质量管理的内涵是什么？医院质量管理业内人士对此有着不同的理解，有人认为质量管理只包含医疗质量和护理质量，其实不然，我们以患者为中心思考质量管理就会拓宽视野，如医疗质量的保障需有护理质量这是无疑的，但还包含了各级各类人员素质与质量，如服务质量、餐饮质量、院内感染控制质量、药品供应质量、设备及医用材料质量、患者安全保障质量、医疗风险的控制质量等，凡是涉及患者诊疗质量的工作都是医院要涉及的质量管理的范畴，这种以患者为中心的大质量观，才是医院管理者应具有的全面管理的质量观。只有树立了这样的质量观，医院管理者才能全面抓好医院管理，使医院管理的整体水平同步向前，会有效地避免目前医院普遍存在的技术先进，服务落后；只注重临床科室，不重视后勤班组；只注重效益高的科室，不注重患者急需但收益少的科室的。如果医院不重视饮食质量管理，会使患者吃了医院的饭菜而出现腹泻，年轻人补液治疗及时会很快痊愈，老年人则会因脱水引发脑血栓的发生，严重者会危及生命；如果医院在院内感染控制质量管理上下不下功夫，会使住院患者雪上加霜，据世界卫生组织报告，全球每年有140万患者在住院期间发生院内感染，全球55所医院现患率调查，平均8.7%的住院患者发生了医院感染。我们国家2010年全国医院感染横断面调查，共调查了762所医院的412 837人，发生医院感染14 601人，感染率为3.54%。医院感染不但给患者增加了痛苦，还浪费了医疗资源，增加了患者医疗负担，如美国每年发生200万起医院感染事件，其中有8万人死亡，每年造成超过45亿～57亿美元的医疗费用损失；如果医院药品质量管理不到位，就会发生用药安全问题，如高危药品管理有问题，包装相似、听似、看似药品、一品多规或多剂型药物的药品存放无明晰的"警示标识"，医生护士在抢救患者忙乱中容易拿错药品，发生给药错误，会危及患者生命，2014年新华网发布，国家食药总局调查数据显示，中国每年有250万人因错误用药而损害健康，其中死亡的有20万人，是全国交通事故死亡人数的2倍；如果医院不抓后勤工作质量管理，后勤工作就会很不规范，以往检查医院很少检查医院的后勤工作，导致后勤改进动力不足，更谈不上对后勤工作质量的要求。但后勤工作的质量直接或间接地影响患者的安全及诊疗质量，许多疾病如糖尿病、高血压病、肾病、甲状腺功能亢进、甲状腺功能降低等疾病都需特殊饮食，由于医院饮食质量不好，很多患者无法在医院就餐；有的医院打扫卫生很不专业，擦过的病区及卫生间地面湿滑，造成患者摔倒，有的造成骨折，还有的卫生员将多重耐药菌患者用过的抹布不消毒到处乱擦，结果扩大感染的范围，导致更多患者的院内感染，卫生员未经过培训，将看似简单的问题变成院内感染的众矢之的，由于管理者没有将卫生当回事，所以更谈不上卫生质量；医院后勤质量管理不到位还会引发更多的问题，如发生电梯不安全问题、用电不安全问题、建筑不安全问题等，因为医院质量工作不规范管理给患者带来新的痛苦甚至危及生命的案例不少，之所以会发生这些问题，医院管理者没有给予足够的重视，没有拿出有效的办法来预防这些问题的发生。医院管理者之所以不重视就是没有树立起大质量观，因此要做好医院全面质量管理必须首先要明白医院质量管理不仅局限在医疗、护理工作，而是以患者为中心，凡是与患者诊疗疾病、康复治疗有关的环节质量都是医院管理者应关注，并给予规范管理的环节，一个都不能忽略，一个都不能不重视，医院管理者应学会如何找到短板，用医院管理工具管理医院，以下将一步步阐述如何做医院质量管理。

二、树立关注医院管理短板的理念

医院管理很难说哪家医院没有短板，只是各家医院的短板内容不尽相同而已。很多年来医院在迎接检查时管理者向检查人员汇报工作多是以医院取得的成绩为主，检查人员也只是听取汇报、查看资料、走走看看，反馈情况的时候首先讲一所医院发展的历史和取得的成绩，然后一个转折，碍着面子仅仅轻描淡写地说说"希望"，这"希望"就是医院的短板，医院现存的问题，但很少有人直言医院存在什么不足，一直来医院管理界没有建立起一种希望别人帮助发现短板、查找问题的文化氛围，所以使一些检查就是走走过场，起不到鞭策医院持续改进的作用。新一轮医院评审、评价提倡以患者为中心持续改进，那么持续改进的前提就是发现医院的短板、查找医院的问题，我们在前几章中论述了四个维度的评价即自我评价、信息统计评价、现场评价、社会评价，这四个维度的评价就是用来发现医院的短板、查找医院的问题，只有看到了自己医院存在的短板才能持续改进。"诊断"医院存在的问题、找到医院质量管理中的短板，很多情况下是需要第三方才能找得准、看得清，同时要伴随医院管理者及全体员工理念的转变，一旦医院管理者及员工从以"工作"为中心转变为以"患者"为中心，就一定能发现问题，如，我们到某些医院一进门的急诊室门口就可看到"产科急诊请出门向右拐外科上五层"类似的标识，全院员工都看得很习惯，当你询问为什么产科急诊要去外科楼五层呢？院方会不加思考的立即回答到：因为医生在那里。当医院以工作为中心时，会认为这一安排和标识是理所当然的；如果没有检查人员提出这一问题，医院的这一安排和标识将会永远这样年复一年的悬挂在那里，当检查人员指出从这一安排和标识可看到医院急诊流程存在的问题，也可折射出医院在以患者为中心的工作安排上存在理念上的差距，这所医院的各层管理者都为之触动，于是医院开展了"怎样做才是以患者为中心"的大讨论，认识到这种安排和这个标识，没有以产妇为中心，没有考虑到产妇的不便，没有科学地设置产科的急诊流程，当医院转变了管理理念，医院管理者与员工的思考就会发生转变，会使以患者为中心的内涵充分体现出来，而不是像以前说与做是两张皮，从此医院改变了产科急诊流程，产妇来急诊就不需再跑路了，就在急诊看，医生、护士都围着产妇转，极大地方便了患者。所以要想做好医院全面质量管理首先就是转变理念，只要理念转变了，许多工作都会得到持续改进，会使医院质量管理处处能体现出以患者为中心，处处可展示出以患者为中心的工作，使医院全面质量管理呈现出崭新的面貌。

因此，医院要想持续改进，前提是要积极发现医院质量管理的短板及问题，用四个维度检查与分析医院的短板及问题，医院应用什么方法来持续改进呢？这就是我们接下来要阐述的PDCA的循环。

三、学习管理工具改变简单的行政管理

目前大部分医院是有管理的，有的医院管理得还非常严格，但是管理的方法大同小异，大多体现出简单的行政管理，实施着经验管理，如对医疗纠纷的处理，基本流程都是由医院职能部门受理进行调解，如无赔偿这起医疗纠纷处理即完结；如有赔偿，就要扣发科室、当事人奖金，好像医疗纠纷处理的全部工作就是扣钱，对不良事件的管理也是一样，因此，为了不被罚款，员工发现不良事件就瞒过去，每年美国医院不良事件上报数达几千起，而我国医院每年上报的不良事件数相对医院数量而言却很少，且数据欠准确，这种结果并不表示我国医院管理比其他国家好，而是因为我国医院管理部门对不良事件管理不规范，理念陈旧，导致各医院向医院管理部门的瞒报、漏报，也导致医院员工向医院的瞒报、漏报，医院管理者无法掌握医院管理中存在的真实问题，使得医院管理质量难以提升。近年来学习国外先进的管理理念，希望员工发现不良事件要主动，许多医院按照评审标准中的要求，制定了医院无惩罚上报的规定，鼓励员工上报不良事件，收到了一定的成效，特别是护理体系上报的较多。但无论是惩罚还是奖励，这些都不是工作的最终目的，医院管理者应知晓和掌握医院管理工具，用管理工具来分析查找不良事件背后存在的医院管理系统中的问题，制定有效的改进措施，使不良事件成为医院改进工作的切入点、突破口，使坏事变好事，促进医院持续改进，不断进步。然而，目前大多数医院管理者还没有掌握管理工具，所以，一说到管理就是点名批评，扣发奖金，使得管理者与被管理者产生对立态度，不积极的情绪，使得医院管理变得那样简单，那样乏味；另一种现象，检查中

会发现很多问题，这些问题的发现肯定是从最基层的、操作层面的员工中发现的，一些医院管理者，特别是主要管理者，仍未转变陈旧的理念，认为从哪位员工身上发现的问题就扣谁的奖金，这样一来使得员工非常反感检查。其实，新一轮医院评审、评价以全新的理念指导评价工作，检查人员会将发现的枝端末节问题，用来分析医院管理系统中的问题，提倡从管理系统上预防错误的发生，从管理上给予制度的保障防止错误的发生，而不是只是指责某一位员工。如，某位医生在给患者准备输血时忘记开HIV化验单，医务部扣了医生300元奖金，如果职能部门只抓个案，漏开一个就罚300元，这样的管理是很简单的行政管理，不能说完全没有必要，但可以说管理不能停留在罚款上，医院各层管理者应学会运用管理工具对违反医院规章制度的现象进行管理，这样才能收到事半功倍的成效。医院在学习管理工具后将漏开HIV化验单的案例拿出来讨论，主管院长组织医务部、护理部、输血科、检验科、信息科及所有可能会给患者输血的科室主任、住院总、护士长等人形成一个"改进输血前化验工作项目组"，大家在一起讨论，运用头脑风暴法提出所有可能发生输血前漏开化验单的可能问题，又运用根因分析法进行分析，找到了发生漏开化验单的原因，并针对原因进行工作的改进，信息科为此设计了一个点击框，只要输血准备一点击即可提醒医生、护士应查什么检验项目，医院从工作流程上给予改进，使医生再也不会犯同样的错误了，这种积极的管理成效要比简单的行政管理收效好。再举一例，检查人员请某一医生，某一护士操作心肺复苏，结果医生、护士操作都不规范，在接下来的检查时间里，检查组又发现同样的问题，有的医院就要给被查的医生、护士扣奖金等处罚，新的医院评审、评价引入新的检查理念，就是从一名医生、护士身上发现的问题来寻找医院管理体系中的问题，分析这个问题，虽然是多位医务人员不能准确操作心肺复苏技术，问题从医务人员身上表现出来，根本问题在于医院没有系统培训医生、护士，医院急救技能培训存在问题，医院应从这个层面加以改进，对医务人员进行心肺复苏操作的规范化培训，并建立考核制度，工作目标应是使每一位员工心肺复苏操作都能达到规范化要求。这种新的理念不会将不足都怪罪于员工，而是要从医院管理系统中找原因、找改进的方法，使更多的员工可以避免不足，用制度、流程及具体的方法规范员工的行为，使员工少犯错、不犯错。要达到这种管理境界和管理水平，就要在日常工作中学习、掌握、运用管理工具，医院评审标准4.2.5.1中要求医院与职能部门领导接受全面质量管理培训与教育，至少掌握1～2项质量管理改进方法及质量管理常用技术工具，改进质量管理工作。为帮助医院管理者学习管理工具，从经验管理走向科学管理，在此介绍几种管理工具，实践PDCA循环，使医院管理质量不断提升。

在此首先介绍管理学中的一个通用模型，即PDCA循环又称为"戴明环"，最早由美国质量统计控制之父休哈特（Walter A.Shewhart）提出的PDS（Plan Do See）演化而来。1950年，由美国质量管理专家戴明（Edwards Deming）博士带到日本，在推行全面质量管理工作中进行了广泛应用。PDCA循环管理是全面质量管理应遵循的科学程序，是一项能使任何活动合乎逻辑有效进行的工作程序，目前已被广泛运用到医院评审工作中。医院评审标准实施细则在评分说明的制定上也遵循PDCA循环原理，通过质量管理计划的制订及组织实现的过程，实现医院管理质量和安全持续改进。P、D、C、A四个英文字母所代表的意义如下：

P（Plan）——计划，包括方针和目标的确定以及活动计划的制定。

D（Do）——执行，具体实施计划的内容。

C（Check）——检查，就是总结执行计划的结果，分清哪些对了，哪些错了，明确效果，找出问题。

A（Action）——行动，对总结检查的结果进行处理，成功的经验加以肯定并将其标准化，加以推广；失败的教训加以总结，未解决的问题放入下一个PDCA循环里。

PDCA循环不仅适用于解决医院整体的问题，也适用于解决科室或部门的问题。它的四个阶段并不是孤立运行的，而是相互联系的。医院管理者应学习并应用PDCA循环原理，从思想上要将医院评审、评价作为一个阶段目标，而不是一个终极目标。医院管理者遵循PDCA循环原理就会将评审、评价作为一个阶段目标，就会认识到评审、评价工作只有开始，在这一循环中不断发现医院管理中的问题，持续改进，永无终止，这样会使医院管理质量一步一步迈上更高的台阶，这才符合PDCA循环的特点。

PDCA循环具有以下特点：

1.周而复始　PDCA循环的四个过程不是运行一次就完结，而是周而复始地进行。一个循环结束了，解决了一部分问题，可能还有问题没有解决，或者又出现了新的问题，再进行下一个PDCA循环，依此类推。

2.大环带小环　类似行星轮系，一个医疗机构整体运行的体系与其内部各子体系的关系，是大环带小环的有机逻辑组合体。大环是小环的母体和依据，小环是大环的分解和保证。各级科室部门的小环围绕着医院总目标的大环，朝着同一方向转动。通过循环把医院的各项工作有机地联系起来，彼此协同，互相促进。

3.大阶梯式上升　PDCA循环不是停留在一个水平上的循环，不断解决问题的过程就是水平逐步上升的过程。

4.科学统计　PDCA循环应用了科学的统计观念和处理方法，作为推动工作、发现问题和解决问题的有效工具。

内容详见图5-1。

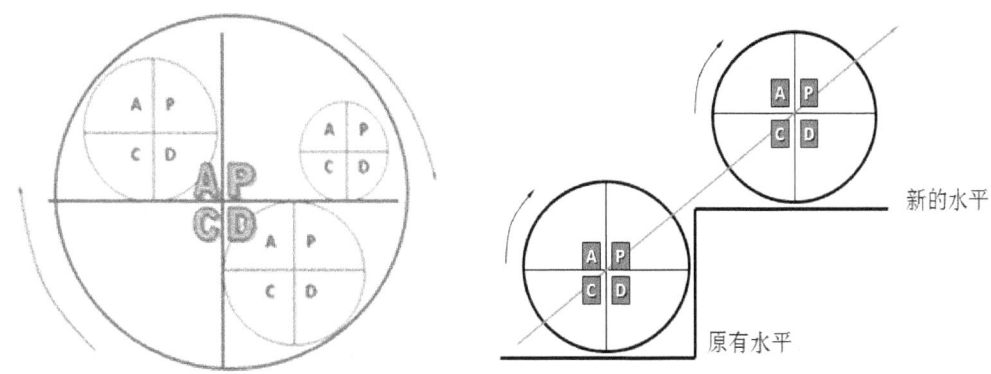

图 5-1　PDCA 循环效果图

四、PDCA 循环实施的基本程序及应用工具

根据PDCA循环理论，85%的质量问题和浪费现象是由于体系的原因，15%的是由于岗位的原因（摘自《戴明论质量管理》[美]W·爱德华兹·戴明著；钟汉清，戴久永译）。很多质量问题是由于危险因素作用于系统的薄弱环节而产生。PDCA循环作为管理体系运转的基本方法，其实是需要收集大量数据资料，并综合运用各种管理技术和方法，通过优化流程等途径来增强系统抵御风险的能力，从而提高医院各部门管理质量和医院的整体绩效。

卓越的医院品质是靠科学的方法管理出来的，没有有效的管理，仅靠医院的惯性运转，是难以造就出具有卓越品质的医院。医院管理实施质量控制，不仅需要各管理层面认识到位，方法科学，更重要的是需要全员参与，共同进行全面质量控制，才能收到明显成效。PDCA作为一种质量管理的工具，是医院各层级均可学习运用好的管理方法，是医院质量管理最常用的科学工具之一，主要借助头脑风暴法、标杆学习法、鱼骨图、检查表、流程图、甘特图、排列图、散点图、趋势图等管理工具和方法收集并展现数据结果，科学地利用数据，探讨潜在的问题，整理因果关系。如图5-2所示，一个PDCA循环一般经历4个阶段，但是如果从选题开始考虑划分阶段，我们可以将PDCA循环细分为9个阶段，如图5-3所示，就是通常所说的"FOCUS-PDCA"，是9个阶段英文首写字母的综合。

（一）"F"阶段（Find a process to improve）——发现问题阶段

"F"阶段，主要是发现问题，确认问题，根据确认的问题收集数据及相关资料。什么是问题，以什么为标准寻找问题，这是医院管理者需回答的问题。在2011年国家未颁布医院评审标准及实施细则以前，评价医院、检查医院没有一个系统的、稳定的医院管理标准，判断一所医院有无问题，用的是卫生行政部门的政策导向、工作部署、检查人员自己的经验及他院的做法，所以有很多医院反映不能拿某所医院的做法当标准衡量其他的医院，自从2011年国家颁布了医院评审标准及实施细则，检查医院、评价医院、评审医院都有了标准，以标准为准绳，以实施为依据来检查、评价、评审医院。有了标准，又有了四个维度的评价方式及自我评价、医疗信息统计评价、现场评价、社会评价，运用追踪检查方法、应用信息化提供的数据分析方法、DRGs统计分析方法发现医院管理质量存在的问题。该阶段常用的基本工具有标杆分析法、调查表、趋势图、直方图。

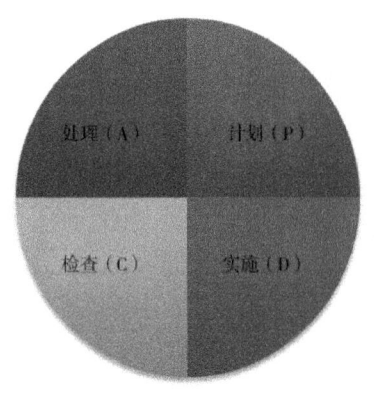 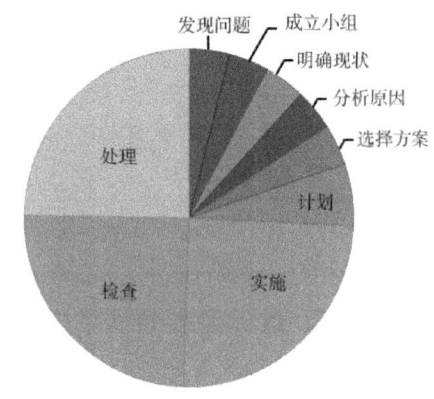

图 5-2　PDCA 循环的 4 个阶段　　图 5-3　FOCUS-PDCA 循环的 9 个阶段

1.标杆分析法　　标杆分析法是一种评估方法，组织用这种方法把其在某一具体过程的自身表现同某一被认可的领先者在某一可比过程中的"最优方法"表现相比较，这样的评估方法有助于发动组织确认缺点和不足之处，从而建立一个基线或标准。

菲利普·科特勒解释说："一个普通的公司和世界级的公司相比，在质量、速度和成本绩效上的差距高达10倍之多。标杆分析法是寻找在公司执行任务时如何比其他公司更出色的一门艺术。"标杆分析法的执行步骤如下：

（1）确定要进行标杆分析的具体项目。

（2）确定要在哪些领域哪些方面进行标杆分析。不仅可以与同等的人进行标杆学习，而且还可以与具有类似功能的被认可的一流组织进行标杆学习。

（3）收集分析数据。包括本单位的情况和标杆的情况。分析数据必须建立在充分了解本单位当前状况以及标杆状况的基础之上，数据应当主要是针对单位的经营过程和活动，而不仅仅是针对经营结果。

（4）实施方案并跟踪结果。

（5）根据标杆分析确定的实现方案，完成措施的实施或评估工作。

（6）以下情况的出现提示需要进一步改进（见图5-4）：

标杆学习法在实战应用中的注意事项：

（1）要有充分的时间做事前的规划与资料的搜集，要有充足的事前计划与执行的时间，标杆分析所需时间短者3周，长至1年半，建议的适当时间为4～6个月。

（2）避免无意义的资料。对于工作的内容与流程要有明确的定义，量化数据与质化资料兼顾，针对标杆分析的主要作业流程，避免扩及范围以外的资料，以方便资料的诠释与应用。

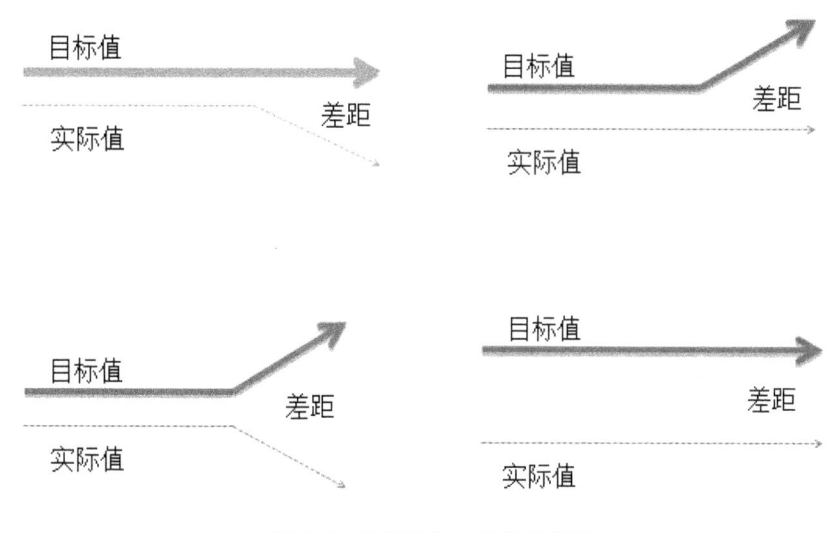

图 5-4　目标值与实际值的差距

（3）要选择适当的标杆分析对象。进行标杆分析时，避免设定太大的主题与范围。

作为医院管理质量的评价就可用医院评审标准及实施细则为标杆，作为工作的目标，如：医院抗菌药物管理的目标要达到标准中4.20.6.3的要求，医院就要在围手术期规范抗菌药物的预防性使用。要达到C条款，医院要有围手术期抗菌药物的预防性使用规定并落实；有Ⅰ类手术预防性抗菌药物使用规范（品种选择、用药时机、术后应用时间等），相关人员知晓并执行。达到B条款，必须符合"C"，并有手术预防性抗菌药物选用符合规范要求，参照标准第七章第三节，遵照《抗菌药物临床应用指导原则》凡属于外科无菌切口预防用药范围，规范选择抗菌药物，术前30分钟至2小时给药，如果手术时间超过3小时，可于手术中第2次给药，无并发感染者术后24小时内停药。科室要对落实情况存在问题与缺陷制定改进措施。到达A条款，要符合"B"，并有多部门对围手术期抗菌药物预防性使用联合干预措施，全院预防性抗生素使用均符合规定。对照这一标准可检查出医院没有围手术期抗菌药物的预防性使用规定，亦没有Ⅰ类手术预防性抗菌药物使用规范，更谈不上相关人员知晓并执行。

外科医生不知晓凡属于外科无菌切口预防用药范围，不知如何规范选择抗菌药物，更不知要术前应30分钟至2小时给药，如果手术时间超过3小时，可于手术中再次给药，无并发感染者术后24小时内停药的规定；科室就根本不可能落实，也不可能发现存在的问题，更不会制定改进措施。

医院没有多部门对围手术期抗菌药物预防性使用联合干预措施。

医院预防性抗生素使用管理质量的目标值是，要通过预防性抗生素使用数据监测显示全院预防性抗生素使用均符合规定。对照这一目标值就医院存在的问题加以改进。

2.调查表 调查表是既简单又明了的一种工具，使用起来也很方便，调查表的设计要体现管理者调查的目的，要避免将许多无关联的调查设计到一个表中，看起来繁杂而起不到应有的作用。如一所医院要了解新生儿死亡情况，动态观察新生儿死亡率，医院设计了调查表，统计科依据医疗信息统计结果完成了调查表，从数据统计中可看到新生儿死亡率2013年较2012年高出一倍多，医院以此依据其他管理工具做深入分析，查找问题所在。如表5-1。

根据表5-1（医院某新生儿疾病医疗质量、效率及费用指标），也可以组合图的形式表示。

表 5-1 某医院某新生儿疾病医疗质量、效率及费用指标

年份	出院人数	住院死亡率（%）	平均住院日	中位住院日	平均住院费用（元）	中位住院费用（元）
2009	768	0.39	11.0	9	15 138	20 673
2010	835	0.24	12.0	8	16 127	19 739
2011	980	0.31	11.5	8	16 484	20 852
2012	1045	0.15	10.5	9	16 983	22 759
2013	1157	0.31	10.0	7	17 237	21 969

3.趋势图 趋势图也可称为统计图或统计图表，用来表示时间与数量的关系，即因时间关系而产生各项资料相对变化的情形。

为反映同一事物在不同时间里的发展变化的情况可以选择趋势图，趋势图的形成步骤：

（1）根据统计目标，整理数据资料；

（2）根据时间顺序利用excel绘制折线图（见图5-5），根据数据的大小选择合适的刻度。

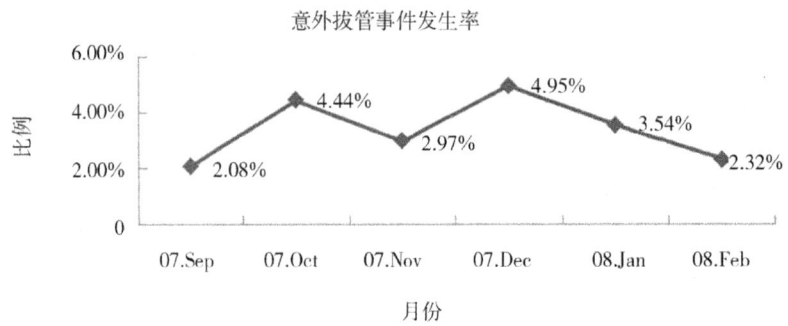

图 5-5 折线图

应用折线图的注意事项：

（1）横轴一般是时间序列性的；

（2）当特性值变化不大时，可以在绘图时适当放大纵轴刻度，使它能明显地反映出变化的情况；

（3）如果想要进行相同特性值的折线图进行比较时，那么这些折线图的横坐标和纵坐标的刻度必须大小一致；

（4）在同一个折线图上，可以同时记入几条折线，但最好不要超过5条。各条折线最好用不同的颜色描绘出来或者采用不同的记号，以便于区别和比较。

以上图表也可将调查表、折线图、直方图联合使用，对调查的问题看得更清晰，如表5-2。

表 5-2　某医院 2009—2014 年患者满意度情况调查

时间 内容	2009年	2010年	2011年	2012年	2013年	2014年
医生态度	79.82	86.54	83.21	81.16	84.35	86.78
环境安全	80.35	81.26	81.96	82.79	82.9	83.47

4.直方图　直方图又称质量分布图、柱状图。是一种二维统计图表，用以表示连续变量的频数分布。它是根据数据分布情况，以观察数据的组距为横坐标，以频数或频率为纵坐标的一系列连接起来的直方型矩形图，各矩形面积代表各组的频数，一般矩形宽度一致时，矩形高度代表频数（图5-6，图5-7）。

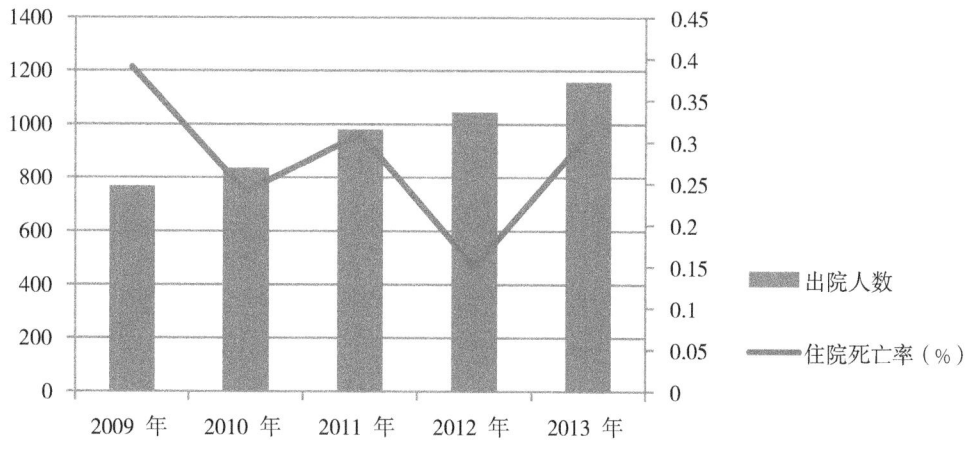

图 5-6　某医院某新生儿疾病 2009—2013 年出院人数及住院死亡率指标

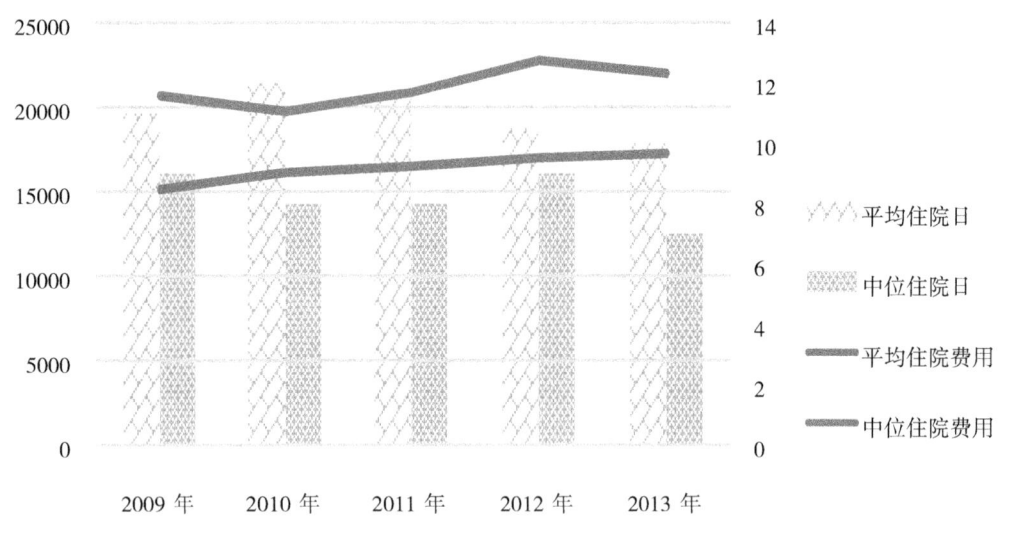

图 5-7 某医院某新生儿疾病 2009—2013 年住院日及住院费用指标

（1）直方图的主要用途：①显示各组频数分布情况；②发现异常数据；③制定正常值范围；④显示数据的波动状态，判断相关条件的稳定性；⑤提示实施干预措施的方向。

（2）直方图的特点：正常直方图形状中间高，两边低，显示样本数据呈正态分布或近似正态分布；直方图的形状发生变化提示有其他因素影响，如偏态直方图提示数据不符合正态分布或存在系统误差；双峰型直方图提示观测值来自两个不同总体，应分层分析；直方图旁边出现独立凹凸不平的直方图提示有异常数据，应找出异常数据的原因；直方图凹凸不平呈折齿状提示数据分组过多或误差较大，应重新收集或整理数据。

（3）直方图的运用方法：绘制直方图首先要列出频数表，其绘制过程以频数表的制作为基础，主要有以下步骤：①确定最大值和最小值，并计算极差。②分组，决定组数和组距。组数和组距可以根据研究目的和数据特征进行调整。③计算各组的界值。界值从第一组开始计算，第一组的下界应小于最小值，上界为第二组的下界，依次计算出最后一组，最后一组上界应高于最大值。④列出频数分布表。包括分组，标记和频数三部分。⑤绘制直方图，即以分组为横轴，以频数为纵轴，绘制出各组直方图。

以某医院2012年上半年月度门诊量分析为例（图5-8），绘制直方图，可见该医院1—6月门诊量在4月、5月达到月度最高。

总之，"F"阶段（Find a process to improve）是发现问题阶段，重要的是医院要会利用多种方法及工具，从四个维度发现问题。

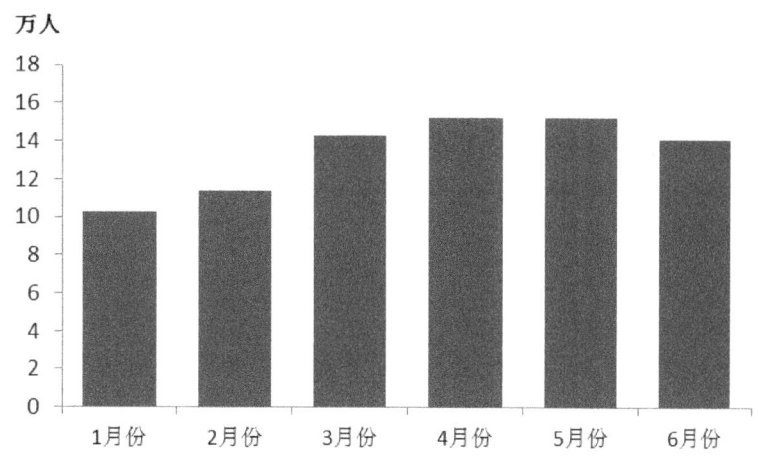

图 5-8　某医院 2012 年 1—6 月门诊量月度分析直方图

(二)"O"阶段(Organize a team that knows the process)——成立CQI小组

问题发现了,如何解决呢?目前医院有很多问题为什么难以解决,工作中总是出现踢皮球的现象?因为一些医院管理构架不利于各部门合作,反而形成行政工作的壁垒,分工明确,合作不够,不能无缝隙地进行医院管理,所以,在发现问题后,要成立CQI小组,为了共同解决一个问题,打破行政壁垒,只要解决问题需要,相关部门的有关人员都可站在同一个平台上共同为了同一个目标而工作,这个小组作为一个临时性的持续质量改进组织,医院指定组长,组长主要职责为把握质量改进任务的进展,定期组织沟通协调会议,待改进达到效果后在医院范围内做汇报,将成功的经验进程分享,形成规范的制度、流程在医院范围内实施,同时与该质量改进项目相关的委员会保持联系,如发药流程质量改进项目要邀请跟与药事管理与药物治疗学委员会有关人员参加小组工作,并与该委员会保持适当的沟通。在任务进展过程中必要时可确定1名协调员帮助组长指导、协调小组工作;在人员选择上,以全面质量管理为根本指导,恰当选择小组成员。小组成员:一般由6~10人组成,为涉及有关问题的、医院的不同层面的部门和科室的代表;小组任务:主要围绕发现的某一问题,运用质量管理理论和方法,达到改进医院管理质量、降低消耗,提高医院服务品质,确保患者安全的目的。

(三)"C"阶段(Clarify the current knowledge of the process)——明确现行流程和规范;查找最新知识和有用的信息

1.完成该阶段工作主要涉及以下几个方面:

(1)画出流程图。任何流程上的改变,都要进入PDCA循环,以评价改进的效果且防止负效应的出现。根据质量改进项目的主题,调研管理的流程,并绘制流程图。

(2)识别该流程所涉及的人员、制度、方法、环境等信息。

（3）找出关键质量特性。

（4）建立流程监控指标并收集数据。

2.该阶段常用的基本工具是流程图　流程图是将过程的步骤用图的形式表示出来的一种图示技术。流程图是程序分析中最基本、最重要的分析技术，它是进行流程程序分析过程中最基本的工具。流程图的形成步骤：

（1）调研所涉及任务的整个流程。

（2）顺次记录每一个步骤，从第一个（或最后一个）步骤开始，并用流向进行连接，重复这个过程，直至流程图绘制完成。

（3）用规定的符号表示流程的各个环节：①圆角矩形表示"开始"与"结束"；②矩形表示行动方案、普通工作环节用；③菱形表示问题判断或判定（审核/审批/评审）环节；④用平行四边形表示输入输出；⑤箭头代表工作流方向。见图5-9

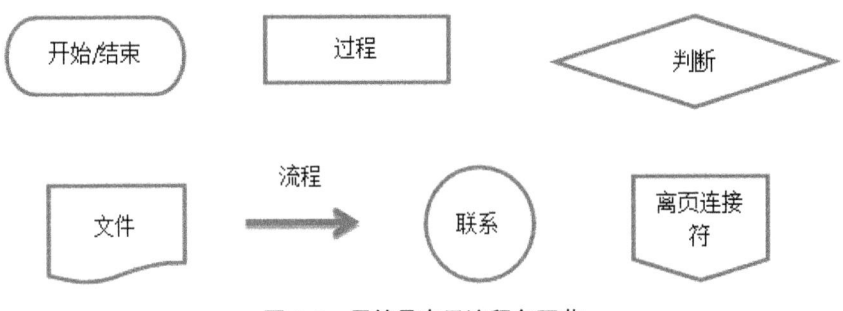

图 5-9　用符号表示流程各环节

流程图在实战应用时的注意事项：

（1）图表上记述的内容必须是直接观察所得；

（2）图表应提供尽可能全面的信息，所有的图表都应具备有关信息的表头，包括：产品、物料或设备的名称，附上图号或编号；

（3）所记录的流程，应明确说明起点与终点，以及该方法是现行的还是建议的。

（四）"U"阶段（Understand the causes of process variation）——问题的根本原因分析

通过使用鱼骨图、排列图、散点图等工具分析数据资料，并通过分析的结果，反复问一个为什么，把问题逐渐引向深入，最终找出问题的作用因素。同时也可以把要改进的流程看作是低效流程，从改变一个低效流程的角度分析问题，如表5-3。问题分析的同时要寻找存在问题与改进目标之间的差距。

表 5-3　低效流程的改进措施

低效流程	改进措施
多余的环节	消除

续表

低效流程	改进措施
不清晰的环节	明确
步骤错序	重排
没有价值的步骤	最小化
效率不高的材料设备、工作环境或分配	改变

鱼骨图、排列图、散点图、控制图等是这个阶段常用的基本工具。鱼骨图、排列图、散点图、控制图具体内容如下：

1.鱼骨图　鱼骨图是由日本人石川馨首先提出的，所以有人称之为"石川图"。是一种分析质量特性（结果）与可能影响质量特性的因素（原因）的一种工具，又叫因果图。鱼骨图可以将影响品质的诸多原因一一找出，形成因果对应关系，使人一目了然，对于确定正确的对策方案有帮助。

一般在考虑复杂问题，并需要客观地找出可能的原因或对策时使用。鱼骨图的形成步骤：

（1）成立因果图分析小组，3~6人为好，最好是各部门的代表。

（2）确定问题点。

（3）查找要解决的问题，把问题写在鱼骨的头上。

（4）寻找大小鱼骨，主要有两种方法：①归纳法：召集同事共同讨论问题出现的可能原因，尽可能多地找出原因；根据找出的原因征求大家的意见，总结出正确的原因；把同类的原因进行分类，作为大鱼骨，即支干；把原因作为小鱼骨，即次支干。②演绎法：将原因预先分成几大要因，例如：制度流程问题、环境问题、人员问题、硬件问题等，召集同事根据类别考虑原因；把要因作为大鱼骨，即支干；把原因作为小鱼骨，即次支干。

（5）针对问题的原因再问为什么，画出更小的鱼骨；如此反复，直至所有支干和最终一层原因写出为止。见图5-10。

鱼骨图工具在实战时的注意事项：

（1）鱼骨图绘制前要集思广益，从中筛选出相关的原因；

（2）要记入事实原因，不可以想当然地捏造出因果关系；

（3）一张鱼骨图只解决一个质量问题；

（4）每一个问题都要尽量刨根问底，直到找出真正原因，当因果支干太多时，则要选取重要的给予优先对策；要解决主干，就得先解决支干，要解决支干，又得先解决再下一个次支干。

（5）画图只能直观看到问题的原因在哪，不能读出哪些问题更重要，因此要结合实际及其他质量管理的方法和工具。

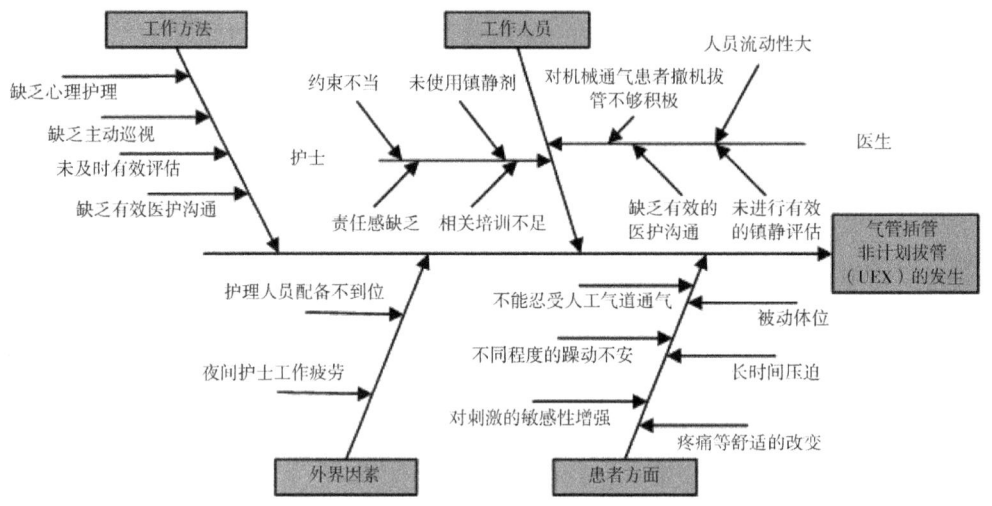

图5-10 气管插管非计划拔管（UEX）的原因分析图

2.排列图　排列图是由意大利经济学家巴雷特在分析社会财富分配状况时发现的，大部分的财富集中在少部分手中，为此他设计出能够反映这种规律的图，所以也有人称为"巴雷特图"或"柏拉图"。是为了对发生频次从最高到最低的项目进行排列而采用的简单图示技术。

著名的质量管理领军人物朱兰说过"80%的缺陷是由20%的原因造成的"。要在问题的众多原因中，找出关键的前几名，以便决定今后管理工作的重点。选择关键原因一般会选择排列图，形成步骤如下：

（1）确定要分析的问题，列出所有问题相关的原因，并收集相应时期（可以是一个月、一个星期）的数据，该步骤的完成可使用检查表；

（2）将原因进行分类整理，并统计合计次数，各原因所占的百分率、累计百分率。

累计百分率计算公式：累计百分率=各类别累计数÷总数×100%

（3）柱线结合图，见图5-11。①设定坐标系，相关问题相关原因的发生次数，右纵坐标为各原因的累计百分率，最大值为100%，横坐标为各原因名称。②绘制柱状图，以所占比例大小进行排序绘制，各直方柱的宽度相同，且彼此间相连接，不留间隙。③绘制折线图，在柱状图的右上角绘制出累计点数的曲线，并将各点连成一条折线，折线起点为0，终点为100%。

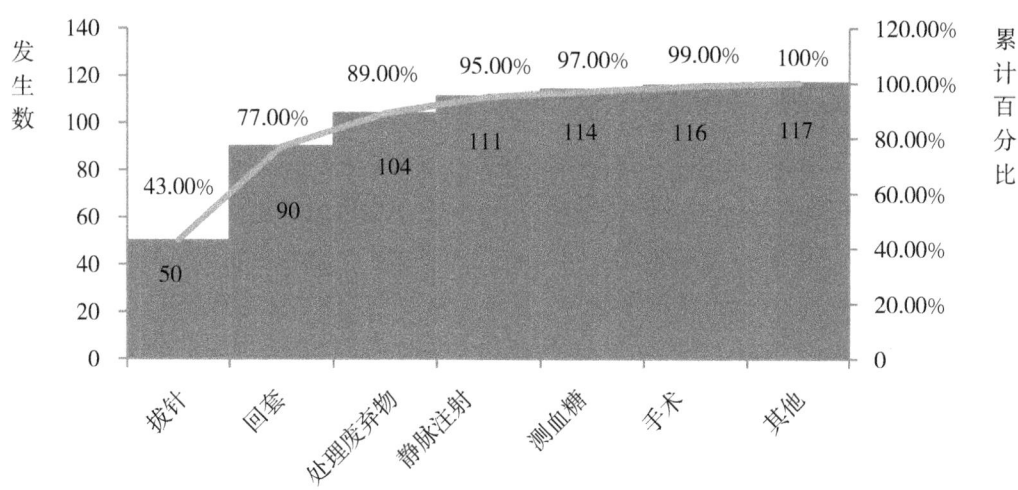

护士刺伤原因分析

图5-11 护士刺伤原因柏拉图

排列图在实战应用中的注意事项：

（1）分类方法非常重要，分类方法不同，得到的排列图不同。

（2）柏拉图要留存，把改善前与改善后的柏拉图排在一起，可以评估出改善效果。

（3）把发生率高的原因减低一半比完全消除发生问题的原因更为容易，因此要遵循80/20原理；分析柏拉图只要抓住前面80%的问题就可以了。

（4）要解决关键的少数因素，一般将因素分为A、B、C，关键要解决A区间的问题：①A类因素：占0～80%的原因。②B类因素：占80%～90%的原因。③C类因素：占90%～100%的原因。

3.散点图　散点图表示一变量决定另一变量的关系及两变量之间的相互关系。

当要在不考虑时间的情况下比较大量数据点时一般使用散点图。散点图的使用步骤：

（1）确定要调查的两个变量，收集相关的数据。

（2）写出两个变量的最大值与最小值。

（3）画出纵轴与横轴刻度，计算组距；组距的计算以数据中的最大值减去最小值，表示原因和结果的两个数据都必须计算出来，将组距除以长轴即可得出每一个刻度的数据。

（4）收集的数据都是相对应的关系，原则上有因果关系的时候，横轴代表原因，纵轴代表结果。

（5）将各组对应数据绘制到坐标轴上。

应用散点图的注意事项：

（1）散点图中包含的数据越多，比较的效果就越好，数据收集至少在30组以上，最好在50～100组。

（2）在横轴和纵轴确定的时候，两轴的距离不能相差太多。

（3）当有异常点出现时，应立即查找原因，而不能把异常点删除。

（4）当散布图的相关性与技术经验不符时，应进一步检讨是否有什么原因造成假象。

（5）如果在散点图中有多个序列，请考虑将每个点的标记形状更改为圆形、方形、三角形、菱形或其他形状表示。多个序列是指同个样本中为更加明确相关性而进行的分组。如反映两个地区不同的医院服务能力，可通过收治病例技术难度和收治病例覆盖的疾病类型来反映。（医院收治病例覆盖类型越广，收治病例要求的技术难度越高）。见图5-12。

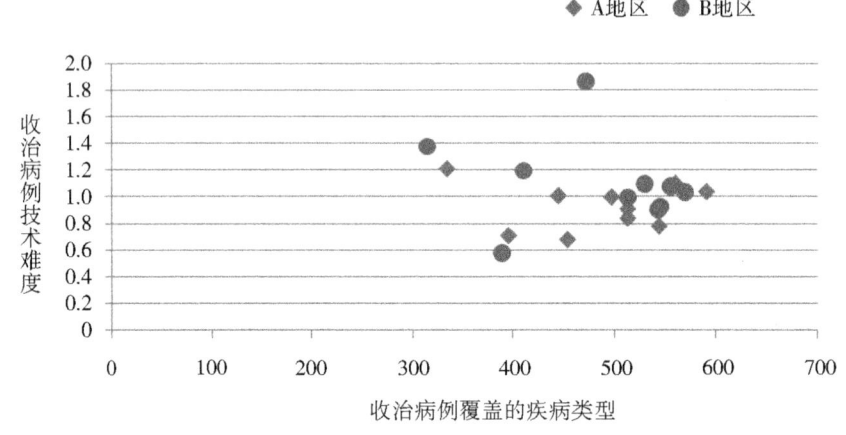

图 5-12 散点图

（五）"S"阶段（Select the process improvement）——选择流程改进的方案

改进方案的选择。最佳改进方案的确定首先应遵循与医院宗旨相一致；其次要对达到目标的贡献最大，并且花费少，困难相对又较少的。一般可以根据公式进行计算最后根据得分选择最终方案，如表5-4。对于一些需要获得批准后才能执行的流程一定要向相应的主管领导或者管理委员会报批。

表 5-4 方案筛选计算表

改进方案	筛选标准			总分	是否实施
	利益	成本	可行性		
方案一	4	9	2	72	NO
方案二	6	4	3	72	NO
方案三	9	8	6	432	YES
方案四	2	8	4	64	NO

注：评分方法：1～10分　10分 = 最大利益、最低的成本、最可行。

总分 = 利益 × 成本 × 可行性。

选择流程改进的最佳方案最常用的基本工具是头脑风暴法。头脑风暴法是由美国创造学家A·择流奥斯本于1939年首次提出，1953年正式发表的一种激发性思维的方法。它采用会议的方式，利用集体的思考，引导每个参加会议的人围绕某个中心议题，广开言路、激发灵感，在自己头脑中掀起风暴，毫无顾忌、畅所欲言地发表独立见解的一种创造性思考的方法。

头脑风暴法的参与人数一般控制在5～10人，最好选择问题相关的不同专业的人士，会议一般控制在1小时左右。一般分三阶段进行：

（1）第一阶段：准备阶段。①明确会议的议题和目的，确认会议的时间及地点；②明确会议的组织者（主持人）、记录人；③准备必要的工具及材料。

（2）第二阶段：引发和产生创造思维的阶段。①把问题或议题写在所有参加者都能看见的黑板上或挂图上；②把所有的想法都写在黑板上或者挂图上并尽可能少做编辑；③给每个想法编号以便将来参考用；④常用方式：a.结构化头脑风暴：按顺序从每个人那里征询一个想法，当时没有任何想法的参与者可以说"通过"。等所有人都说"通过"之后头脑风暴法会议就宣布结束。它的优点在于不管职位或个性如何都有参与的平等机会。不足之处在于它的自然性不足，有时让人感到既严格又具限制性。b.非结构化（或自由式）头脑风暴法中，参与者只需要把进入头脑的想法贡献出来。自由式头脑风暴法的优点是参加者能够在相互启迪中产生新的想法；不足在于缺乏自信或较低职位的参与者有可能不敢把他们的想法说出来。c.沉默头脑风暴法：参与者把他们的想法个别地写在便条或者一小片纸上。把纸条收集上来后再贴出来让所有人看到。它的优点是既可以阻止个人在头脑风暴活动中做出分裂性的"分析"评论，又可以保证机密性，并且可以阻止小组受到单个参与者或共同想法流的过度影响。不足之处在于它丢掉了来自开放式讨论的协同配合作用。沉默式头脑风暴法与其他头脑风暴法配合使用时效果最佳。

头脑风暴法实施的过程中应该遵循以下原则：

（1）限时限人原则。

（2）庭外判决原则（延迟评判原则）。对各种意见、方案的评判必须放到最后阶段，此前不能对别人的意见提出批评和评价。认真对待任何一种设想，而不管其是否适当和可行。

（3）自由畅想原则。欢迎各抒己见，自由鸣放，创造一种自由、活跃的气氛，激发参加者提出各种想法，使与会者思想放松，这是智力激励法的关键。

（4）以量求质原则。追求数量。意见越多，产生好意见的可能性越大，这是获得高质量创造性设想的条件。

（5）综合改善原则。探索取长补短和改进办法。除提出自己的意见外，鼓励参加者对他人已经提出的设想进行补充、改进和综合，强调相互启发、相互补充和相互完善，这是智力激励法能否成功的标准。

（六）"P"阶段（Plan the improvement and continued data collection）——计划阶段

在计划阶段就要明确制定行动计划和资料收集与分析计划，明确以下问题：

1.确定相关工作责任人，哪些部门哪些人员完成什么样的任务。
2.明确每个实施步骤的工作，实施过程控制的方法。
3.预计任务实施需要的时间。
4.明确在改进过程的哪些环节实施测量。
5.明确数据收集的方式及收集方式的科学性。

甘特图在管理工作的计划阶段被广泛利用，是20世纪初由亨利·甘特开发的，以图示的方式通过活动列表和时间刻度形象地表示出任何特定项目的活动顺序与持续时间。管理者由此可便利地弄清一项任务（项目）还剩下哪些工作要做，并可评估工作进度。

甘特图形成步骤如下：

（1）明确整个改进项目的目的和意义，了解各阶段涉及的工作。
（2）根据工作内容及完成工作的难易程度，估计各阶段所需的时间。
（3）根据工作内容及时间绘制表格（见表5-5），并绘制出进程。

表5-5 入院流程改进计划拟订表

改进项目/流程名称		入院流程的改进											
		1月	2月	3月	4月	5月	6月	7月	8月	9月	10月	11月	12月
F	问题陈述												
O	制订计划												
	组织人员												
	工作分工												
C	画出流程图												
	找出最佳途径												
U	定义KQC												
	收集资料												
	分析原因												
S	选择最佳方案												
P	改进计划												
D	实施和监控												
C	结果分析												
A	新流程标准化												
	持续改进												

甘特图在实战应用时的注意事项：

（1）拟定活动计划时，要合理分配进程时间：①FOCUSP：30%的时间。②D：40%的时间。③C：20%的时间。④A：10%的时间。

（2）确定工作内容依赖关系及进程，当未来计划有所调整的情况下，各项活动仍能按照正确的程序进行。

在"P"阶段也可用5W1H分析法进行。5W1H为人们提供了科学的工作分析方法，常常被运用到制定计划草案上和对工作的分析与规划中，并能使我们工作有效地执行，从而提高效率。5W1H对工作内容（What）、责任者（Who）、工作岗位（Where）、工作时间（When）、怎样操作（How）以及为何这样做（Why）进行书面描述，并按此描述进行操作，达到完成任务的目标。

以降低职业暴露发生率为例，采用5W1H分析法逐步完成预期目标，见表5-6。

表5-6 5W1H分析降低职业暴露发生率

What	Why	How	Who	When	Where
主题	重要原因	对策	责任部门	实施时间	地点
降低职业暴露发生率	1. 培训不足 2. 安全操作不规范	1. 制订培训计划	科教科	2013.4	培训部
		2. 对相关临床科室医护人员、后勤人员进行培训	院感科 护理部	2013.5	相关科室
		3. 加强监管督查	院感科	2013.5	供应室、相关临床科室
	3. 防护用品配备不足	1. 科学合理制定成本核算方案	计划经营管理处	2013.4	计划经营科
		2. 采购多种类安全注射装置	器械科	2013.5	器械科
		3. 正确使用锐器盒	院感科护理部	2013.5	相关临床科室

（七）"D"阶段（Do the improvement, data collection, and analysis）——实施阶段

措施实施阶段应注意：

1.如果在对策措施实施过程中遇到困难，CQI小组组长应组织小组成员讨论、修改对策措施，按新的对策措施实施。

2.每条对策措施实施完毕后，要收集有关数据与对策表中的目标对比、检查对策措施实施是否彻底并达到要求。

3.CQI小组组长除了完成自己的工作外，还要定期检查实施过程。

根据改进计划实施改进措施，定期收集相关数据。在数据收集阶段最常用的基本工具是检查表，是一种用来记录具体事件频率的表格。使用简单易于了解的标准化图形，人员只需填入规定之检查记号，再加以统计汇总其数据，即可提供量化分析或比对检查用，此

种表格称为点检表或查核表。以简单的数据,用容易理解的方式,制成图形或表格,必要时记上检查记号,并加以统计整理,作为进一步分析或核对检查之用。检查表一般确定三个组成要素:检查的项目、检查的频度、检查的人员。

检查表的形成步骤:

(1)明确要检查的项目,并清楚定义项目的内容。

例:某科室意外拔管发生率,那么此时就要明确定义"管"是指哪些管子。

(2)决定检查的频率。

(3)相关条件的记录方式及决定检查记录的符号。如正、+、△、*、○或数字等。

(4)决定检查表的格式。

(5)决定检查的人员及方法。可以在检查表下方做好说明。

(6)收集项目资料数据,通过合计每一被测量类别的发生次数来记录数据。

例:由数据收集者按照所设计的表格,在收集时间段,对每个项目进行数据收集,并将数据填入表格,见表5-7。

表5-7 某科室2011年上半年拔管例数检查表

月份	胃管	气管插管	引流管	其他	合计
1月	3	0	2	0	5
2月	1	1	4	1	7
3月	5	0	1	0	6
4月	3	0	1	0	4
5月	2	0	2	0	4
6月	4	1	0	1	6

检查表方法在实践时的注意事项:

(1)检查表内容设计应针对不同评价对象有侧重点繁简适当、重点突出,尽量避免重复。

(2)检查表的项目内容应有明确的定义,可操作性强。

(3)表的格式千差万别,无须追求统一,只要实用就可以。

(八)"C"阶段(Check and study the results)——检查阶段

在确保检验数据收集科学准确的基础上,确认实际结果是否达到预期目标或者与预期目标的差别及差距在哪里,并且确认每项措施的有效性并且得出结论。一般根据改进措施的效果及预期目标的达到情况,一般有三类结论:

1.保持对流程的改变:改进措施得到有效实施后出现的最佳结果。

2.放弃改变:这种结果往往是由于医院内外环境等不可抗拒的因素影响导致的结果。

3.进一步研讨后再进行定论:一般是在没有达到预期的结果时进行的定论。在此定论之前需要确认是否严格按照计划实施对策,如果是,就意味着计划方案不可行,那就要重新进行最佳方案的确定;如果不是,就要严格控制实施对策的执行,继续完善收集数据后给予定论。

柱状图是该阶段常用的基本工具。柱形图表显示一段时间内数据的变化或描述各项目之间数据的比较(图5-13)。

柱形图的形成步骤:
(1)确定想要收集的数据类型。
(2)确定数据是可以测量的(例如,频率、剂量),根据组别收集不同项目的数据。
(3)计算你已经收集的总数据点的数据,根据任务需求对样本进行分组。
(4)根据数据绘制图形,即水平和垂直轴线。

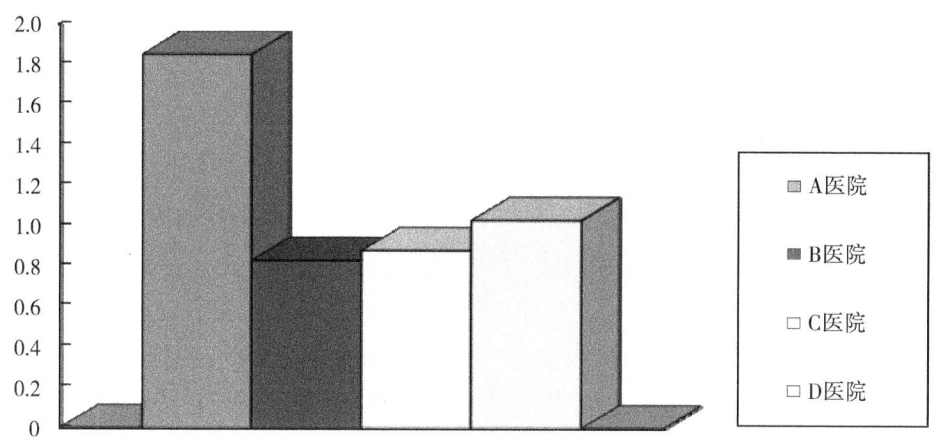

图5-13 经皮肾镜技术(PCNL)术后感染性休克发生率柱形图

应用柱形图的注意事项:
(1)在数据需要进行分组比较或数据需要同期比较可以使用分组柱形图;
(2)簇状柱形图和分组柱形图在绘制时,各簇和各组要留有空隙。

(九)"A"阶段(Act to hold the gain and to continue to improve process)——处理阶段

处理阶段是流程标准化、经验推广及进一步总结的过程。标准化要将整个流程制度化,确保系统流程稳定运行。并通过成果汇报等形式将经验从单一部门推广至全院。进一步总结就是要发掘这一PDCA循环中尚未解决的问题,把它们转到下一个PDCA循环。

新周期评审要促进医院从经验管理转向科学管理,为此,医院各级管理者包括科室主任,也涵盖后勤班组长,都务必要学习如何实施PDCA,要知晓应用什么管理工具分析问题,如何应用医院管理工具管理医院方方面面、各行各业。在此简单介绍医院管理工具,更多的是给读者实施有效的PDCA案例,使读者知道如何学用结合,如何学习有效的案例,从而指导自己的工作，使天天周而复始且枯燥的管理工作变得有成效，有成就感，使管理者真正体会到，管理出效益。

第二节 PDCA 应用与实践

运用PDCA循环管理医院，对医院工作中出现的质量、安全、服务的问题，不拘泥事情本身，不以惩罚为目的，而是针对问题查找医院管理系统中存在的薄弱环节，如制度的不完善、流程的不合理、执行的不到位等，从源头堵住产生问题的根源，只有这样才能持续改进，不断提升医院的服务品质。例如，处理一起医疗纠纷，赔付完成时，部分医院就认为这件事情已经处理完了，相关职能部门也不再继续过问。事实上，这还远远不够。这样的处理方法就没有按照PDCA循环的要求，循着PDCA循环轨迹去分析问题。也就是分析导致这起医疗纠纷产生的原因是什么？是制度问题？流程问题？培训问题？如，制度的不完善？流程的不合理？培训的不到位？还是制度的执行不利？部门间协调不畅，没有进行有效的协作等？总之，按照PDCA循环管理医院的要求，医院必须找出导致这起纠纷产生的根本原因，针对原因修订规章制度、制定整改措施，完善工作流程，并达到落实执行。这样，新一轮循环比原来状态又前进了一步，通过不断反复在不同水平上的循环，医院的管理工作才会得到持续改进、不断提高。

在PDCA应用与实践中，如何正确有效地运用PDCA循环管理工具来分析问题就显得尤为重要。本节将通过列举典型案例来介绍PDCA方法的应用与实践：一部分案例是依据《三级综合医院评审标准实施细则（2011年版）》（以下简称"评审细则"），医院采用PDCA循环的管理工具，如何发现问题、分析问题，从而制定计划解决问题；一部分案例则根据医院管理和科室工作的需要，如何采用PDCA循环的管理方法，提升医院管理水平和科室质量改进，从而达到医疗质量、安全和服务不断提高的目的。这些案例都是部分医院在前期的工作实践中总结出来的，医院通过下面列举的具体案例可以进一步体会按照新的医院评审标准要求，运用PDCA循环管理医院的实际应用。

案例 1　××医院肝胆外科运用 PDCA 循环缩短平均住院日项目

平均住院日是指一定时期内每一个出院患者平均住院时间的长短，它是评价医院效益和效率、医疗质量和技术水平，衡量医院服务质量和管理水平的一项重要指标，其值等于"出院者占用总床日数"与"出院人数"之比。在确保医疗质量和医疗安全的前提下，合理有效地缩短患者平均住院日，提高医院整体运行效率，充分利用现有卫生资源，是医院发展的大势所趋，是医院管理者必须充分重视和着力解决的问题之一。

背景

××医院肝胆外科2008—2012年的平均住院日如表5-8所示，2013年医院实行住院日管理，对肝胆外科平均住院日提出考核要求为12天。

表5-8　2008—2012年肝胆外科平均住院日

年度	平均住院日（天）
2008	14.45
2009	14.10
2010	14.52
2011	14.49
2012	14.38

肝胆外科针对既往的情况和医院的要求，将缩短平均住院日确定为2013年科室持续质量改进项目，遵循"PDCA"循环原理进行工作改进，取得良好效果，过程如下。

一、P-plan

1.分析现状、发现问题，制定PDCA工作流程　由于既往的管理较为粗放，患者的住院日基本由管床医生依据病情、自己的工作节奏和患者的需求自行决定，医院没有要求，科室没有关注，前5年的数据显示，肝胆外科平均住院日基本稳定在同一水平，没有缩短的趋势。针对这一现状，肝胆外科成立由科主任任组长，各病区主任、各病区住院总及护士长为组员的CQI（Continuous Quality Improvement）项目组，以缩短平均日达到医院考核要求为项目工作目标。如图5-14：

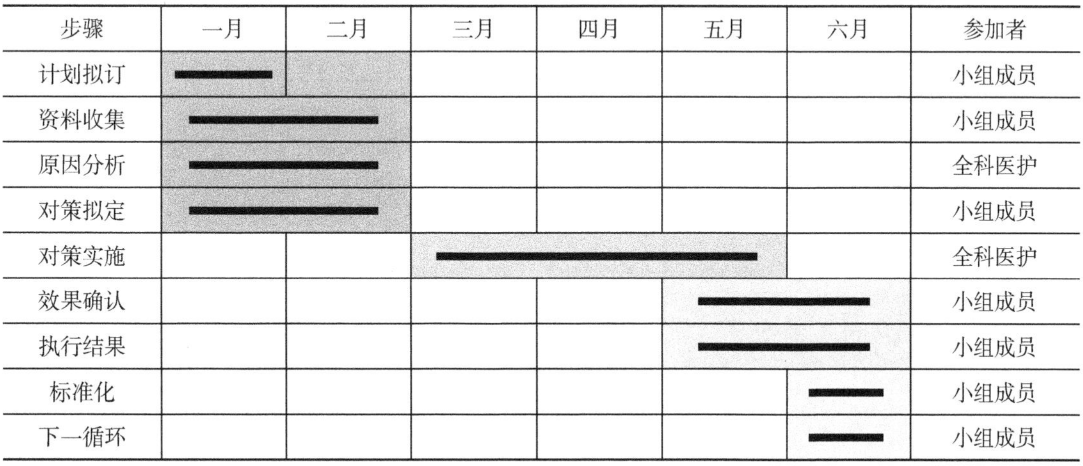

步骤	一月	二月	三月	四月	五月	六月	参加者
计划拟订	━━						小组成员
资料收集	━━━━						小组成员
原因分析	━━━━						全科医护
对策拟定	━━━━						小组成员
对策实施			━━━━━━━━━				全科医护
效果确认					━━━━		小组成员
执行结果					━━━━		小组成员
标准化					━━		小组成员
下一循环						━━	小组成员

图5-14　PDCA工作流程（甘特图）

2.分析问题形成的原因

(1)从医院层面讨论影响患者平均住院日的因素:医院层面因素包括医院制度和管理、医院综合技术水平、医技科室功能。采用树状图就存在问题进行分析,如图5-15所示。

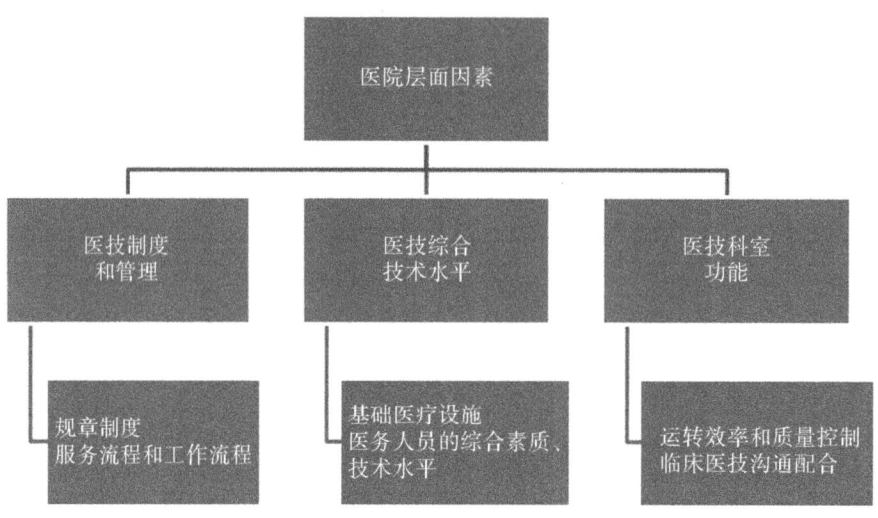

图 5-15　影响平均住院日的因素(医院层面)

(2)从科室层面讨论影响平均住院日的因素:科室层面因素包括医疗因素、护理因素及医技因素。采用树状图就存在问题根源进行分析,如图5-16所示。

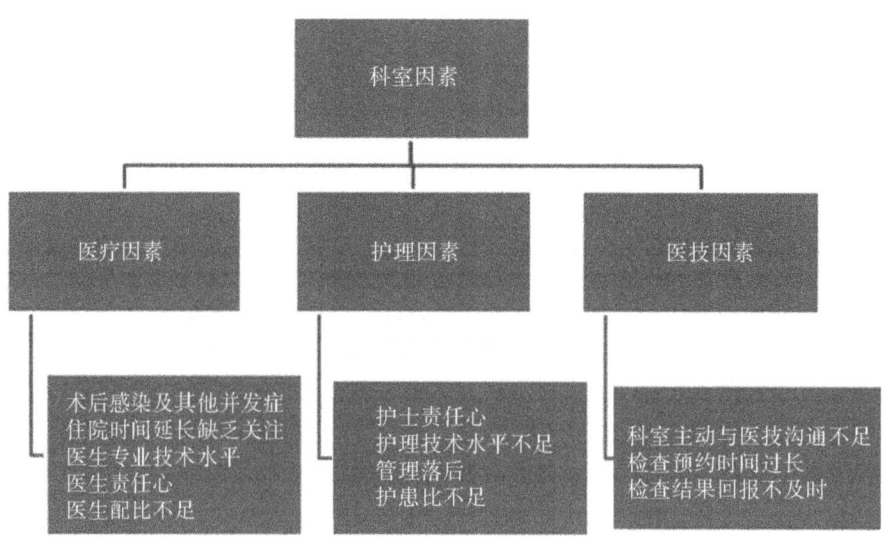

图 5-16　影响平均住院日的因素(科室层面)

（3）从医院外部因素讨论影响平均住院日的因素：医院外部因素包括患者病情、经济原因和社会伦理；从患者因素和科室层面进行分析。采用树状图就存在问题根源进行分析，如图5-17所示。

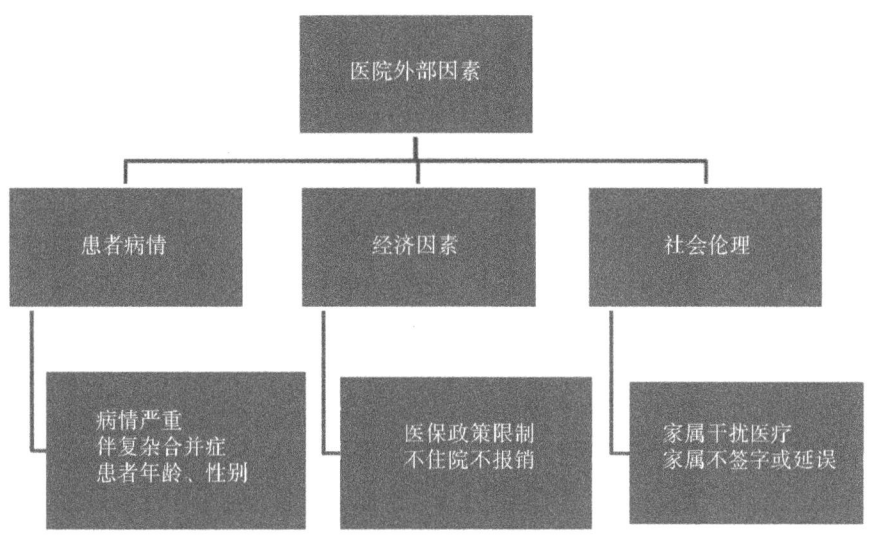

图 5-17　影响平均住院日的因素（医院外部因素）

3.分析问题的主要影响因素　对上述所收集的影响平均住院日的因素，运用排列图进行主要原因分析，具体见图5-18。

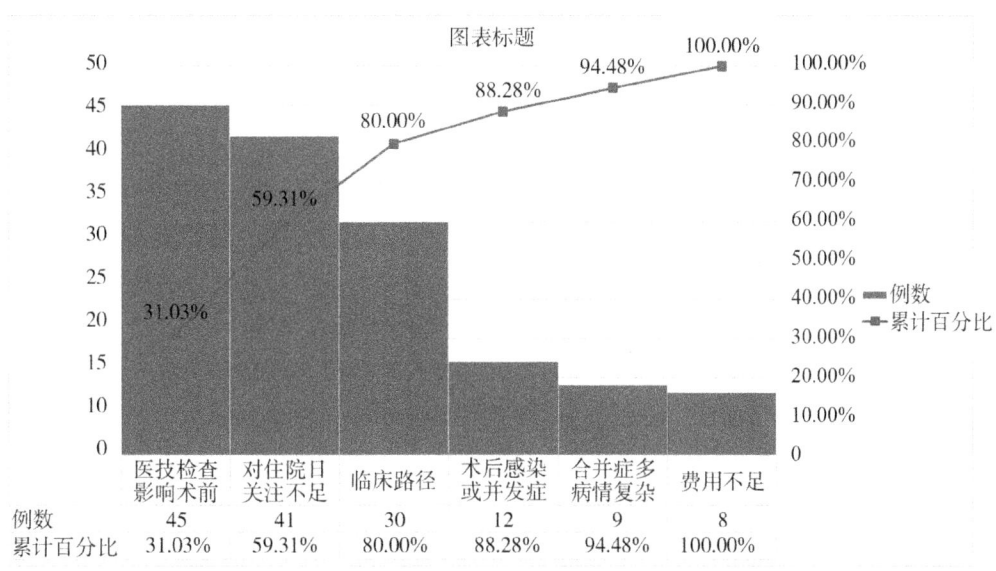

图 5-18　影响平均住院日的主要因素

通过柏拉图的分析，医技检查影响术前住院日、医务人员对住院日关注不足、缺乏主要病种的临床路径被确定为影响平均住院日的主要因素，占80%。

4.针对主要原因，按照5W1H方法制订解决的措施，表5-9。

表 5-9　5W1H 解决措施计划表

why	what	how	who	when	where
原因	措施	如何执行	负责人	执行时间	执行地点
医技检查影响术前住院日	主动与医技科室沟通	1.联系B超室和CT室，召开专题讨论会；2.设立检查预约对接联络人	病区住院总	2013年2月	肝胆外科 B超室 CT室
医务人员对住院日关注不足	引导医护人员关注患者住院日	1.综合协调手术安排；2.对住院时间长的患者全科早交班、大查房讨论；3.病区考核	科主任	2013年3—6月	肝胆外科
缺乏主要病种的临床路径	制定主要病种临床路径	门脉高压症、胆总管结石实施路径管理	病区主任	2013年3—6月	肝胆外科

二、D-do

执行，按措施计划的要求去做。实施过程如下：

1.2013年1月　科务会讨论分析平均住院日长的原因。

2.优化服务流程，缩短术前住院日

1）肝胆外科主动与医技科室沟通，尤其针对预约时间长的B超和CT检查，联系两个科室召开专题讨论会，请医务处、护理部参加，通过调整医技科室排班（三班倒）、调整服务大队接送检查患者时间、科室护士专人负责做好患者检查等准备配合工作，保证肝胆外科患者当天预约、当天检查、当天完成报告。

2）肝胆外科、B超室、CT室分别设立检查预约对接联络人，负责协调解决上述实施过程中的各种问题，负责对疑难、抢救及其他特殊病例实现快速检查、及时诊断。

3.引导医护人员关注患者平均住院日

1）关注及改进手术安排流程，手术安排实行"总体控制，灵活调整"。

2）关注住院大于20天患者，常规在每周二大交班时通报大于20天患者，每周三大查房中讨论全科住院大于20天患者，分析住院长的原因并针对性改进。

3）将平均住院日作为病区负责人综合目标责任制考核内容之一，以促进病区负责人引导医护人员的关注，并实施可行性措施将缩短平均住院日贯彻到每一病区的每个医护人员。

4.制定可实施的临床路径

第一步先制定最影响患者平均住院日的两种疾病，门脉高压症和胆总管结石的临床路径，对入径率和变异进行分析，根据分析解决问题，持续改进，推进如径率增高，减少变异，使这两种疾病的诊治更加规范。

5.加强围手术期管理，减少手术并发症的发生，预防手术部位感染　严格无菌操作、术中注意切口保护、合理放置引流管、合理使用抗生素等措施，缩短患者住院天数。

三、C-check

检查，把执行结果与要求达到的目标进行对比。

分析肝胆外科2013年上半年平均住院日，并将2008—2013年上半年平均住院日进行对比，如图5-19和图5-20所示。

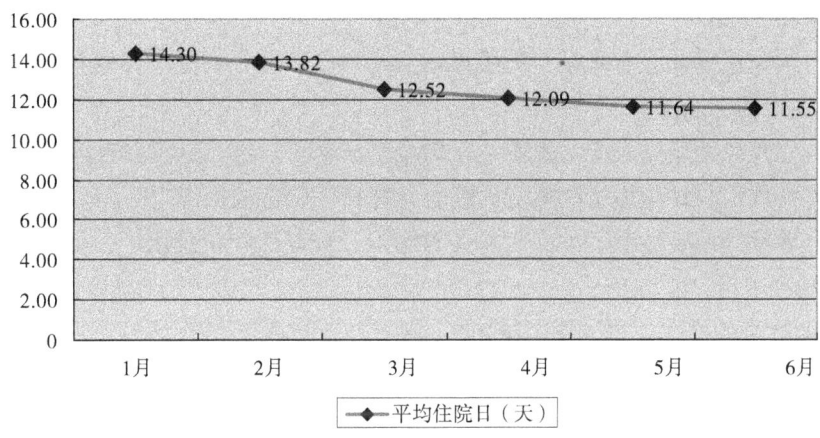

图 5-19　2013 年上半年肝胆外科平均住院日

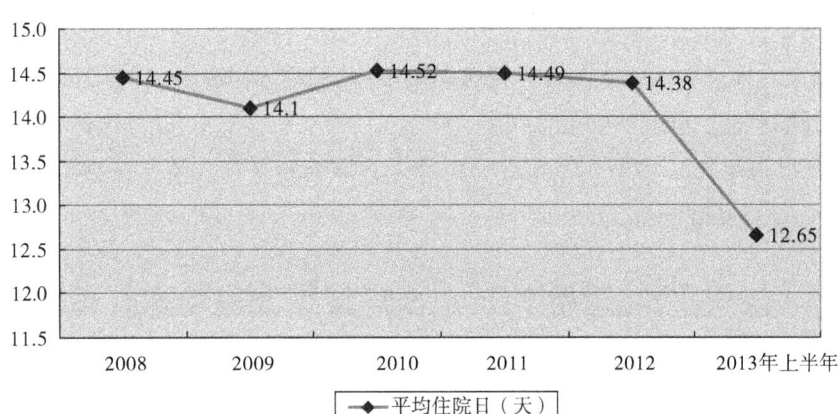

图 5-20　2008—2013 年上半年肝胆外科平均住院日

虽然2013年上半年科室平均住院日总体尚未达到12天的目标要求，但从每个月的数据显示平均住院日得到了有效控制并呈逐渐下降的趋势，在5月、6月已经达到目标。下半年继续巩固项目成果，进一步改进存在的问题，2013年全年考核中肝胆外科平均住院日达标应当是胜算在握。

四、A-action

1.总结成功经验，完善相应的制度和标准

（1）择期手术患者术前检查、评估及准备，尽可能在入院前完成。

（2）设立与医技科室对接联络人，随时关注检查报告执行情况，协调解决影响检查报告的各种事宜。

（3）每半年与医技科室召开沟通协调会，双方科主任参加，从制度上商讨解决日常运行中存留的难点问题。

（4）门脉高压症及胆总管结石的患者常规进入临床路径，并严格路径管理，对各病区临床路径的实施情况进行质控考核。

（5）对住院时间超过20天的患者，每周全科早交班通报、全科大查房讨论。

（6）将平均住院日作为病区负责人综合目标责任制考核内容之一。

（7）开展医疗质量沙龙，加强医护业务学习，提高医疗护理水平，使患者诊疗质量落到实处。

2.提出未解决的问题，进入下一个PDCA循环　上述改进工作使科室平均住院日呈现明显下降趋势，同时也发现需要进一步解决的问题：

（1）加强与外科ICU的合作，优化术后危重患者管理。

（2）改进出院后医疗服务：门诊常规设置医师行换药、术后造影及胆道镜检查及治疗，减少术后住院时间。

（3）制定《肝胆外科手术管理规定》，规范术前准备、手术预约、术中及术后管理，提高效率，保证质量安全。

（4）制定并推进新的临床路径：慢性胆囊炎腹腔镜胆囊切除，胆囊结石合并急性胆囊炎，原发性肝细胞癌，肝门胆管癌。

CQI项目组决定在2013年下半年进一步深入开展缩短平均住院日工作，将上述问题纳入下一个PDCA循环进行持续改进。

案例2　××医院运用PDCA循环持续改进特殊管理药品管理

麻醉药品、精神药品、放射性药品、医疗用毒性药品及药品类易制毒化学品等特殊管理药品的规范管理是医院用药安全中的重要环节。尤其是麻醉药品和第一类精神药品，从医师正确处方、药师审核处方（医嘱），到安全应用到患者，其间涉及的环节和人员多，是管理中的难点。应针对麻醉药品管理中存在的问题，进行现状分析，运用PDCA等质量管理工具，采取有效措施解决问题，提高用药安全，实现质量持续改进。

根据三级综合医院评审标准实施细则相关内容，对医院的麻醉药品、精神药品管理进行了自我评价。见表5-10。

表5-10 《三级综合医院评审标准实施细则（2011年版）》条款3.5.1 自我评价表

3.5.1 对高浓度电解质、易混淆（听似、看似）的药品有严格的贮存要求，并严格执行麻醉药品、精神药品、放射性药品、医疗用毒性药品及药品类易制毒化学品等特殊管理药品的使用与管理规章制度。

3.5.1.1 严格执行麻醉药品、精神药品、放射性药品、医疗用毒性药品及药品类易制毒化学品等特殊管理药品的使用与管理规章制度。	【C】 1. 严格执行麻醉药品、精神药品、放射性药品、医疗用毒性药品及药品类易制毒化学品等特殊药品的使用管理制度。 2. 有麻醉药品、精神药品、放射性药品、医疗用毒性药品及药品类易制毒化学品等特殊药品的存放区域、标识和储存方法的相关规定。 3. 相关员工知晓管理要求，并遵循。
	【B】符合"C"，并 职能部门对上述工作进行督导、检查、总结、反馈，有改进措施。
	【A】符合"B"，并 执行麻醉药品、精神药品、放射性药品、医疗用毒性药品及药品类易制毒化学品等特殊药品的存放区域、标识和储存方法相关规定，符合率100%。

第一次：自我评价结果：【D】☑【C】□【B】□【A】□
存在问题：
1. 医师未接受麻醉药品、精神药品使用管理规定及三阶梯止痛治疗原则规范培训，麻醉药品及精神药品一类处方存在用法用量书写错误、无适应证用药。
2. 药师发放麻醉、精神药品处方时，未按《处方管理办法》规范审核麻醉药品及精神药品一类处方；未将不合格处方情况反馈至临床医师。
3. 医务处对授予医师麻醉药品及精神药品一类处方权医师，未建立完善动态管理机制，培训考核结果未与授权结合，医师实际合理用药水平未得到动态监管。

评价人：×××　　日期 ××-××-×

一、P-plan

1. 根据存在的问题，分析原因　通过医院HIS，随机抽取2013年3月麻醉科、肿瘤科、心胸外科、急诊科等重点科室的麻醉药品及精神药品一类处方5000张，进行统计分析（表5-11，图5-21）。

表 5-11　麻醉药品及精神药品一类处方存在问题明细表（PDCA 循环前）

存在问题	频次	累计频次	累计百分率（%）
处方书写不规范	201	201	26.7
药师未审核处方（医嘱）	190	391	51.9
医师未经授权开具麻精药品	142	533	70.7
用量错误	55	588	78.0
给药途径错误	52	640	84.9
适应证不适宜	37	677	89.8
用法错误	33	710	94.2
护士领药未签名	25	735	97.5
药师未经授权调剂麻精药品	19	754	100.0

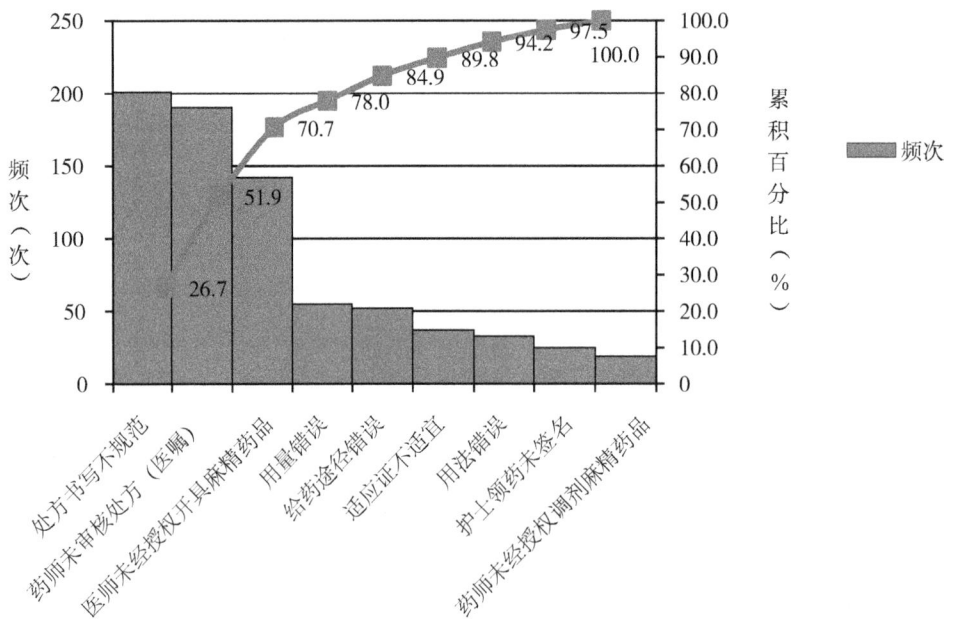

图 5-21　PDCA 循环前麻、精药品处方存在的问题

2.找出主要原因，针对性提出解决问题的方法　根据处方调查表分析结果，医院药事管理与药物治疗学委员会组织医务处、质量管理办公室、门诊部、药学部门、麻醉科、肿瘤科、外科等相关科室人员，召开会议，进行讨论。自我评价结果中存在问题的主要原因，麻醉药品及精神药品一类处方书写不规范，用法用量书写错误、无适应证用药等；药师未严格执行《处方管理办法》第三十一条规定的相关管理制度，未审核处方；医师未取得麻醉药品及精神药品一类处方权开具处方，重点是这3个问题。

（1）全员培训　根据《处方管理办法》第十一条：医疗机构应当按照有关规定，对本机构执业医师和药师进行麻醉药品和精神药品使用知识和规范化管理的培训。执业医师经考核合格后取得麻醉药品和第一类精神药品的处方权，药师经考核合格后取得麻醉药品和第一类精神药品调剂资格。医院开展全员培训，培训内容包括：国家相关的法律法规、本医院麻醉药品和精神药品使用及管理制度；麻醉药品、精神药品临床应用指导原则；癌痛、急性疼痛和重度慢性疼痛的规范化治疗；医源性药物依赖的防范与报告；麻醉药品和第一类精神药品不良反应的防治等，医务处为保证培训质量，应保留管理好签到表、考核试卷等；通过培训，使医师学习有关法律、法规知识，更新、掌握有关麻醉药品、精神药品使用管理规定，知晓、掌握麻醉药品、精神药品应用原则，正确处方，提高处方书写合格率。通过培训，使药师掌握相关的法律、法规，严格按照《中华人民共和国药品管理法》第二十七条药剂人员必须核查处方，对有配伍禁忌或者超剂量的处方，应当拒绝调配。以及《处方管理办法》第三十一条：具有药师以上专业技术职务任职资格的人员负责处方审核、评估、核对、发药以及安全用药指导；依据《处方管理办法》审核处方/用药医嘱是否规范、适宜，保证处方审核率100%。

（2）加强监管　医院建立由分管院长负责，医疗管理、药学、护理、保卫等部门参加的麻醉、精神药品管理机构（药事管理与药物治疗学委员会下设的麻醉、精神药品管理小组），负责麻醉、精神药品日常管理，建立完善各项管理制度；建立与相关部门（医务处、门诊部、质量管理办公室，药学部）共同监管的协作机制，各部门职责分工明确；医院定期开展麻醉、精神药品临床应用监测与评估（处方点评），并定期公布监测评估结果，同时有促进麻醉、精神药品合理使用的考核机制；主管部门对改进情况进行监督检查，并落实，对科室存在问题与缺陷改进措施的落实情况进行督导；有信息化管理措施，对授予处方权与调剂资格进行动态管理，不断提高管理效率和成效；麻醉药品、精神药品管理小组对麻醉及精神一类药品合理应用有追踪与成效评价，持续改进效果明显。

根据计划安排制订麻精药品管理改进项目进度计划图（甘特图），见图5-22。

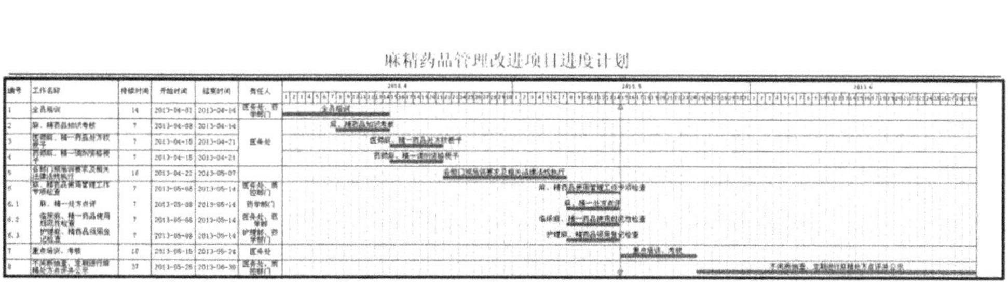

图 5-22　麻精药品管理改进项目进度计划表

二、D-do

1. 对全体医师、药师的培训

（1）目标：熟悉国家法律法规，掌握有关麻醉药品、精神药品使用管理规定，知晓、掌握麻醉药品、精神药品应用指导原则，正确开具、调剂麻醉药品及精神药品一类处方。

（2）措施及方案：医务处组织全院执业医师、药师参加培训。2周时间内（根据医院情况灵活掌握），选取6个下午，由药学部门使用同一课件教材，主要讲解《麻醉药品和精神药品管理条例》、《处方管理办法》、《麻醉药品临床应用指导原则》、《精神药品临床应用指导原则》等国家法律法规及部门规章等相关条款，根据培训课件出考核试题。培训结束后，参加培训人员完成考试卷答卷，医务处做好培训、签到、答卷、成绩等记录管理，尤其关注使用麻醉药品量大的重点科室的培训质量；2周时间内，保证全院需参加培训的人员95%以上完成培训课时要求。医务处需掌握培训率、考核合格率等相关信息。根据培训考核结果，考核合格后医师取得麻醉药品和第一类精神药品的处方权，药师取得麻醉药品和第一类精神药品调剂资格。

2. 药学部门提高制度执行力

（1）目标：依据《处方管理办法》，保证处方/用药医嘱审核率100%，所有调剂的麻醉药品及精神药品一类处方规范、适宜，合格率100%。

（2）措施及方案：药学部组织全体取得麻醉药品和第一类精神药品调剂资格的药师以上专业技术人员，学习、理解医院有关麻醉药品、精神药品使用管理制度，调剂、发放麻醉药品、精神药品的药房对每张处方（医嘱）进行审核，对不合格、不适宜处方进行记录，对存在问题进行分析、汇总，上交医务处、门诊部反馈给临床医师；药剂科（药学部）科室质量与安全管理小组对调剂、发放麻醉药品、精神药品的药房，组织专项检查，重点是处方，医嘱审核、不合格处方干预等，并提出整改建议；保证药师的良好执行力。对存在的问题及时通报。

3. 职能部门加强监管、督导、检查

（1）目标：对特殊管理药品管理PDCA的持续质量改进，保证用药安全。

（2）措施及方案：药事管理与药物治疗学委员会下设的麻醉、精神药品管理小组，定期召开会议，听取各部门有关麻醉精神药品管理的工作汇报，根据存在的问题，协调解决方案。严格执行计划阶段制定的对麻醉、精神药品临床应用监测与评估制度的落实，确保方案、措施的落实执行。

医务处、门诊部将药学部门提供的不合格、不适宜处方情况，以简报形式予以公示，通知问题处方医师。参加处方现场点评专项培训班（药学部门提供），对问题处方进行现场点评讲解，帮助医师认识问题，避免相同的错误再次出现。

医院将麻醉药品、第一类精神药品管理列入医疗质量考核体系，纳入医师、药师职称晋升、评先评优、定期考核、收入分配、绩效考核体系，制定落实相关的管理制度。

医务处对医师处方权和药师调剂资格实施动态管理,根据原卫生部办公厅关于做好麻醉药品、第一类精神药品使用培训和考核工作的通知(卫办医发〔2005〕237号),医务处定期组织麻醉药品和精神药品相关知识培训、考核,建立完善的动态管理机制,使培训、考核结果与授权结合。

三、C-check

针对上述设定的计划,落实的措施,通过医院HIS,随机抽取2013年7月麻醉科、肿瘤科、心胸外科、急诊科等重点科室的麻醉药品及精神药品一类处方5000张,进行统计分析。把执行结果与目标进行对比,分析改进方案在执行中的效果,以及是否发生偏离,纠偏是否有效(表5-12,图5-23)。

表5-12 麻醉药品及精神药品一类处方存在问题明细表(PDCA循环后)

存在问题	频次	累计频次	累计百分率(%)
药师未审核处方(医嘱)	78	78	28.0
适应证不适宜	48	126	45.2
用量错误	42	168	60.2
给药途径错误	37	205	73.5
处方书写不规范	30	235	84.2
医师未经授权开具麻精药品	23	258	92.5
用法错误	15	273	97.8
护士领药未签名	6	279	100.0

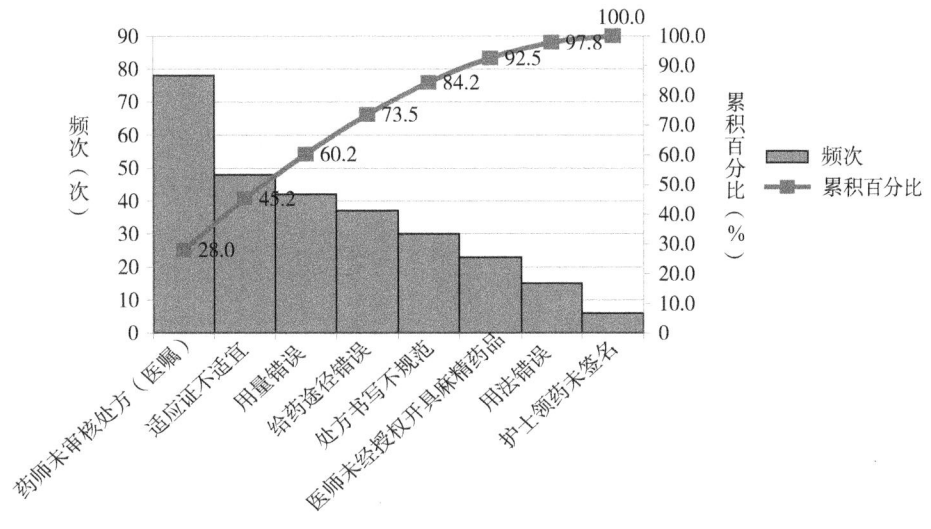

图5-23 PDCA循环后麻、精药品处方存在的问题

四、A-action

1.有效解决问题的措施　经过D阶段后，随机抽取2013年7月麻醉科、肿瘤科、心胸外科、急诊科等重点科室的麻醉药品及精神药品一类处方5000张，并将分析结果与PDCA循环前的第一季度的结果进行比较。从表5-13可以看出，处方书写不规范、医师未经授权开具麻精药品等主要问题已得到明显控制。

表 5-13　PDCA 循环前后麻、精处方质量对比分析

项目	处方书写不规范	药师未审核处方（医嘱）	医师未经授权开具麻精药品	用量错误	给药途径错误	适应证不适宜	用法错误	护士领药未签名	药师未经授权调剂麻精药品
PDCA 循环前	201	190	142	55	52	37	33	25	19
PDCA 循环后	30	78	23	42	37	48	15	6	0

采用全员培训、考核合格后授权，对严格执行麻醉药品、精神药品的使用管理制度有明显促进作用，职能部门采用处方点评等监管措施对提高处方合格率效果明显，是医院麻醉药品、精神药品管理PDCA持续改进中的成功经验，今后将全员培训，处方点评等措施整理制定成SOP标准，纳入医院特殊药品管理的制度中。

2.下一个PDCA需解决的问题　通过此次PDCA，对麻醉药品、精神药品管理中存在的质量问题进行再次分析，药师未审核处方（医嘱）成为主要问题，因HIS不能提供患者相关信息，导致药师无法有效进行医嘱审核；适应证不适宜、用量错误等是因为医生未经过三阶梯止痛治疗规范培训，造成无适应证用药、剂量选择错误。把目前存在的问题纳入下一轮PDCA循环（表5-14）。

表 5-14　持续改进记录表

改进项目	改进效果	备注
加强 HIS 管理与建设		
三阶梯止痛治疗培训		

案例3　××医院运用PDCA循环提高髋膝关节置换术患者深静脉血栓预防依从性项目

背景资料

- WHO2001年报告指出：血栓疾病为全球总死亡率的第一位原因。血栓形成是导致心脑和外周血管事件的最后关键环节，是致死致残的直接原因。
- 美国胸科医师协会报道：骨科大手术后深静脉血栓总发生率：髋关节置换为42%~57%，膝关节置换术为41%~85%。
- AIDA2003研究结果显示：亚洲骨科大手术后DVT的发生率与西方国家相近，发生率为43.2%，许多骨科大手术后由于对DVT预防缺少必要措施，少数导致肺栓塞而死亡。
- 2005年中华骨科杂志发表《预防骨科大手术后深静脉血栓形成的专家建议》，对DVT预防提出了要求和建议。

一、P-plan

1.确定改进项目

（1）改进目标

①术前DVT风险评估率≥95%；②DVT预防医嘱符合率≥95%；③DVT预防实施率≥95%；④患者DVT预防宣教率≥95%。

（2）成立CQI质量持续改进小组（表5-15）。

表5-15　质量持续改进小组分工表

人员组成	姓名	职位	职责
组长	×××	医疗副院长	负责项目的整体协调
副组长	×××	骨科主任	协助组长负责项目的日常推进
	×××	骨科护士长	
协调员	×××	质管部主任	作为项目咨询员，指导改进项目的具体设计，包括资料收集工具与分析方法的现场培训等
	×××	骨科协调员	协助协调员工作，监督项目资料收集工作
秘书	×××	骨科护士	负责会议召集、记录会议纪要等，收集资料
成员	××××	骨科医师	参与改进、协助收集资料、制订方案、实施方案等相关事宜
	×××	药剂师	
	×××	康复医师	
	全体骨科护士		

（3）制订改进进程表（表5-16）。

表 5-16　质量持续改进小组进程表

序号	项目	2012.6.1—15	2012.6.15—29	2012.7.2—6	2012.7.6	2012.7.6—12
1	成立改进小组					
2	明确改进目标 设立监测指标 学习DVT预防指南					
3	设计资料收集单					
4	培训资料收集者					
5	收集资料					
6	分析资料					
7	召开改进小组会议讨论改进措施					
8	实施改进并收集资料					
9	分析改进后资料					
10	成果保持：标准化流程，成果推广					

二、D-do

1.现况调查

（1）样本选取：回顾性调查2012.1—6月所有施行髋膝关节置换术患者病历93份。

（2）设计调查表，表5-17。

表 5-17　调查表

病历号	入院	手术期	髋关节	膝关节	筛查	医嘱规范	实施预防	患者教育						备注
								入院	术前2天	术后6小时	术后1天	术后1周	出院前	

续表

病历号	入院	手术期	髋关节	膝关节	筛查	医嘱规范	实施预防	患者教育						备注
								入院	术前2天	术后6小时	术后1天	术后1周	出院前	

说明:

1.有筛查填1,没有筛查填0;2.医嘱开写规范填1;不规范填0;3.给予预防措施填1,没有给予填0;4.患者教育:给予填1,没有给予填0。

(3)结果分析:图5-24至图5-27。

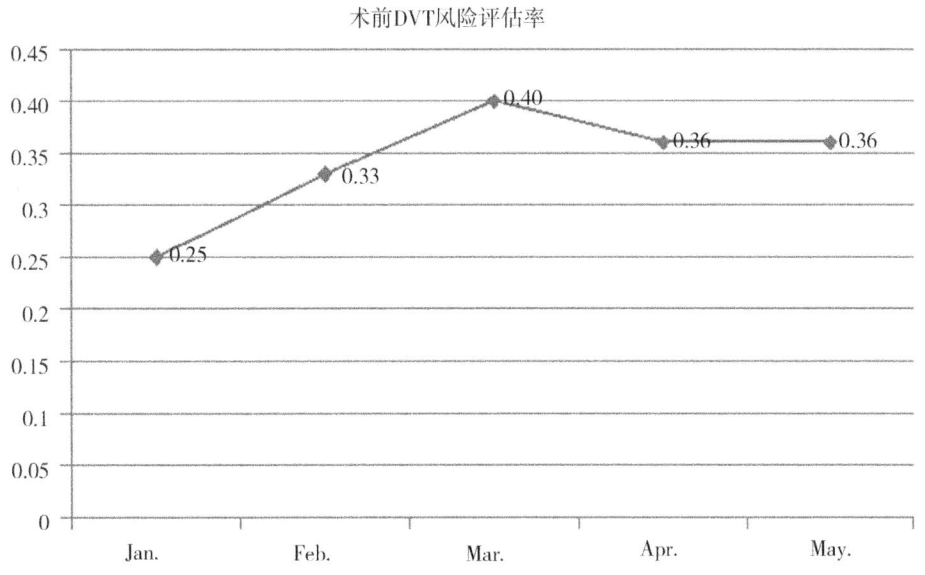

图5-24 术前DAT风险评估率

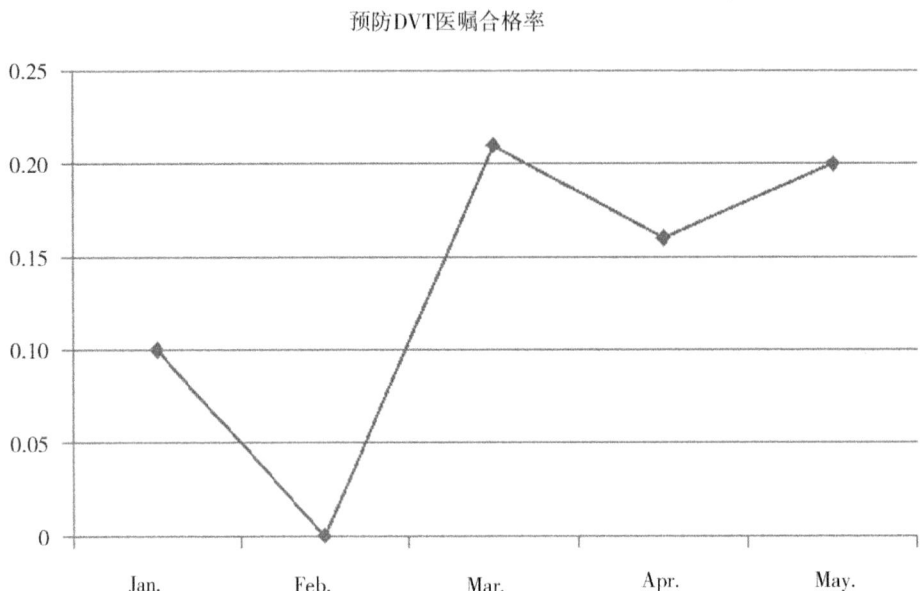

图 5-25 预防 DAT 医嘱合格率

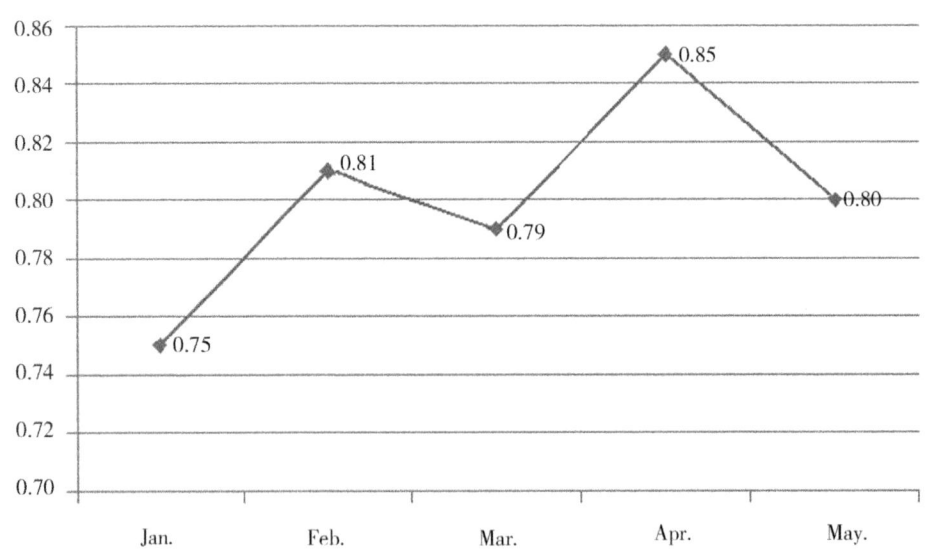

图 5-26 实施 DAT 预防治疗率

第五章 医院质量管理持续改进方法

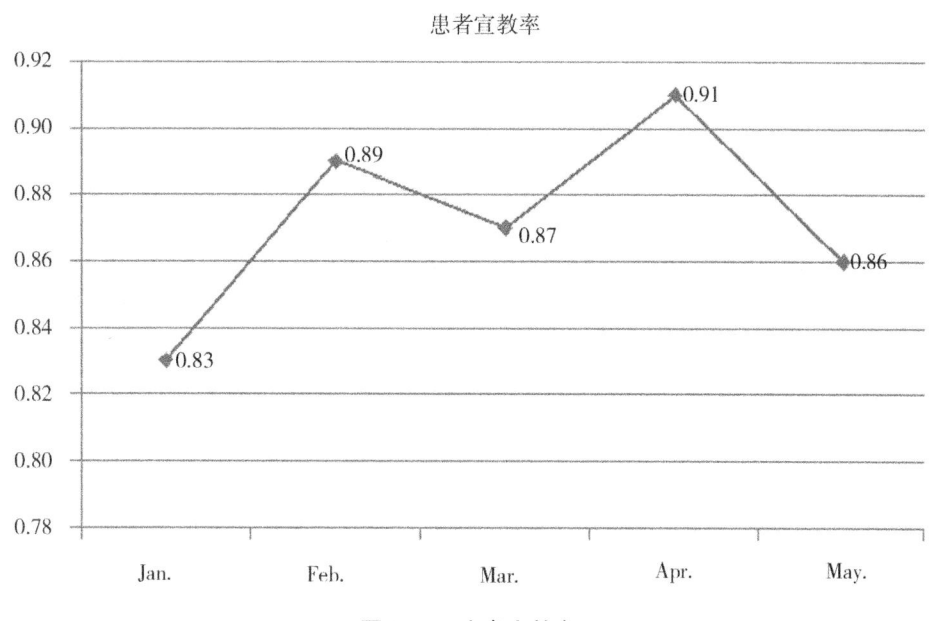

图 5-27 患者宣教率

2.原因分析（图5-28，图5-19）。

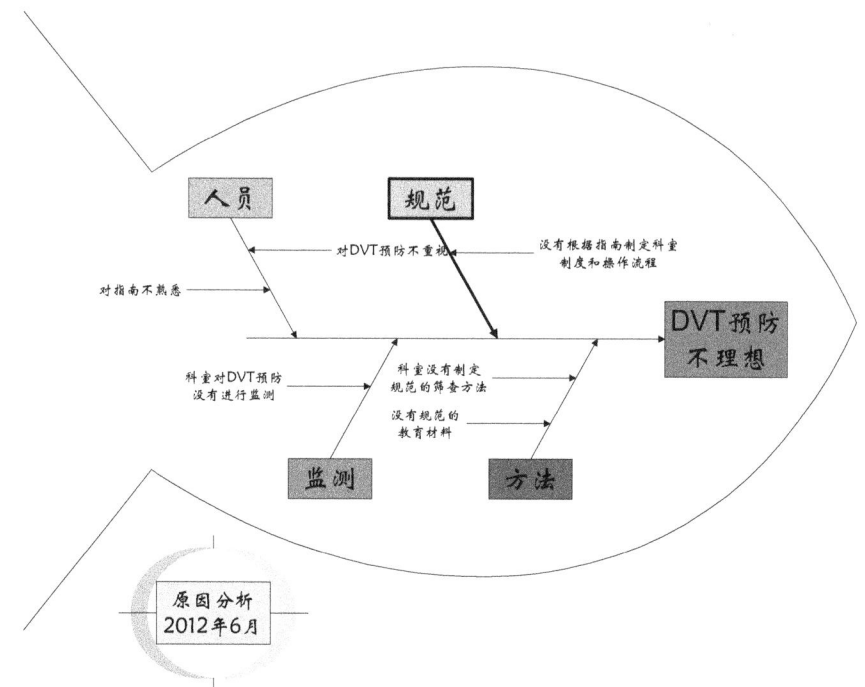

图 5-28 DAT 预防不理想原因分析（鱼骨图）

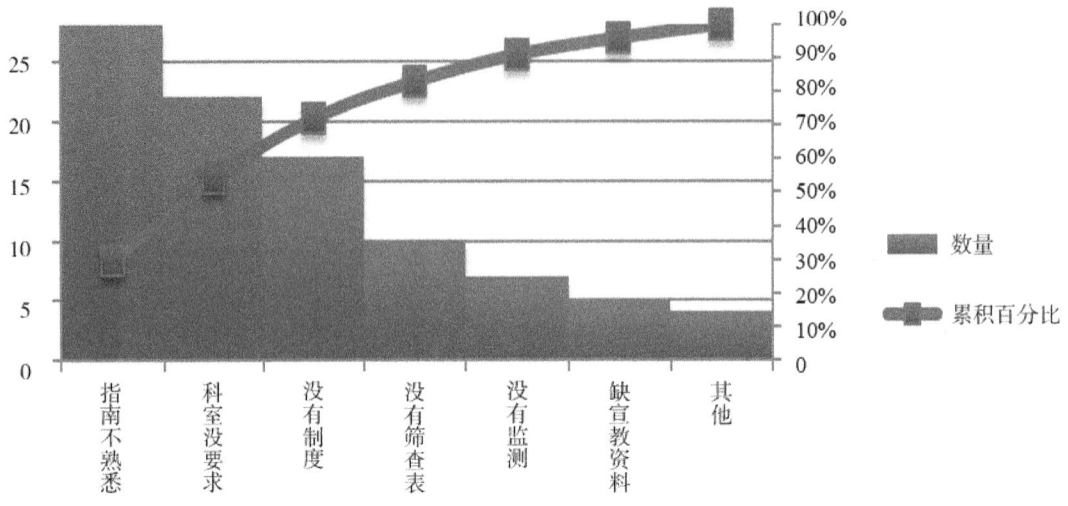

图 5-29　DAT 预防不理想原因分析（柏拉图）

三、C-check

1.制订改进计划：图5-30，表5-18。

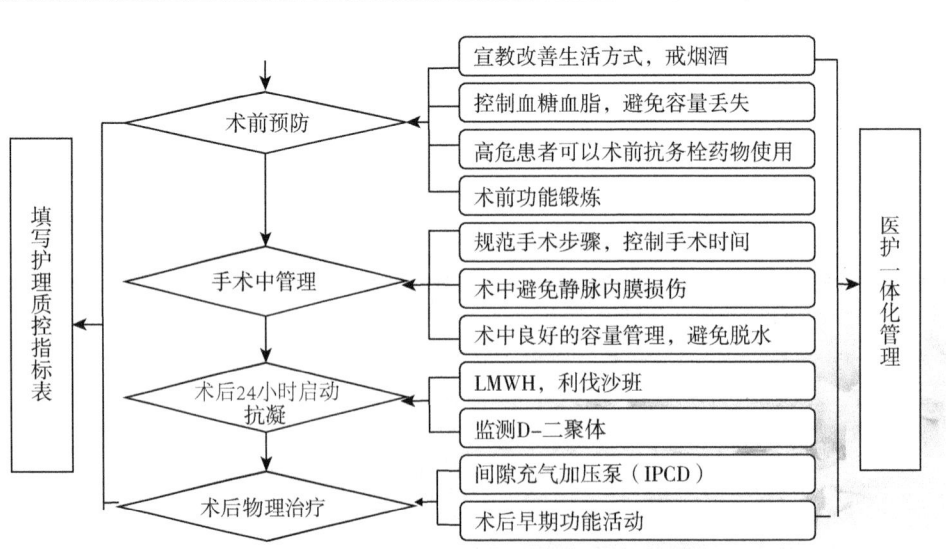

图 5-30　DAT 预防流程计划图

表 5-18　改进计划表

	内容	完成时间	责任人
1	制订 DVT 预防标准作业流程	2012.6.15	×××
2	设计筛查表	2012.6.20	×××
3	制订患者宣教资料	2012.6.27	×××
4	培训全科医生、护士	2012.6.28	×××
5	每月收集资料并在科室质量会议上通报	2012.7—12	×××／×××／×××

2.实施改进并收集资料：图5-31至图5-35。

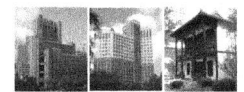

宣教资料

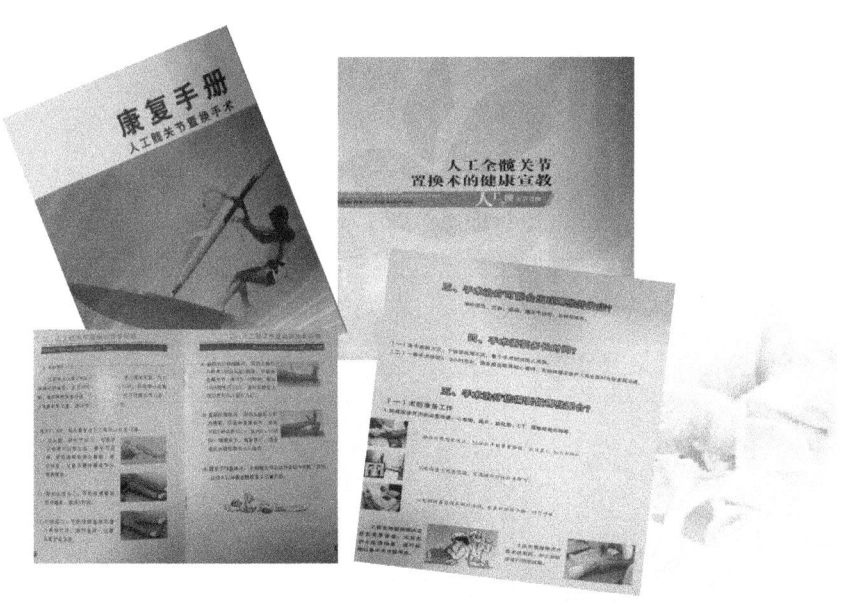

图 5-31　宣传资料

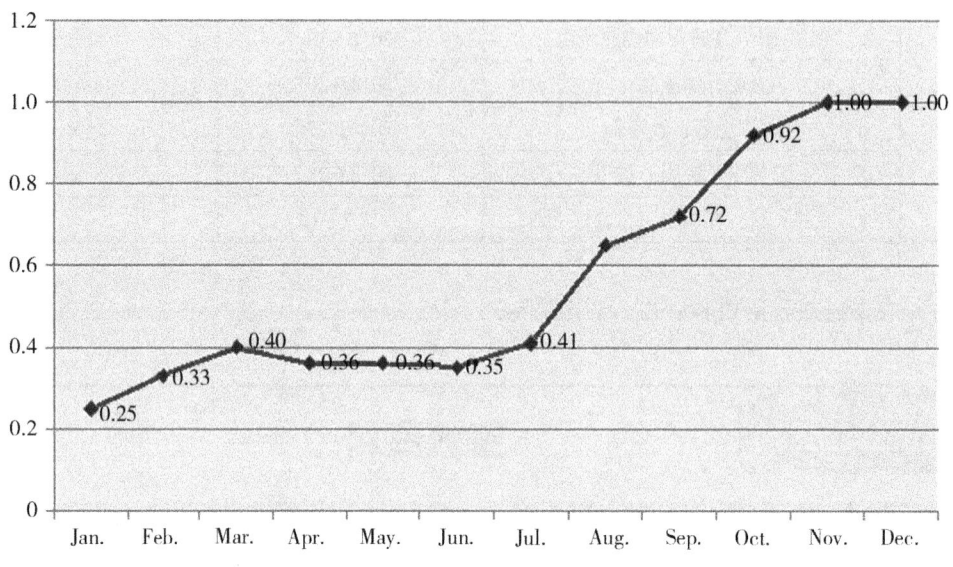

图 5-32 术前 DAT 风险评估率

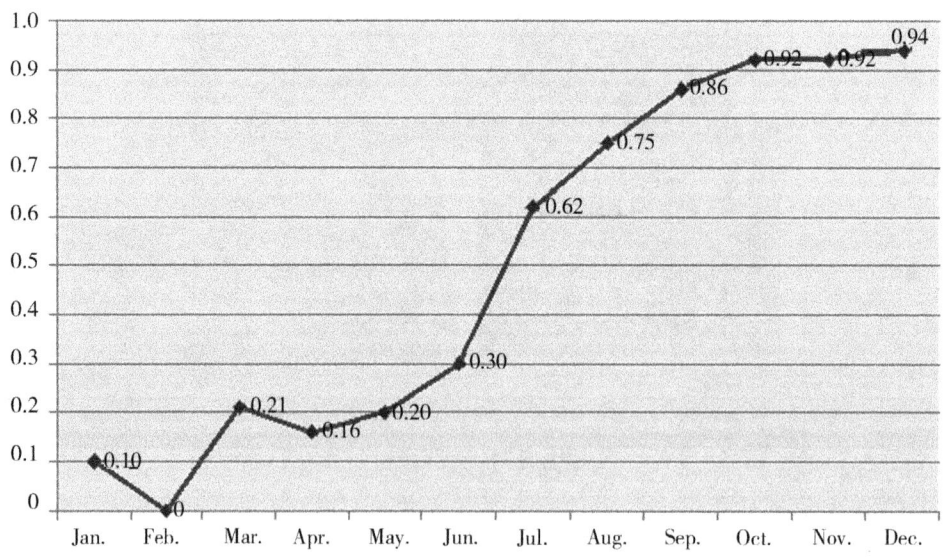

图 5-33 预防 DAT 医嘱合格率

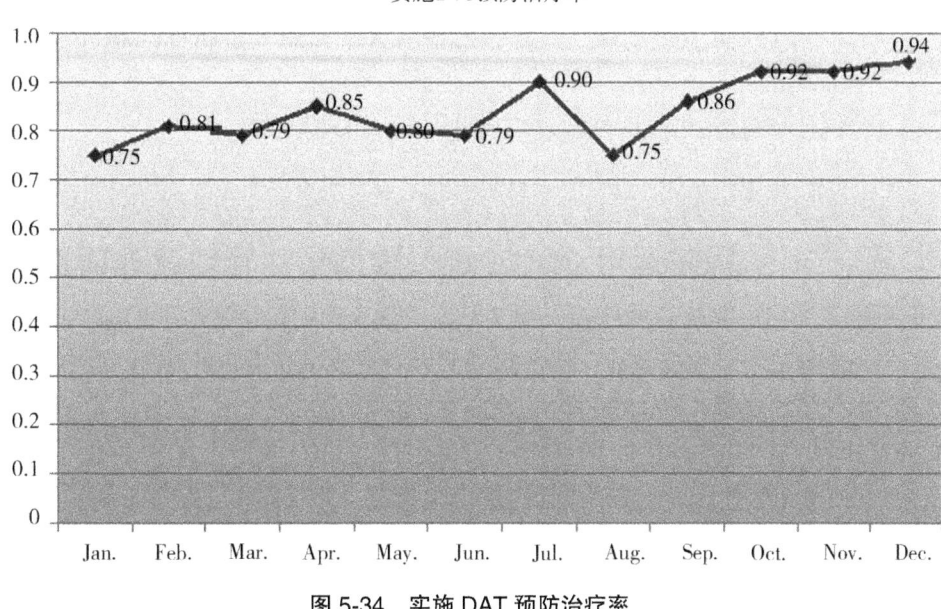

图 5-34 实施 DAT 预防治疗率

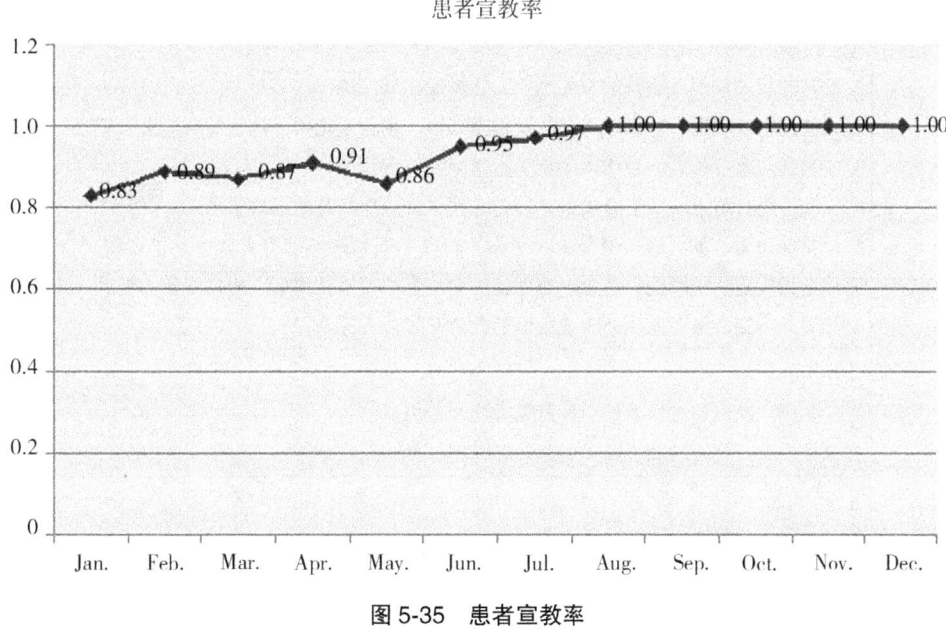

图 5-35 患者宣教率

四、A-action

改进成果保持

（1）DVT预防标准化改进措施并作为科室常规。

（2）医院已将DVT筛查表单整合入电子病历，便于继续监测。

（3）骨科DVT预防工作流程已建立，对所有入院新患者进行DVT风险和出血风险筛查。

（4）将骨科DVT预防措施向全院推广——进入下一PDCA循环。

根据进一步筛查结果，制定适用全院患者的、规范化的DVT预防方案。

案例 4 ××医院运用PDCA进行跌倒事件管理改进项目

跌倒是患者突然或非故意的停顿，倒于地面或倒于比初始位置更低的地方。跌倒是医院常见的不良事件之一。据报道，42%住院跌倒患者造成了伤害，8%住院跌倒患者造成了严重伤害，不仅增加患者痛苦，也恶化了护患关系。

参照卫计委《三级综合医院评审标准实施细则（2011年版）》中的3.7.1条款（表5-19），运用PDCA管理工具对跌倒事件进行现状分析，采取有效措施降低跌倒事件的发生率，实现质量持续改进。

表5-19 条款3.7.1

3.7.1 对患者进行跌倒、坠床等风险评估，并采取措施防止意外事件的发生。

3.7.1.1 对患者进行风险评估，主动向高危者告知跌倒、坠床风险，采取有效措施防止意外事件的发生。	【C】 1. 有防范患者跌倒、坠床的相关制度，并体现多部门协作。 2. 对住院患者跌倒、坠床风险评估及根据病情、用药变化再评估，并在病历中记录。 3. 主动告知患者跌倒、坠床风险及防范措施并有记录。 4. 医院环境有防止跌倒安全措施，如走廊扶手、卫生间及地面防滑。 5. 对特殊患者，如儿童、老年人、孕妇、行动不便和残疾等患者，主动告知跌倒、坠床危险，采取适当措施防止跌倒、坠床等意外，如警示标识、语言提醒、搀扶或请人帮助、床挡等。 6. 相关人员知晓患者发生坠床或跌倒的处置及报告程序。 【B】符合"C"，并 1. 有坠床、跌倒的质量监控指标数据收集和分析。 2. 高危患者入院时跌倒、坠床的风险评估率≥90%。 【A】符合"B"，并 高危患者入院时跌倒、坠床的风险评估率100%。

一、P-plan

1. 主题选定　对2013年1—3月××医院全院上报患者跌倒事件进行分析，运用PDCA循环，找出跌倒发生的原因，提出改进措施并实施，从而降低跌倒发生。

2. 拟订计划　医院成立由医务处、护理部和后勤负责人、发生跌倒病区护士长组成的CQI（Continuous Quality Improvement）项目组，以降低跌倒发生率为项目工作目标。

拟订CQI项目组工作计划如图5-36。

月份	4月				5月				6月				7月		负责人
周次 步骤	1周	2周	3周	4周	1周	2周	3周	4周	1周	2周	3周	4周	1周	2周	
主题选定	--------														护理部
原因分析	★														CQI成员
现状把握		--------★													护理部
对策拟定			--------★												CQI成员
实施对策				--------	--------★	--------	--------	--------★							医务处、护理部、后勤
效果确认												--------★			护理部
标准化													--------		CQI成员
检讨改进													--------★		CQI成员

注：-------- 表示计划线，★ 表示召开会议

图5-36 工作计划（甘特图）

3.原因分析　2013年1—3月××医院全院上报患者跌倒事件共18例。在对这18例跌倒事件进行分析的过程中，发现医院对特殊患者预防跌倒风险及防范措施未主动告知，且无记录，防止跌倒的安全措施不全面。

运用头脑风暴法进行讨论，畅所欲言，集思广益，分析院内跌倒发生的原因，汇总如下：

（1）人：护士评估欠准确，评估不及时；护士安全宣教效果未达到（宣教手法单一，不注重宣教效果）；护士协助患者不够；患者依从性差（意识障碍、使用某些药物造成直立性低血压、头晕、感觉平衡障碍等）；家属对安全措施配合不到位。

（2）料：住院患者带入物品多；生活用品不易取；拖鞋不防滑。

（3）法：无特殊患者评估规范；无防跌倒告知书。

（4）环：病房厕所、洗澡间无防滑垫；地面有水；床护栏（无，未及时拉上，只拉一侧）。

将以上原因做成鱼骨图，如图5-37。

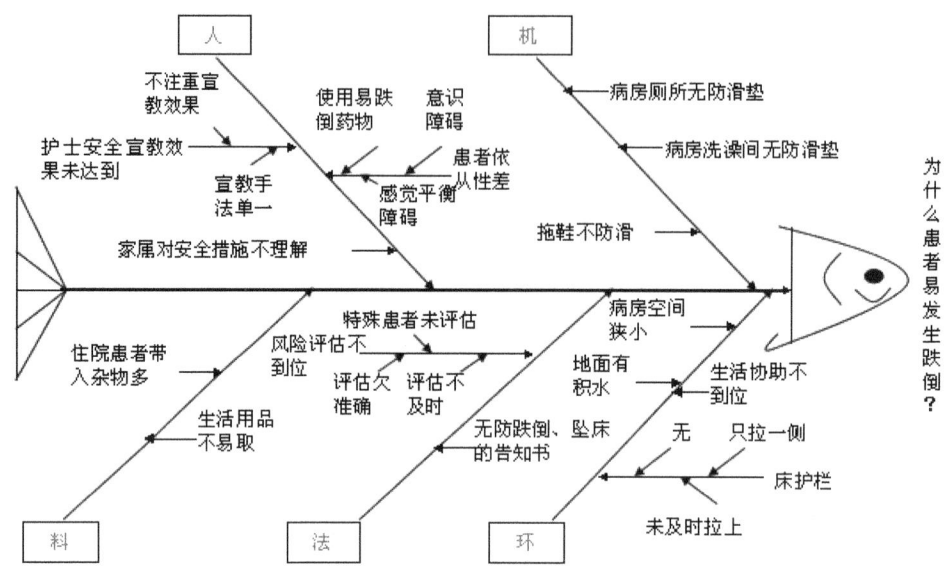

图 5-37　患者发生跌倒原因分析（特性要因图）

4.现状把握　根据原因分析，医院制定项目检查表（表5-20），并对发生的18例跌倒事件进行相关调查。

表 5-20　项目检查表

检查项目		检查内容	检查结果（例）	备注
人	护士	评估欠准确	1	
		评估不及时	1	
		宣教手法单一	5	
		不注重宣教效果	3	
		协助患者不够	4	
	患者	意识障碍	1	
		使用得跌倒的药物	1	
		感觉平衡障碍	1	
	家属对安全措施配合差		1	
料	物品多		1	
	生活用品不易取		1	
	拖鞋不防滑		1	
法	无特殊患者评估规范		18	
	无防跌倒、坠床告知书		18	

续表

检查项目	检查内容		检查结果（例）	备注
环	病房厕所无防滑垫		18	
	病房洗澡间无防滑垫		16	
	地面有积水		1	
	病房空间狭小		1	
	床护栏	无	15	
		未及时拉	2	
		只拉一侧	1	

通过对2013年1—3月18例跌倒案例的数据分析，绘制柏拉图，如图5-38。

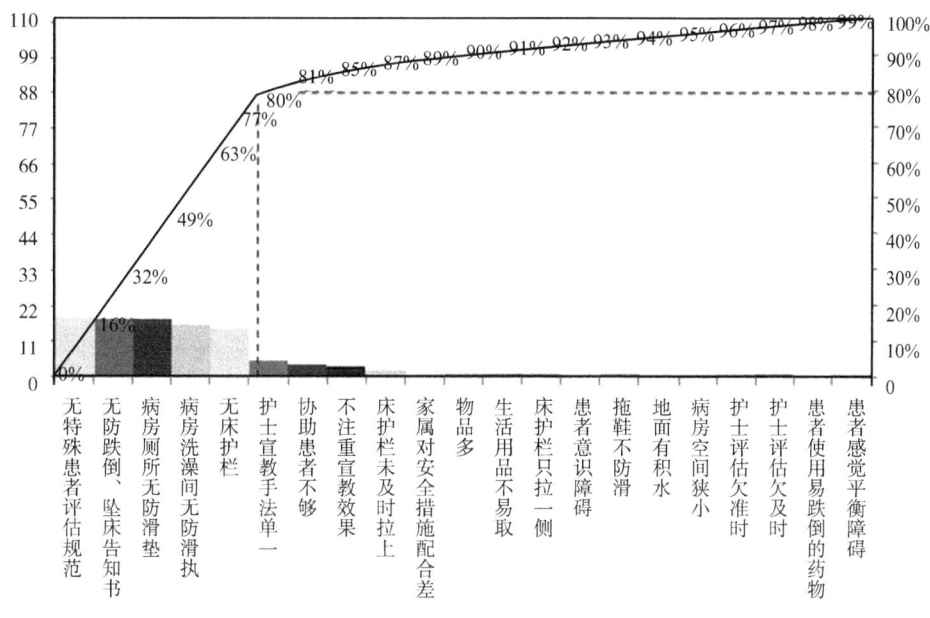

图5-38　2013年1—3月跌倒事件原因分析（柏拉图）

找出主要的原因：
（1）无特殊患者评估规范，无防跌倒告知书。
（2）部分病房厕所、洗澡间无防滑垫；部分床单元无床护栏。

5.对策拟定
（1）改进目标：规范易跌倒患者护理管理，降低全院患者跌倒事件发生率。
（2）改进计划：针对分析所得的主要原因制定改进措施，如下：①医务处、护理部、后勤处共同修订《防跌倒规范》、制订《防跌倒告知书》。②护理部修订《防跌倒规范》，将特殊患者列入评估对象。③后勤对全院的病房厕所、洗澡间、病床进行检查，配置防滑垫、护栏及拖把挤干设备。④将防跌倒告知、特殊患者评估、医护沟通、使用防滑垫、拖地系列要求和床护栏正确使用分别列入医务处、护理部、后勤安全质量考核项目。

二、D-do

根据甘特图制定的工作进度，有关部门完成以下工作：

1.医务处、护理部、后勤处共同修订《防跌倒规范》，制订《防跌倒告知书》；由护理部牵头召集、执笔，医务处、后勤处配合，完成后报院质量管理科。

2.医务处、护理部、后勤处分别给予医生、护士、卫生员《防跌倒规范》、《防跌倒告知书》的培训，并考核；由各部门负责培训，质量管理科负责考核。

3.全院针对高危跌倒患者以及特殊患者（儿童、老年人、孕妇、行动不便和残疾等患者）一律给予防跌倒教育，并有记录；医生在用影响患者血压、可致患者头晕的药物时应主动向护士交代，医生护士均应记录医护沟通的内容；由医务处、护理处负责监管并考核。

4.后勤给全院的病房厕所、洗澡间、病床配置防滑垫、床护栏、挤压拖把的设备，要求擦地前必须将拖把挤干，拖把不得有水滴在地上，保持地面干燥，在刚拖过的地上放置防跌倒标识，以提醒患者注意；由后勤处负责培训卫生员并监管、考核，对于防滑垫的使用、拖地要求的落实；由各科护士长监管，护理部考核关于床护栏的正确使用。

5.将防跌倒告知、特殊患者评估、医护沟通、使用防滑垫、拖地系列要求和床护栏正确使用分别列入医务处、护理部、后勤安全质量考核项目，并从4月开始考核。

三、C-check

医务处、护理部、后勤处平时在病区巡查过程中，了解、督促病区防跌倒措施落实情况，并继续关注跌倒事件上报情况，完善病区原因分析、改进措施。

实施以上措施的同时，对跌倒事件的高发科室（儿科、神经科、急诊科）进行每周监控。对高发场所（如厕所）进行每日至少3次监控。

2013年4—6月全院发生患者跌倒事件8例，较第一季度下降10例，见图5-39。

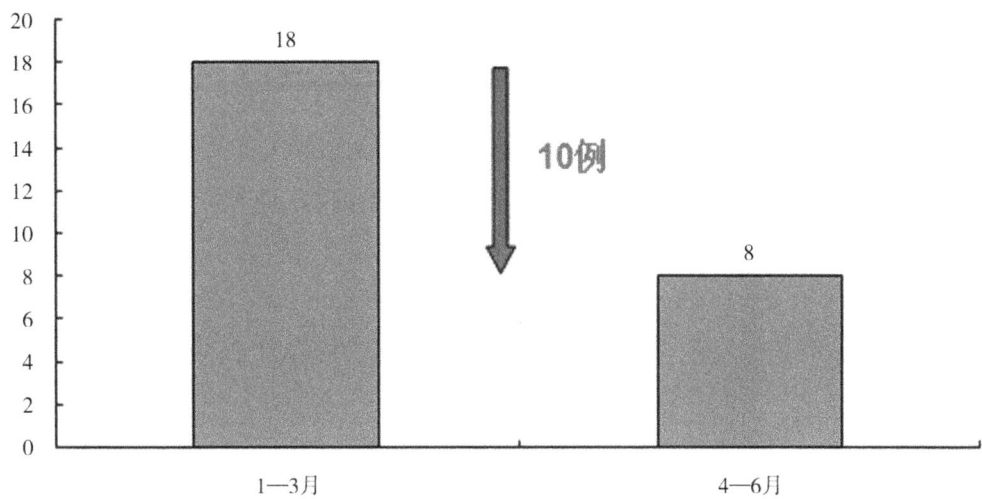

图 5-39 2013 年 1—3 月与 4—6 月患者跌倒发生例数对比图

四、A-action

1.改进效果

（1）制定了《防跌倒告知书》。

（2）修订了《防跌倒规范》。

（3）CQI小组活动，加强了医生、护士、后勤人员的协作，是一次以患者为中心多部门协同共同解决问题的成功尝试，使我院患者跌倒人数下降，达到此次PDCA循环的设定目标。

（4）统一了全院病房厕所、洗澡间的防滑垫、病床护栏，为病房添置挤压拖把设施。

（5）将有关防跌倒的要求纳入考核项目，并开始考核，收效明显，使全院员工都关注防跌倒工作。

（6）医务处、护理部、后勤处对发生跌倒事件的高发病区进行每周监控，每季度将结果反馈到各病区进行分析、改进。

2.本期质量改进过程中未解决的问题：护士宣教手法单一，不注重宣教效果，给予患者的生活协助不够；卫生员擦地拖把仍太湿；以及第二季度发生的8例跌倒事件的原因将作为下一个PDCA解决的重点，以期做到质量的持续改进。

案例5　××医院运用PDCA循环缩短门诊检验结果回报时间项目

门诊检验回报时间不仅体现一所医院实验室与相关部门的技术与管理，更重要的是反映医院门诊患者就医过程的质量管理水平。××医院当前门诊患者检验回报时间较长，未全部达到医院检验回报时间的要求，同时患者的意见很大，常常听到患者的抱怨，为此医院决定遵循"PDCA"循环原理对该项工作进行持续整改。

一、P-plan

阶段一：分析现状，找出问题

对2012年8—10月2440人次门诊患者的主要检验结果回报时间，进行回顾性统计分析，其中检验结果回报达标1962人次（回报时间标准：单独血常规检查小于30分钟；凝血酶原小于60分钟；生化检查小于2小时；血常规、凝血酶原与生化一同检查，按生化检查时间2小时；其他主要检查项目小于1小时），达标率80.41%，具体结果通过常用质量管理工具之一的检查表统计。如表5-21、表5-22所示。

表5-21　2012年8—10月门诊检验结果回报时间统计检查表

检验项目	标准时间（分钟）	报告时间（分钟）				
		例数	均值	标准差	最大值	最小值
血常规	60/30	450	51	19.4	140	12
凝血酶原时间	60	443	60	16.9	154	27
生化检查	120	1460	84	30.8	414	21
尿常规	60	58	63	22.6	139	25
血浆D-二聚体	60	16	56	13.9	81	35
便常规	60	8	57	16.4	89	36
心肌梗死三项	60	3	94	24.0	122	79
B型纳尿肽	60	2	66	6.4	70	61
合计	—	2440	—	—	—	—

表5-22　2012年8—10月门诊检验结果超标准回报统计检查表

检验项目	例数	百分比	均值（分钟）	标准差	最大值（分钟）	最小值（分钟）
血常规	110	24.44%	77	17	140	61
凝血酶原时间	193	43.57%	75	13	154	61
生化检查	134	9.18%	151	44	414	121
尿常规	28	48.28%	81	19	139	61
血浆D-二聚体	5	31.25%	73	7	81	65
便常规	3	37.50%	74	13	89	67
心肌梗死三项	3	100.00%	94	24	122	79
B型纳尿肽	2	100.00%	66	6	70	61
合计	478	19.59%	—	—	—	—

阶段二：成立CQI（Continuous Quality Improvement）小组

为提高门诊检验结果回报时间，医院成立了由质控中心、门诊采血室、检验科、设备科成员组成的CQI小组。小组概况和小组成员情况如表5-23、表5-24所示。

表5-23 CQI小组概况

小组名称	医院门诊检验结果回报CQI小组	注册号	
注册时间	2012年	活动时间	2012年11月—2013年4月
课题类型	服务型	活动频次	2次/月
课题名称	缩短门诊检验结果回报时间项目		

表5-24 CQI小组成员

序号	姓名	职务/职称	组内职务	责任分工
1	××	统计主管	组长	组织、收集分析资料
2	××	质控主任	协调员	协调、组织，组员教育
3	××	门诊护士长	组员	数据采集管理
4	××	门诊文员	组员	数据采集
5	××	检验科主任	组员	结果报告管理
6	××	检验科组长	组员	结果报告
7	××	设备科技师	组员	设备保障与管理

阶段三：目标设定

1. 目标依据　根据现状调查，经小组讨论，认为通过规范流程，人员调配，加强管理，特别是通过加强主要项目血常规、凝血酶原时间、生化检查项目的流程管理，依据医院规定的回报时间标准：单独血常规检查小于30分钟；凝血酶原小于60分钟；生化检查小于2小时；血常规、凝血酶原与生化一同检查，按生化检查时间2小时；其他主要检查项目小于1小时，改进门诊检验项目回报时间长于医院规定的问题。

2. 预期目标　达到医院规定的回报时间，使门诊检验结果回报时间过长的情况显著改善，使患者意见减少，满意度提升。

阶段四：问题的根本原因分析

门诊检验结果回报告延迟原因分析

1. 流程分析　门诊检验回报主要流程包括门诊采血、标本运送、检验科检验、结果报告四个环节。如图5-40。

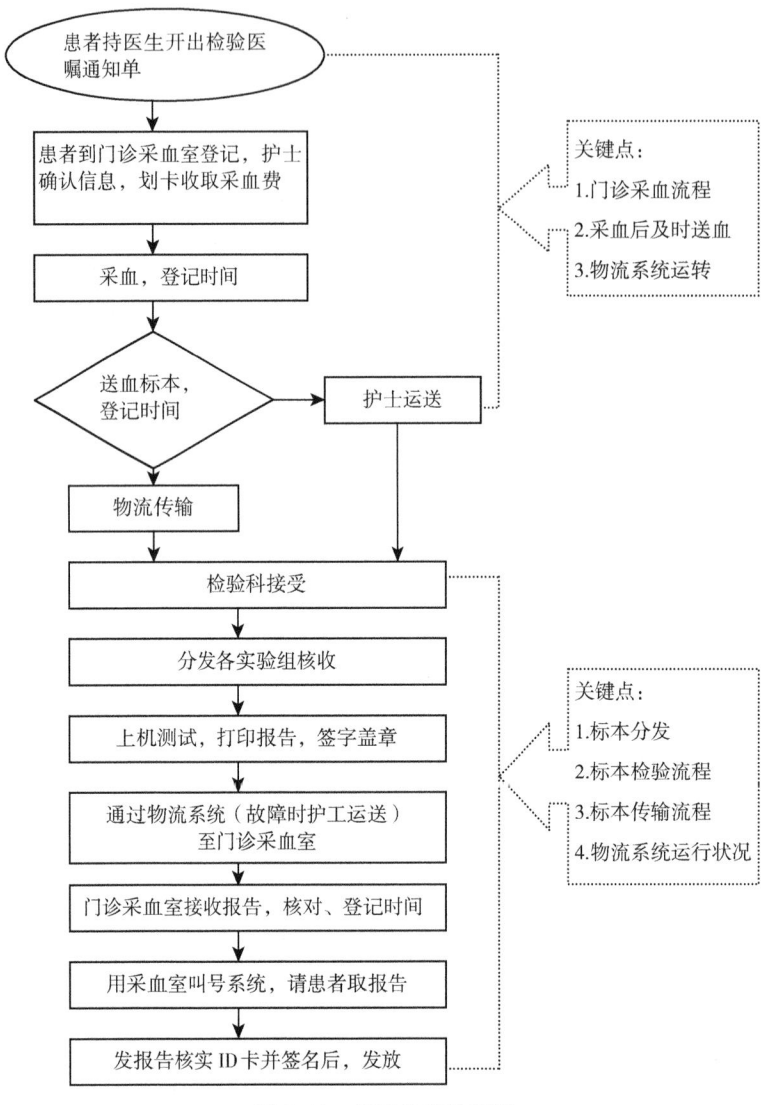

图 5-40 门诊检验流程图

2.原因分析　采用鱼骨图，从人员、材料、设备、方法四个环节进行原因分析。如图 5-41。

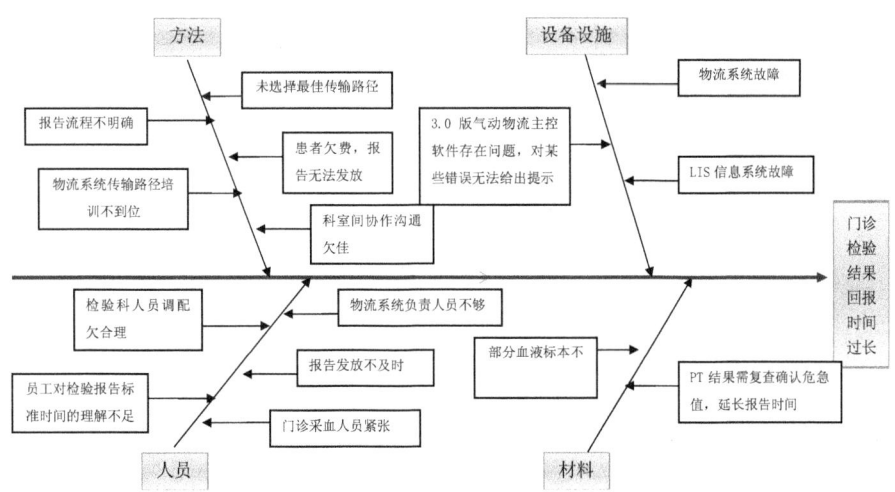

图 5-41 门诊检验结果回报时间过长原因分析鱼骨图

阶段五：确定主要原因（表5-25，图5-42）

表 5-25 主要原因确定

原因分类	原因	确认标准及方法	负责人	完成日期	是否为要因
人员因素	检验科人员调配欠合理	查看人员工作流程	××	2012年11月	否
	员工对检验报告标准时间理解不足	标本采集手册 现场查看	××	2012年11月	否
	物流系统负责人员不够	现场查看	××	2012年11月	否
	门诊采血人员紧张	现场查看	××	2012年11月	是
方法与制度	科室间协作沟通欠佳	查看标本运送流程	××	2012年11月	是
	未选择最佳传输路径	了解物流系统运送流程	××	2012年11月	否
	报告流程不明确，报告不及时	了解报告流程	××	2012年11月	是
	患者欠费，报告无法发放	了解医院管理流程	××	2012年11月	否
设备因素	物流系统故障	现场查看	××	2012年11月	否
	3.0版气动物流主控软件存在问题，对某些错误无法给出提示	现场查看	××	2012年11月	否
	LIS信息系统故障	现场查看	××	2012年11月	否
材料因素	PT结果需复查确认危急值，延长报告时间	查看危急值管理制度 现场查看	××	2012年11月	否
	部分血液标本不合格，重新采血	查看制度 现场查看 统计反馈	××	2012年11月	否

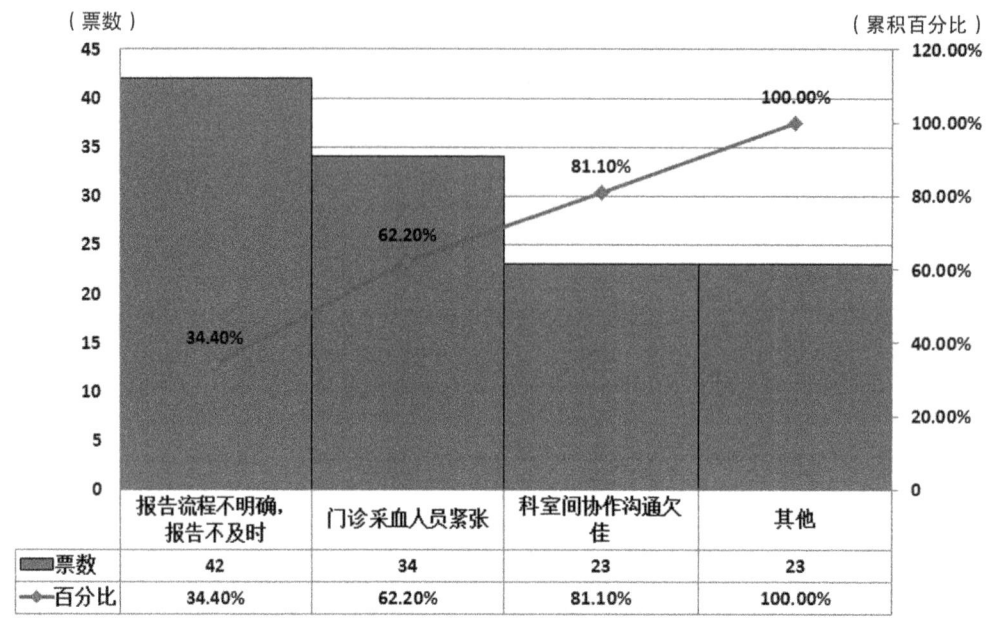

图 5-42 主要原因确定（柏拉图）

阶段六：计划阶段

根据上述原因，制定实施计划与措施（表5-26）。

表 5-26 计划与措施

序号	主要原因	计划与措施	责任人	计划完成时间
1	门诊采血人员紧张	1. 调整门诊采血室布局，增加门诊采血窗口 2. 增加门诊采血人员	××	2012年11月
2	科室间协作沟通欠佳	1. 建立门诊检验上送通道报警系统和报告制度，保证标本上送后检验科及时知晓 2. 检验结果物流下送后电话联系采血室	××	2013年2月
3	报告流程不明确，报告不及时	1. 建立门诊检验报告管理制度，明确标本采集、上送、检验、报告流程 2. 对门诊采血室、检验科及其他科室相关人员进行门诊检验报告流程培训 3. 跟踪检查报告流程执行情况	××	2013年4月

二、D-do

具体实施如下（见图5-43）：

1.实施——建立制度，规范流程

（1）建立《门诊检验报告管理规定》，明确标本采集、上送、检验、报告流程，明确门诊采血室、检验科等相关科室人员培训：①标本采集手册-门诊检验结果回报时间。②门诊检验标本管理流程。③门诊采血室与检验科间最佳传输路线及备用传输路线。

（2）科间协作工作：①建立门诊检验上送自动通知报告系统和报告制度，实现标本上送后检验科及时处理。②加强检验结果物流下送后电话通知采血室管理与评价。

2.实施二——门诊采血室

（1）改造门诊采血室布局，增加采血窗口，增加采血室人员。

（2）采血后及时送检，明确要求采血不超过5个标本、采血后不超过五分钟送检。

3.实施三——检验科

（1）科室合理调配人员，增加常规检查组力量，同时明确岗位职责，相对固定一名护工负责门诊检验结果回报，保证报告一出及时送达。

（2）糖耐量实验每份标本单独传报告，PT结果出现危急值等异常情况先电话与门诊采血室沟通，并及时复查确认后报告。

4.实施四——物流设施管理

调整物流管理部门，由后勤工程部值班工程人员管理，保证物流问题的快速有效处理，对物流软件进行升级，避免传输站点出错情况发生。

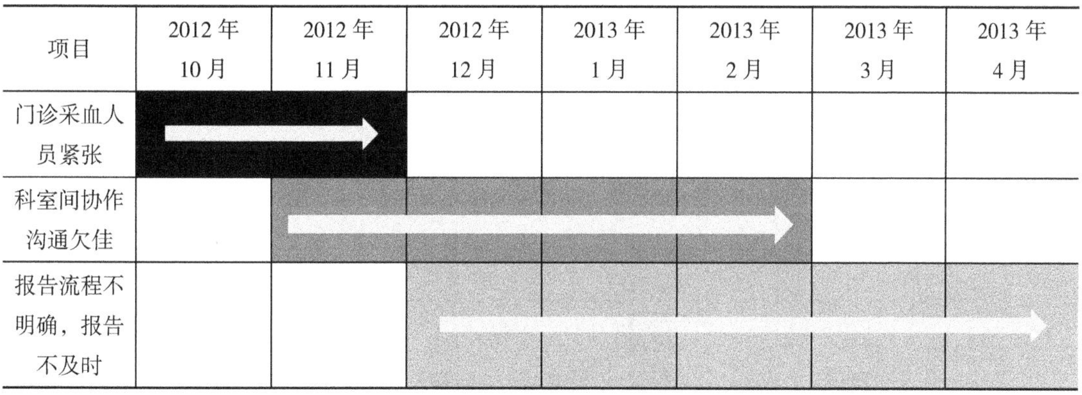

项目	2012年10月	2012年11月	2012年12月	2013年1月	2013年2月	2013年3月	2013年4月
门诊采血人员紧张	→	→					
科室间协作沟通欠佳		→	→	→	→		
报告流程不明确，报告不及时				→	→	→	→

图5-43 计划实施进度甘特图

三、C-check

对实施制度进行监督管理，主要包括：

（1）门诊标本传送及时性。

（2）检验结果回报时间。

（3）物流系统运行状态。

四、A-action

步骤一：总结成功经验，完善相应的措施。

1.效果评价　改进前2012年8—10月，门诊检验报告时间超标份数占比为19.59%，近1/5的检验报告未能按标准时间回报。实施改进后，从2012年8月—2013年7月，门诊检验报告时间超标份数占比分别为14.8%、17.94%、7.09%、6.21%、4.49%，回报时间超长比例逐月下降，2013年7月的门诊检验结果回报超长现象得到良好的控制，改进效果明显。如图5-44、图5-45。

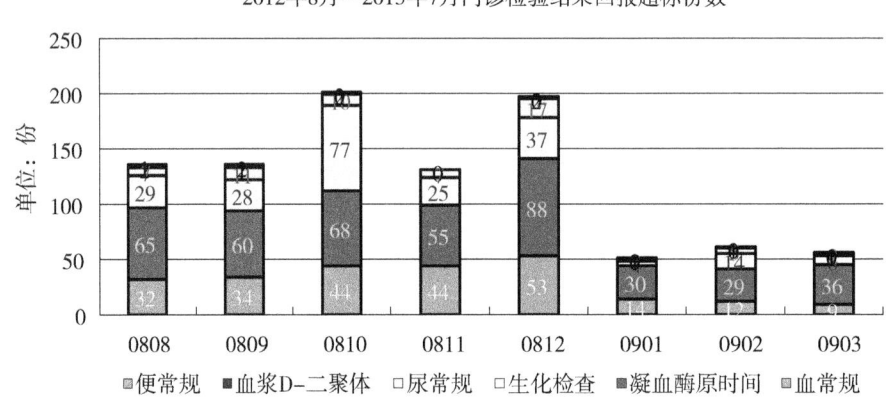

图5-44　2012年8月—2013年7月门诊检验结果回报超标份数

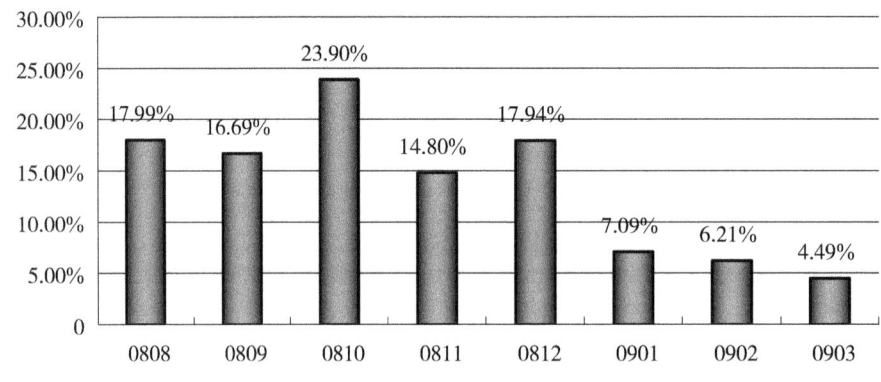

图5-45　2012年8月—2013年7月门诊检验结果回报时间超标准比例

2.巩固措施

（1）将门诊检验结果回报时间纳入医院质量管理日常监管项目和门诊患者满意度调查项目。

（2）CQI小组成员继续跟踪门诊检验结果回报超标情况，并定期向相关部门公示。

（3）定期对相关人员进行门诊检验管理流程及重要意义培训教育，有效巩固缩短门诊检验结果回报时间。

步骤二：提出未解决的问题。

上述制度在执行过程中出现哪些问题，将在充分的调研后，进入下一个PDCA循环。

案例6　××医院运用PDCA循环降低低分子肝素钙皮下注射淤青率项目

低分子肝素钙是一种低分子量的肝素，由普通肝素解聚而成，是一种抗凝、抗血栓形成的药物，其分子量小，且出血等不良反应发生率低于肝素，给药方便，故××医院在心外科病房已广泛应用于冠心病和瓣膜病合并房颤的术前患者。但是，在用药过程中如操作不当，极易引起皮下淤斑、淤点、出血，甚至皮下血肿。加重了患者的心理负担，影响其依从性，严重时甚至导致纠纷。

降低低分子肝素钙皮下注射淤青率，是患者的迫切需要，故决定就此问题展开研究，遵循"PDCA"循环原理对该案例进行持续整改。分析如下：

一、P-plan

阶段一：发现问题

小组成员对2012年6月20日—7月29日期间在心外科病房接受低分子肝素钙皮下注射患者28例患者进行调查，根据统计，影响治疗依从性因素分析皮下淤青占78%（表5-27）这表明，降低低分子肝素钙皮下注射淤青率是患者的迫切需要。

表5-27　28例患者影响治疗依从性因素

影响患者治疗依从性因素	例数	百分比
皮下淤青	22	78%
疼痛	4	14%
用药时间长	1	4%
担心用药不良反应	1	4%

运用质量管理工具之一的柏拉图做图5-46可见，心外科病房影响患者治疗依从性最主要的原因就是低分子肝素钙皮下注射淤青的发生，该原因占据所有原因的近80%。

阶段二：成立CQI小组

为降低低分子肝素钙皮下注射淤青率，成立CQI小组。小组成员如表5-28所示。

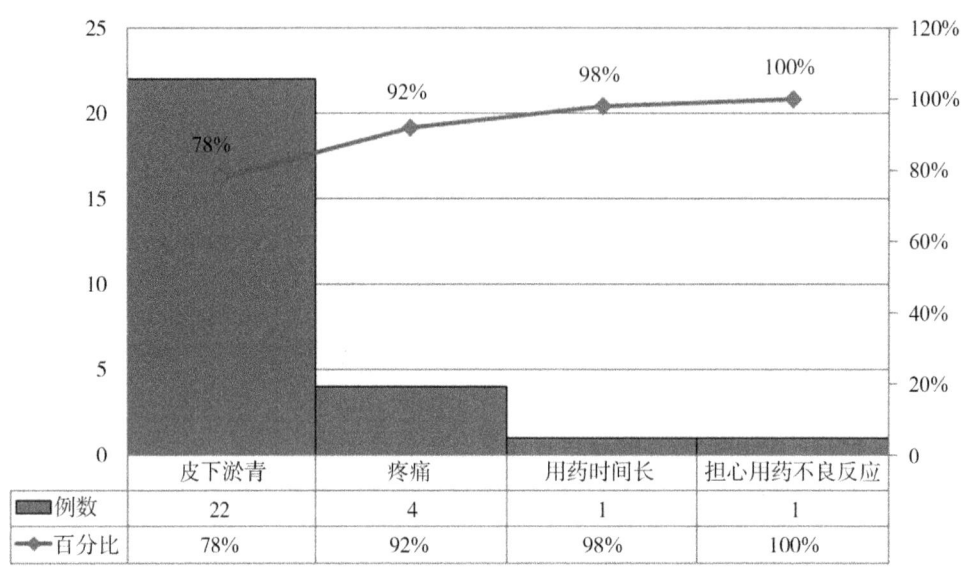

图 5-46 心外科病房对影响患者治疗依从性分析的柏拉图

表 5-28 小组成员

序号	姓名	学历	科室	职称	组内分工
1	××	专科	心外科	副主任护师	监督管理
2	××	本科	心外科	主管护师	组长（培训、组织活动、分配任务、协调工作及整理资料）
3	××	本科	心外科	主管护师	组员（负责数据收集、活动记录、现状把握环节）
4	××	本科	心外科	护师	组员（负责数据收集、现场实施、参与改进）
5	××	本科	心外科	副主任护师	组员（负责现场实施、对策拟订环节）
6	××	本科	心外科	护师	组员（负责数据统计、对策实施与改进）
7	××	本科	心外科	主管医师	组员（医疗支持）

阶段三：目标设定

降低皮下注射淤青率的关键是改革现有的注射操作规范。在现行的规范中对于注射部位的选择规范不明确，造成不能计划选择注射部位，注射后按压力度和范围无明确要求，临床执行标准不一，2012年6月20日—7月29日调查结果造成其皮下淤青率高的关键因素占79%，发生次数139次，注射部位淤青发生率为30.2%，小组讨论分析认为这些影响因素为可控因素，执行标准明确后，可通过规范统一流程、全体护理人员集中培训，监督检查执行等达到解决，对目标值进行测算为：30.2%×（100%–79%）=6.3%，本次活动我们将目标值设定为使皮下注射淤青率下降至6.3%（图5-47）。

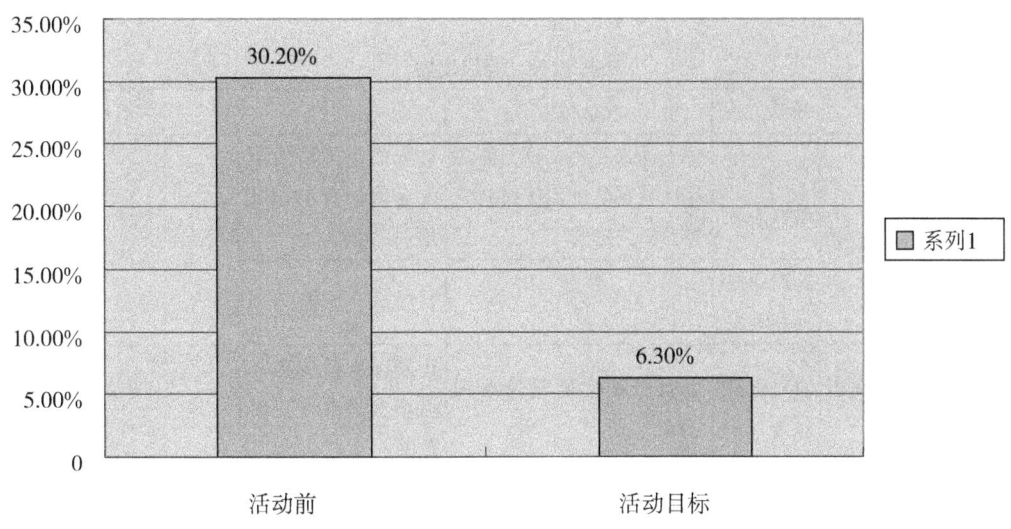

图 5-47　活动前与活动目标比较

阶段四：问题的根本原因分析

全组成员积极共同参与，运用脑力激荡的方法，以事实为依据，进行根本原因分析，运用质量管理工具绘制鱼骨图（图5-48）

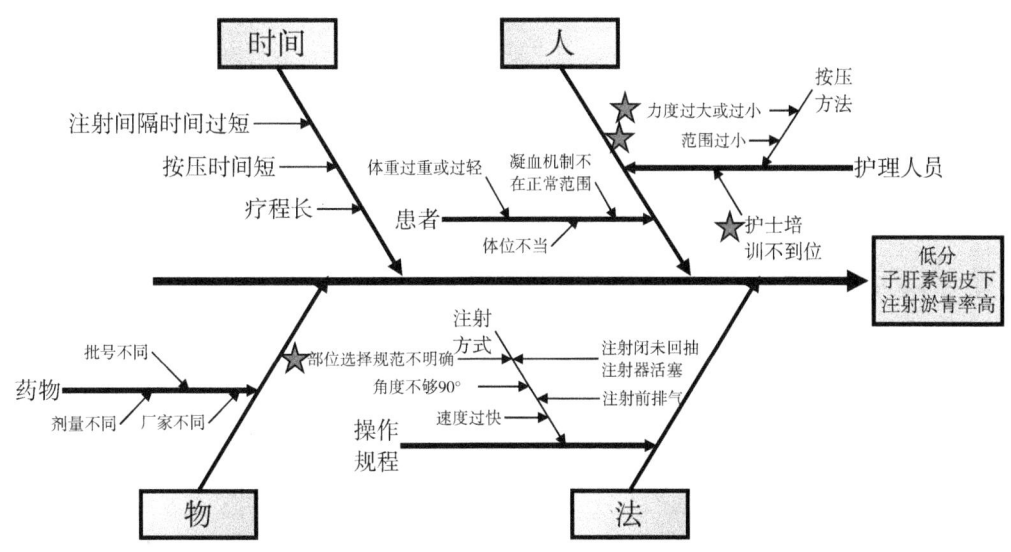

图 5-48　低分子肝素钙皮下注射淤青率高原因分析的鱼骨图

阶段五：确定主要原因

在画好鱼骨图之后，确定了17个末端因素，但其中的末端因素：药物批号、剂量、厂家不同和注射间隔时间短、疗程长属不可抗因素，排除之后，末端因素还有12项，根据拟定的计划收集实际数据，来验证其是要因（表5-29）。

表5-29 要因确定

序号	末端因素	确认方法	确认标准	确认内容	负责人	完成日期	是否要因
1	护士培训不到位	1.查看人员培训记录	护士均接受过培训，能熟练回答预防皮下注射时淤青的相关知识	1.无如何预防皮下注射时淤青的相关培训记录	××	2012年8月2日	是
		2.现场提问和笔试		2.回答不全面			
2	凝血机制不在正常范围	查看化验报告	化验值正常范围内达到100%	用药前凝血四项和血小板计数在正常范围	××	2012年8月2日	否
3	按压范围过小	现场抽查	注射毕，以穿刺点为中心直径3cm	75%针次按压范围小于3cm	××	2012年8月5日	是
4	按压力度过大或过小	现场测量	以穿刺点为中心皮肤下陷1cm	62%针次按压力度过大或过小	××	2012年8月5日	是
5	体重过重或过轻	查阅病历	体重大于100kg，或低于40kg者估计用量比较困难	无体重大于100kg，或低于40kg者	××	2012年8月2日	否
6	注射部位选择规范不明确	现场抽查	将腹部以脐为中心，分为4个象限，排除脐周1cm。脐上下5cm，左右10cm为注射区域，两上限为白班注射，两下限夜班注射，单日左侧，双日右侧	脐周皮下注射，相距2cm/次，规范不明确，临床执行标准不一	××	2012年7月	是
7	注射毕未回抽注射器活塞	现场抽查	注射毕回抽注射器活塞，可避免针头腔内留有小量药液随针尖带入针眼，刺激皮肤引起出血	抽查40针次，不合格4针次，不合格率10%	××	2012年8月5日	否
8	注射时患者体位不当	现场抽查	舒适姿态平卧，双腿微屈，全身放松	抽查40针次，不合格0针次，不合格率0	××	2012年8月5日	否

续表

序号	末端因素	确认方法	确认标准	确认内容	负责人	完成日期	是否要因
9	注射时按压时间过短	现场抽查	静止匀力压迫10分钟	抽查40针次，不合格4针次，不合格率10%	××	2012年8月5日	否
10	注射进针和拔针角度不够90°	现场抽查	垂直皮下注射，拔针时顺着进针角度拔针	抽查40针次，不合格0针次，不合格率0	××	2012年8月5日	否
11	注射时药物注射速度过快	现场抽查	缓慢推注，推药速度一般以45秒为宜	抽查40针次，不合格3针次，不合格率7.5%	××	2012年8月5日	否
12	注射前排气	现场抽查	注射前注射器内留有0.07～0.08ml空气。注射时针头向下，把空气弹至药液上方，注射时不再需要排气	抽查40针次，不合格1针次，不合格率2.5%	××	2012年8月5日	否

观察2012年6月20日—7月29日接受低分子肝素钙皮下注射患者28例，用现有护理操作规程，平均每人接受治疗7～10天，每天注射2次，接受注射针次420次，均给予腹部皮下注射葛兰素史克天津有限公司生产的低分子肝素钙4100IU　0.4ml/支，下一次注射时观察有无皮下淤青、出血，淤青＞0.5cm进行记录。结果皮下淤青发生次数139次，注射部位淤青发生率为30.2%。随后对心外科病房在职23名参与低分子肝素钙皮下注射的护理人员进行调查，收集大家认为目前造成皮下淤青的原因，并进行整理分析（表5-30）。

表5-30　皮下淤青的原因

皮下淤青的原因	选择人次	累进百分比
未计划选择注射部位	22	28%
按压范围不当	20	54%
按压力度不当	19	79%
按压时间不够	10	92%
注射后未回抽活塞	3	96%
其他	3	100%

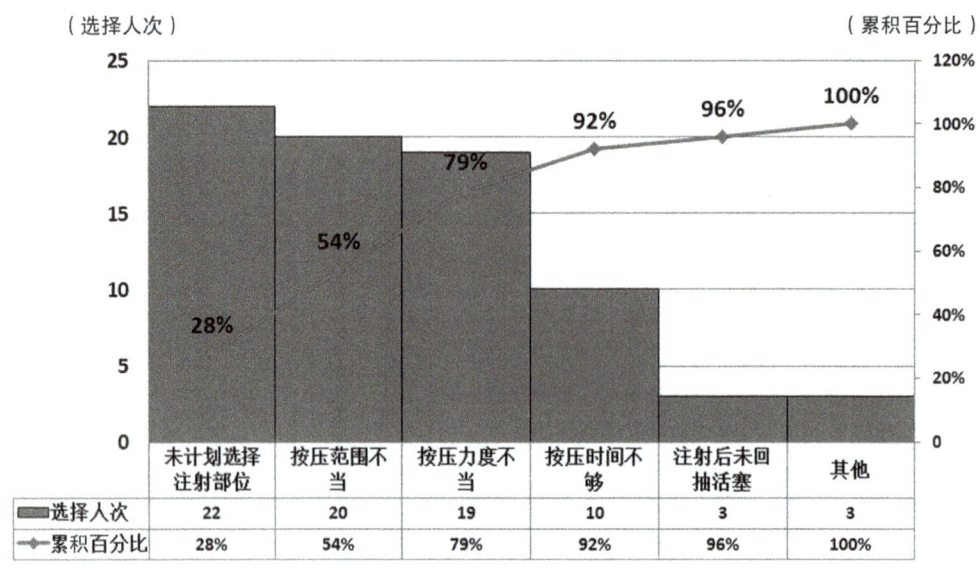

图 5-49　对低分子肝素钙皮下注射淤青皮下淤青原因分析的柏拉图

运用质量管理工具之一的柏拉图做图5-49可见，未计划选择注射部位、按压范围不当和按压力度不当三大原因占据低分子肝素钙皮下注射淤青原因的近80%，是迫切需要解决的主要问题。

阶段六：计划阶段

根据上述原因，制订计划和措施表（表5-31）。

表 5-31　计划措施表

序号	要因	计划	目标	措施	地点	负责人	完成时间
1	护士培训不到位	加强培训	护士培训率及考核合格率达100%	1. 全员护士进行系统理论学习2次 2. 重点内容晨会强调提醒	心外科护理工作站	××	2012年8月12日
2	注射部位选择规范不明确	规范注射部位，使其具有可行性	责任护士执行率100%	1. 制定流程 2. 培训普及 3. 护士长和CQI小组组长不定期监控	心外科	××	2012年8月12日
3	按压范围过小	统一按压范围	责任护士执行率100%	1. 制定流程 2. 培训普及 3. 护士长和CQI小组组长不定期监控	心外科	××	2012年8月12日

续表

序号	要因	计划	目标	措施	地点	负责人	完成时间
4	按压力度过大或过小	统一按压力度	责任护士执行率100%	1. 制定流程 2. 培训普及 3. 护士长和CQI小组组长不定期监控	心外科	××	2012年8月12日

二、D-do

1.加强培训

通过查阅文献，借鉴同行经验，由护士长和CQI小组组长组织全科进行系统的理论知识培训2次，并在晨会上反复强调重点知识内容。还举行了医生护士联合研讨会，共同商议如何降低低分子肝素钙皮下注射淤青率。

2.修订低分子肝素钙皮下注射操作规范，绘制流程图（图5-50、图5-51）

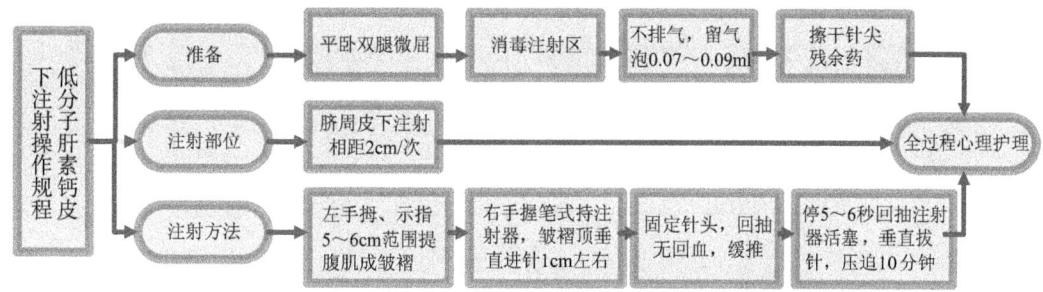

图5-50 修订前低分子肝素钙皮下注射操作规范

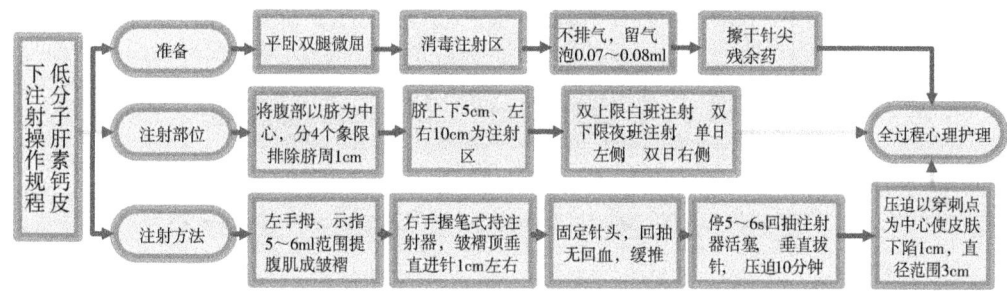

图5-51 修订后低分子肝素钙皮下注射操作规范

通过重新修订操作规范，对策表中的第二、第三、第四项在案新的操作规程中都详细规范了具体的实施方法。针对这几项修改后的内容，对全体护士进行培训2次，直至每个人都掌握其操作方法,并进行操作考核,达到100%掌握。

三、C-check

对实施制度进行监督管理,主要包括:

1. 培训监督管理　培训后对全体护士进行考核,95分以上为合格,均全部合格。

2. 操作规范监督管理　由护士长和CQI小组组长不定期进行操作时监督检查,反复强调重点,提高思想认识水平,提高执行力。执行力达到100%。并将新的操作规范流程图,重点变更部分以照片形式打印展示,贴于治疗室明显部位随时提醒大家注意严格按照规范执行。

四、A-action

步骤一:总结成功经验,完善相应的措施

1. 效果评价　从8月13日—9月9日按改进后的方法实施,接受皮下注射患者有24例,用改进后的护理操作规范,平均每例接受治疗7～10天,每天注射2次,接受注射针次360次,结果皮下淤青发生次数22次,注射淤青率降至6.1%,达到预期效果。运用质量管理工具绘制直方图。如图5-52。

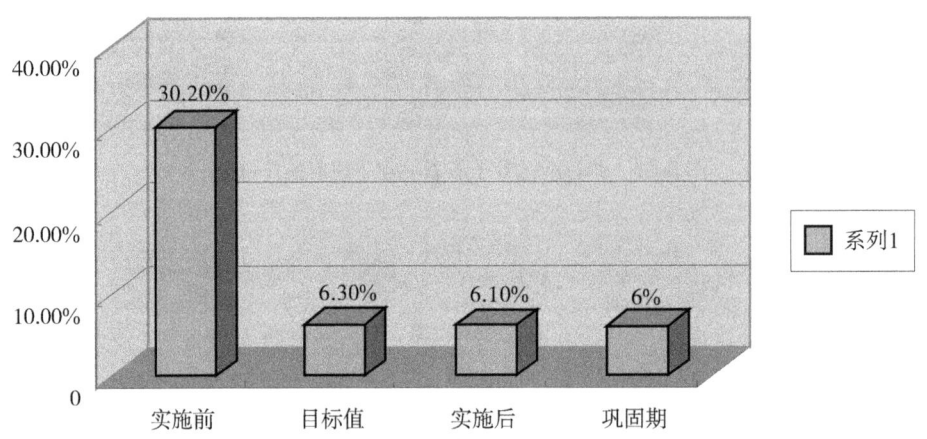

图5-52　心外科病房低分子肝素钙皮下注射淤青率变化直方图

此外,活动后小组成员的团队精神、PDCA工具的应用、服务意识、个人能力、工作热情、管理意识等都得到不同程度的提升,见图5-53。

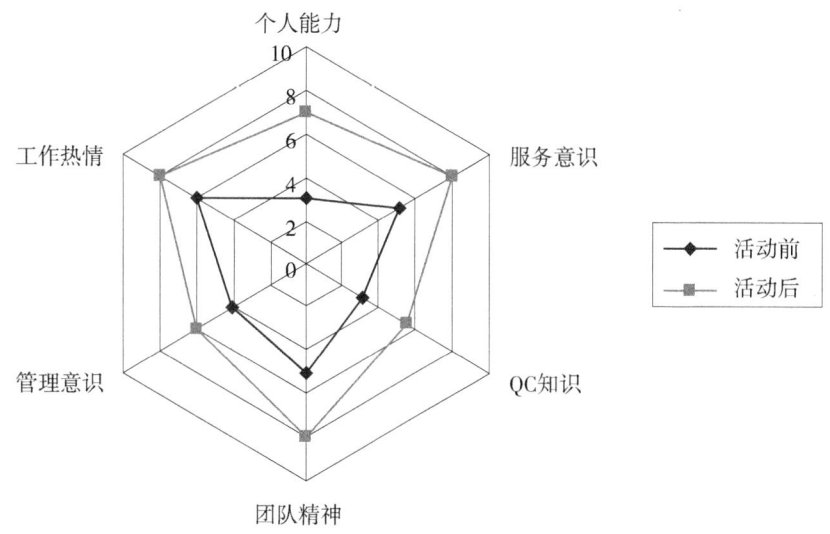

图 5-53 活动前后小组成员能力比较雷达图

2.巩固措施 经护士长同意批准,将以上规范操作流程列为科内技术操作规程,纳入日常管理体系进行管理。并定期检查执行情况,每月进行一次资料汇总,使具有效果的实施方案得以继续维持。

步骤二:提出未解决的问题

通过此活动,心外科病房低分子肝素钙皮下注射淤青率由30.2%降为6.1%。优化了护理流程,提升了优质护理服务水平,提高了患者、家属满意度。小组成员在活动中接触并学习了科学的质量改进方法,提高了质控意识、问题意识以及解决问题的能力,增加了小组团队的合作能力,实现了全员参与质量持续改进,从而更好地为患者提供全程、全面、优质的护理服务。为了这一目标,下一步小组成员决定对皮下淤青发生后如何护理展开活动,以期促进淤青尽快好转,将不适降到最低。进入下一个PDCA循环。

案例 7　××医院运用PDCA循环加强对未成年患者的规范化管理项目

18岁以下的患者属于未成年患者,其中14岁以下的儿童患者属于高风险患者。未成年人各阶段生长发育特点不同,生理特点不同,营养需求,心理需求不同。由于未成年人器官发育不成熟,所以用药品种的选择与剂量的使用更需考虑患者的生理特点与体重等。由于未成年人无独立行为能力,因此,对未成年患者权利和人身安全的保护亦极为重要。

××医院未设儿科,对未成年患者的服务缺乏专业性和针对性,因此在保障未成年患者医疗质量和医疗安全方面有所欠缺。故决定就此问题展开研究,遵循"PDCA"循环原理对该事件进行持续整改。分析如下:

一、P-plan

阶段一：分析现状，发现问题

1. 医院缺乏对儿童患者个性化的评估，对该人群的评估与普通成年患者一致。
2. 医院缺乏对儿童患者个性化的服务，对该人群的服务与普通成年患者一致。

基于以上两点，收治的儿童患者在医疗质量和安全方面存在一定的隐患。

阶段二：成立CQI持续质量改进小组

成立保障未成年患者医疗质量和医疗安全控制小组，由医疗副院长任组长，医务处及护理部领导及相关科室领导为组员。

阶段三：原因分析可用调查表、鱼骨图发现问题，可用饼图、柏拉图寻找到主要原因

针对医院对未成年患者缺乏个性化的评估和服务问题，CQI小组进行原因分析，主要原因分析如下：

1. 医院缺乏对未成年患者相关管理制度。
2. 服务流程及相应的监管。
3. 未提供个性化的评估和服务。

阶段四：制定计划措施

针对医院对未成年患者缺乏个性化的评估和服务问题，医院未成年患者医疗质量和医疗安全控制项目CQI小组组织专门会议讨论改进措施，进行相关制度的修订、人员培训、设施配备以及监测质控指标（图5-54）。

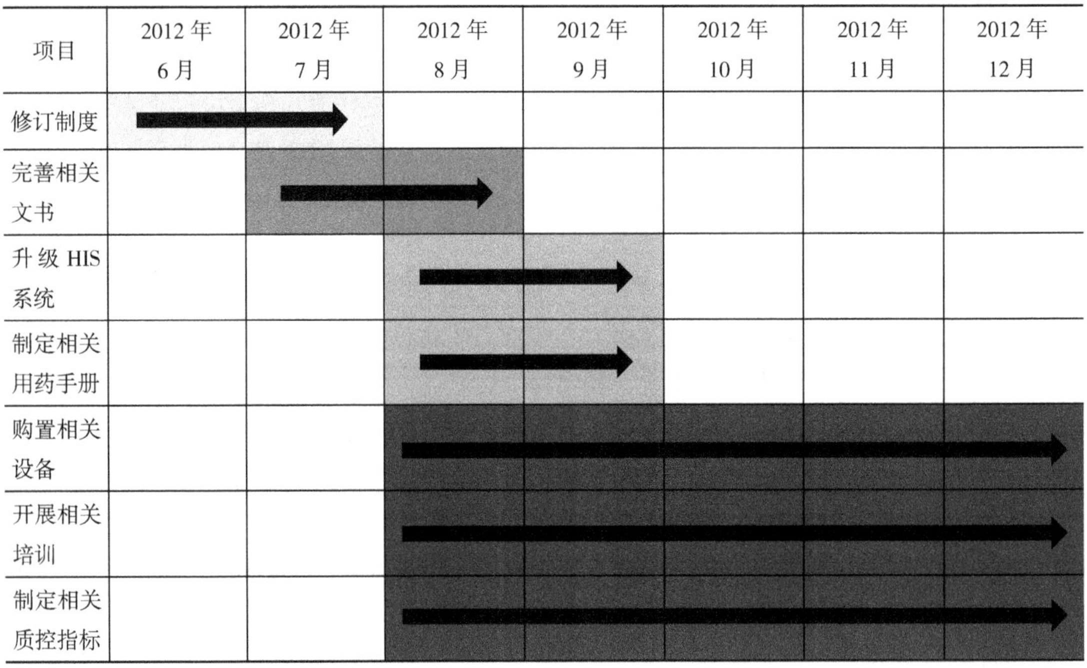

项目	2012年6月	2012年7月	2012年8月	2012年9月	2012年10月	2012年11月	2012年12月
修订制度	→	→					
完善相关文书		→	→				
升级HIS系统			→	→			
制定相关用药手册			→	→			
购置相关设备			→	→	→	→	→
开展相关培训			→	→	→	→	→
制定相关质控指标			→	→	→	→	→

图5-54 制定计划实施甘特图

二、D-do

1. 2010年6—7月修订相关制度，包括：

（1）LC-61《未成年病人医疗管理制度2010版》，规定收治未成年患者的范围，收治资质及注意事项等。

（2）LC-24《病人评估与再评估制度》：规定儿童患者的评估应当适应儿童患者的特点。儿童患者的入院评估，应根据各阶段儿童的发育特点，进行相应体格检查，内容包括问诊、体格发育测量及全身各系统的检查，评估生长发育状况和营养需求等。

（3）LC-36《接受高风险医疗服务病人的管理制度》，增加各年龄段儿童的护理要点。

2. 2010年7—8月，根据修订制度，制定未成年患者（14岁以下，14～18岁）入院须知、授权委托书、72小时谈话记录、创伤性操作知情同意书、医嘱单、入院评估和再评估（入院录）等文档，区别于普通成年患者。

3. 2010年8—9月，根据修订制度，改造升级病区HIS，如"住院医生工作站"、"护士工作站"，"门诊医生工作站"等对未成年患者设置警示标志，区别于普通成年患者（图5-55）。

4. 2010年8—9月，制定适合未成年人以体重为基础的用药手册。

5. 2010年8—12月，根据修订制度，添置儿童患者抢救设备等。

6. 2010年8—12月，根据修订制度对相关医护人员进行培训，包括：

（1）对相应医务人员进行儿童患者心肺复苏技能的培训。

（2）对麻醉科医师进行儿童患者麻醉和镇静资质的培训。

（3）对相关科室护士进行儿童患者护理知识培训；重症监护室护士进行小儿重症监护相关护理知识培训。

（4）对医务人员进行儿科相关知识的培训。

7. 2010年8—12月制定质量监控指标：

（1）2011年每季度科室收治未成年患者例数（14岁以下，14～18岁）。

（2）2011年每季度对未成年患者规范化管理达标率：靶目标100%达标。

（3）2011年每季度平均医护人员儿科知识点考察分数：靶目标平均分90分以上。

未成年人警示标志　　　　　　　　　　未成年人警示标志

- 住院医生工作站　　　　　　　　　护理工作站：

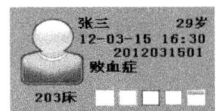 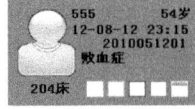 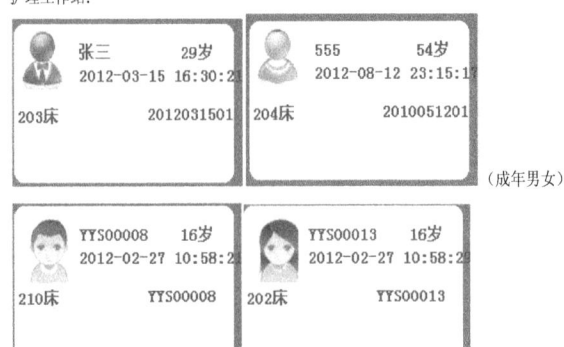

成年男女　　　　　　　　　　　　　　　　　　　　　　　　　　　　（成年男女）

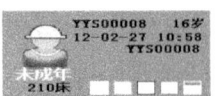 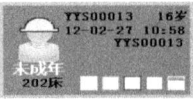

未成年男女　　　　　　　　　　　　　　　　　　　　　　　　　　（未成年男女）

未成年人警示标志

门诊医生工作站

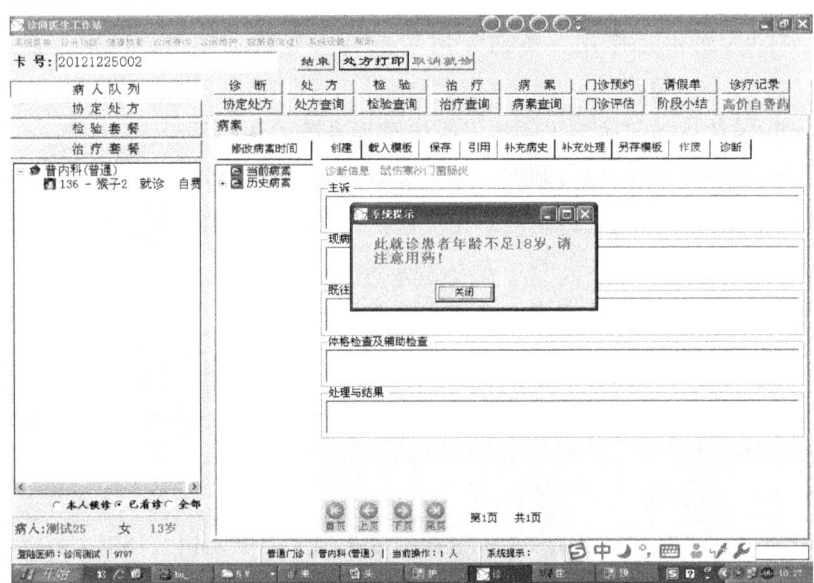

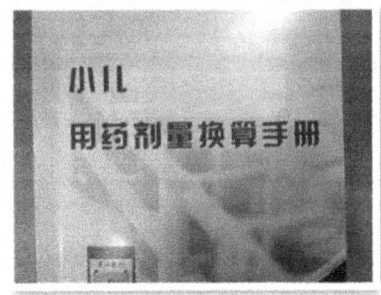 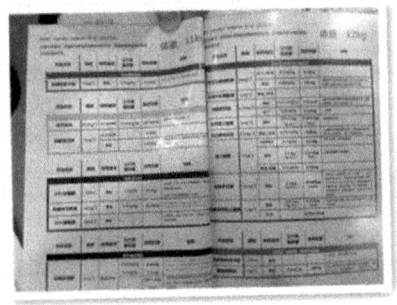

图 5-55　未成年人警示标志

三、C-check

1. 2011年全院未成年患者规范化管理率　根据检查结果，2011年第四季度，病区对所收治的未成年患者知晓率基本达到100%，并且规范化管理率基本达到100%的靶目标。将检查情况制作成检查表（见表5-32）。

数据验证方法：2011年第一季度行数据验证，该季度收治未成年患者共257例，抽查病例数为总量的10%是26例。选取其中的16例进行数据验证。验证方法为两个检查员分别对相同的这16例未成年病例进行检查。两次检查符合率为100%。故认为检查方法有效。

表5-32　2011年全院未成年患者规范化管理达标情况检查表

年月	收治未成年患者例数		抽查病例数（总量10%）	病区医护人员对未成年患者知晓率（%）	规范化管理率（%）		
	<14岁	≥14岁，<18岁			监护人签字	规范化护理评估	规范化医疗评估（入院录）
第一季度	40	217	26	100.0	100.0	92.3	96.1
第二季度	52	201	25	100.0	100.0	96.0	96.0
第三季度	99	363	46	100.0	100.0	100.0	97.8
第四季度	34	153	19	100.0	100.0	100.0	100.0

2. 2011年每季度抽查医护人员儿科知识点掌握情况　根据抽查结果，医护人员儿科医护知识点掌握情况不理想，均未达到平均分90分以上的靶目标（图5-56，图5-57）。尤其在儿童用药、生长发育特点和体检特点三个方面与靶目标差距较大。并将检查结果绘制成检查表（见表5-33）。

表5-33　2011年每季度医护人员儿科医护知识点考察平均分检查表

年月	病区数	抽查医护人员数	儿科生长发育特点	儿科体检特点	儿科护理评估特点	儿科心肺复苏技能特点	儿科用药注意事项	总分
第一季度	3	15	78	82	90	85	77	82.4
第二季度	3	15	76	74	84	83	80	79.4
第三季度	3	15	75	78	92	85	82	82.4
第四季度	3	15	80	79	90	81	80	82.0

数据验证：2011年第一季度对所有被抽查到的医护人员（共15人）进行两个检查人"背对背"同时打分，两者符合率为91%，故认定为该考核办法有效。

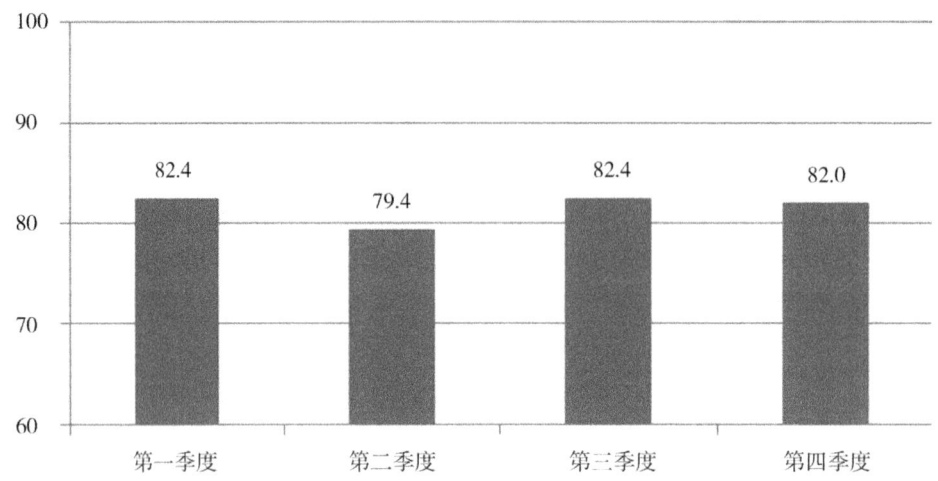

图 5-56　2011 年医护人员对儿科知识点考察总平均分变化柱状图

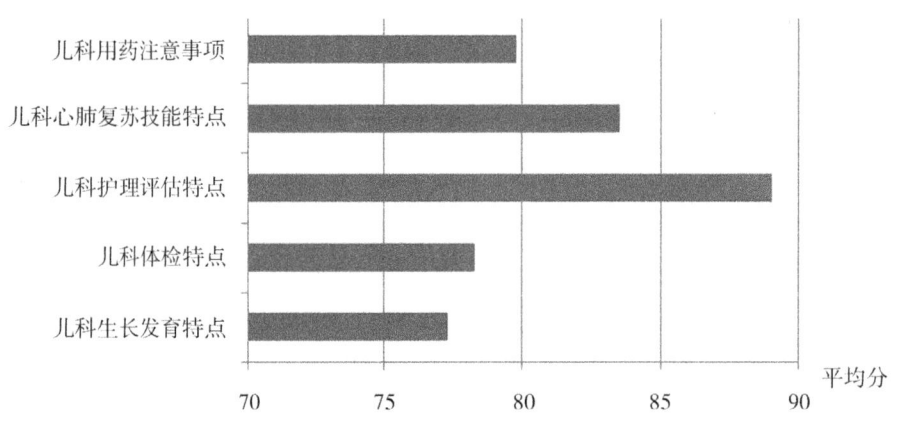

图 5-57　儿科医疗各知识点掌握情况直方图

四、A-action

步骤一：总结成功经验，完善相应的措施

效果评价

1.经过修订了LC-61《未成年病人医疗管理制度2010版》、LC-24《病人评估与再评估制度》及LC-36《接受高风险医疗服务病人的管理制度》及制定相关个性化的评估文档后，我院医护人员对未成年患者的规范化管理、个性化评估服务意识明显增强，基本达到100%的靶目标。

2.经过改造HIS"住院医生工作站"、"护士工作站"，"门诊医生工作站"，对未成年患者设置警示标志，使医护人员能熟知病区收治未成年患者情况，并在开各种医嘱、施行各种医疗服务时起到必要的警示作用。

3.经过对儿科相关设备、手册的购置,儿科患者的医疗安全得到进一步的保障。

步骤二：提出未解决的问题

医院通过2010—2012年对未成年患者规范化管理质量改进项目的不断推进、落实及改进,从最大限度保障未成年患者的医疗安全及各项权利出发,根据实际情况,对未成年患者的收治范围、评估、服务进行了规范化管理。目前,全院医护人员对未成年患者的规范化管理意识有了明显增强。但医务人员在儿童用药、生长发育特点和体检特点三个方面的知识掌握与靶目标差距较大,进入下一个PDCA循环,争取尽早达到设置的目标。

案例8　××医院运用PDCA循环法建立有效的绿色通道项目

案例背景

现代医院管理模式要求"一切以患者为中心"。医院在管理和运行过程中要科学制定医疗服务流程,方便患者就医。某日,患者家属到医院值班室反映其家属是高龄初产妇,已临近预产期,今天一早就来医院产科门诊就诊,门诊医师诊断有先兆子痫,建议尽快住院治疗。但3小时后,患者因产科无床位仍在门诊等候,并感严重不适,无任何医护人员为其提供协助或指导,家属表示极为不满。

医院决定以这一投诉为例,以PDCA循环理念为指导,选用适宜的质量管理工具,在医院内建立起便捷可行的医疗服务流程和有效的绿色通道,确保患者安全。

一、P-plan

计划阶段（P）

1.分析现状,找出问题（图表法、直方图）

基于数据进行定量分析,是分析和发现问题的基础,在确定该项目后,相关部门对我院今年前五个月急性创伤、急性心肌梗死等6大病种在急诊绿色通道停留的时间的进行了统计分析,见表5-34。

表5-34　前5个月"六大病种"急诊绿色通道停留平均时间

病种名称	1月	2月	3月	4月	5月
急性创伤	145	137	162	143	159
急性心肌梗死	102	123	107	115	134
急性心力衰竭	87	98	105	94	97
急性脑卒中	102	115	103	125	102
急性颅脑损伤	98	88	97	115	103

续表

病种名称	1月	2月	3月	4月	5月
急性呼吸衰竭	92	87	96	105	99
平均	104	108	112	116	116

（单位：分钟）

从上表得知，我院"六大病种"在急诊绿色通道停留平均时间为111分钟。以急性心肌梗死为例，卫生部第一批单病种质量控制指标中要求，急性心肌梗死（ICD-10 I21.0-I21.3，I21.4，I21.9）到达医院后90分钟内实施PCI治疗。我院实际情况与上述要求存在差距。

2.分析各种影响因素或原因（鱼骨图） 问题明确后，职能部门召集相关科室的人员召开"诸葛亮会"，从人员、设备、环境、制度、材料等方面共同探究所有导致急诊绿色通道停留时间长相关的直接、间接因素，见图5-58。

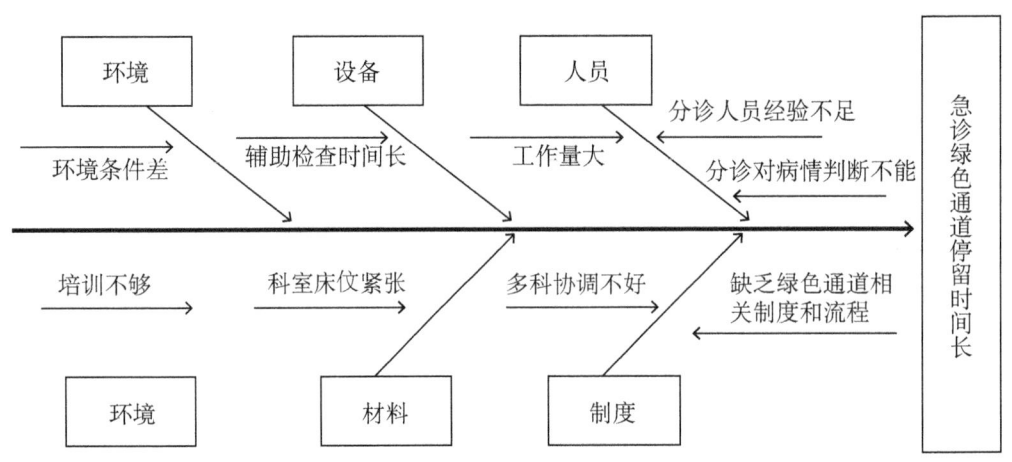

图5-58 急诊绿色通道停留时间长的原因分析

3.找出主要影响因素（流程图、柏拉图、80/20法则） "诸葛亮会"讨论确定了导致急诊绿色通道停留时间长相关的直接、间接因素，但因为时间、精力、人力和财力有限，我们还应当找到哪些因素是其主要因素，并将上述主要因素作为我们改进工作的重点。接下来，我们将根据急诊绿色通道流程图（图5-59）和影响因素发生的频次占比寻找到主要因素。查找关键节点存在问题。

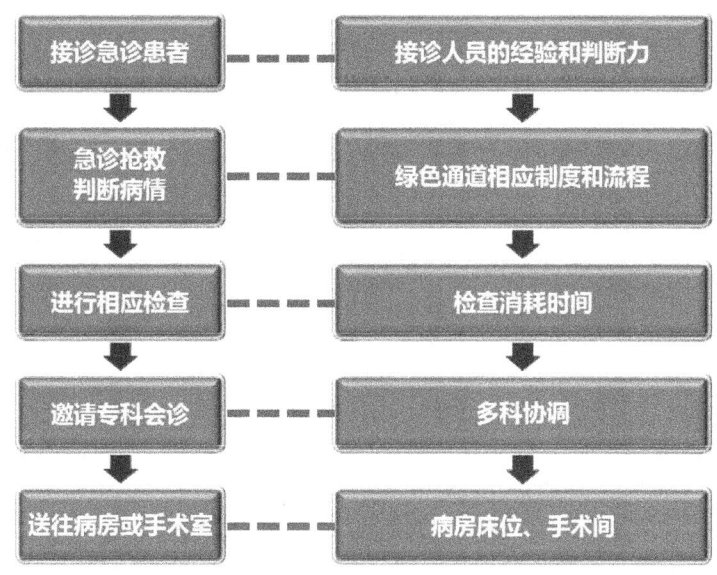

图 5-59　急诊绿色通道流程图

表5-35利用柏拉图的形式更容易发现急诊绿色通道停留时间长的主要原因，见图5-60。缺乏急诊绿色通道相关制度流程，多学科会诊过程耽误时间，科室床位紧张、协调困难三者占到了发生频次的80%，应用80/20法则这三者成为我们应当重点解决的问题。

表 5-35　急诊绿色通道停留时间长发生原因发生频次与占比

急诊停留时间延长的原因	频次	累积发生率
缺乏急诊绿色通道相关制度流程	10	40%
多学科会诊过程耽误时间	6	64%
科室床位紧张，协调困难	4	80%
培训教育不够	3	92%
辅助检查时间延长	2	100%
合计	25	100%

4.针对主因，制定措施计划，确定改进目标（图表法、直方图）　针对这三个主因，按照4W1H（who：哪些人或哪些部门、where在什么地方、when什么时间段、what改进工作什么内容、how如何进行）的原则，制订我们的改进计划（表5-36，图5-61）。

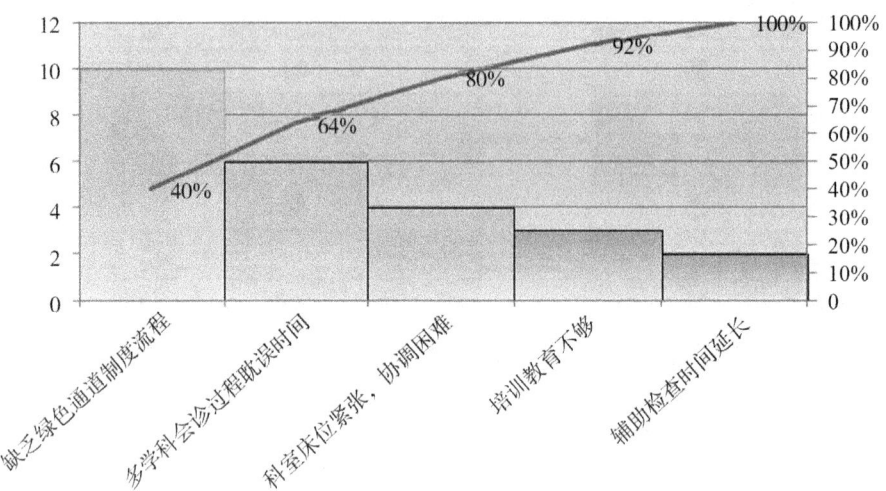

图 5-60 急诊绿色通道停留时间长发生原因

表 5-36 改进计划表

主因	完成人改进措施
缺乏绿色通道制度流程	刘×× 5月完成制定急诊绿色通道相关制度和流程
多学科会诊过程耽误时间	王×× 5—6月完成制定急会诊多学科联合诊疗相关制度
科室床位紧张，协调困难	张×× 6—7月完成科室预留急诊床位1～2个的协调工作

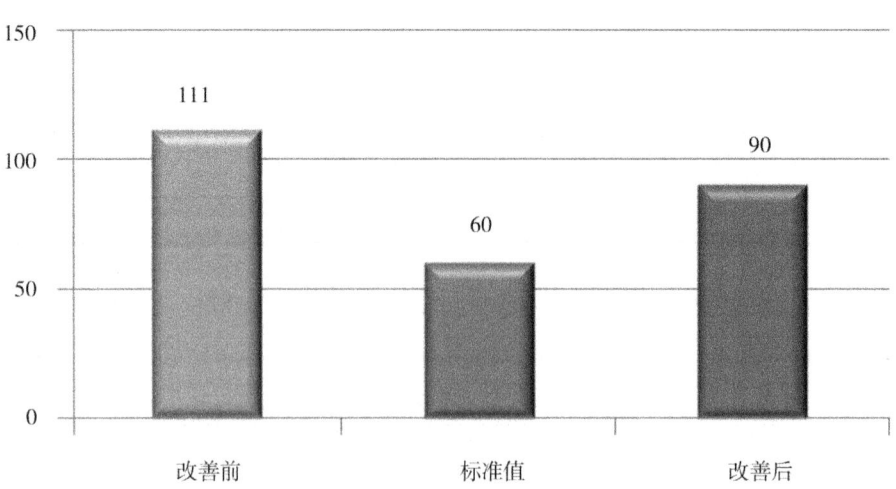

图 5-61 急诊绿色通道停留时间预期目标值

同时，还应当明确在此阶段我们改进工作要达到的目标如何。经过讨论，我们将本阶段6大病种在急诊绿色通道停留的时间设定为90分钟，较目前时间缩短19%。

二、D-do

为了有效执行、实施计划，并让所有人清楚了解工作的要求，可以利用甘特图（见图5-62）。

步骤	5月	6月	7月	8月	9月	10月	11月	12月	负责人
制定急诊绿色通道制度与流程									刘××
急诊多学科会诊相关制度									王××
科室床位预留制									张××
临床执行									科主任
再次评估									质管处

图5-62　改进计划责任人与时间要求

三、C-check

在实施改进计划的同时，我们对上述6大病种在急诊绿色通道停留的时间进行了监测，见图5-63。

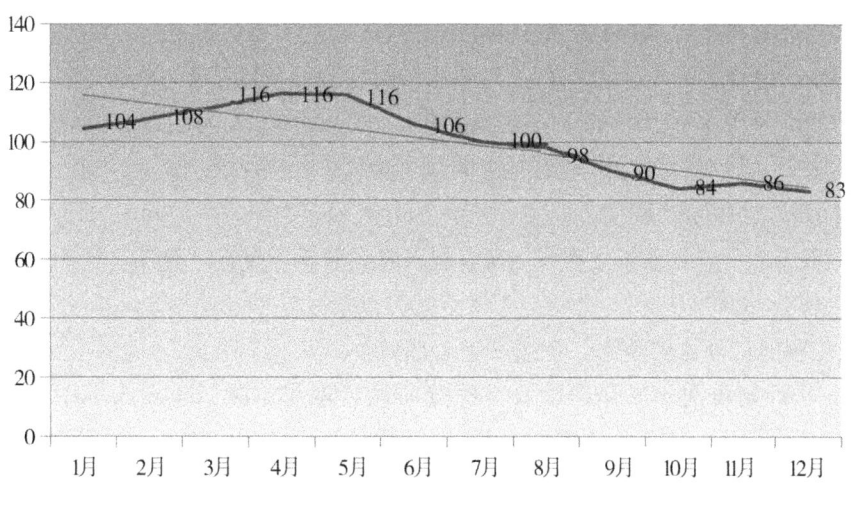

图5-63　全年"六大病种"急诊绿色通道停留平均时间（分钟）

从上图我们可以看到，随着上述改进措施的实施，"六大病种"急诊绿色通道停留平均时间逐月下降，到12月平均停留时间已经降到了83分钟，达到了预期的目标。

四、A-action

通过本轮的PDCA，"六大病种"急诊绿色通道停留平均时间由原来的111分钟逐月下降到12月的83分钟，完成了制定或修改相关制度流程工作，如建立了急诊绿色通道的相关制度和流程、建立了急诊多学科联合诊疗的相关制度、科室预留1~2张急诊床位制度化等。

然而，我们也看到目前"六大病种"急诊绿色通道停留平均时间离标准值60分钟还有较大的差距，下一步应当继续收集数据、对急诊绿色通道停留时间长的原因再次进行分析，查找问题，形成新的PDCA循环，持续降低急诊绿色通道停留时间。

案例9　××医院运用PDCA循环降低非计划再次手术率项目

一、选题理由

（一）初次手术后，患者进行非计划再次手术在医学上被认为是严重的术后负性事件。经研究证实，作为国际医疗质量指标体系中的一个指标，非计划性再次手术是与医疗结果高度相关的指标。它是指在同次住院期间，住院患者因先前的手术所导致的并发症或是其他不良结果而重返手术室，可能因手术技术、麻醉或感染控制等问题而产生。

国外研究表明，非计划再手术是非常有用的医疗质量评价指标。

（二）三甲医院评审细则4.6.8.3条款明确要求，有"非计划再次手术"的监测、原因分析、反馈、整改和控制体系。（★）

【C】
1.有"非计划再次手术"相关管理制度与流程。
2.将控制"非计划再次手术"作为对手术科室质量评价的重要指标。
3.把"非计划再次手术"指标作为对手术医师资格评价、再授权的重要依据。
4.对临床手术科室医师与护理人员培训。

【B】符合"C"，并
主管部门对"非计划再次手术"有监测、原因分析、反馈、整改。

【A】符合"B"，并
有效控制非计划再次手术，持续改进有成效。

（三）非计划再次手术是医院日常医疗质量管理与监测的重要指标中的一个重要环节，通过PDCA循环在"非计划再次手术"医疗质量管理中的应用，利用管理工具寻找发生非计划再次手术的根本原因，制定整改措施，将非计划再次手术例数降下来，减少患者痛苦，保证围手术期患者安全。

二、成立 CQI 小组

根据PDCA步骤，成立CQI小组进行分工（图5-64，表5-37）。

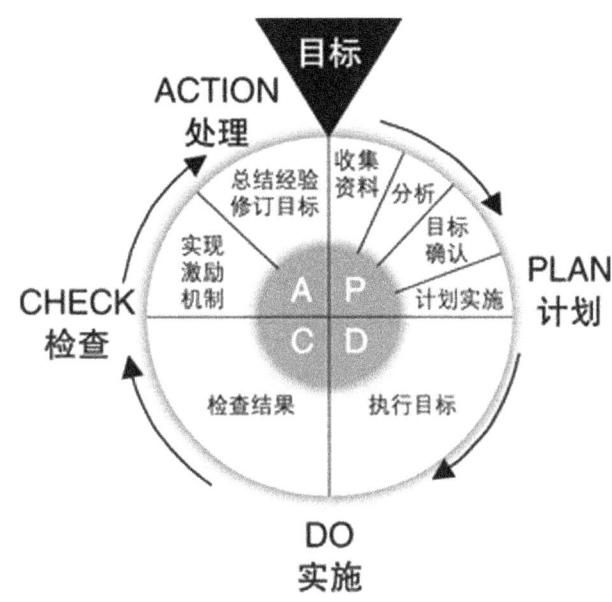

图 5-64　PDCA 步骤

表 5-37　分工表

序号	姓名	科室	职务	组内分工
1	×××	医教处	副处长	组长
2	×××	乳腺科	主任	副组长
3	×××	骨科	副主任	实施
4	×××	妇产科	副主任	实施
5	×××	大外科	护士长	收集数据
6	×××	病案科	副主任	收集数据
7	×××	药剂科	药师	实施
8	×××	手术室	护士长	实施
9	×××	护理部	干事	实施

三、制订工作计划（表5-38）

表5-38　工作计划表

项目	3月	4月	5月	6月	7月	负责人
选题	→					全体人员
现状调查	→					全体人员
目标设定		→				全体人员
原因分析			→			全体人员
确定主要原因						全体人员
制定对策			→			全体人员
按对策实施				→		全体人员
效果检查				→		×××
巩固措施				→		全体人员
总结体会					→	全体人员

四、现状调查

回顾分析2014年上半年全院患者住院期间二次及二次以上重返手术室的非计划再手术病例共70例次。对70例次非计划再次手术病案信息进行回顾性分析。经分析，非计划再次手术的主要原因为：手术部位感染、切口问题（如裂开）、术后发生瘘、皮瓣坏死、手术后活动性出血、因病理原因再分期术。

非计划再次手术情况见表5-39。

1.全院指标

表5-39　非计划再次手术总体情况

院区	手术人数	非计划二次手术例数	非计划二次手术发生率		增减率
			2014年上半年	2013年同期	
全院	15 969	70	0.56%	0.50%	0.06%↑

2.各专科情况(表5-40)

表5-40 非计划再次手术专科情况

专科	专科同期手术量	非计划二次手术例数	非计划二次手术发生率		增减率
			2014年上半年	2013年同期	
外科	4582	25	0.55%	0.68%	0.13%↓
乳腺科	1324	17	1.28%	0.08%	1.20%↑
骨科	2520	20	0.79%	0.76%	0.03%↑
脑病中心	522	3	0.57%	1.46%	0.89%↓
心血管科	641	3	0.47%	0.55%	0.08%↓
妇科	2034	2	0.10%	0.05%	0.05%↑

3.非计划再次手术构成情况(表5-41)

表5-41 非计划再次手术构成情况

非计划二次手术类型	非计划二次手术总例数	各类型例数	构成比		增减率
			2014年上半年	2013年同期	
A:术后出血+B:术后血肿	70	23	32.80%	26.79%	6.01%↑
C:术口裂开+D:术口感染或愈合不良		19	27.14%	19.64%	7.5%↑
E:操作不成功或效果不佳		10	14.29%	16.07%	1.78%
F:吻合口问题		6	8.57%	14.29%	5.72%
G:异物残留		2	2.86%	7.14%	4.28%
H:手术损伤		0	0	5.36%	5.36%
I:快速病理与石蜡病理不符		6	25.71%	/	/
J:其他		4	5.71%	10.71%	5.00%

4.分析原因（见图5-65）

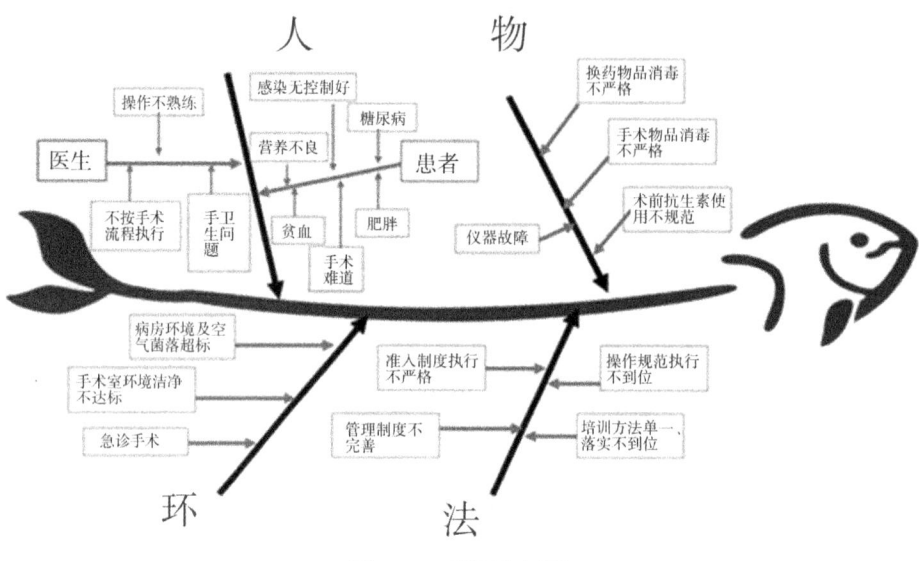

图 5-65　要因分析图

（1）要因确认：①术前抗生素使用不规范；②术后换药执行无菌技术不规范；③医疗核心制度不能落实——主刀医师技能不熟练或无按流程执行。

（2）制定对策：表5-42。

表 5-42　对策分析表

what （什么问题）	why （发生原因）	where （哪个环节）	how （怎么做）	when （什么时候完成）	who （谁做）
术前抗生素使用不规范	1.手术医师不重视 2.巡回护士执行不到位 3.责任不明确	术前抗生素无按要求在切皮前30分钟执行	1.强调术前使用抗生素的重要性，由主刀医师负责开具医嘱，并在切皮前进行确认 2.巡回护士严格执行医嘱，与医师助手一并核对 3.责任明确到主刀医师及巡回护士上	2014年5月	医教处出台制度，手术科医师与麻醉科护士严格执行制度

续表

what （什么问题）	why （发生原因）	where （哪个环节）	how （怎么做）	when （什么时候完成）	who （谁做）
术后换药无菌技术执行规范	1. 不重视 2. 监管不到位 3. 带教老师不严格带教 4. 培训不到位	术后的伤口换药环节	1. 术后由管床医师培训下级医师进行规范换药 2. 严格执行手卫生，重视无菌操作原则 3. 上级监管到位 4. 对参与换药的学生进行培训及考核	2014年5月	手术科医师
医疗核心制度不能落实——主刀医师技能不熟练或无按流程执行	1. 主刀医师过分自信 2. 手术准入制度执行不够 3. 培训的方法单一或不到位 4. 监管不到位 5. 无进行缝合的准入管理	将非计划再手术病例作为医院重点监测内容并进行评价	1. 完善非计划再次手术管理制度与流程 2. 加强对科室及医师的培训 3. 加强风险评估及预防措施项目 4. 开展对非计划再次手术电子病历系统中的实时监管	2014年10月	1. 医院医教处定期监控 2. 各科室阶段总结

五、设定目标

目标值论证

1.国际的基准值为≤0.40%，医院的指标应追求达到国际的基准值。

2.目前我们距离目标只相差0.16%，如果我们能消除80%的原因，就能达到。

3.医院的领导重视，多科合作，大家积极参与，有信心一定能达到目标。

六、效果观察

因时间短，各科发生率不好算出，仅统计达到医院层面（表5-43）。

表5-43　2014年7—9月非计划再次手术发生率

院区	手术人数	非计划二次手术例数	非计划二次手术发生率		2014年7—9月非计划/台次	发生率
			2014年上半年	2013年同期		
全院	15 969	70	0.56%	0.50%	29/7258	0.40%↓

七、巩固措施

严格术前准备，加强手术风险评估；加强术中管理，严格执行操作规范，加大监护力度，严防术后并发症，继续监测、定期分析科室发生率，不断持续改进（图5-66）。

案例 10　××医院应用PDCA降低运行病历医师漏签字率项目

4.27.2 为每一位在门诊、急诊、住院患者书写符合《病历书写基本规范》要求的病历，按现行规定保存病历资料，保证可获得性。

4.27.2.1 按规定为门诊、急诊、住院患者写书病历记录。	【C】 1. 医师要按照规范书写门诊、急诊、住院患者病历。 2. 保存每一位来院就诊患者的基本信息。 3. 住院患者的姓名索引： （1）患者个人的基本信息。 （2）项目包括：姓名、性别、出生日期（或年龄）。应尽可能使用二代身份证采集身份证号、住址甚至照片信息。还应当包括联系人、电话、住院科室等详细信息。
	【B】符合"C"，并 1. 每一位医师知晓有关病历书写的要求。 2. 质量管理相关部门、病案科以及临床各科对病历书写规范进行监督检查，对存在问题与缺陷提出整改措施。
	【A】符合"B"，并 职能部门对病历书写质量整改措施进行追踪与成效评价，持续改进病历质量。

第　次：自我评价结果：【D】□【C】□【B】□【A】□
存在问题：
1. 病历中发现医师漏签字
2.

评价人：
日期：

图5-66　××医院应用PDCA降低运行病历医师漏签字率项目

针对上述存在问题，运用PDCA管理工具进行现状分析，采取有效措施解决问题，实现持续改进。过程如下：

一、P-plan

步骤一：分析现状，确定问题

1. 医师签字问题历来是运行病历质量管理的难点。自××年××月份以来，病程记录、查房记录、病历讨论、各项知情同意书及特殊操作等内容的签字及时性问题一直是质量管理办公室检查的重点内容。经梳理统计，33.33%～54.79%的运行病历存在医师漏签字的情况，医生对患者责任感不强，致使医疗纠纷的病案作为法律审阅的文书缺乏有力的证据，同时也影响医疗质量的监控，质量管理办公室针对运行病历中普遍存在医师漏签字，并且整改效果不明显的情况，确定"降低运行病历临床医师漏签字率"为应用PDCA循环进行专项改进的项目。

2.成立运行病历临床医师漏签字专项持续质量改进小组。

人员组成：组长1人，成员6人。

预期目标：存在临床医师漏签字的运行病历占全院总运行病历的比例下降至30%以下。

步骤二：设定目标，分析问题产生的原因

××年××月初，质量管理办公室组织临床检查员对运行病历中临床医师的签字情况进行了数据收集，每科室每个医疗小组各选取病历1份，其中内科科室选取患者病情较重、住院时间较长的病历，外科科室选取手术后、患者病情较重的病历进行调查。此次共调查了30个临床科室，共计84份运行病历的医师签字情况，结果显示：

1.有34份病历存在89处医师漏签字的现象，存在漏签字情况的病历占调查病历总数的40.48%。

2.病历漏签字的医师中副高及以上者19人，主治及以下者25人，副高及以上医师主要在临时医嘱、查房记录、手术相关、诊疗计划等项目存在漏签字的情况，主治及以下医师主要在临时医嘱、病程记录、查房记录、手术相关等项目存在漏签字的情况。病历漏签字的具体情况见表5-44。各项漏签字项目所占比例如图5-67。

表5-44 病历漏签字具体情况汇总

未签字项目	病历数（份）	未签字（处）	占总未签字比例（%）	未签字副高以上医师人数	未签字主治及以下医师人数
查房记录	8	22	24.72%	6	2
临时医嘱	13	21	23.60%	4	5
病程记录	9	20	22.47%	2	6
手术相关	7	11	12.36%	4	3
知情同意	4	5	5.62%	1	2
诊疗计划	3	3	3.37%	3	0
病情评估	2	3	3.37%	0	2
其他项目	3	3	3.37%	0	3
麻醉相关	1	1	1.12%	0	1
合计	34	89		19	25

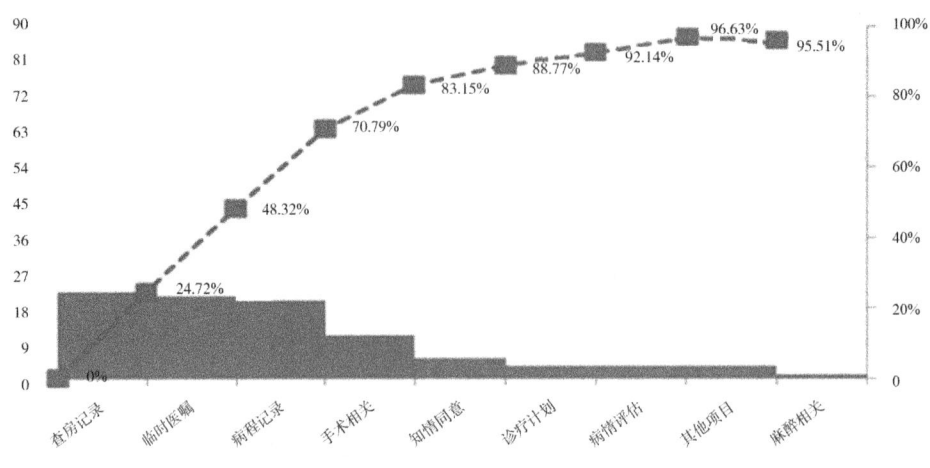

图 5-67 漏签字项目柏拉图

从表5-43和图5-65中可以看出，病历中83.15%未签字的情况主要集中在查房记录、临时医嘱、病程记录、手术相关记录等四个项目，共有74处医师漏签字。针对漏签字的四个主要项目，质量管理办公室组织临床检查员和临床医师进行座谈，展开头脑风暴，讨论临床医师运行病历签字不及时的原因。根据讨论结果，针对运行病历医师漏签字的主要原因，绘制鱼骨图（图5-68）。

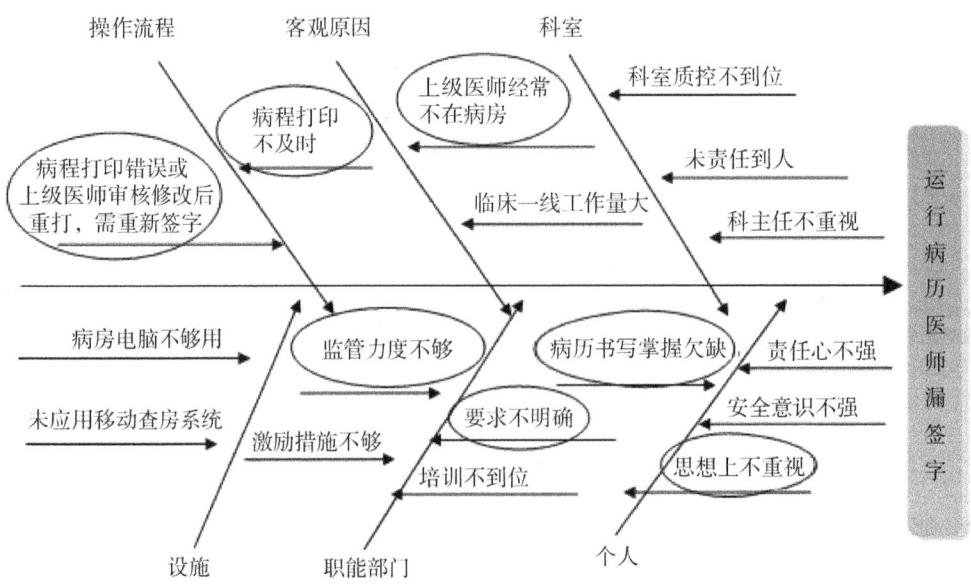

图 5-68 运行病历医师漏签字原因分析（鱼骨图）

步骤三:分析要因

为了进一步确定运行病历医师漏签字的主要原因,质量管理办公室组织了运行病历医师漏签字的原因调研,结果如表5-45所示。通过柏拉图(图5-69)分析,最后确定了运行病历医师漏签字的要因主要为上级医师经常不在病房、病历打印错误或书写不规范重打、思想上不重视、病历打印不及时四个方面,而这四个方面的要因与职能部门对运行病历的监管力度、病历书写规范培训的落实等密切相关。

表 5-45 运行病历医师漏签字原因调研结果

原因	比例
上级医师经常不在病房	22.32%
病历打印错误或书写不规范重打	21.02%
思想上不重视	20.00%
病历打印不及时	16.71%
科室质控不到位	5.51%
未应用移动查房系统	4.22%
病房电脑不够用	3.63%
临床一线工作量大	2.47%
安全意识不强	2.50%
科主任不重视	1.62%

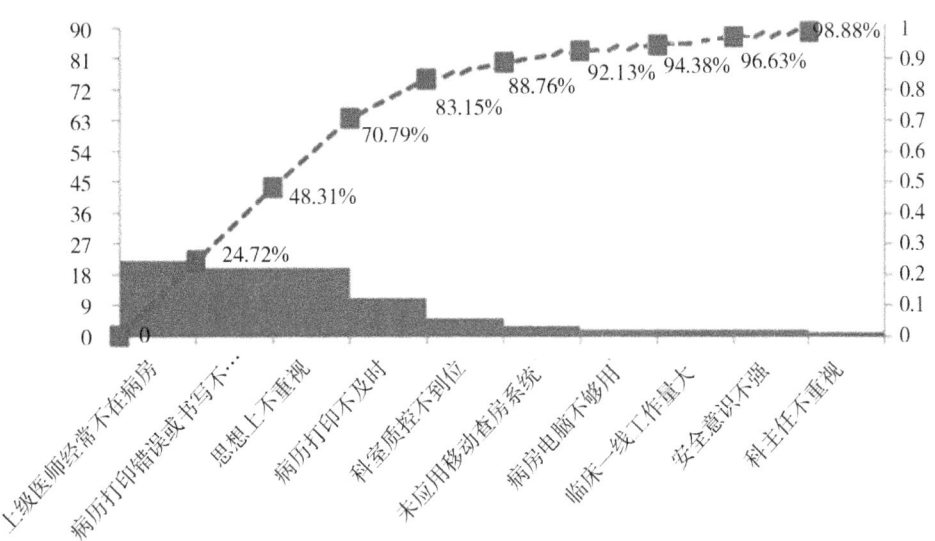

图 5-69 运行病历医师漏签字原因柏拉图

步骤四：针对要因，制定整改措施和计划（表5-46）

质量管理办公室根据调研的情况，联合相关职能部门在要因分析的基础上，制定了一系列的整改措施。

1.开展对医生培训，告知运行病历医生及时签字的重要性，表明上级医生对患者做了什么工作，并对此负责，以签字为证。

2.制定制度，明确上级医生签字时间。

3.明确监督职责，如上级医生忙，可规定住院总负责监督及督促，并有记录。

4.护理部要培训护士，对医生没有签字的医嘱不能执行，督促医生开医嘱后要及时签字，并要制定有关规定下发各科执行。

5.充分发挥科室质量与安全小组的作用，将运行病历质量作为科室质量与安全小组的日常活动重点分析的内容之一。

6.职能部门加强监管和督导，定期对运行病历签字情况进行检查及结果通报，以提醒各级医生的关注，并养成习惯。

表5-46 专项检查表

问题	要因	对策方案	实施时间	负责者	方法	督导
运行病历医师漏签	A 上级医师经常不在病房	A1 制定制度，明确职责	7.1—9.30	××	培训考核	质管办按计划时间全程督导，其他涉及部门全力配合落实
		A2 合理排班	7.1—9.30	××	工作运用	
	B 病历打印错误或书写不规范重打	B1 科室质控小组日常活动	7.1—9.30	××	工作运用	
		B2 职能部门监管和督导	7.1—9.30	××	工作运用	
	C 思想上不重视	C1 加强医生培训	7.1—9.30	××	培训考核	
		C2 加强护士培训	7.1—9.30	××		
	D 病历打印不及时	D1 制定制度，明确时限	7.1—9.30	××	工作运用	
		D2 加强内部管理与外部督导	7.1—9.30	××	工作运用	

二、D-do

具体实施如下：

1.质量管理办公室分别在××月中旬和下旬举办两次病历规范书写的培训。内容包括：

（1）讲解病历各项记录签字的重要意义，强化各级医师对各项签字及时性、准确性和完整性的重视程度，使其理解医师签字对于加强医患沟通，有效减免医患纠纷的发生，确保医务人员自身权利不受侵害的重要现实意义。

（2）分析病历书写中常见的错误，培训病历的规范书写，上级医生在签字前应给予认真仔细检查及修改，然后签字，否则不看、不改就签字，等于上级医生认可这些错误，也从这一侧面考核上级医生的责任心及对患者负责的程度，为确保患者安全，医生签字只是形式,但签字中包含的深层次问题是反映上级医生的责任心、带教能力、业务水平等。

(3)分析常见的打印错误,讲解正确病历打印的方法等,以便引起各级医生的关注。

2.科室规定每日某一时间段(晨交班前),科室组织运行病历集中审核签字。下级医师在需要签字的病历中为上级医师留便条,给予提示。

3.上级医生在签字前一定要真正审核病历,需修改的按医院规定用红笔修改后签字。

4.各科要将运行病历检查列入科室质量与安全小组活动的必查内容,明确责任人,医务部将有无运行病历检查作为科室质量与安全管理小组考核的标准之一。

5.质量管理办公室联合医务部、护理部对运行病历的签字情况实行追踪检查,并将检查的结果纳入科室综合质量评价的一部分。

三、C-check

为了检验运行病历医师签字整改的效果,质量管理办公室于××年××月再次组织临床检查员对运行病历医师签字的情况进行了数据收集,每科室每个医疗小组各选取病历1份,其中内科科室选取患者病情较重、住院时间较长的病历,外科科室选取手术后、患者病情较重的病历进行调查。共计调查了30个临床科室,共计84份运行病历医师签字的情况,结果显示:

1.有21份病历存在32处医师漏签字的现象,存在漏签字情况的病历占调查病历总数的25.00%,较整改前降低了15.48%。

2.病历漏签字的医师中副高及以上者11人,主治及以下者8人,副高及以上医师主要在查房记录、诊疗计划等项目存在漏签字的情况,主治及以下医师主要在病程记录、临时医嘱等项目存在漏签字的情况。病历漏签字的具体情况见表5-47。

3.通过分析,整改前后运行病历医师漏签字病历的份数和漏签字的次数显著下降,整改效果明显,见图5-70、图5-71,表5-48。

表5-47 整改后运行病历医师漏签字情况

未签字项目	病历数(份)	未签字(处)	占总未签字比例(%)	未签字副高以上医师人数	未签字主治及以下医师人数
查房记录	5	10	31.25%	3	1
病程记录	3	6	18.75%	1	3
临时医嘱	4	5	15.63%	1	2
手术相关	2	3	9.38%	1	1
诊疗计划	3	3	9.38%	2	0
病情评估	2	2	6.25%	1	0
其他项目	1	2	6.25%	1	0

续表

未签字项目	病历数(份)	未签字(处)	占总未签字比例(%)	未签字副高以上医师人数	未签字主治及以下医师人数
知情同意	1	1	3.13%	1	1
麻醉相关	0	0	0	0	0
合计	21	32		11	8

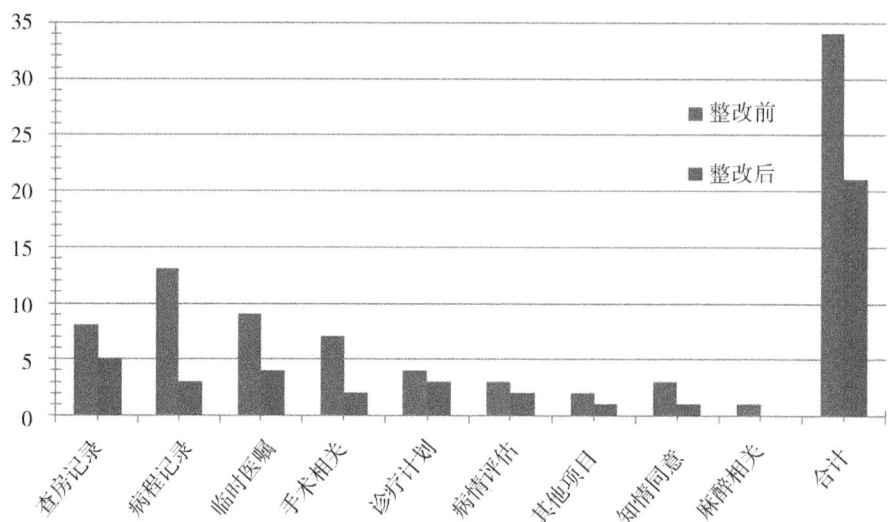

图 5-70　整改前后漏签字病历份数的比较

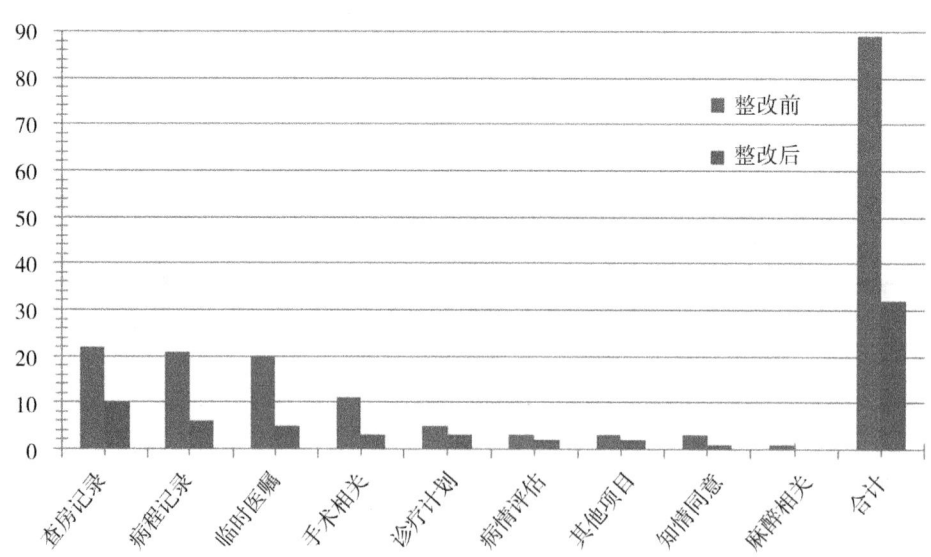

图 5-71　整改前后各项目漏签字次数的比较

表 5-48　整改前后漏签字的比较

未签字项目	整改前占总未签字比例（%）	整改后占总未签字比例（%）
查房记录	24.72%	31.25%
病程记录	23.60%	18.75%
临时医嘱	22.47%	15.63%
手术相关	12.36%	9.38%
诊疗计划	5.62%	9.38%
病情评估	3.37%	6.25%
其他项目	3.37%	6.25%
知情同意	3.37%	3.13%
麻醉相关	1.12%	0

四、A-act

步骤一：总结成功经验，完善相应的制度和标准

通过质量管理办公室对运行病历临床医师漏签字情况的专项整改，各职能部门相互协作，加强监管，提高了临床医师病历书写的内涵质量，强化了临床医师的安全意识，提高了运行病历签字的依从性，从而显著降低了运行病历临床医师的漏签字率，漏签字下降到25.00%，工作成效显著。我们在总结经验的基础上，制定了一系列具体可行的改进措施，并将其进行标准化，根据临床实际再次修订了运行病历检查标准；形成了运行病历在职能部门-科室质控小组-医疗组-临床医师四个层次的环节质量控制机制，以降低运行病历临床医师漏签字率为切入点，以点带面，使运行病历质量大大提高，消除了很多医疗纠纷潜在的隐患，有效保障了医疗质量和安全。

步骤二：提出未解决的问题

通过对运行病历临床医师漏签字的专项整改，临床医师的漏签字显著下降，但是目前仍有25.00%的漏签字比例，主要集中在上级医师查房记录、病程记录等方面，另外在调研检查过程中，发现一些记录表格存在设计或填写不规范的情况，这些问题将在充分的调研后，进入下一个PDCA循环。

附 录

附录 1

医院评审申请书

（2013 版）

医院名称（盖章）：_____

执业许可证代码：_____

法定代表人姓名：_____

医　院　类　别：_____

医院现有等级：_____级_____等

医院申请等级：_____级_____等

医院隶属关系：_____

申　请　日　期：_____年___月_____日

国家卫生和计划生育委员会监制

填写说明

1. 医院目前级别是指本省上一周期医院评审中所确定的级别，目前执业许可证上标注的级别，如三级、二级、一级。

2. 医院目前等级是指本省上一周期医院评审中所确定的等别，目前执业许可证上标注的等别，如甲、乙、其他（具体说明），如果仅有级别未确定等别，则填写：未确定。

3. 医院拟申请级别是指本周期医院评审中拟参加评审的级别，如三级、二级、一级。

4. 医院拟申请等别是指本周期医院评审中拟参加评审的等别，如甲、乙。

5. 医院拟申请类别是指本周期医院评审中拟参加评审的类别，如综合、专科。

6. 医院隶属关系医院直接与卫生行政部门有行政直接隶属关系，分为：卫生部属（管）含卫生部与教育部共管单位、省卫生厅、直辖市卫生局等。

7. 所指年份是指自然年。

8. 临床科室是指《医疗机构诊疗科目名录》中规定的二级科目，如"呼吸内科"、"消化内科"等。

9. 如所列表格行数不够，可自行增加。

10. 申请书中"一、基本情况"至"十、分科情况"部分表格摘自《全国卫生资源与医疗服务调查制度》（国统制〔2012〕184号）卫统1-1表。

医院评审申请书

1. 医院名称：（中文）_____

   （英文）_____

2. 医院执业地址：_____邮编：_____

   电话：_____电传：_____E-mail：_____

3. 分支机构名称：_____

   执业地址：_____邮编：_____

   电话：_____电传：_____E-mail：_____

4. 董事长姓名：_____电话：_____电传：_____

5. 监事长姓名：_____电话：_____电传：_____

6. 院长姓名：_____电话：_____电传：_____

7. 业务副院长姓名：_____电话：_____电传：_____

8. 医务处主任姓名：_____电话：_____电传：_____

9. 护理部主任姓名：_____电话：_____电传：_____

10. 评审联络员姓名：_____电话：_____电传：_____

按照医院标准与实施细则的要求经过认真准备与自我评审（自　年　月　日至　年　月　日），目前条件成熟，申请评审。本院提供的各类资料和评审前三年的住院病历首页信息真实可靠，无虚假！

注：评审办法的要求，医院应不少于6个月的自评；证明持续改进的材料不少于6个月。

院长（签名/盖章）：　　　　　　　　　　　　　日期：

一、基本情况

11 机构属性代码（要求新设机构和属性代码变动机构填写）

111 登记注册类型代码□

112 医疗卫生机构类别代码□□□

113 机构分类管理代码□

114 行政区划代码□□□□□□

115 单位所在乡镇街道名称

1151 乡镇街道代码□□□

116 设置/主办单位代码□

117 政府办医疗卫生机构隶属关系代码□

118 单位所在地是否民族自治地方□

119 是否分支机构□

12 基本信息（Y是，N否）

121 地址

122 邮政编码□□□□□□

123 联系电话□□□□□□

124 单位电子邮箱

125 单位网站域名

126 单位成立时间□□□□年

127 法人代表（单位负责人）

128 第二名称是否为社区卫生服务中心□

129 下设直属分站（院、所）个数□□

1291 其中：社区卫生服务站个数□□

1210 政府主管部门确定的医院级别：（1 一级　2 二级　3 三级　9 未定级）□

评定的医院等次：（1 甲等　2 乙等　3 丙等　9 未定等）□

1211 是否政府主管部门确定的区域医疗中心□

区域医疗中心类别（1 综合性　2 专科性）□级别（1 国家　2 省级　3 市级）□

1212 政府主管部门确定的临床重点专科个数：部级□□，省级□□，市级□□

1213 年内政府投资的临床重点专科建设项目个数：部级□□，省级□□，市级□□

1214 是否达到建设标准□

1215 是否 120 急救网络覆盖医院□

1216 是否政府确定的住院医师规范化培训基地医院（含全科医生临床培养基地）□

当年招生人数□□□其中：全科医生□□□内：中医类别全科医生□□□

当年在培人数□□□其中：全科医生□□□内：中医类别全科医生□□□

当年毕业人数□□□其中：全科医生□□□内：中医类别全科医生□□□
1217 是否政府认定的全科医生实践基地（限第二名称为社区卫生服务中心填）□
1218 医保定点医疗机构（1 基本医保定点机构　2 新农合定点机构　0 非定点机构）□
1219 是否与医保经办机构直接结算□
1220 是否与新农合经办机构直接结算□
1221 信息系统建设情况（可多选）□，□，□，□
1 标准化电子病历　2 管理信息系统　3 医学影像（PACS）4 实验室检验　0 无

指标名称	卫统表序号	单位	2012 年
编制人数	20	人	
在岗职工数	21	人	
卫生技术人员	211	人	
执业医师	2111	人	
临床类别	21111	人	
中医类别	21112	人	
口腔类别	21113	人	
公共卫生类别	21114	人	
执业助理医师	2112	人	
临床类别	21121	人	
中医类别	21122	人	
口腔类别	21123	人	
公共卫生类别	21124	人	
执业（助理）医师中：	-	-	
注册为全科医学专业的人数	211251	人	
取得全科医生培训合格证书的人数	211252	人	
注册多地点执业的医师数	211253	人	
注册护士	2113	人	
其中：助产士	21131	人	
药师（士）	2114	人	
西药师（士）	21141	人	
中药师（士）	21142	人	
检验技师（士）	2115	人	
影像技师（士）	2116	人	
其他卫生技术人员	2119	人	
其中：见习医师	21191	人	

续表

指标名称	卫统表序号	单位	2012年
其中：中医	211911	人	
其他技术人员	212	人	
管理人员	213	人	
工勤技能人员	214	人	
离退休人员	22	人	
其中：年内退休人员	221	人	
年内培训情况	23	人	
参加政府举办的岗位培训人次数	231	人	
接受继续医学教育人数	232	人	
进修半年以上人数	233	人	

二、人力资源

（一）年末人员数

（二）医师分布情况（注：以下科室名称摘自《卫统表附录5-19医疗卫生机构业务科室分类与代码》）

临床科室名称	2012年					
	正高	副高	中级	初级	其他	合计
预防保健科						
全科医疗科						
内科						
外科						
妇产科						
妇女保健科						
儿科						
小儿外科						
儿童保健科						
眼科						
耳鼻咽喉科						
口腔科						
皮肤科						
医疗美容科						

续表

临床科室名称	2012年					
	正高	副高	中级	初级	其他	合计
精神科						
传染科						
结核病科						
地方病科						
肿瘤科						
急诊医学科						
康复医学科						
运动医学科						
职业病科						
临终关怀科						
特种医学与军事医学科						
麻醉科						
疼痛科						
重症医学科						
医学检验科						
病理科						
医学影像科						
中医科						
民族医学科						
中西医结合科						
其他业务科室						

（三）特殊岗位护士分布

岗位名称	2012年			
	高级	中级	初级	合计
急诊科				
其他门诊科室合计				
重症医学科				
手术室				
新生儿科				
其他临床科室合计				

(四)管理人员明细

	岗位	姓名	年龄	学历	职称
医院领导					
临床科室负责人					
各职能部门负责人					
医技辅助科室负责人					

（五）离职离退休人员

指标名称	2010 年	2011 年	2012 年
离职护士			
离退休人员			
其中：年内退休人员			

（六）培训情况

指标名称	2010 年			2011 年			2012 年		
	高级	中级	初级	高级	中级	初级	高级	中级	初级
参加政府举办的岗位培训人次数									
本院外出进修半年以上人数									
接受其他医院进修人员数									

三、床位配备

指标名称	卫统表序号	单位	2010 年	2011 年	2012 年
编制床位	30	张			
实有床位	31	张			
其中：特需服务床位	311	张			
负压病房床位	312	张			
实际开放总床日数	32	日			
实际占用总床日数	33	日			
出院者占用总床日数	34	日			
观察床数	35	张			
全年开设家庭病床总数	36	张			

四、房屋及基本建设

指标名称	卫统表序号	单位	2010 年	2011 年	2012 年
年末房屋建筑面积	41	平方米			
其中：业务用房面积	411	平方米			
其中：危房面积	4119	平方米			
年末租房面积	42	平方米			
其中：业务用房面积	421	平方米			
本年房屋租金	429	万元			

续表

指标名称	卫统表序号	单位	2010 年	2011 年	2012 年
本年批准基建项目	43	个			
本年批准基建项目建筑面积	431	平方米			
本年实际完成投资额	432	万元			
其中：财政性投资	4321	万元			
单位自有资金	4322	万元			
银行贷款	4323	万元			
本年房屋竣工面积	433	平方米			
本年新增固定资产	434	万元			
本年因新扩建增加床位	435	张			

五、设备配置

（一）基本情况

指标名称	卫统表序号	单位	2010 年	2011 年	2012 年
万元以上设备总价值	51	万元			
万元以上设备台数	52	台			
其中：10 万～49 万元设备	521	台			
50 万～99 万元设备	522	台			
100 万元及以上设备	523	台			

（二）首次配置国务院卫生行政部门审核或医院所在省份首次配置单价在 500 万元以上的医用设备（注：设备名称请参照《卫统表附录 5-21 医疗机构上报设备与代码》填写）

类别	名称	购置台数	实际使用台数	诊治人次 / 台 / 年度
甲类				

（三）首次配置需报省级卫生行政部门审核的大型医用设备（注：设备名称请参照《卫统表附录 5-21 医疗机构上报设备与代码》填写）

类别	名称	购置台数	实际使用台数	诊治人次/台/年度
乙类				

（四）**其他大型医疗设备**（注：设备名称请参照《卫统表附录 5-21 医疗机构上报设备与代码》填写）

类别	名称	购置台数	提供服务台数	诊治患者数量/台/年度
其他				

六、收入与费用

指标名称	卫统表序号	单位	2010 年	2011 年	2012 年
总收入	61	千元			
医疗收入	611	千元			
门诊收入	6111	千元			
挂号收入	61111	千元			
诊察收入	61112	千元			
检查收入	61113	千元			
化验收入	61114	千元			
治疗收入	61115	千元			
手术收入	61116	千元			
卫生材料收入	61117	千元			
药品收入	61118	千元			
西药收入	611181	千元			
中草药收入	611182	千元			

续表

指标名称	卫统表序号	单位	2010 年	2011 年	2012 年
中成药收入	611183	千元			
药事服务费收入	61119	千元			
其他门诊收入	611110	千元			
住院收入	6112	千元			
床位收入	61121	千元			
诊察收入	61122	千元			
检查收入	61123	千元			
化验收入	61124	千元			
治疗收入	61125	千元			
手术收入	61126	千元			
护理收入	61127	千元			
卫生材料收入	61128	千元			
药品收入	61129	千元			
西药收入	611291	千元			
中草药收入	611292	千元			
中成药收入	611293	千元			
药事服务费收入	611210	千元			
其他住院收入	611211	千元			
门诊和住院药品收入中：基本药物收入	6119	千元			
财政补助收入	612	千元			
基本支出	6121	千元			
项目支出	6122	千元			
其中：基本建设资金	61221	千元			
科教项目收入	613	千元			
其他收入	614	千元			
总收入中：城镇职工基本医疗保险	6191	千元			
城镇居民基本医疗保险	6192	千元			
新型农村合作医疗补偿收入	6193	千元			
总费用/支出	62	千元			
医疗业务成本	621	千元			
其中：临床服务成本	6211	千元			
医疗技术成本	6212	千元			

续表

指标名称	卫统表序号	单位	2010 年	2011 年	2012 年
医疗辅助成本	6213	千元			
财政项目补助支出	622	千元			
科教项目支出	623	千元			
管理费用	624	千元			
其中：离退休费	6241	千元			
其他支出	625	千元			
总费用中：人员经费	6291	千元			
其中：基本工资	62911	千元			
津贴补贴	62912	千元			
奖金	62913	千元			
绩效工资	62914	千元			
卫生材料费	6292	千元			
药品费	6293	千元			
其中：基本药物支出	62931	千元			

七、资产与负债

指标名称	卫统表序号	单位	2010 年	2011 年	2012 年
总资产	71	千元			
流动资产	711	千元			
非流动资产	712	千元			
其中：固定资产	7121	千元			
在建工程	7122	千元			
无形资产	7123	千元			
负债与净资产	72	千元			
流动负债	721	千元			
非流动负债	722	千元			
净资产	723	千元			
其中：事业基金	7231	千元			
专用基金	7232	千元			

八、医疗服务量

（一）工作负荷

1. 医院整体

指标名称	卫统表序号	单位	2010年	2011年	2012年
总诊疗人次数	81	人次			
其中：门诊人次数	811	人次			
急诊人次数	812	人次			
其中：死亡人数	8121	人			
家庭卫生服务人次数	813	人次			
总诊疗人次中：预约诊疗人次数	819	人次			
观察室留观病例数	82	例			
其中：死亡人数	821	人			
健康检查人次数	83	人次			
入院人数	84	人			
出院人数	85	人			
其中：转往基层医疗卫生机构人数	851	人			
死亡人数	852	人			
住院患者手术人次数	86	人次			
门诊处方总数	87	张			
其中：使用抗菌药物的处方数	871	张			
中医处方数	872	张			
肾透析人次数	88	人次			
药物不良反应报告例数	89	例			
医疗纠纷例数	8101	例			
其中：经司法途径解决	81011	例			
经第三方调解解决	81012	例			
卫生行政部门调解解决	81013	例			
医疗纠纷赔付金额	8102	元			
鉴定为医疗事故例数	8103	例			
其中：一级甲等	81031	例			
一级乙等	81032	例			
二级	81033	例			
三级	81034	例			
医疗事故中：医方负完全责任	810391	例			

续表

指标名称	卫统表序号	单位	2010 年	2011 年	2012 年
医方负主要责任	810392	例			
医疗事故赔付金额	8104	元			
临床用血总量	811	U			
其中：全血量	8111	U			
红细胞量	8112	U			
血浆量	8113	U			
血小板量	8114	U			

2. 科室情况（注：以下科室名称摘自《卫统表附录5-19 医疗卫生机构业务科室分类与代码》）

科室名称	2010 年			2011 年			2012 年		
	实际占用总床日数	出院人数	住院患者手术人次	实际占用总床日数	出院人数	住院患者手术人次	实际占用总床日数	出院人数	住院患者手术人次
预防保健科									
全科医疗科									
内科									
外科									
妇产科									
妇女保健科									
儿科									
小儿外科									
儿童保健科									
眼科									
耳鼻咽喉科									
口腔科									
皮肤科									
医疗美容科									
精神科									
传染科									
结核病科									
地方病科									
肿瘤科									

续表

科室名称	2010年			2011年			2012年		
	实际占用总床日数	出院人数	住院患者手术人次	实际占用总床日数	出院人数	住院患者手术人次	实际占用总床日数	出院人数	住院患者手术人次
急诊医学科									
康复医学科									
运动医学科									
职业病科									
临终关怀科									
特种医学与军事医学科									
麻醉科									
疼痛科									
重症医学科									
医学检验科									
病理科									
医学影像科									
中医科									
民族医学科									
中西医结合科									
其他业务科室									

（二）工作效率

1. 医院整体

项目	2010年	2011年	2012年
平均每日门诊人次			
每床日门诊人次			
出院患者平均住院日			
出院患者住院天数中位数			
平均每张床位工作日			
床位使用率			
病床周转次数			

2. 科室情况

（注：以下科室名称摘自《卫统表附录5-19 医疗卫生机构业务科室分类与代码》）

科室名称	2010年				2011年				2012年			
	出院者平均住院日	平均病床工作日	病床使用率	病床周转次数	出院者平均住院日	平均病床工作日	病床使用率	病床周转次数	出院者平均住院日	平均病床工作日	病床使用率	病床周转次数
预防保健科												
全科医疗科												
内科												
外科												
妇产科												
妇女保健科												
儿科												
小儿外科												
儿童保健科												
眼科												
耳鼻咽喉科												
口腔科												
皮肤科												
医疗美容科												
精神科												
传染科												
结核病科												
地方病科												
肿瘤科												
急诊医学科												
康复医学科												
运动医学科												
职业病科												
临终关怀科												
特种医学与军事医学科												
麻醉科												
疼痛科												
重症医学科												
医学检验科												

续表

科室名称	2010年				2011年				2012年			
	出院者平均住院日	平均病床工作日	病床使用率	病床周转次数	出院者平均住院日	平均病床工作日	病床使用率	病床周转次数	出院者平均住院日	平均病床工作日	病床使用率	病床周转次数
病理科												
医学影像科												
中医科												
民族医学科												
中西医结合科												
其他业务科室												

（三）治疗质量

1. 整体情况

项目	2010年	2011年	2012年
住院患者手术前后诊断符合人数			
住院患者手术前后诊断不符合人数			
住院患者当天再住院率			
住院患者出院2周再住院例数			
住院患者出院1个月内再住院例数			
病理与临床诊断符合人数			
无菌手术（Ⅰ级切口）愈合例数			
其中：甲级（Ⅰ/甲）			
乙级（Ⅰ/乙）			
丙级（Ⅰ/丙）			
出院人数中：3日确诊人数			
急诊抢救成功人次数			
住院危重抢救成功人次数			
麻醉死亡人数			
入院与出院诊断符合人数			
入院与出院诊断不符合人数			
医院感染例数			
药物不良反应报告例数			

2. 2010、2011、2012 每年前 15 位的疾病名称、数量和费用情况

(1) 2010 年前 15 位疾病分布

序号	疾病名称	ICD 码	数量	占当年出院人数百分比	平均住院日	平均住院费用
1						
2						
3						
4						
5						
6						
7						
8						
9						
10						
11						
12						
13						
14						
15						

(2) 2011 年前 15 位疾病分布

序号	疾病名称	ICD 码	数量	占当年出院人数百分比	平均住院日	平均住院费用
1						
2						
3						
4						
5						
6						
7						
8						
9						
10						
11						
12						
13						

续表

序号	疾病名称	ICD码	数量	占当年出院人数百分比	平均住院日	平均住院费用
14						
15						

（3）2012年前15位疾病分布

序号	疾病名称	ICD码	数量	占当年出院人数百分比	平均住院日	平均住院费用
1						
2						
3						
4						
5						
6						
7						
8						
9						
10						
11						
12						
13						
14						
15						

九、基本公共卫生服务（限提供服务的单位填报）

指标名称	卫统表序号	单位	2010年	2011年	2012年
年末服务（常住）人口数	91	人			
其中：0～6岁儿童数	911	人			
65岁及以上人口数	912	人			
年末居民健康档案累计建档人数	92	人			
其中：规范化电子建档人数	921	人			
年内接受健康教育人次数	93	人次			
年内0～6岁儿童预防接种人次数	94	人次			
年末0～6岁儿童健康管理人数	95	人			
年末孕产妇健康管理人数	96	人			

续表

指标名称	卫统表序号	单位	2010 年	2011 年	2012 年
年末 65 岁以上老人健康管理人数	97	人			
年末高血压规范管理人数	98	人			
年末糖尿病规范管理人数	99	人			
年末重性精神病规范管理人数	910	人			
年内传染病和突发公共卫生事件报告例数	911	例			
卫生监督协管信息报告例数	912	例			

十、分科情况（注：以下科室名称摘自《卫统表附录 5-19 医疗卫生机构业务科室分类与代码》）

序号	科室名称	实有床位			门急诊人次			出院人数		
		2010 年	2011 年	2012 年	2010 年	2011 年	2012 年	2010 年	2011 年	2012 年
01	预防保健科									
02	全科医疗科									
03	内科									
04	外科									
05	妇产科									
06	妇女保健科									
07	儿科									
08	小儿外科									
09	儿童保健科									
10	眼科									
11	耳鼻咽喉科									
12	口腔科									
13	皮肤科									
14	医疗美容科									
15	精神科									
16	传染科									
17	结核病科									
18	地方病科									
19	肿瘤科									
20	急诊医学科									
21	康复医学科									

续表

序号	科室名称	实有床位			门急诊人次			出院人数		
		2010年	2011年	2012年	2010年	2011年	2012年	2010年	2011年	2012年
22	运动医学科									
23	职业病科									
24	临终关怀科									
25	特种医学与军事医学科									
26	麻醉科									
27	疼痛科									
28	重症医学科									
30	医学检验科									
31	病理科									
32	医学影像科									
50	中医科									
51	民族医学科									
52	中西医结合科									
69	其他业务科室									

十一、科研成果

项目	2008年	2009年	2010年	2011年	2012年
国内论文数ISSN（篇）					
国内论文被引用次数（次）					
SCI收录论文数/每百张开放床位					
主持国家级重大科研项目（项）					
主持国家级一般科研项目（项）					
承担与完成国家科研课题数/每百张开放床位					
主持省级重点科研项目（项）					
主持省级一般科研项目（项）					
主持省卫生厅局级科研项目（项）					
承担与完成省级科研课题数/每百张开放床位					
国家级科研基金额度（万元）					
省级科研基金额度（万元）					

续表

项目	2008 年	2009 年	2010 年	2011 年	2012 年
局级科研基金额度（万元）					
获得国家科研基金额度/每百张开放床位					
获得省级科研基金额度/每百张开放床位					
国家级奖项（项）					
一等奖（项）					
二等奖（项）					
三等奖（项）					
省（部）级奖项（项）					
一等奖（项）					
二等奖（项）					
三等奖（项）					
厅局级奖项（项）					
一等奖（项）					
二等奖（项）					
三等奖（项）					
申请发明专利（项）					
获得发明专利（项）					

十二、临床教学

项目	2008 年	2009 年	2010 年	2011 年	2012 年
住院医师规范化培训一级科目*					
住院医师规范化培训人员人数					
本科学生获得学士学位人数					
研究生获得临床硕士学位人数					
研究生获得临床博士学位人数					
提供博士后学科总量					
全院可接受进修专业					
其中县医院进修生专业					
进修生总人数					
其中县医院进修生人数					
主编高等学校教材（教科书）（本）					

续表

项目	2008 年	2009 年	2010 年	2011 年	2012 年
列入国家科技部和教育部的培养计划（人）					
列入卫生部、省科委、省教委培养计划（人）					
列入省卫生厅局的人才培养计划（人）					
国家级临床医学中心数（个）					
国家级临床重点专科数（个）（卫生部授予）					
国家级临床重点学（专）科数（个）（非卫生部授予）					
省级临床医学中心数（个）					
省医学临床重点学（专）科数（个）					
国家级专业技术质量控制中心数（个）					
省级专业技术质量控制中心数（个）					
国家药物临床试验机构（基地）数					
国家级或省级的实验室数					

* 根据卫生部制定的《医疗机构诊疗科目名录》一级科目一般相当临床一级学科，如"内科"、"外科"等。

主要指标解释

一、医疗卫生机构及其基本情况

1. 医疗卫生机构：指从卫生行政部门取得《医疗机构执业许可证》或从民政、工商行政、机构编制管理部门取得法人单位登记证书，为社会提供医疗服务、公共卫生服务或从事医学科研和在职培训等工作的单位。

统计范围：医疗卫生机构包括医院、基层医疗卫生机构、专业公共卫生机构、其他医疗卫生机构。

（1）医院包括综合医院、中医医院、中西医结合医院、民族医院、各类专科医院和护理院，不包括专科疾病防治院、妇幼保健院和疗养院，包括医学院校附属医院。

公立医院：包括登记注册类型为国有和集体的医院。

民营医院：指除登记注册类型为国有和集体以外的医院，包括私营、联营、股份合作（有限）、台港澳合资合作、中外合资合作等医院。

（2）基层医疗卫生机构包括社区卫生服务中心（站）、乡镇（街道）卫生院、村卫生室、门诊部、诊所（医务室）。

政府办基层医疗卫生机构：主要指卫生行政部门、街道办事处等行政机关举办的社区卫生服务中心（站）、乡镇卫生院。

政府办社区卫生服务中心（站）：指卫生行政部门、街道办事处、新疆生产建设兵团、林业局、农垦局等机关举办的社区卫生服务中心（站），不包括公立医院举办的社区卫生服务中心和社区卫生服务站（属事业单位举办）。

非政府办乡镇卫生院和社区卫生服务中心（站）：指政府办以外（如国有及民营企业、事业单位、个人、其他社会组织举办）的乡镇（街道）卫生院和社区卫生服务中心（站）。

（3）专业公共卫生机构包括疾病预防控制中心、专科疾病防治机构、妇幼保健机构、健康教育机构、急救中心（站）、采供血机构、卫生监督机构、取得医疗机构执业许可证的计划生育技术服务中心。

（4）其他医疗卫生机构包括疗养院、临床检验中心、医学科研机构、医学在职教育机构、卫生监督（监测、检测）机构、医学考试中心、农村改水中心、人才交流中心、统计信息中心等卫生事业单位。

统计界定原则为：

①医院、基层医疗卫生机构、妇幼保健和专科疾病防治机构以卫生行政部门发放的《医疗机构执业许可证》为依据；疾病预防控制中心、卫生监督机构、采供血机构等其他医疗卫生机构以取得法人单位登记证书为依据。

②对于一个单位两块牌子的医疗机构，原则上以医疗机构执业许可证为依据。××医院（社区卫生服务中心可按社区卫生服务中心进行编码和统计）。

③医疗卫生机构下设的分支机构：取得执业（登记）证书的分支机构要求填报本表，如人员、经费和工作量不能与上级单位分开，仅要求填报第一项（基本情况），其他数字计入上级单位中。未取得执业（登记）证书的分支机构不要求填报本表，分支机构数字计入上级单位中。

④下列机构不要求填报：卫生新闻出版社、卫生社会团体、药品检定所；高中等医药院校本部（附属医院除外）；未取得医疗机构执业许可证的计划生育指导中心（站）；卫生行政机关；军队医疗卫生机构（总后卫生部统一收集并提供军队医院收治地方患者数据）；香港和澳门特别行政区以及台湾省所属医疗卫生机构。

2.机构属性代码：机构属性代码由卫生行政部门依据《卫生机构（组织）分类代码证》申报表确定。设置/主办单位中"其他社会组织"包括联营、股份合作制、股份制、港澳台商和外商投资等医疗卫生机构。卫生部管（卫生厅局管）的附属医院按照"卫生行政部门"编码，不属于卫生部管（卫生厅局管）的附属医院按照"事业单位"编码。

3.分支机构年报统计界定：除乡镇卫生院在村卫生室工作的执业（助理）医师和注册护士允许重复统计外（卫统1-2表和卫统1-3表均统计），其他数字不得重复统计。分支机构单独统计并填报本单位人财物、医疗服务量、公共卫生服务量数字，不能单独统计的计入所属上级单位中（不得重复统计）。

4. 医院等级：由卫生主管部门评定（以证书为准），级别分为一级、二级、三级、未定级；等次分为甲等、乙等、丙等、未定等。以医院等级评审结果为依据，未通过医院等级评审的医院填写"未定级"。

5. 政府主管部门确定的临床重点专科个数、年内政府投资的临床重点专科建设项目个数：分别由国家、省级和市级卫生行政部门确定。

6. 基本医保定点医疗机构：包括城镇职工、城镇居民、城乡居民基本医保定点医疗机构。

7. 住院医师规范化培训基地医院：由国家和省级卫生行政部门认定的三级医院和少数具备条件的二级医院。包括政府认定的全科医生临床培养基地（不包括政府认定的全科医生基层实践培训基地）。全科医生临床培养基地原则上设在三级综合医院和具备条件的二级综合医院。"全科医生"（含中医类别）招生、在校及毕业人数限全科医生临床培养基地医院填报，其他住院医师规范化培训基地医院不得填报。

8. 全科医生实践基地：由国家和省级卫生行政部门认定，原则上设在有条件的基层医疗卫生机构（社区卫生服务中心、乡镇卫生院）和专业公共卫生机构。每个全科基地应当与2所以上基层医疗卫生机构和1所以上专业公共卫生机构建立合作培养关系，作为实践基地承担全科医生基层医疗和公共卫生服务实践训练。

9. 是否达到建设标准：由上级主管部门按照国家发改委和卫生部下发的《中央预算内专项资金项目－县医院、县中医院、中心乡镇卫生院、村卫生室和社区卫生服务中心建设指导意见》审核达标（包括业务用房面积和设备配置）的各类机构数，不含专科医院（未出台建设标准）。2009年以来中央财政专项资金项目建设单位一般视为达到建设标准。

10. 实行乡村一体化管理的村卫生室数、乡镇卫生院数：乡村一体化管理是指按照卫生部办公厅《关于推进乡村卫生服务一体化管理的意见》（卫办农卫发〔2010〕48号）的要求，对乡镇卫生院和村卫生室行政业务、药械、财务和绩效考核等方面予以规范的管理体制。

11. 相关代码：卫生机构类别代码和机构分类管理代码采用《卫生机构（组织）分类与代码（WS218—2002）》，其中：组织机构代码采用《全国组织机构代码编制规则（GB/T 11714—1997）》；行政区划代码采用《中华人民共和国行政区划代码（GB/T 2260—2007）》；登记注册类型代码采用国家统计局颁布、统计上用的《类登记注册类型代码》前2位。乡镇街道代码采用《县级以下行政区划代码编制规则（GB/T 10114—2003）》，设置/主办单位代码、政府办卫生机构隶属关系代码见附录。

二、人力资源

编制人数：按照政府主管部门核定的编制人数填报，要求政府办医疗卫生机构。（含机关医务室）填报，非政府办医疗卫生机构不填编制人数。（指标来源于《卫生机构年报表

国统制〔2012〕184号》）

在岗职工数：指在医疗卫生机构工作并由单位支付工资的人员。包括在编及合同制人员、返聘和临聘本单位半年以上人员（如护士、医师等），不包括离退休人员、退职人员、离开本单位仍保留劳动关系人员、返聘和临聘本单位不足半年人员。多点执业医师一律计入第1执业单位在岗职工数，不再计入第2、第3执业单位在岗职工数。（指标来源于《卫生机构年报表国统制〔2012〕184号》）

卫生技术人员：包括执业医师、执业助理医师、注册护士、药师（士）、检验及影像技师（士）、卫生监督员和见习医（药、护、技）师（士）等卫生专业人员。不包括从事管理工作的卫生技术人员（如院长、副院长、党委书记等）。统计界定原则为：

①执业（助理）医师、注册护士、卫生监督员一律按取得医师、护士、卫生监督员执业证书且实际从事临床或监督工作的人数统计，不包括取得执业证书但从事管理工作的人员（如院长、书记等）。

②注册为全科医学专业的人数：指医疗卫生机构中取得执业（助理）医师证书且执业范围为"全科医学专业"人数。取得全科医生培训合格证书的人数：指基层医疗卫生机构取得全科医生转岗培训、骨干培训、岗位培训和住院医师规范化（全科医生）培训合格证的执业（助理）医师之和，不包括取得合格证书已注册为"全科医学专业"的人数，不得重复统计。

③全科医生数：包括取得执业（助理）医师证书且执业范围为"全科医学专业"的人数，基层医疗卫生机构取得全科医生转岗培训、骨干培训、岗位培训和住院医师规范化（全科医生）培训合格证的执业（助理）医师。全科医生培训合格人数不再包括已注册为全科医学专业的人数。

执业（助理）医师指取得医师执业证书且实际从事临床工作的人员，不含取得医师执业证书但实际从事管理工作的人员。（指标来源于《卫生事业发展统计公报》）

注册护士：指取得注册护士证书且实际从事护理工作的人员，不含取得护士执业证书但实际从事管理工作的人员。（指标来源于《卫生事业发展统计公报》）

其他卫生技术人员：包括见习医（药、护、技）师（士）等卫生专业人员，不包括药剂员、检验员、护理员等。见习医师（士）指毕业于高中等院校医学专业但尚未取得医师执业证书的医师和医士。（指标来源于《卫生机构年报表国统制〔2012〕184号》）

其他技术人员：指从事医疗器械修配、卫生宣传、科研、教学等技术工作的非卫生专业人员。（指标来源于《卫生机构年报表国统制〔2012〕184号》）

管理人员：指担负领导职责或管理任务的工作人员。包括从事医疗服务、公共卫生、医学科研与教学等业务管理工作的人员；主要从事党政、人事、财务、信息、安全保卫等行政管理工作的人员。（指标来源于《卫生机构年报表国统制〔2012〕184号》）

工勤技能人员：指承担技能操作和维护、后勤保障、服务等职责的工作人员。工勤技能人员分为技术工和普通工。技术工包括护理员（工）、药剂员（工）、检验员、收费员、挂号员等，但不包括实验员、技术员、研究实习员（计入其他技术人员），经济员、会计员和统计员等（计入管理人员）。（指标来源于《卫生机构年报表国统制〔2012〕184号》）

接受继续医学教育人数：指继续医学教育对象年内参加本专业相关的继续医学教育活动且不低于25学分的人数。（指标来源于《卫生机构年报表国统制〔2012〕184号》）

重症医学科包括依照《卫生部关于在"医疗机构诊疗科目名录"中增加"重症医学科"诊疗科目的通知》中按照一级诊疗科目设置重症医学科，含目前设置在综合医院相关科室内的与本科重症患者治疗有关的病房，如内或外科重症加强治疗科（内科或外科ICU）、心血管重症监护病房（CCU）、儿科重症监护病房（PICU）。

三、床位配备

编制床位：由卫生行政部门核定的床位数。（指标来源于《卫生机构年报表国统制〔2012〕184号》）

实有床位：指年底固定实有床位数，包括正规床、简易床、监护床、超过半年加床、正在消毒和修理床位、因扩建或大修而停用床位。不包括产科新生儿床、接产室待产床、库存床、观察床、临时加床和患者家属陪侍床。（指标来源于《卫生机构年报表国统制〔2012〕184号》）

特需服务床位：指按特需服务收费并报物价部门备案的特种病房、高等病房、家庭式产房等床位数。（指标来源于《卫生机构年报表国统制〔2012〕184号》）

负压病房床位：指负压隔离病房中的监护床之和。（指标来源于《卫生机构年报表国统制〔2012〕184号》）

实际开放总床日数：指年内医院各科每日夜晚12点开放病床数总和，不论该床是否被患者占用，都应计算在内。包括消毒和小修理等暂停使用的病床，超过半年的加床。不包括因病房扩建或大修而停用的病床及临时增设病床（半年以内）。（指标来源于《卫生机构年报表国统制〔2012〕184号》）

实际占用总床日数：指医院各科每日夜晚12点实际占用病床数（即每日夜晚12点住院人数）总和，包括实际占用的临时加床在内，不包括家庭病床占用床日数。患者入院后于当晚12点前死亡或因故出院的患者，按实际占用床位1天进行统计，同时统计"出院者占用总床日数"1天，入院及出院人数各1人。（指标来源于《卫生机构年报表国统制〔2012〕184号》）

出院者占用总床日数：指所有出院人数的住院床日之总和。包括正常分娩、未产出院、住院经检查无病出院、未治出院及健康人进行人工流产或绝育手术后正常出院者的住院床日数。（指标来源于《卫生机构年报表国统制〔2012〕184号》）

全年开设家庭病床总数：指年内撤销的家庭病床总数（即撤床患者总数）。（指标来

源于《卫生机构年报表国统制〔2012〕184号》）

四、房屋及基本建设

房屋建筑面积：指单位购建且有产权证和正在办理产权证的房屋建筑面积，不包括租房面积。（指标来源于《卫生机构年报表国统制〔2012〕184号》）

业务用房面积：指医疗卫生机构除职工住宅之外的所有房屋建筑面积，包括医疗服务（急诊、门诊、住院、医技）、公共卫生服务、医学教育与科研、后勤保障、行政管理和院内生活等设施用房。（指标来源于《卫生机构年报表国统制〔2012〕184号》）

租房面积：医疗卫生机构使用的、无产权证的房屋建筑面积。无论其是否缴纳租金，均计入租房面积。（指标来源于《卫生机构年报表国统制〔2012〕184号》）

房屋竣工面积：指在报告期内房屋建筑按照设计要求，已全部完成，达到了住人或使用条件，经验收鉴定合格，正式移交给使用单位（或建设单位）的各栋房屋建筑面积的总和。（指标来源于《卫生机构年报表国统制〔2012〕184号》）

五、设备配置

万元以上设备：包括医疗设备、后勤设备等在内的全部万元以上设备。按设备购买价格（包括设备原值和设备安装等辅助费用）统计。（指标来源于《卫生机构年报表国统制〔2012〕184号》）

六、收入与费用

总收入：指单位为开展业务及其他活动依法取得的非偿还性资金。总收入包括财政补助收入、上级补助收入、医疗收入、药品收入和其他收入等。（指标来源于卫生部《卫生年鉴》）

医疗收入中包括药品收入。实行收支两条线的基层医疗卫生机构，医疗收入为实际医疗收费。（指标来源于《卫生机构年报表国统制〔2012〕184号》）

药品收入：指医疗机构在开展医疗业务活动中所取得的中药和西药收入。（指标来源于卫生部《卫生年鉴》）

基本药物收入：指医院、基层医疗卫生机构使用国家基本药物目录药品和省级增补药品的收入。（指标来源于《卫生机构年报表国统制〔2012〕184号》）

财政补助收入中的基本支出补助和项目支出补助按财政补助科目填报。（指标来源于《卫生机构年报表国统制〔2012〕184号》）

总支出：指单位在开展业务及其他活动中发生的资金耗费和损失。包括医疗支出、药品支出、其他支出和财政专项支出等。（指标来源于卫生部《卫生年鉴》）

基本工资指事业单位工作人员的岗位工资和薪级工资。（指标来源于《卫生机构年报

表国统制〔2012〕184号》)

七、资产与负债

固定资产：指固定资产原值。（指标来源于《卫生机构年报表国统制〔2012〕184号》）

八、医疗服务量

总诊疗人次数：指所有诊疗工作的总人次数，统计界定原则为：①按挂号数统计，包括门诊、急诊、出诊、预约诊疗、单项健康检查、健康咨询指导（不含健康讲座）人次。患者1次就诊多次挂号，按实际诊疗次数统计，不包括根据医嘱进行的各项检查、治疗、处置工作量以及免疫接种、健康管理服务人次数。②未挂号就诊、本单位职工就诊及外出诊（不含外出会诊）不收取挂号费的，按实际诊疗人次统计。（指标来源于《卫生机构年报表国统制〔2012〕184号》）

急诊人次数：医师在急诊室或急诊时间内诊疗的急症患者人次数。凡实行挂号费的医院必须建立健全接诊登记，按接诊登记统计。（指标来源于卫生部《卫生年鉴》）

预约诊疗人次数包括网上、电话、院内登记、双向转诊等成功预约诊疗人次之和（不含爽约）。（指标来源于《卫生机构年报表国统制〔2012〕184号》）

观察室留观病例数：按年内出观察室人数统计。（指标来源于《卫生机构年报表国统制〔2012〕184号》）

健康检查人次数：包括医疗卫生机构体检人次数、体检中心单项健康检查人次数。（指标来源于《卫生机构年报表国统制〔2012〕184号》）

入院人数：指经门、急诊医生初步诊断认为病情需要住院治疗，签发住院证并办理入院手续者；或由于病情危急在紧急情况下来不急办理入院手续直接进入病房补办入院手续者均作为入院人数统计。（指标来源于卫生部《卫生年鉴》）

出院人数：指报告期内所有住院后出院的人数。包括医嘱离院、医嘱转其他医疗机构、非医嘱离院、死亡及其他人数，不含家庭病床撤床人数。统计界定原则为：①"死亡"：包括已办住院手续后死亡、未办理住院手续而实际上已收容入院的死亡者。②"其他"：指正常分娩和未产出院、未治和住院经检查无病出院、无并发症的人工流产或绝育手术出院者。（指标来源于《卫生机构年报表国统制〔2012〕184号》）

住院患者手术人次数：指施行手术和操作的住院患者总数。1次住院期间施行多次手术的，按实际手术次数统计。1次实施多个部位手术的按1次统计。（指标来源于《卫生机构年报表国统制〔2012〕184号》）

门诊处方总数：按药房处方数统计。使用抗菌药物的处方数指使用《抗菌药物临床应用分级管理目录（试行）》中抗菌药物的处方数。中医处方数包括中医（含中草药）、中西医结合、民族医处方数。（指标来源于《卫生机构年报表国统制〔2012〕184号》）

肾透析人次数：包括门诊和住院肾透析人次数之和。（指标来源于《卫生机构年报表国统制〔2012〕184号》）

药物不良反应报告例数：包括门诊和住院药物不良反应报告例数之和。（指标来源于《卫生机构年报表国统制〔2012〕184号》）

医疗纠纷：指患者及其家属等关系人对医疗机构及其医务人员提供的医疗护理等服务及效果不满意而与医疗机构发生的纠纷（包括门诊和住院）。（指标来源于《卫生机构年报表国统制〔2012〕184号》）

医疗事故报告例数：按鉴定日期（不以发生日期）统计。（指标来源于《卫生机构年报表国统制〔2012〕184号》）

临床用血总量（U）：每200毫升全血统计为1U；手工分离成分血按每袋200毫升全血制备分离统计为1U，机采成分血每1人份统计为1U（采集双人份为2U）；机采血浆按每100毫升1U统计。（指标来源于《卫生机构年报表国统制〔2012〕184号》）

出院患者住院天数中位数是指统计时间段内出院患者住院天数按大小顺序排列起来，形成一个数列，处于变量数列中间位置的变量值就称为中位数。当变量值的项数N为奇数时，处于中间位置的变量值即为中位数；当N为偶数时，中位数则为处于中间位置的2个变量值的平均数。

床位使用率＝实际占用总床日数/实际开放总床日数×100%。（指标来源于卫生部《卫生年鉴》）

入院与出院、术前与术后、临床与病理诊断符合人数：指主要诊断完全相符或基本符合的人数。（指标来源于《卫生机构年报表国统制〔2009〕56号》）

无菌手术Ⅰ级切口愈合例数：指出院患者在住院期间施行的属于Ⅰ级切口（无菌切口）的手术次数，不包括无菌手术后切口未愈合即出院、转院或死亡的手术次数，以住院病案首页为依据。按愈合等级分为：甲级愈合（指切口愈合良好）、乙级愈合（指切口愈合欠佳）、丙级愈合（指切口化脓）。（指标来源于《卫生机构年报表国统制〔2009〕56号》）

医院感染例数：指患者住院期间新发生的感染例数。包括住院获得出院后发生的感染，不包括入院前已开始感染或入院时已处于潜伏期的感染。（指标来源于《卫生机构年报表国统制〔2009〕56号》）。

九、基本公共卫生服务（限提供服务的单位填报）

居民健康档案累计建档人数：指按照本年度《国家基本公共卫生服务规范》中《城乡居民健康档案管理服务规范》要求建立的城乡居民健康档案累计人数。按常住人口统计，不包括已居住本地不足半年的流动人口档案数。规范化电子建档人数指按照《城乡居民健康档案管理服务规范》、《健康档案基本架构与数据标准（试行）》、《基于健康档案的区域卫生信息平台建设指南（试行）》要求建立的电子健康档案人数。不包括已录入计算机但

不符合建档标准的人数。（指标来源于《卫生机构年报表国统制〔2012〕184号》）

0～6岁儿童、孕产妇、65岁以上老人健康管理人数：指年末按照本年度《国家基本公共卫生服务规范》要求，为0～6岁儿童、孕产妇、65岁以上老人建立健康档案并提供相关健康管理服务的人数（不包括不再提供服务的人数）。按照社区卫生服务机构或乡镇卫生院（包括承担建档任务的县区市妇幼保健院）建档人数填报。（指标来源于《卫生机构年报表国统制〔2012〕184号》）

高血压、糖尿病、重性精神疾病规范管理人数：指年末按照本年度《国家基本公共卫生服务规范》要求，建立高血压、糖尿病、重性精神疾病患者健康管理档案并提供相关服务的患者人数。（指标来源于《卫生机构年报表国统制〔2012〕184号》）

附录 2

医院自评报告

医院名称（盖章）：_____

首次自评时间：_____年_____月_____日

末次自评时间：_____年_____月_____日

医院自评报告填写要求

一、医院填写自评报告时要认真、准确、真实，无弄虚作假、瞒报，保证各种信息质量及信息一致性。

二、对所报项目出现逻辑错误或明显虚假或同样信息在不同项目栏内填报出不同结果，所有需要用此信息评价的项目均按不合格处理。

三、评审表格填写说明及EDCBA所代表含义：

E：不适用或卫生行政部门限制项目或未开展但有卫生行政部门书面同意项目或学科；

D：未达到C条款中所要求任何一个项目；

C：达到C条款中所有项目；

B：达到C、B条款所有项目；

A：达到C、B、A条款中所有项目。

四、评审表各栏目填写要求

1."条款代码"栏：与评审标准条款一致，要一一对应进行自查。

2."首、末次自评结果"栏：所有条款均应给予E、D、C、B、A评价，不得有空项；如只做过一次自评，则只填写"末次自评结果"栏；如未做过自评，则"首、末次自评结果"栏可不填写。

3."简要说明"栏：经过反复核对后，对该条款最终被评为A、D、E要给予具体简要说明。

4."采取的改进措施"栏：经过整改后，首、末次自评结果不同的，需要填写本栏。

5."需要说明的问题"栏：如某些问题需要进行特殊说明，请对该问题进行详细阐述，如：

（1）条款中的某些表述或判别标准与新出台的法律法规相悖或不同；

（2）某些问题或成绩特别突出，在本地区乃至全国将会产生影响；

（3）其他特殊需要说明的问题。

五、特殊注意问题

1.医院科室设置应符合卫生行政部门所颁布或更新的学科必需基本设置标准，对缺失的基本科室或服务项目应有书面说明并符合省级卫生行政部门卫生区域规划要求。

2.现场检查期间所覆盖科室以医院执业许可登记为基础：

（1）评审标准中有，而执业许可登记上没有的非必需设置科室，评审标准明确注明"可选"的科室，该节的所有条款可以不在审核范围中，如精神科、高压氧科等。

（2）标准中有要求，而执业许可登记上缺失的必需科室，且不符合国家相关规定或者不符合卫生行政部门制定的卫生区域规划要求的，该节判定为不合格。

（3）标准中有要求且执业许可登记也有的科室，但实际科室设置不符合标准的，可对照标准各个条款评审等。

院自评报告参考样本

条款代码	首次自评结果	简要说明	末次自评结果	采取的改进措施	需要说明的问题
1.1.1.1	A	医院功能、任务和定位符合卫生区域规划，达到卫生行政部门设置标准。	A		
1.1.2.1	B		B		
1.1.3.1	A	临床科室一级、二级诊疗科目设置，人员梯队与诊疗技术能力符合省级卫生行政部门规定的标准。	A		有18个卫生部批准的临床重点专科。
1.1.4.1	C		C		
1.2.1.1	A	始终坚持公立医院公益性，把维护人民群众健康权益放在第一位。	A		在十项"便民惠民"举措、创建"平安医院"等方面成绩显著。
1.2.2.1	A	按照规范开展住院医师规范化培训工作，持续改进。	A		参与国外某著名医院合作的住院医师培训项目，创建品牌的住培体系。
1.2.3.1	B		B		
1.2.4.1	A	积极优化医疗服务流程，缩短患者诊疗等候时间及住院天数。	A		有十项"便民惠民"举措，赢得社会广泛好评。
1.2.5.1	B		B		
1.2.6.1	A	我院严格控制特需门诊和特需住院床位。	A		
1.3.1.1	A	将支援下级医院工作纳入院长目标责任制与医院年度工作计划，通过帮扶，成效显著。	A		与全国14个省市的170余家医院结成医疗联盟，为联盟医院提供技术支援、人才培养等多项帮扶措施。
1.3.2,1	C		C		
1.3.3.1	A	依法承担传染病的发现、救治、报告、预防等任务；无传染病漏报，无管理原因导致传染病播散。	A		

续表

条款代码	首次自评结果	简要说明	末次自评结果	采取的改进措施	需要说明的问题
1.3.4.1	A	有院前急救与院内急诊"绿色通道"有效衔接的工作流程。建立多部门协调机制,持续改进。	A		
1.3.5.1	B		B		
1.3.6.1	C		C		
1.3.7.1	A	根据相关法律法规完成医疗相关数据上报工作,数据真实可靠。	A		
1.4.1.1	A	承担突发公共事件的医疗救援和突发公共卫生事件防控工作,相关资料完整,持续改进应急管理工作。	A		参加汶川地震等医疗救援工作。
1.4.2.1	A	建立健全医院应急管理组织和应急指挥系统,有部门协调机制,持续改进应急管理。	A		
1.4.3.1	B		B		
1.4.3.2	B		B		
1.4.4.1	B		B		
1.4.4.2	A	停电事件应急对策完备。	A		
1.4.5.1	A	有应急物资和设备储备计划,管理及审批程序严格。	A		
1.5.1.1	A	我院为部管医学教学医院,独立承担研究生学历教育。	A		
1.5.2.1	A	我院为部管医学教学医院,完成本科及以上医学生的临床教学和实习任务,独立承担博士研究生教育。	A		
1.5.3.1	A	较好地完成住院医师规范化培训及县级骨干医师培养任务。	A		
1.5.4.1	C		C		

续表

条款代码	首次自评结果	简要说明	末次自评结果	采取的改进措施	需要说明的问题
1.5.5.1	A	指导和培训下级医院卫生技术人员提高诊疗水平,推广适宜卫生技术,取得较好成绩。	A		
1.6.1.1	A	鼓励医务人员参与科研工作,医院年度科研经费与医院总体收入增长同步。	A		
1.6.2.1	B		B		
1.6.3.1	A	有将研究成果转化实践应用的激励政策,有案例证明。	A		
1.6.4.1	A	依据药物临床试验管理规范开展临床试验,相关资料完整,有案例证明。	A		
2.1.1.1	B		B		
2.1.2.1	A	持续改进预约诊疗工作,门诊预约率达到门诊量50%以上。	A		
2.1.3.1	C		C		
2.2.1.1	A	优化门诊布局,完善门诊管理制度并落实,持续改进门诊工作。	A		
2.2.2.1	A	完善门诊服务,保障医务人员按时出诊,帮助患者有效就诊。	A		
2.2.3.1	A	门诊和辅助科室之间的协调配合良好。	A		
2.2.3.2	A	对门诊突发事件应急能力良好。	A		
2.2.4.1	A	开展多学科综合门诊,持续改进综合门诊质量。	A		

附 录

续表

条款代码	首次自评结果	简要说明	末次自评结果	采取的改进措施	需要说明的问题
2.2.5.1	A	开放晚间门诊和节假日门诊,将改善门诊服务、方便患者就医纳入绩效考评和分配政策。	A		
2.3.1.1	A	急诊科布局、设备设施符合要求,实行7×24小时服务。	A		
2.3.1.2	A	急诊医护人员培训考核机制完善。	A		
2.3.2.1	C		C		
2.3.2.2	A	有重点病种的急诊服务流程与规范。	A		
2.3.3.1	A	有重大突发事件应急医疗救援预案与抢救工作流程,保障绿色通道畅通。	A		
2.4.1.1	A	有完善的患者入院、出院、转科服务管理工作制度和服务流程。	A		
2.4.2.1	A	为急危重症患者提供合理的入院流程。	A		
2.4.2.2	A	为急危重症患者的入、出院手续提供个性化服务和帮助。	A		
2.4.3.1	A	转诊(科)流程完善,为患者提供连续医疗服务。	A		
2.4.4.1	A	为出院患者提供健康教育和随访预约管理服务,持续改进有成效。	A		
2.5.1.1	A	有基本医疗保障管理制度和措施,方便患者就医。	A		
2.5.2.1	A	公开医疗价格收费标准和基本医疗保障支付项目。	A		
2.5.3.1	A	保障医疗保险人员的权益,强化参保患者知情同意。	A		

续表

条款代码	首次自评结果	简要说明	末次自评结果	采取的改进措施	需要说明的问题
2.6.1.1	A	医院有相关制度保证医务人员履行告知义务,并有记录。	A		
2.6.2.1	A	医院有相关制度保证医务人员履行告知义务,并有记录。	A		
2.6.3.1	A	医院有相关制度保证医务人员履行告知义务,并有记录。	A		
2.6.4.1	A	医院有相关制度保证医务人员履行告知义务,并有记录。	A		
2.6.5.1	A	医院有相关制度保护患者隐私,尊重民族习惯和宗教信仰。	A		
2.7.1.1	A	贯彻落实《医院投诉管理办法(试行)》,实行"首诉负责制"。	A		
2.7.1.2	A	医院按照相关规定妥善处理医疗纠纷。	A		
2.7.2.1	A	公布医院投诉部门相关信息,投诉档案健全。	A		
2.7.3.1	A	通过投诉管理,持续改进医疗服务。	A		
2.7.4.1	A	对员工进行纠纷防范及处理的专门培训。	A		
2.8.1.1	A	为患者提供就诊接待、引导、咨询服务。	A		
2.8.2.1	A	门急诊候诊区、医技部门、住院病区等标识明显、易懂。	A		
2.8.3.1	B		B		
2.8.4.1	A	有保护患者的隐私设施和管理措施。	A		
2.8.5.1	B		B		
2.8.6.1	A	获得国家级创建"平安医院"先进单位。	A		
3.1.1.1	B		B		

续表

条款代码	首次自评结果	简要说明	末次自评结果	采取的改进措施	需要说明的问题
3.1.2.1	A	诊疗活动中严格执行"查对制度",确保对正确的患者实施正确的操作。	A		
3.1.3.1	A	完善并落实重点部门患者转接时的身份识别制度。	A		
3.1.4.1	B		B		
3.2.1.1	A	医嘱、处方合格率≥95%。	A		
3.2.2.1	A	严格执行紧急情况下下达口头医嘱的相关制度与流程。	A		
3.2.3.1	A	执行危急值报告制度与处置流程。	A		
3.3.1.1	A	术前准备执行率100%。	A		
3.3.2.1	C	涉及双侧、多重结构、多平面手术者手术标记执行率100%。	A	完善手术部位识别标示相关管理制度并落实执行。	
3.3.3.1	A	手术核查、手术风险评估执行率100%。	A		
3.4.1.1	A	医院全员手卫生依从性≥95%。	A		
3.4.2.1	A	洗手正确率≥95%。	A		
3.5.1.1	A	执行特殊管理药品的存放区域、标识和贮存方法相关规定,符合率100%。	A		
3.5.1.2	A	对高浓度电解质、听似、看似等易混淆的药品做到全院统一"警示标识",符合率100%。	A		
3.5.2.1	C	严格执行处方或用药医嘱转抄和执行时的核对程序,正确执行核对程序达到100%。	A	完善处方或医嘱转抄与执行管理制度并落实执行。	

续表

条款代码	首次自评结果	简要说明	末次自评结果	采取的改进措施	需要说明的问题
3.6.1.1	A	确定"危急值"项目，建立完善的"危急值"管理制度与工作流程。	A		
3.6.2.1	A	有网络监控功能，保障危急值报告处置的及时有效。	A		
3.7.1.1	A	高危患者入院时跌倒、坠床的风险评估率100%。	A		
3.7.2.1	A	有完善的患者跌倒、坠床等意外事件报告制度与工作流程。	A		
3.8.1.1	A	高危患者入院时压疮的风险评估率100%。	A		
3.8.2.1	A	无非预期压疮事件发生。	A		
3.9.1.1	C		B	建立院内网络医疗安全（不良）事件直报系统，激励医院人员上报。	
3.9.2.1	C		B	建立院内网络医疗安全（不良）事件直报系统，激励医院人员上报。	
3.9.3.1	A	定期分析医疗安全信息，利用信息资源改进医疗安全管理。	A		
3.10.1.1	A	保障患者参加医疗安全活动监管，对诊疗方案做出正确理解与选择。	A		
3.10.2.1	B	邀请患者参与医疗安全活动。	A	完善并落实执行医务人员履行患者参与医疗安全活动责任和义务的相关规定和措施。	
4.1.1.1	A	有健全的质量管理体系，院长是第一责任人。	A		
4.1.1.2	B		B		
4.1.1.3	B		B		

附 录

续表

条款代码	首次自评结果	简要说明	末次自评结果	采取的改进措施	需要说明的问题
4.1.2.1	A	各相关委员会在质量与安全管理方面发挥良好的作用。	A		
4.1.2.2	B		B		
4.2.1.1	B	完善并落实医疗质量管理相关制度。	A	完善并落实执行医疗质量管理相关制度。	
4.2.1.2	B	完善并落实医疗质量关键环节、重点部门管理标准与措施。	A	完善并落实执行医疗质量关键环节、重点部门管理标准与措施。	
4.2.2.1	B	完善并落实医疗质量管理相关制度。	A	完善并落实执行医疗质量管理相关制度。	
4.2.2.2	B	加强落实各项医疗质量管理制度,重点是核心制度。	A	加强落实执行各项医疗质量管理制度,重点是核心制度。	
4.2.2.3	B		B		
4.2.3.1	C		B	加强在岗人员参加"三基"培训和考核管理。	
4.2.4.1	B		B		
4.2.4.2	A	患者安全目标在医院日常运行的工作流程中得到完全落实。	A		构建我院医疗质量与医疗安全(SAFE-CARE)体系。
4.2.4.3	B		B		
4.2.5.1	B		B		
4.2.5.2	A	持续改进科室质量与安全管理工作。	A		
4.2.6.1	B		B		
4.2.7.1	B		B		
4.3.1.1	A	依据法律法规开展医疗技术服务,与功能任务相适应。	A		
4.3.1.2	A	医学伦理委员会承担医疗技术伦理审核工作。	A		
4.3.2.1	C		C		
4.3.3.1	A	有医疗技术风险预警机制,并组织实施。	A		

续表

条款代码	首次自评结果	简要说明	末次自评结果	采取的改进措施	需要说明的问题
4.3.3.2	A	有新技术准入与风险管理。	A		
4.3.4.1	B		B		
4.3.5.1	C		B	建立并实行高风险技术操作的卫生技术人员授权制度。	
4.3.5.2	C		B	建立并实行高风险技术操作的卫生技术人员授权制度。	
4.4.1.1	A	临床路径开展工作覆盖率达到相关要求。	A		
4.4.2.1	B		B		
4.4.3.1	C		C		
4.4.4.1	D	未完成全部指标的监测。	D		
4.4.5.1	D	对实施"临床路径与单病种质量管理"的病种，未完全施行疗效、费用及成本的卫生经济学分析评估。	D		
4.4.6.1	B		B		
4.4.6.2	B		B		
4.5.1.1	B		B		
4.5.2.1	B		B		
4.5.2.2	B		B		
4.5.2.3	B		B		
4.5.2.4	C		C		
4.5.2.5	C		C		
4.5.2.6	C		C		
4.5.2.7	B		B		
4.5.2.8	B		B		
4.5.3.1	B		B		
4.5.3.2	B		B		
4.5.4.1	A	严格执行院内会诊管理制度与流程，保证患者诊治连续性和质量。	A		

续表

条款代码	首次自评结果	简要说明	末次自评结果	采取的改进措施	需要说明的问题
4.5.4.2	A	严格执行医师外出会诊管理制度与流程,追踪外派医师会诊质量。	A		
4.5.5.1	B		B		
4.5.5.2	B		B		
4.5.6.1	B		B		
4.5.6.2	B		B		
4.5.6.3	B		B		
4.5.7.1	B		B		
4.5.7.2	C		C		
4.5.7.3	A	甲级病历率≥90%,无丙级病历。	A		
4.5.7.4	B		B		
4.5.7.5	C		C		
4.5.8.1	A	新生儿室建设与管理符合规范要求,满足诊疗需要。	A		
4.5.8.2	A	医护人员配备符合要求,人员梯队结构合理。	A		
4.5.8.3	A	新生儿室感染管理符合规范。	A		
4.6.1.1	C		C		
4.6.1.2	C		C		
4.6.2.1	A	严格执行患者病情评估与术前讨论制度。	A		
4.6.2.2	A	根据临床诊断、病情评估的结果与术前讨论,制订手术治疗计划或方案。	A		
4.6.3.1	B		B		
4.6.4.1	A	严格执行重大手术报告审批制度。	A		
4.6.4.2	A	多部门协调机制有效,保障急诊手术及时与安全。	A		

续表

条款代码	首次自评结果	简要说明	末次自评结果	采取的改进措施	需要说明的问题
4.6.5.1	C		C		
4.6.6.1	B		B		
4.6.6.2	B		B		
4.6.7.1	A	术后医疗、护理、转送等多部门协调服务计划内容完整，有连续性。	A		
4.6.7.2	C		C		
4.6.8.1	B		B		
4.6.8.2	B		B		
4.6.8.3	C		C		
4.7.1.1	A	麻醉医师资格分级授权管理执行良好。	A		
4.7.1.2	A	定期对麻醉医师的执业能力进行评价和再授权。	A		
4.7.1.3	A	麻醉医师继续教育达标率≥90%。	A		
4.7.1.4	B		B		
4.7.2.1	A	麻醉前病情评估与讨论的病历记录完整性达100%。	A		
4.7.2.2	C		C		
4.7.3.1	A	严格履行麻醉知情同意。	A		
4.7.4.1	A	严格执行手术安全核查，麻醉的全过程在病历/麻醉单上得到充分体现。	A		
4.7.4.2	C		C		
4.7.4.3	A	麻醉效果优良率高。	A		
4.7.5.1	B		B		
4.7.5.2	A	严格执行麻醉复苏室患者转入、转出标准与流程。	A		
4.7.6.1	A	术后、慢性疼痛、癌痛患者的镇痛治疗执行有效。	A		

附 录

续表

条款代码	首次自评结果	简要说明	末次自评结果	采取的改进措施	需要说明的问题
4.7.7.1	C		B	加强麻醉科与手术科室和输血科的有效沟通，保证术中输血合理、安全输血。	
4.7.8.1	B		B		
4.7.8.2	A	质量与安全管理培训效果好。	A		
4.7.8.3	A	定期开展麻醉质量评价。	A		
4.7.8.4	B		B		
4.8.1.1	B		B		
4.8.1.2	C		C		
4.8.1.3	B		B		
4.8.1.4	B		B		
4.8.2.1	B		B		
4.8.2.2	A	定期评价医院急诊体系对院内外紧急事件的反应能力，对存在的问题有持续改进措施并得到落实。	A		
4.8.3.1	A	加强急诊检诊、分诊，有效分流非急危重症患者。	A		
4.8.3.2	B		B		
4.8.3.3	B		B		
4.8.4.1	A	急诊服务流程规范与医院功能任务相适应。	A		
4.8.4.2	A	严格执行重点病种的急诊服务流程，保证患者获得及时有效的救治，无推诿现象。	A		
4.8.4.3	A	严格执行急诊抢救和会诊相关制度。	A		
4.8.5.1	A	急救设备完好率100%，处于应急备用状态。	A		
4.8.5.2	A	急诊人员设备操作与技能考核100%合格。	A		

续表

条款代码	首次自评结果	简要说明	末次自评结果	采取的改进措施	需要说明的问题
4.8.6.1	B		B		
4.8.6.2	C		C		
4.9.1.1.1	A	重症医学科布局、设备设施符合相关要求。	A		
4.9.1.1.2	C		C		
4.9.2.1	B		B		
4.9.3.1	B		B		
4.9.3.2	A	严格执行核心制度，建立多学科协作机制。	A		
4.9.4.1	A	有医院感染管理相关规定，对呼吸机相关性肺炎、导管所致血行性感染、留置导尿管所致尿路感染有预防与监控方案、质量控制指标并切实执行。	A		
4.9.5.1	B		B		
4.9.5.2	B		B		
4.10.1.1	A	完善并组织实施传染病防治与医院感染管理。	A		
4.10.2.1	A	设置感染性疾病科并符合国家有关规定。	A		
4.10.2.2	A	保证对感染性疾病科工作人员进行岗前培训。	A		
4.10.2.3	A	传染病报告及时，感染性疾病管理规范，参与区域突发性公共卫生事件的救援工作。	A		
4.10.3.1	B		B		
4.10.3.2	A	医疗废物、污水处理符合规范，通过环保部门评估。	A		
4.10.4.1	A	传染病报告登记项目完整，传染病报告率100%，传染病报告及时率100%。	A		

续表

条款代码	首次自评结果	简要说明	末次自评结果	采取的改进措施	需要说明的问题
4.10.5.1	B		B		
4.10.5.2	B		B		
4.11.1.1	B		B		
4.11.2.1	B		B		
4.11.2.2	A	发挥中医特色，参与多学科综合门诊诊疗工作。	A		
4.11.2.3	B		B		
4.11.3.1	A	中药供应满足临床需要。	A		
4.11.4.1	A	中医临床科室病床使用率≥85%，病房中医治疗率≥70%，甲级病案率≥90%。	A		
4.12.1.1	B		B		
4.12.1.2	C		C		
4.12.2.1	B		B		
4.12.3.1	B		B		
4.12.3.2	B		B		
4.12.3.3	B		B		
4.12.4.1	B		B		
4.12.4.2	B		B		
4.12.5.1	B		B		
4.12.5.2	B		B		
4.13.1.1	B		B		
4.13.2.1	B		B		
4.13.3.1	A	疼痛教育良好，均有知情同意书。	A		
4.13.4.1	B		B		
4.13.5.1	C		C		
4.14.1.1	A	无超范围执业，无违规情况。	A		
4.14.2.1	B		B		
4.14.3.1	A	依据服务范围，履行适当的医疗保护措施，各项记录完整、措施落实到位。	A		

续表

条款代码	首次自评结果	简要说明	末次自评结果	采取的改进措施	需要说明的问题
4.14.4.1	A	为精神残障者及其他躯体疾患者提供多科联合诊疗服务。	A		
4.14.4.2	A	严格执行常见并发症的预防规范与风险防范流程。	A		
4.14.5.1	A	为精神残障者提供出院康复指导与随访。	A		
4.14.6.1	B		B		
4.14.6.2	B		B		
4.15.1.1	A	设立药事管理与药物治疗学委员会,药事管理体系健全。	A		
4.15.1.2	B		B		
4.15.1.3	B		B		
4.15.2.1	A	药品采购规范、储备适宜,无违规采购。	A		
4.15.2.2	B		B		
4.15.2.3	A	严格执行药品储存制度,储存药品的场所、设施与设备符合有关规定。	A		
4.15.2.4	B	完善并执行"特殊管理药品"管理的相关规定和措施。	A	完善并执行"特殊管理药品"管理的相关规定和措施。	
4.15.2.5	A	对全院的急救等备用药品进行有效管理,保障抢救时及时获取。	A		
4.15.2.6	C		C		
4.15.2.7	A	严格执行制剂质量改进措施和召回制度。	A		
4.15.2.8	C		C		
4.15.2.9	A	严格执行药品召回管理制度。	A		
4.15.2.10	C	建立用药监控系统,实行处方审核等管理工作。	A	建立用药监控系统,实行处方审核等管理工作。	

续表

条款代码	首次自评结果	简要说明	末次自评结果	采取的改进措施	需要说明的问题
4.15.3.1	A	建立并有效执行临床用药监控和超常预警体系。	A		
4.15.3.2	C	采用电子处方并定期检查处方质量,与医师考核挂钩。	A	采用电子处方并定期检查处方质量,与医师考核挂钩。	
4.15.3.3	A	定期评价、分析给药差错,提出整改措绝并落实。	A		
4.15.3.4	B		B		
4.15.3.5	A	专人负责防范差错的系统检验,对临床不合理用药进行有效干预。	A		
4.15.3.6	C	定期开展专项药物临床应用评价,实行奖惩管理。	B	定期开展专项药物临床应用评价,实行奖惩管理。	
4.15.4.1	B		B		
4.15.5.1	A	监测与评价医院抗菌药物临床应用,并进行干预。	A		
4.15.5.2	A	实行抗菌药物分级管理,抗菌药物合理应用情况纳入院、科两级综合目标考核指标。	A		
4.15.5.3	C		C		
4.15.5.4	C	对抗菌药物购用实行专项管理,持续改进。	A	对抗菌药物购用实行专项管理,持续改进。	
4.15.6.1	C	鼓励药品不良反应与药害事件报告,建立药品不良事件报告信息平台。	A	鼓励药品不良反应与药害事件报告,建立药品不良事件报告信息平台。	
4.15.6.2	C	有针对重大突发事件,大规模调集应急药品的保障方案。	A	有针对重大突发事件,大规模调集应急药品的保障方案。	
4.15.7.1	C	开展处方点评、药物临床应用评价。	B	开展处方点评、药物临床应用评价。	
4.15.7.2	C		C		
4.15.7.3	A	临床药师参与临床药物治疗。	A		

续表

条款代码	首次自评结果	简要说明	末次自评结果	采取的改进措施	需要说明的问题
4.15.8.1	A	运用质量管理工具开展药事质量管理改进工作。	A		
4.15.8.2	B		B		
4.16.1.1.1	D	临床实验室集中设置暂时无法达到。	D		
4.16.1.1.2	A	能提供24小时急诊检验服务。	A		
4.16.1.2	A	危急值报告登记资料完整。	A		
4.16.1.3	A	检验项目、设备、试剂管理符合有关要求。	A		
4.16.1.4	A	严格执行新项目审批及实施流程。	A		
4.16.2.1	C	完善并执行实验室安全管理制度和流程。	A	完善并执行实验室安全管理制度和流程。	
4.16.2.2	A	实验室生物安全分区和工作流程合理，无违规情况。	A		
4.16.2.3	A	实验室安全防护到位，有实验室工作人员健康档案管理。	A		
4.16.2.4	A	消防安全符合要求。	A		
4.16.2.5	B		B		
4.16.2.6	A	严格执行各种消毒措施。	A		
4.16.2.7	A	实验室废弃物、废水的处置符合要求。	A		
4.16.2.8	B		B		
4.16.2.9	B		B		
4.16.3.1	A	临床检验专业技术人员资质符合要求。	A		
4.16.3.2	C		C		
4.16.4.1	A	室内质控与室间质评结果达到质量控制目标。	A		
4.16.4.2	A	严格执行检验报告双签字制度。	A		

续表

条款代码	首次自评结果	简要说明	末次自评结果	采取的改进措施	需要说明的问题
4.16.4.3	B		B		
4.16.4.4	B		B		
4.16.5.1	A	严格执行试剂与校准品管理制度，保证检验结果准确合法。	A		
4.16.6.1	B		B		
4.16.7.1	A	持续改进质量与安全工作。	A		
4.16.7.2	A	标本合格率≥95%，标本保存符合规范。	A		
4.16.7.3	A	常规开展室内质控。	A		
4.16.7.4	B		B		
4.16.7.5	A	仪器设备规范操作合格率100%。	A		
4.16.7.6	C		C		
4.16.7.7	A	实验室数据保留3年以上在线查询资料。	A		
4.17.1.1	A	病理科集中设置，统一管理，服务项目与医院功能、任务相适应。	A		
4.17.1.2	A	病理科工作场所与医院功能、任务相适应。	A		
4.17.1.3	A	专业技术设备配置符合要求。	A		
4.17.2.1	B		B		
4.17.2.2	A	有正高级病理学专业技术职务任职资格的病理医师，病理诊断经验丰富（10年以上），在学术界有一定影响及担任省级以上病理学术团体常委以上职务。	A		
4.17.2.3	B		B		
4.17.3.1	B		B		
4.17.4.1	B		B		
4.17.4.2	C		C		

续表

条款代码	首次自评结果	简要说明	末次自评结果	采取的改进措施	需要说明的问题
4.17.4.3	B		B		
4.17.4.4	A	细胞学诊断规范、准确,抽查达到规定要求≥95%。	A		
4.17.4.5	A	严格执行院际病理切片会诊制度,抽查发现达到规定要求≥95%。	A		
4.17.5.1	B		B		
4.17.5.2	A	有近三年对下级医院病理医师与技术人员跟踪支持的计划与事实。	A		
4.17.6.1	B		B		
4.17.6.2	A	病理检查申请单填写符合要求,信息系统方便病理科医师调取申请病理检查患者的相关病历资料。	A		
4.17.6.3	A	严格执行标本交接制度与流程。	A		
4.17.6.4	B		B		
4.17.6.5	B		B		
4.17.6.6	B		B		
4.17.6.7	B		B		
4.17.6.8	B		B		
4.17.6.9	C		C		
4.17.6.10	B		B		
4.17.6.11	B		B		
4.18.1.1	C	建立 PACS 系统。	B	建立 PACS 系统。	
4.18.1.2	A	医疗技术人员配备与医院规模和任务相适应。	A		
4.18.1.3	B		B		
4.18.2.1	B		B		
4.18.2.2	A	设备运行完好率≥95%。	A		
4.18.2.3	A	采用多种形式,开展图像质量评价活动。	A		

续表

条款代码	首次自评结果	简要说明	末次自评结果	采取的改进措施	需要说明的问题
4.18.3.1	C	建立PACS系统满足相应要求。	B	建立PACS系统满足相应要求。	
4.18.3.2	B		B		
4.18.4.1	B		B		
4.18.4.2	A	有受检者和工作人员防护措施。	A		
4.18.4.3	C		C		
4.18.5.1	B		B		
4.19.1.1	A	建立临床输血管理委员会并履行工作职能。	A		
4.19.1.2	B		B		
4.19.1.3	B	实行用血申请分级管理。	A	实行用血申请分级管理。	
4.19.2.1	B		B		
4.19.2.2	C		C		
4.19.2.3	A	为临床提供24小时供血服务，满足临床工作需要。	A		
4.19.3.1	B		B		
4.19.3.2	A	输血前检测率及输血治疗知情同意书签署率100%。	A		
4.19.3.3	B		B		
4.19.3.4	C		C		
4.19.3.5	B		B		
4.19.4.1	A	严格执行临床用血申请审核制度，履行用血报批手续。	A		
4.19.4.2	B		B		
4.19.4.3	A	执行输血标本采集流程，输血前核对制度。	A		
4.19.5.1	A	执行血液储存质量监测与信息反馈的制度。	A		
4.19.5.2	A	施行临床输血过程的质量管理监控及效果评价。	A		
4.19.5.3	A	紧急用血的执行情况与医院规定的要求保持一致。	A		

续表

条款代码	首次自评结果	简要说明	末次自评结果	采取的改进措施	需要说明的问题
4.19.5.4	B		B		
4.19.6.1	A	严格执行输血相容性检测实验室的管理制度。	A		
4.19.6.2	A	做好相容性检测质量管理，近三年室间质量评价结果全部合格。	A		
4.19.6.3	A	执行紧急抢救配合性输血管理制度。	A		
4.20.1.1	B		B		
4.20.1.2	B		B		
4.20.2.1	B		B		
4.20.3.1	A	医院感染专职人员和监测设施配备符合要求，开展目标性监测、全院综合性监测。	A		
4.20.3.2	A	定期对重点环节、重点人群与高危险因素的监测及分析，对重点环节、重点人群、主要部位的特殊感染控制有效。	A		
4.20.3.3	A	执行医院感染暴发报告流程与处置预案。	A		
4.20.4.1	B		B		
4.20.5.1	B		B		
4.20.5.2	A	实现多部门共同参与多重耐药菌的有效管理。	A		
4.20.5.3	A	进行预防多重耐药感染措施培训，取得良好效果。	A		
4.20.6.1	B		B		
4.20.6.2	B		B		
4.20.6.3	B		B		
4.20.7.1	A	医院消毒与隔离工作制度落实到位。	A		
4.20.7.2	A	消毒设备、设施与消毒剂满足要求。	A		

续表

条款代码	首次自评结果	简要说明	末次自评结果	采取的改进措施	需要说明的问题
4.20.7.3	B		B		
4.20.8.1	A	建立医院感染监测指标体系，按规范开展工作。	A		
4.20.8.2	A	按照卫生行政部门的要求上报医院感染监测信息。	A		
4.21.1.1	A	介入诊疗技术与医院功能、任务相适应，能提供24小时介入诊疗服务。	A		
4.21.1.2	B		B		
4.21.2.1	B		B		
4.21.2.2	B		B		
4.21.3.1	C		C		
4.21.3.2	A	严格掌握介入诊疗技术的适应证和禁忌证，履行知情同意。	A		
4.21.3.3	B		B		
4.21.3.4	B		B		
4.21.4.1	B		B		
4.21.5.1	B		B		
4.21.6.1	B		B		
4.21.6.2	B		B		
4.22.1.1	A	血液透析室建设符合标准要求，管理规范。	A		
4.22.1.2	A	医、护、技人员配置符合规范。	A		
4.22.1.3	A	血透室布局与分区、设施设备配置符合相关规定。	A		
4.22.2.1	A	制定并落实质量管理制度，岗位职责明确。	A		
4.22.2.2	C		C		
4.22.2.3	A	严格执行设备的操作规范与设备维护制度。	A		

续表

条款代码	首次自评结果	简要说明	末次自评结果	采取的改进措施	需要说明的问题
4.22.2.4	A	有效执行紧急意外情况与并发症的紧急处理预案。	A		
4.22.3.1	B		B		
4.22.3.2	B		B		
4.22.3.3	A	医疗废弃物管理符合有关规定。	A		
4.22.4.1	A	血液透析机符合国标要求,相关工作记录完整。	A		
4.22.4.2	A	水处理设备符合要求,相关工作记录完整。	A		
4.22.4.3	B		B		
4.22.5.1	A	严格执行透析液和透析用水质量监测制度与流程,水质量监测记录完整。	A		
4.22.5.2	B		B		
4.22.6.1	B		B		
4.22.6.2	B		B		
4.22.7.1	B		B		
4.22.7.2	B		B		
4.23.1.1	C		C		
4.23.1.2	C		C		
4.23.1.3	B		B		
4.23.2.1	C		C		
4.23.2.2	C		C		
4.23.3.1	B		B		
4.23.4.1	C		C		
4.23.5.1	C		C		
4.24.1.1	A	医用氧舱准入、设置与布局符合规范,相关资料完整。	A		
4.24.1.2	B		B		
4.24.2.1	B		B		
4.24.2.2	A	安全教育到位,无违规情况。	A		

续表

条款代码	首次自评结果	简要说明	末次自评结果	采取的改进措施	需要说明的问题
4.24.2.3	A	严格执行控制氧浓度的制度与流程,做到每一位进舱人员均按要求操作。	A		
4.24.3.1	C		C		
4.24.4.1	C		C		
4.24.5.1	A	按照规定定期检验医用氧舱,资料完整。	A		
4.24.5.2	B		B		
4.24.6.1	B		B		
4.24.6.2	B		B		
4.24.6.3	C		C		
4.25.1.1	A	无超核准的"放射治疗"诊疗科目。	A		
4.25.1.2	A	放射治疗设备使用符合规定。	A		
4.25.1.3	C		C		
4.25.2.1	A	专业技术人员配备合理,满足临床需求。	A		
4.25.2.2	C		C		
4.25.3.1	A	严格执行由主管医生、物理师共同制定放射治疗计划。	A		
4.25.3.2	A	根据患者情况及时调整放疗计划,履行"患者知情同意"的程序,有放射治疗后患者随访。	A		
4.25.4.1	B		B		
4.25.4.2	C		C		
4.25.5.1	A	放射治疗装置维护维修及时,设备安全运行,保障临床使用。	A		
4.25.5.2	A	患者及工作人员放射防护100%。	A		

续表

条款代码	首次自评结果	简要说明	末次自评结果	采取的改进措施	需要说明的问题
4.25.6.1	B		B		
4.25.6.2	A	放射诊疗工作人员熟练掌握心肺复苏技能。	A		
4.25.6.3	A	放射诊疗工作场所、放射性同位素储存场所的辐射水平符合有关规定。	A		
4.26.1.1	C		C		
4.26.2.1	C		C		
4.26.3.1	C		C		
4.26.3.2	B		B		
4.26.3.3	B		B		
4.26.4.1	B		B		
4.26.5.1	B		B		
4.26.5.2	B		B		
4.26.5.3	C		C		
4.26.6.1	B		B		
4.27.1.1	C		C		
4.27.1.2	B		B		
4.27.2.1	B		B		
4.27.2.2	B		B		
4.27.2.3	B		B		
4.27.2.4	C		C		
4.27.2.5	B		B		
4.27.2.6	C		C		
4.27.3.1	B		B		
4.27.4.1	A	新员工岗前培训和住院医师三基训练覆盖率100%，病历书写考核合格率100%。	A		
4.27.4.2	A	年度住院病案总检查数占总住院病案数≥70%，病历甲级率≥90%，无丙级病历。	A		
4.27.5.1	B		B		

续表

条款代码	首次自评结果	简要说明	末次自评结果	采取的改进措施	需要说明的问题
4.27.5.2	A	出院病案信息查询系统完备，能提供5年内完整病案信息。	A		
4.27.6.1	A	严格执行病案服务管理制度，服务规范与程序，保护患者隐私。	A		
4.27.7.1	A	电子病历系统完备。	A		
4.27.7.2	B		B		
5.1.1.1	A	护理管理体系运行有效。	A		
5.1.1.2	A	有护理工作中长期规划、年度计划和年度总结。	A		
5.1.2.1	A	执行三级（医院-科室-病区）护理管理组织体系。	A		
5.1.2.2	A	按照《护士条例》的规定，实施护理管理工作。	A		
5.1.3.1	A	分级管理落实有效。	A		
5.1.4.1	B		B		
5.1.4.2	B		B		
5.1.4.3	A	有专科护理常规，具有专业性、适用性。	A		
5.1.4.4	A	遵守相关法律、法规和规章，适时修订相关护理制度。	A		
5.1.4.5	A	定期开展护理管理制度的培训，资料完整。	A		
5.2.1.1	A	有明确的岗位职责和工作标准，对各项护理工作进行考评和监督。	A		
5.2.1.2	A	严格执行各级护理人员资质审核。	A		
5.2.1.3	A	有聘用护理人员资质、岗位技术能力及要求，执行薪酬相关制度和方案。	A		

续表

条款代码	首次自评结果	简要说明	末次自评结果	采取的改进措施	需要说明的问题
5.2.1.4	A	执行全院护理人员同工同酬。薪酬向临床一线和关键岗位倾斜，体现多劳多得，优绩优酬。	A		
5.2.1.5	C		C		
5.2.2.1	B		B		
5.2.2.2	B		B		
5.2.3.1	C		C		
5.2.3.2	A	实行护理人力资源弹性调配，效果良好。	A		
5.2.4.1	B		B		
5.2.5.1	A	执行护理人员在职继续教育培训和考评制度，效果明显。	A		
5.2.5.2	A	培养专科护理人才，有省级以上卫生行政部门批准的专科护理人员培训基地。	A		
5.3.1.1	A	实行分级护理，持续改进。	A		
5.3.2.1	A	优质护理服务落实到位，患者与医护人员满意度高。	A		
5.3.3.1	A	实施"以患者为中心"的整体护理。	A		
5.3.4.1	B		B		
5.3.4.2	B		B		
5.3.5.1	B		B		
5.3.6.1	A	严格执行查对制度，遵照医嘱正确提供治疗、给药等护理服务。	A		
5.3.7.1	A	遵照医嘱为患者提供符合规范的输血治疗服务。	A		
5.3.8.1	B		B		
5.3.9.1	B		B		
5.3.11.1	B		B		
5.3.12.1	B		B		

续表

条款代码	首次自评结果	简要说明	末次自评结果	采取的改进措施	需要说明的问题
5.4.1.1	A	护理质量与安全管理组织完善，职责明确。	A		
5.4.2.1	B		B		
5.4.3.1	B		B		
5.4.5.1	A	执行临床护理技术操作常见并发症的预防及处理指南，持续改进。	A		
5.4.6.1	B		B		
5.5.1.1.1	A	手术室布局合理，分区明确，标识清楚、洁污区域分开，符合相关要求。	A		
5.5.1.2.1	A	按照手术室各项规章制度、岗位职责及操作常规对工作人员进行考核。有省级以上卫生行政部门批准的手术室护理人员培训基地。	A		
5.5.1.3.1	A	严格执行手术室相关安全制度，有突发事件的应急预案。择期手术《手术安全核查》实际执行率100%。	A		
5.5.1.4.1	B		B		
5.5.2.1.1	A	供应室布局、设施、设备符合相关规范要求，工作区域划分符合消毒隔离要求。	A		
5.5.2.2.1	B		B		
5.5.2.3.1	B		B		
5.5.2.4.1	B		B		
5.5.2.5.1	B		B		
5.5.3.1.1	B		B		
5.5.3.2.1	B	新生儿室有护理人员专业理论与技术培训，实施责任制护理。	B		

续表

条款代码	首次自评结果	简要说明	末次自评结果	采取的改进措施	需要说明的问题
5.5.3.3.1	A	执行护理专项质量管理考核标准及培训。	A		
5.5.3.4.1	A	手卫生依从性高，新生儿暖箱、奶瓶、奶嘴消毒等符合要求。	A		
6.1.1.1	A	执业许可相关文件齐全，无对外出租、承包科室及"院中院"。	A		
6.1.2.1	A	在国家法律、法规、诊疗护理规范框架内开展诊疗活动。	A		
6.1.2.2	B		B		
6.1.3.1	A	无卫生技术人员违规执业、超范围执业及非卫生技术人员从事诊疗活动。	A		
6.1.4.1	A	医疗信息真实可靠，无虚假医疗信息和医疗广告。	A		
6.1.5.1	A	定期修订医院规章制度和岗位职责，及时更新。	A		
6.2.1.1	A	实行院长负责制，鼓励全体员工参与医院管理。	A		
6.2.1.2	A	"三重一大"经集体讨论，集体决策并按管理权限和规定报批与公示，由职工监督。	A		
6.2.2.1	A	医院有明确的组织架构图，能清楚反映医院组织架构。	A		
6.2.2.2	A	各部门依据医院组织架构制定内部工作制度和流程。	A		
6.2.2.3	B		B		
6.2.3.1	A	建立多部门共同参与的联席会议制度。	A		
6.2.4.1	A	医院与科室领导掌握现行的有关法律法规和部门规章，并能够定期参加管理技能培训，掌握管理技能。	A		

续表

条款代码	首次自评结果	简要说明	末次自评结果	采取的改进措施	需要说明的问题
6.2.5.1	B		B		
6.3.1.1	A	医院的功能与任务,符合本区域卫生发展规划。	A		
6.3.2.1	A	根据医院的功能任务,制订医院远期与中长期规划以及年度计划。	A		
6.3.3.1	A	医院总体发展建设规划经相关部门批准。	A		
6.3.3.2	A	医院建筑符合消防安全要求,通过换届评估。	A		
6.4.1.1	B		B		
6.4.1.2	B		B		
6.4.1.3	C		C		
6.4.1.4	A	无未经注册开展执业或跨专业、超范围执业。	A		
6.4.1.5	A	人员紧急替代机制落实到位,保障医疗工作正常运行。	A		
6.4.2.1	A	严格执行卫生专业技术人员资质的认定与聘用。	A		
6.4.2.2	A	实行外来短期工作人员的技术资质管理。	A		
6.4.3.1	B		B		
6.4.3.2	A	实施住院医师规范化培训,承担外院和社会住院医师规范化培训任务。	A		
6.4.3.3	A	实施卫生专业技术人员继续教育制度。近3年承担省级继续医学教育项目≥9个或国家级继续医学教育项目≥6个。	A		
6.4.4.1	A	国家级临床重点专科≥3个。	A		
6.4.4.2	A	重点专科带头人专业技术水平领先,业务能力强。	A		
6.4.5.1	B		B		

续表

条款代码	首次自评结果	简要说明	末次自评结果	采取的改进措施	需要说明的问题
6.5.1.1	B		B		
6.5.1.2	B		B		
6.5.1.3	A	有效执行保障信息系统建设、管理的规章制度，效果良好。	A		
6.5.2.1	A	管理信息系统应用满足医院管理需求。	A		
6.5.2.2	A	临床信息系统应用满足医疗工作需求。	A		
6.5.3.1	B		B		
6.5.4.1	A	信息系统安全保护等级不低于第二级。	A		
6.5.4.2	B		B		
6.5.5.1	A	信息化建设有经费保障。	A		
6.5.5.2	B		B		
6.5.6.1	A	图书馆基本设置和藏书数量能满足临床科研教学需求，实施支持网上预约、催还、续借和馆际互借，能提供网络版医学文献数据库检索服务。	A		
6.6.1.1	A	财务管理制度健全，财务管理体制和机构设置合理。	A		
6.6.1.2	A	财务管理人员配置合理，岗位职责明确，实行重要岗位有轮转机制。	A		
6.6.2.1	B		B		
6.6.2.2	D	我院尚无总会计师。	D		
6.6.3.1	C		C		
6.6.3.2	A	控制医院债务规模，加强资产管理，提高国有资产使用效益。	A		
6.6.4.1	A	医院价格管理部门和人员配置合理。	A		

续表

条款代码	首次自评结果	简要说明	末次自评结果	采取的改进措施	需要说明的问题
6.6.4.2	A	有健全、完善的医院内部医药价格管理机制和医药价格管理制度。	A		
6.6.4.3	A	积极开展并不断改进医院内部价格管理工作。	A		
6.6.5.1	A	按照相关规定建立详细的药品及高值耗材采购制度和流程,有严格管理和审批程序。	A		
6.6.6.1	A	建立与完善医院内部控制,实施内部和外部审计制度,有工作制度与计划,对医院经济运行进行定期评价与监控,审计结果对院长负责。	A		
6.6.7.1	A	按照预算管理制度,编制医院年度预算。	A		
6.6.7.2	A	严格执行预算,加强预决算管理和监督。	A		
6.6.8.1	A	医院有绩效分配制度,个人收入与业务收入不直接挂钩。	A		
6.7.1.1	A	医院有负责医德医风管理的组织体系,有明确的职能主管部门负责医德医风管理与考核。	A		
6.7.1.2	A	将医德医风的要求纳入各级各类医务人员和窗口服务人员的岗位职责。	A		
6.7.1.3	A	实行文明行医,严禁推诿、拒诊患者。	A		
6.7.2.1	A	落实奖惩,医德医风建设有成效,有优秀科室及个人的宣传、表彰、奖励措施并落实。	A		
6.7.3.1	B		B		

375

续表

条款代码	首次自评结果	简要说明	末次自评结果	采取的改进措施	需要说明的问题
6.7.4.1	A	医院文化建设有成效，促进医院发展。	A		
6.7.4.2	A	将以患者为中心导向根植于本院服务理念，医院文化建设相关活动获得国家级表彰。	A		2012年4月24日，全国医疗卫生系统"三好一满意"活动第五次工作会议在北京召开，我院作为全省唯一，全国七家部属医院之一作大会发言。
6.8.1.1	B		B		
6.8.2.1	A	水、电、气等后勤保障满足医院运行需要，节能降耗工作有成效。	A		
6.8.2.2	B		B		
6.8.3.1	B		B		
6.8.3.2	A	食品原料采购、仓储和食品加工规范，符合卫生管理要求。	A		
6.8.3.3	B		B		
6.8.4.1	A	建立健全医疗废物和污水处理管理规章制度和岗位职责。	A		
6.8.4.2	B		B		
6.8.4.3	B		B		
6.8.5.1	A	安全保卫组织健全，制度完善，人员配备符合规范。	A		
6.8.5.2	B		B		
6.8.6.1	B		B		
6.8.6.2	A	合理使用视频监控资源。	A		
6.8.7.1	B		B		
6.8.7.2	A	特种设备完好率100%。	A		
6.8.7.3	B		B		
6.8.8.1	B		B		
6.8.9.1	B		B		
6.8.10.1	B		B		

续表

条款代码	首次自评结果	简要说明	末次自评结果	采取的改进措施	需要说明的问题
6.9.1.1	A	建立医学装备管理部门，有监管和考核机制。	A		
6.9.2.1	A	建立医学装备管理组织技术队伍，人员配置合理。	A		
6.9.2.2	A	有医学装备相关工作制度、岗位职责和工作流程。	A		
6.9.3.1	A	制定常规与大型医学装备配置方案。	A		
6.9.3.2	B		B		
6.9.4.1	B		B		
6.9.4.2	A	放射与放疗等装备相关机房环境安全符合要求。	A		
6.9.4.3	A	特殊装备技术安全管理落实到位。	A		
6.9.4.4	B		B		
6.9.5.1	B		B		
6.9.6.1	B		B		
6.9.6.2	A	急救类、生命支持类装备完好率100%。	A		
6.9.6.3	B		B		
6.9.7.1	B		B		
6.9.8.1	B		B		
6.9.8.2	C		C		
6.10.1.1	A	医院有信息公开管理部门、工作制度与程序。	A		
6.10.1.2	A	按照有关规定，明确应当公开的信息。	A		
6.10.1.3	A	向患者提供查询服务或提供费用清单。	A		
6.10.1.4	C		C		
6.10.2.1	A	院务公开内容符合要求，信息发布及时、真实、准确。	A		

续表

条款代码	首次自评结果	简要说明	末次自评结果	采取的改进措施	需要说明的问题
6.10.3.1	A	广大职工充分行使民主权利，参与院务公开。	A		
6.11.1.1	A	定期收集院内、外对医院服务的意见和建议，并以此为动力，改进工作，持续提高医院服务质量。	A		
6.11.2.1	A	根据患者的服务流程，设计与确定医院社会满意度测评指标体系，实施社会评价活动。	A		
6.11.3.1	A	开展第三方社会调查与评价。	A		

医院自评总体结果

等级	首次自评		末次自评	
	数量	所占比例	数量	所占比例
A				
B				
C				
D				
E				

自评报告明细（样表）核查报告类同

医院名称	条款代码	首次自评结果	简要说明	末次自评结果	采取的改进措施	需要说明的问题
	1.1.1.1					
	1.1.2.1					
	1.1.3.1					
	1.1.4.1					
	1.2.1.1					

续表

医院名称	条款代码	首次自评结果	简要说明	末次自评结果	采取的改进措施	需要说明的问题
	1.2.2.1					
	1.2.3.1					
	1.2.4.1					
	1.2.5.1					
	1.2.6.1					
	1.3.1.1					
	1.3.2.1					
	1.3.3.1					
	1.3.4.1					
	1.3.5.1					
	1.3.6.1					
	1.3.7.1					
	1.4.1.1					
	1.4.2.1					
	1.4.3.1					
	1.4.3.2					
	1.4.4.1					
	1.4.4.2					
	1.4.5.1					
	1.5.1.1					
	1.5.2.1					
	1.5.3.1					
	1.5.4.1					
	1.5.5.1					
	1.6.1.1					
	1.6.2.1					
	1.6.3.1					
	1.6.4.1					
	2.1.1.1					
	2.1.2.1					
	2.1.3.1					
	2.2.1.1					

续表

医院名称	条款代码	首次自评结果	简要说明	末次自评结果	采取的改进措施	需要说明的问题
	2.2.2.1					
	2.2.3.1					
	2.2.3.2					
	2.2.4.1					
	2.2.5.1					
	2.3.1.1					
	2.3.1.2					
	2.3.2.1					
	2.3.2.2					
	2.3.3.1					
	2.4.1.1					
	2.4.2.1					
	2.4.2.2					
	2.4.3.1					
	2.4.4.1					
	2.5.1.1					
	2.5.2.1					
	2.5.3.1					
	2.6.1.1					
	2.6.2.1					
	2.6.3.1					
	2.6.4.1					
	2.6.5.1					
	2.7.1.1					
	2.7.1.2					
	2.7.2.1					
	2.7.3.1					
	2.7.4.1					
	2.8.1.1					
	2.8.2.1					
	2.8.3.1					
	2.8.4.1					

续表

医院名称	条款代码	首次自评结果	简要说明	末次自评结果	采取的改进措施	需要说明的问题
	2.8.5.1					
	2.8.6.1					
	3.1.1.1					
	3.1.2.1					
	3.1.3.1					
	3.1.4.1					
	3.2.1.1					
	3.2.2.1					
	3.2.3.1					
	3.3.1.1					
	3.3.2.1					
	3.3.3.1					
	3.4.1.1					
	3.4.2.1					
	3.5.1.1					
	3.5.1.2					
	3.5.2.1					
	3.6.1.1					
	3.6.2.1					
	3.7.1.1					
	3.7.2.1					
	3.8.1.1					
	3.8.2.1					
	3.9.1.1					
	3.9.2.1					
	3.9.3.1					
	3.10.1.1					
	3.10.2.1					
	4.1.1.1					
	4.1.1.2					
	4.1.1.3					
	4.1.2.1					

续表

医院名称	条款代码	首次自评结果	简要说明	末次自评结果	采取的改进措施	需要说明的问题
	4.1.2.2					
	4.2.1.1					
	4.2.1.2					
	4.2.2.1					
	4.2.2.2					
	4.2.2.3					
	4.2.3.1					
	4.2.4.1					
	4.2.4.2					
	4.2.4.3					
	4.2.5.1					
	4.2.5.2					
	4.2.6.1					
	4.2.7.1					
	4.3.1.1					
	4.3.1.2					
	4.3.2.1					
	4.3.3.1					
	4.3.3.2					
	4.3.4.1					
	4.3.5.1					
	4.3.5.2					
	4.4.1.1					
	4.4.2.1					
	4.4.3.1					
	4.4.4.1					
	4.4.5.1					
	4.4.6.1					
	4.4.6.2					
	4.5.1.1					
	4.5.2.1					
	4.5.2.2					

续表

医院名称	条款代码	首次自评结果	简要说明	末次自评结果	采取的改进措施	需要说明的问题
	4.5.2.3					
	4.5.2.4					
	4.5.2.5					
	4.5.2.6					
	4.5.2.7					
	4.5.2.8					
	4.5.3.1					
	4.5.3.2					
	4.5.4.1					
	4.5.4.2					
	4.5.5.1					
	4.5.5.2					
	4.5.6.1					
	4.5.6.2					
	4.5.6.3					
	4.5.7.1					
	4.5.7.2					
	4.5.7.3					
	4.5.7.4					
	4.5.7.5					
	4.5.8.1					
	4.5.8.2					
	4.5.8.3					
	4.6.1.1					
	4.6.1.2					
	4.6.2.1					
	4.6.2.2					
	4.6.3.1					
	4.6.4.1					
	4.6.4.2					
	4.6.5.1					
	4.6.6.1					

续表

医院名称	条款代码	首次自评结果	简要说明	末次自评结果	采取的改进措施	需要说明的问题
	4.6.6.2					
	4.6.7.1					
	4.6.7.2					
	4.6.8.1					
	4.6.8.2					
	4.6.8.3					
	4.7.1.1					
	4.7.1.2					
	4.7.1.3					
	4.7.1.4					
	4.7.2.1					
	4.7.2.2					
	4.7.3.1					
	4.7.4.1					
	4.7.4.2					
	4.7.4.3					
	4.7.5.1					
	4.7.5.2					
	4.7.6.1					
	4.7.7.1					
	4.7.8.1					
	4.7.8.2					
	4.7.8.3					
	4.7.8.4					
	4.8.1.1					
	4.8.1.2					
	4.8.1.3					
	4.8.1.4					
	4.8.2.1					
	4.8.2.2					
	4.8.3.1					
	4.8.3.2					

附　录

续表

医院名称	条款代码	首次自评结果	简要说明	末次自评结果	采取的改进措施	需要说明的问题
	4.8.3.3					
	4.8.4.1					
	4.8.4.2					
	4.8.4.3					
	4.8.5.1					
	4.8.5.2					
	4.8.6.1					
	4.8.6.2					
	4.9.1.1.1					
	4.9.1.1.2					
	4.9.2.1					
	4.9.3.1					
	4.9.3.2					
	4.9.4.1					
	4.9.5.1					
	4.9.5.2					
	4.10.1.1					
	4.10.2.1					
	4.10.2.2					
	4.10.2.3					
	4.10.3.1					
	4.10.3.2					
	4.10.4.1					
	4.10.5.1					
	4.10.5.2					
	4.11.1.1					
	4.11.2.1					
	4.11.2.2					
	4.11.2.3					
	4.11.3.1					
	4.11.4.1					
	4.12.1.1					

续表

医院名称	条款代码	首次自评结果	简要说明	末次自评结果	采取的改进措施	需要说明的问题
	4.12.1.2					
	4.12.2.1					
	4.12.3.1					
	4.12.3.2					
	4.12.3.3					
	4.12.4.1					
	4.12.4.2					
	4.12.5.1					
	4.12.5.2					
	4.13.1.1					
	4.13.2.1					
	4.13.3.1					
	4.13.4.1					
	4.13.5.1					
	4.14.1.1					
	4.14.2.1					
	4.14.3.1					
	4.14.4.1					
	4.14.4.2					
	4.14.5.1					
	4.14.6.1					
	4.14.6.2					
	4.15.1.1					
	4.15.1.2					
	4.15.1.3					
	4.15.2.1					
	4.15.2.2					
	4.15.2.3					
	4.15.2.4					
	4.15.2.5					
	4.15.2.6					
	4.15.2.7					

续表

医院名称	条款代码	首次自评结果	简要说明	末次自评结果	采取的改进措施	需要说明的问题
	4.15.2.8					
	4.15.2.9					
	4.15.2.10					
	4.15.3.1					
	4.15.3.2					
	4.15.3.3					
	4.15.3.4					
	4.15.3.5					
	4.15.3.6					
	4.15.4.1					
	4.15.5.1					
	4.15.5.2					
	4.15.5.3					
	4.15.5.4					
	4.15.6.1					
	4.15.6.2					
	4.15.7.1					
	4.15.7.2					
	4.15.7.3					
	4.15.8.1					
	4.15.8.2					
	4.16.1.1.1					
	4.16.1.1.2					
	4.16.1.2					
	4.16.1.3					
	4.16.1.4					
	4.16.2.1					
	4.16.2.2					
	4.16.2.3					
	4.16.2.4					
	4.16.2.5					
	4.16.2.6					

续表

医院名称	条款代码	首次自评结果	简要说明	末次自评结果	采取的改进措施	需要说明的问题
	4.16.2.7					
	4.16.2.8					
	4.16.2.9					
	4.16.3.1					
	4.16.3.2					
	4.16.4.1					
	4.16.4.2					
	4.16.4.3					
	4.16.4.4					
	4.16.5.1					
	4.16.6.1					
	4.16.7.1					
	4.16.7.2					
	4.16.7.3					
	4.16.7.4					
	4.16.7.5					
	4.16.7.6					
	4.16.7.7					
	4.17.1.1					
	4.17.1.2					
	4.17.1.3					
	4.17.2.1					
	4.17.2.2					
	4.17.2.3					
	4.17.3.1					
	4.17.4.1					
	4.17.4.2					
	4.17.4.3					
	4.17.4.4					
	4.17.4.5					
	4.17.5.1					
	4.17.5.2					

续表

医院名称	条款代码	首次自评结果	简要说明	末次自评结果	采取的改进措施	需要说明的问题
	4.17.6.1					
	4.17.6.2					
	4.17.6.3					
	4.17.6.4					
	4.17.6.5					
	4.17.6.6					
	4.17.6.7					
	4.17.6.8					
	4.17.6.9					
	4.17.6.10					
	4.17.6.11					
	4.18.1.1					
	4.18.1.2					
	4.18.1.3					
	4.18.2.1					
	4.18.2.2					
	4.18.2.3					
	4.18.3.1					
	4.18.3.2					
	4.18.4.1					
	4.18.4.2					
	4.18.4.3					
	4.18.5.1					
	4.19.1.1					
	4.19.1.2					
	4.19.1.3					
	4.19.2.1					
	4.19.2.2					
	4.19.2.3					
	4.19.3.1					
	4.19.3.2					
	4.19.3.3					

续表

医院名称	条款代码	首次自评结果	简要说明	末次自评结果	采取的改进措施	需要说明的问题
	4.19.3.4					
	4.19.3.5					
	4.19.4.1					
	4.19.4.2					
	4.19.4.3					
	4.19.5.1					
	4.19.5.2					
	4.19.5.3					
	4.19.5.4					
	4.19.6.1					
	4.19.6.2					
	4.19.6.3					
	4.20.1.1					
	4.20.1.2					
	4.20.2.1					
	4.20.3.1					
	4.20.3.2					
	4.20.3.3					
	4.20.4.1					
	4.20.5.1					
	4.20.5.2					
	4.20.5.3					
	4.20.6.1					
	4.20.6.2					
	4.20.6.3					
	4.20.7.1					
	4.20.7.2					
	4.20.7.3					
	4.20.8.1					
	4.20.8.2					
	4.21.1.1					
	4.21.1.2					

续表

医院名称	条款代码	首次自评结果	简要说明	末次自评结果	采取的改进措施	需要说明的问题
	4.21.2.1					
	4.21.2.2					
	4.21.3.1					
	4.21.3.2					
	4.21.3.3					
	4.21.3.4					
	4.21.4.1					
	4.21.5.1					
	4.21.6.1					
	4.21.6.2					
	4.22.1.1					
	4.22.1.2					
	4.22.1.3					
	4.22.2.1					
	4.22.2.2					
	4.22.2.3					
	4.22.2.4					
	4.22.3.1					
	4.22.3.2					
	4.22.3.3					
	4.22.4.1					
	4.22.4.2					
	4.22.4.3					
	4.22.5.1					
	4.22.5.2					
	4.22.6.1					
	4.22.6.2					
	4.22.7.1					
	4.22.7.2					
	4.23.1.1					
	4.23.1.2					
	4.23.1.3					

续表

医院名称	条款代码	首次自评结果	简要说明	末次自评结果	采取的改进措施	需要说明的问题
	4.23.2.1					
	4.23.2.2					
	4.23.3.1					
	4.23.4.1					
	4.23.5.1					
	4.24.1.1					
	4.24.1.2					
	4.24.2.1					
	4.24.2.2					
	4.24.2.3					
	4.24.3.1					
	4.24.4.1					
	4.24.5.1					
	4.24.5.2					
	4.24.6.1					
	4.24.6.2					
	4.24.6.3					
	4.25.1.1					
	4.25.1.2					
	4.25.1.3					
	4.25.2.1					
	4.25.2.2					
	4.25.3.1					
	4.25.3.2					
	4.25.4.1					
	4.25.4.2					
	4.25.5.1					
	4.25.5.2					
	4.25.6.1					
	4.25.6.2					
	4.25.6.3					
	4.26.1.1					

续表

医院名称	条款代码	首次自评结果	简要说明	末次自评结果	采取的改进措施	需要说明的问题
	4.26.2.1					
	4.26.3.1					
	4.26.3.2					
	4.26.3.3					
	4.26.4.1					
	4.26.5.1					
	4.26.5.2					
	4.26.5.3					
	4.26.6.1					
	4.27.1.1					
	4.27.1.2					
	4.27.2.1					
	4.27.2.2					
	4.27.2.3					
	4.27.2.4					
	4.27.2.5					
	4.27.2.6					
	4.27.3.1					
	4.27.4.1					
	4.27.4.2					
	4.27.5.1					
	4.27.5.2					
	4.27.6.1					
	4.27.7.1					
	4.27.7.2					
	5.1.1.1					
	5.1.1.2					
	5.1.2.1					
	5.1.2.2					
	5.1.3.1					
	5.1.4.1					
	5.1.4.2					

续表

医院名称	条款代码	首次自评结果	简要说明	末次自评结果	采取的改进措施	需要说明的问题
	5.1.4.3					
	5.1.4.4					
	5.1.4.5					
	5.2.1.1					
	5.2.1.2					
	5.2.1.3					
	5.2.1.4					
	5.2.1.5					
	5.2.2.1					
	5.2.2.2					
	5.2.3.1					
	5.2.3.2					
	5.2.4.1					
	5.2.5.1					
	5.2.5.2					
	5.3.1.1					
	5.3.2.1					
	5.3.3.1					
	5.3.4.1					
	5.3.4.2					
	5.3.5.1					
	5.3.6.1					
	5.3.7.1					
	5.3.8.1					
	5.3.9.1					
	5.3.11.1					
	5.3.12.1					
	5.4.1.1					
	5.4.2.1					
	5.4.3.1					
	5.4.5.1					
	5.4.6.1					

续表

医院名称	条款代码	首次自评结果	简要说明	末次自评结果	采取的改进措施	需要说明的问题
	5.5.1.1.1					
	5.5.1.2.1					
	5.5.1.3.1					
	5.5.1.4.1					
	5.5.2.1.1					
	5.5.2.2.1					
	5.5.2.3.1					
	5.5.2.4.1					
	5.5.2.5.1					
	5.5.3.1.1					
	5.5.3.2.1					
	5.5.3.3.1					
	5.5.3.4.1					
	6.1.1.1					
	6.1.2.1					
	6.1.2.2					
	6.1.3.1					
	6.1.4.1					
	6.1.5.1					
	6.2.1.1					
	6.2.1.2					
	6.2.2.1					
	6.2.2.2					
	6.2.2.3					
	6.2.3.1					
	6.2.4.1					
	6.2.5.1					
	6.3.1.1					
	6.3.2.1					
	6.3.3.1					
	6.3.3.2					
	6.4.1.1					

续表

医院名称	条款代码	首次自评结果	简要说明	末次自评结果	采取的改进措施	需要说明的问题
	6.4.1.2					
	6.4.1.3					
	6.4.1.4					
	6.4.1.5					
	6.4.2.1					
	6.4.2.2					
	6.4.3.1					
	6.4.3.2					
	6.4.3.3					
	6.4.4.1					
	6.4.4.2					
	6.4.5.1					
	6.5.1.1					
	6.5.1.2					
	6.5.1.3					
	6.5.2.1					
	6.5.2.2					
	6.5.3.1					
	6.5.4.1					
	6.5.4.2					
	6.5.5.1					
	6.5.5.2					
	6.5.6.1					
	6.6.1.1					
	6.6.1.2					
	6.6.2.1					
	6.6.2.2					
	6.6.3.1					
	6.6.3.2					
	6.6.4.1					
	6.6.4.2					
	6.6.4.3					

续表

医院名称	条款代码	首次自评结果	简要说明	末次自评结果	采取的改进措施	需要说明的问题
	6.6.5.1					
	6.6.6.1					
	6.6.7.1					
	6.6.7.2					
	6.6.8.1					
	6.7.1.1					
	6.7.1.2					
	6.7.1.3					
	6.7.2.1					
	6.7.3.1					
	6.7.4.1					
	6.7.4.2					
	6.8.1.1					
	6.8.2.1					
	6.8.2.2					
	6.8.3.1					
	6.8.3.2					
	6.8.3.3					
	6.8.4.1					
	6.8.4.2					
	6.8.4.3					
	6.8.5.1					
	6.8.5.2					
	6.8.6.1					
	6.8.6.2					
	6.8.7.1					
	6.8.7.2					
	6.8.7.3					
	6.8.8.1					
	6.8.9.1					
	6.8.10.1					
	6.9.1.1					

续表

医院名称	条款代码	首次自评结果	简要说明	末次自评结果	采取的改进措施	需要说明的问题
	6.9.2.1					
	6.9.2.2					
	6.9.3.1					
	6.9.3.2					
	6.9.4.1					
	6.9.4.2					
	6.9.4.3					
	6.9.4.4					
	6.9.5.1					
	6.9.6.1					
	6.9.6.2					
	6.9.6.3					
	6.9.7.1					
	6.9.8.1					
	6.9.8.2					
	6.10.1.1					
	6.10.1.2					
	6.10.1.3					
	6.10.1.4					
	6.10.2.1					
	6.10.3.1					
	6.11.1.1					
	6.11.2.1					
	6.11.3.1					

附录 3

病案首页资料数据格式要求

上传 DBF 文件变量及数据要求说明

字段名	字段中文说明	字段类型	数据要求
sjnf	数据年份	Char（4）	not null
xzqh	行政区划代码	Char（18）	not null
jgdm	组织机构代码	Char（18）	not null
jgmc	机构名称	Char（80）	not null
s0101	医疗付款方式	Char（12）	not null
s0102	住院次数	Char（3）或 Numeric（3）	not null
s0103	病案号	Char（18）	not null
s0108	姓名	Char（32）	not null
s0104	性别	Char（4）	not null 代码或名称
s0109	出生日期	date 或 datetime 或 char（10）YYYY-MM-DD	not null
s0105	年龄（岁）	Numeric（3）	
s0106	婚姻状况	Char（12）	涉及隐私时允许为 null
s0107	职业代码	Char（12）	涉及隐私时允许为 null
s0110	民族	Char（20）	涉及隐私时允许为 null
s0111	身份证	Char（18）	涉及隐私时允许为 null
s0112	工作单位地址	Char（80）	涉及隐私时允许为 null
s0113	户口地址	Char（80）	涉及隐私时允许为 null
s011301	户口地址邮政编码	Char（6）	涉及隐私时允许为 null
s0114	联系人姓名	Char（32）	涉及隐私时允许为 null
s011401	联系人地址	Char（80）	涉及隐私时允许为 null

续表

字段名	字段中文说明	字段类型	数据要求
s011402	联系人电话	Char（30）	涉及隐私时允许为 null
s0201	入院日期	date 或 datetime 或 char（10）YYYY-MM-DD	not null
s0202	入院科别	Char（32）	not null 名称
s0301	出院日期	date 或 datetime 或 char（10）YYYY-MM-DD	not null
s0302	出院科别	Char（32）	not null 名称
s0401	入院时情况	Char（12）	not null 代码或名称
s0402	入院诊断（ICD-10）	Char（18）	not null
s040200	入院诊断名称	Char（80）	not null
s0403	入院后确诊日期	date 或 datetime 或 char（10）YYYY-MM-DD	not null
s0501	出院主要诊断（ICD-10）	Char（18）	not null
s050100	出院诊断名称	Char（80）	not null
s050101	治疗结果	Char（12）	not null 代码或名称
s050102	出院主要诊断入院情况	Char（12）	not null
s0502	出院其他诊断1（ICD-10）	Char（18）	若有 not null
s050200	出院诊断名称1	Char（80）	若有 s0502，not null
s050201	治疗结果	Char（12）	若有 s0502，not null
s050202	出院其他诊断1入院情况	Char（12）	若有 s0502，not null
s0506	出院其他诊断2（ICD-10）	Char（18）	若有 not null
s050600	出院诊断名称2	Char（80）	若有 s0506，not null
s050601	治疗结果	Char（12）	若有 s0506，not null
s050602	出院其他诊断2入院情况	Char（12）	若有 s0506，not null
s0507	出院其他诊断3（ICD-10）	Char（18）	若有 not null
s050700	出院诊断名称3	Char（80）	若有 s0507，not null
s050701	治疗结果	Char（12）	若有 s0507，not null
s050702	出院其他诊断3入院情况	Char（12）	若有 s0507，not null
s0508	出院其他诊断4（ICD-10）	Char（18）	若有 not null
s050800	出院诊断名称4	Char（80）	若有 s0508，not null
s050801	治疗结果	Char（12）	若有 s0508，not null
s050802	出院其他诊断4入院情况	Char（12）	若有 s0508，not null

续表

字段名	字段中文说明	字段类型	数据要求
s0509	出院其他诊断5（ICD-10）	Char（18）	若有 not null
s050900	出院诊断名称5	Char（80）	若有 s0509，not null
s050901	治疗结果	Char（12）	若有 s0509，not null
s050902	出院其他诊断5入院情况	Char（12）	若有 s0509，not null
s0510	出院其他诊断6（ICD-10）	Char（18）	若有 not null
s051000	出院诊断名称6	Char（80）	若有 s0510，not null
s051001	治疗结果	Char（12）	若有 s0510，not null
s051002	出院其他诊断6入院情况	Char（12）	若有 s0510，not null
s0511	出院其他诊断7（ICD-10）	Char（18）	若有 not null
s051100	出院诊断名称7	Char（80）	若有 s0511，not null
s051101	治疗结果	Char（12）	若有 s0511，not null
s051102	出院其他诊断7入院情况	Char（12）	若有 s0511，not null
s0503	医院感染名称（ICD-10）	Char（12）	若有 not null
s050300	医院感染名称	Char（80）	若有 s0503，not null
s050301	治疗结果	Char（12）	若有 s0503，not null
s0517	病理诊断（ICD-10）	Char（18）	若有 not null
s051701	病理名称	Char（80）	若有 s0518，not null
s0504	损伤和中毒外部原因（ICD-10）	Char（18）	若有 not null
s050401	损伤和中毒外部原因名称	Char（80）	若有 s0504，not null
s0505	手术编码1（ICD-9-CM3）	Char（18）	若有 not null
s050500	手术日期	date 或 datetime 或 char（10）YYYY-MM-DD	若有 s0505，not null
s050501	手术名称1	Char（80）	若有 s0505，not null
s050502	手术操作医师	Char（20）	
s05050201	Ⅰ助	Char（20）	
s05050202	Ⅱ助	Char（20）	
s050503	麻醉方式	Char（20）	若有 s0505，not null
s050504	切口愈合	Char（12）	若有 s0505，not null
s050505	麻醉医师	Char（20）	
s0512	手术编码2（ICD-9-CM3）	Char（18）	若有 not null
s051200	手术日期	date 或 datetime 或 char（10）YYYY-MM-DD	若有 s0512，not null

续表

字段名	字段中文说明	字段类型	数据要求
s051201	手术名称2	Char（80）	若有 s0512，not null
s051202	手术操作医师	Char（20）	
s05120201	Ⅰ助	Char（20）	
s05120202	Ⅱ助	Char（20）	
s051203	麻醉方式	Char（20）	若有 s0512，not null
s051204	切口愈合	Char（12）	若有 s0512，not null
s051205	麻醉医师	Char（20）	
s0513	手术编码3（ICD-9-CM3）	Char（18）	若有 not null
s051300	手术日期	date 或 datetime 或 char（10）YYYY-MM-DD	若有 s0513，not null
s051301	手术名称3	Char（80）	若有 s0513，not null
s051302	手术操作医师	Char（20）	
s05130201	Ⅰ助	Char（20）	
s05130202	Ⅱ助	Char（20）	
s051303	麻醉方式	Char（20）	若有 s0513，not null
s051304	切口愈合	Char（12）	若有 s0513，not null
s051305	麻醉医师	Char（20）	
s0514	手术编码4（ICD-9-CM3）	Char（18）	若有 not null
s051400	手术日期	date 或 datetime 或 char（10）YYYY-MM-DD	若有 s0514，not null
s051401	手术名称4	Char（80）	若有 s0514，not null
s051402	手术操作医师	Char（20）	
s05140201	Ⅰ助	Char（20）	
s05140202	Ⅱ助	Char（20）	
s051403	麻醉方式	Char（20）	若有 s0514，not null
s051404	切口愈合	char（12）	若有 s0514，not null
s051405	麻醉医师	char（20）	
s0515	手术编码5（ICD-9-CM3）	Char（18）	若有 not null
s051500	手术日期	date 或 datetime 或 char（10）YYYY-MM-DD	若有 s0515，not null
s051501	手术名称5	Char（80）	若有 s0515，not null
s051502	手术操作医师	Char（20）	
s05150201	Ⅰ助	Char（20）	

续表

字段名	字段中文说明	字段类型	数据要求
s05150202	Ⅱ助	Char（20）	
s051503	麻醉方式	Char（20）	若有 s0515，not null
s051504	切口愈合	Char（12）	若有 s0515，not null
s051505	麻醉医师	Char（20）	
s0516	抢救次数	Numeric（2）	若有 not null
s051601	抢救成功次数	Numeric（2）	若有 not null
s0518	离院方式	Char（12）	not null
s0519	呼吸机使用时间（小时）	Numeric（12）	若有 not null
s0520	重症监护室代码	Char（20）	若有 not null
s0521	监护室进入日期时间	date 或 datetime 或 char（20）YYYY-MM-DD hh:mm:ss	若有 not null
s0522	监护室退出日期时间	date 或 datetime 或 char（20）YYYY-MM-DD hh:mm:ss	若有 not null
s0523	新生儿出生体重（克）	Numeric（12）	若有 not null
s0524	颅脑损伤患者入院前昏迷时间（天）	Numeric（12）	若有 not null
s052400	颅脑损伤患者入院前昏迷时间（小时）	Numeric（12）	若有 not null
s052401	颅脑损伤患者入院前昏迷时间（分钟）	Numeric（12）	若有 not null
s0525	颅脑损伤患者入院后昏迷时间（天）	Numeric（12）	若有 not null
s052500	颅脑损伤患者入院后昏迷时间（小时）	Numeric（12）	若有 not null
s052501	颅脑损伤患者入院后昏迷时间（分钟）	Numeric（12）	若有 not null
n0601	住院费用总计	Numeric（12，2）	not null default 0
n060101	床位费	Numeric（12，2）	not null default 0
n060102	护理费	Numeric（12，2）	not null default 0
n060103	西药费	Numeric（12，2）	not null default 0
n06010401	中成药费	Numeric（12，2）	not null default 0
n06010402	中草药费	Numeric（12，2）	not null default 0
n060110	放射费	Numeric（12，2）	not null default 0

续表

字段名	字段中文说明	字段类型	数据要求
n060105	化验费	Numeric（12，2）	not null default 0
n060111	输氧费	Numeric（12，2）	not null default 0
n060112	输血	Numeric（12，2）	not null default 0
n060106	诊察费	Numeric（12，2）	not null default 0
n060107	手术费	Numeric（12，2）	not null default 0
n060113	接生费	Numeric（12，2）	not null default 0
n060108	检查费	Numeric（12，2）	not null default 0
n060114	麻醉费	Numeric（12，2）	not null default 0
n060115	婴儿费	Numeric（12，2）	not null default 0
n060116	陪床费	Numeric（12，2）	not null default 0
n060117	治疗费	Numeric（12，2）	not null default 0
n060118	调温费	Numeric（12，2）	not null default 0
n060109	其他费用	Numeric（12，2）	not null default 0
n0702	血型编码	Char（12）	若有 not null
n070201	红细胞	Numeric（4）	若有 not null default 0
n070202	血小板	Numeric（4）	若有 not null default 0
n070203	血浆	Numeric（4）	若有 not null default 0
n070204	全血	Numeric（4）	若有 not null default 0
n070205	其他	Numeric（4）	若有 not null default 0

费用部分说明

《上传DBF文件变量及数据要求说明》中费用部分为旧版病案首页内容，若医院使用新病案首页则费用部分见下表：

字段名	字段中文说明	字段类型	数据要求
n0701	住院费用总计	Numeric（12，2）	not null default 0
n070100	自付金额（单列）	Numeric（12，2）	not null default 0
n070101	一般医疗服务费	Numeric（12，2）	not null default 0
n070102	一般治疗操作费	Numeric（12，2）	not null default 0

续表

n070103	护理费	Numeric（12,2）	not null default 0
n070104	其他费用	Numeric（12,2）	not null default 0
n070105	病理诊断费	Numeric（12,2）	not null default 0
n070106	实验室诊断费	Numeric（12,2）	not null default 0
n070107	影像学诊断费	Numeric（12,2）	not null default 0
n070108	临床诊断项目费	Numeric（12,2）	not null default 0
n070109	非手术治疗项目费（包含n07010901）	Numeric（12,2）	not null default 0
n07010901	临床物理治疗费（单列）	Numeric（12,2）	not null default 0
n070110	手术治疗费（包含n07011001，n07011002）	Numeric（12,2）	not null default 0
n07011001	麻醉费（单列）	Numeric（12,2）	not null default 0
n07011002	手术费（单列）	Numeric（12,2）	not null default 0
n070111	康复费	Numeric（12,2）	not null default 0
n070112	中医治疗费	Numeric（12,2）	not null default 0
n070113	西药费（包含n07011301）	Numeric（12,2）	not null default 0
n07011301	抗菌药物费（单列）	Numeric（12,2）	not null default 0
n070114	中成药费	Numeric（12,2）	not null default 0
n070115	中草药费	Numeric（12,2）	not null default 0
n070116	血费	Numeric（12,2）	not null default 0
n070117	白蛋白类制品费	Numeric（12,2）	not null default 0
n070118	球蛋白类制品费	Numeric（12,2）	not null default 0
n070119	凝血因子类制品费	Numeric（12,2）	not null default 0
n070120	细胞因子类制品费	Numeric（12,2）	not null default 0
n070121	检查用一次性医用材料费	Numeric（12,2）	not null default 0
n070122	治疗用一次性医用材料费	Numeric（12,2）	not null default 0
n070123	手术用一次性医用材料费	Numeric（12,2）	not null default 0
n070124	其他费	Numeric（12,2）	not null default 0

备注：

1. DBF文件的字段名：请按上表第一列的字段名进行命名。

2. 字段格式及长度：日期类、费用类字段请按上表中指定的格式进行设置，其他字段可以按本地实际的情况进行设置（Char型，Numeric型都可以），确保字段长度要足够，以避免字段信息被截断（数据丢失）。

3. 上述表数据要求说明

（1）未做任何说明的字段：则允许可以不填此字段数据项。

（2）not null：为必填项目，当由于病案录入导致某一字段部分记录数据为空项时，则允许该字段部分数据为空；但该字段数据空项占总记录比例较大时，则该字段数据可能存在问题，将会影响数据分析。（不包括 数据年份 sjnf，行政区划代码 xzqh，组织机构代码 jgdm，机构名称 jgmc，该4项数据可以通过直接附值获得）。

（3）涉及隐私时允许为 null：当涉及患者隐私时可以去除，包括 DBF 文件中去除字段。

（4）若有 not null 或若有××××（字段索引，比如 s0502）not null：当某项数据存在时，则必须填写。

（5）not null default 0：主要针对费用项目，必须填写，如果医院无某一费用项时，则以0代替。

（6）若有 not null default 0：当存在该数据项时，则必须填写，若无，则以0代替。

（7）除了数据要求为"涉及隐私时允许为 null"的字段可以去除，其他的必须保留字段。

（8）出院诊断最多为8个：上传所有诊断信息，当超过8个时，只需填写前8个即可，多出的诊断无需填写。（包括诊断编码，诊断名称，转归情况）。

（9）手术信息最多为5个：上传所有手术信息，当超过5个时，只需填写前5个即可，多出的手术无需填写。（包括手术编码，手术名称，手术日期等）。

（10）诊断，手术信息：必须同时上传编码及名称字典库。

（11）患者隐私信息：必须上传患者姓名，性别，出生日期三项数据。

4. DBF 文件生成方法

（1）通过编写程序代码按 DBF 文件要求生成文件。

（2）通过 SQL 查询语句按 DBF 文件要求生成文件。

（3）当无法通过上述两种方法生成单一 DBF 文件时，则可以采用多表关联形式生成多个 DBF 文件。关联关系使用如下字段：jgdm 组织机构代码、s0103 病案号、s0201 入院日期、s0301 出院日期。并附上各表结构的字段说明文档，特别是诊断信息表中需有区分各诊断类型的字段（用于区分入院诊断，出院主要诊断，出院次要诊断，病理诊断，并发症，院内感染，损伤等信息，由于各病案系统的不同，请根据实际情况提供完整的诊断信息表，并说明！）（不推荐使用该方法）。

5. 当无法生成 DBF 文件时：可能是 DBF 字段列数超出上限数引起（一般 DBF 最多支持128个字段数），则可以去除上表中数据要求为"涉及隐私时允许为 null"的数据项，确保字段数控制在128个内再生成 DBF 文件。

6. DBF 文件保存格式：请按标准的 DBF 格式保存（推荐 dBase Ⅲ，dBase Ⅳ，dBase 5）。

7. 生成 DBF 文件之后：请先检查 DBF 文件的数据内容是否准确，主要检查字段数据项是否存放错位，字段数据是否长度不够被截，入院、出院诊断（病理，损伤，感染等）信息是否完整（缺疾病编码或疾病名称），手术信息是否完整（缺手术编码，手术名称，手术日期），以及费用数据项，数据要求为 not null 的数据项是否完整。

8. 同时提供当前医院正在使用的疾病字典库（ICD-10），手术字典库（ICD-9-CM3），及科室字典表。

9. 请医院信息科计算机相关人员详细阅读该文档，以免上传的 DBF 文件无法使用。

附录 4

医院病案首页数据上报流程说明

为了有效、安全地完成医院病案首页数据上报工作，医院质量监测系统研究中心已开通 FTP 服务器。通过 FTP 权限控制和文件加密方式保证医院上传数据安全。各医院可以根据下面操作流程说明将数据上传至 HQMS 中心服务器（服务器地址：219.235.227.135）：

1. 各医院完成 2010 年 1 月 1 日至 2012 年 12 月 31 日出院患者病案首页数据整理工作，统一使用见附 2 标准上传数据。

2. 按每院每年数据生成一个 DBF 格式数据文件，文件名使用"医院全称_年份.dbf"格式。示例"浙江大学医学院第一附属医院_2012.dbf"。

3. 使用 WinRAR 压缩工具，将全部数据文件压缩为一个 RAR 压缩数据包，数据包文件名称设置为医院全称，并设置压缩密码。

4. 使用 FTP 工具如 FlashFXP、FileZilla 等，将压缩包上传至服务器：

FTP 服务器 IP 地址：219.235.227.135

FTP 账号：uploaduser

FTP 密码：MOH@201304

（为了保证数据安全，FTP 账号只提供上传权限，不提供列表及下载权限）

5. 上传完成后，将 RAR 压缩包的解压密码，以邮件形式发送到：service@hqms.org.cn

邮件格式示例：

邮件标题：浙江大学医学院第一附属医院上传数据文件说明

邮件正文：浙江大学医学院第一附属医院已将 2010 年、2011 年、2012 年数据上传服务器，文件密码为：Abcd#20130403（区分大小写）

联系人：×××

联系电话：138××××××××

上传数据时请按照上述要求统一数据格式，包括数据内容、文件类型、文件名称。数据上传过程如遇到问题，可联系医院质量监测系统研究中心。

联系人：尚尔嵩

电话：4006 686 836 转 5
传真：4006 686 836 转 9
邮箱：service@hqms.org.cn

附件 5

住院病案首页数据采集接口标准

1. 病案首页数据库结构

序号	数据采集项	字段名称	数据类型	长度	上传时不能为空	备注
1.	医疗机构代码	P900	字符	22	是	指医疗机构执业许可证上面的机构代码。由22位数字（或英文字母）组成，包括9位组织机构代码和13位机构属性代码
2.	机构名称	P6891	字符	80	是	指患者住院诊疗所在的医疗机构名称，按照《医疗机构执业许可证》登记的机构名称填写
3.	医疗保险手册（卡）号	P686	字符	50		
4.	健康卡号	P800	字符	50		在已统一发放"中华人民共和国居民健康卡"的地区填写健康卡号码，尚未发放"健康卡"的地区填写"就医卡号"等患者识别码或暂不填写
5.	医疗付款方式	P1	字符	1	是	值域范围参考 RC032
6.	住院次数	P2	数字	3	是	指患者在本医疗机构住院诊治的次数
7.	病案号	P3	字符	20	是	指本医疗机构为患者住院病案设置的唯一性编码。原则上，同一患者在同一医疗机构多次住院应当使用同一病案号
8.	姓名	P4	字符	40		
9.	性别	P5	字符	1	是	值域范围参考 RC001
10.	出生日期	P6	日期			yyyy-MM-dd

续表

序号	数据采集项	字段名称	数据类型	长度	上传时不能为空	备注
11.	年龄	P7	数字	3		单位（岁） 指患者入院时的实足年龄。患者出生后按照日历计算的历法年龄，应以实足年龄的相应整数填写（小于1周岁的年龄此处传空）
12.	婚姻状况	P8	字符	1	是	值域范围参考 RC002
13.	职业	P9	字符	2		值域范围参考 RC003
14.	出生省份	P101	字符	30		
15.	出生地市	P102	字符	30		
16.	出生地县	P103	字符	30		
17.	民族	P11	字符	20		
18.	国籍	P12	字符	40		
19.	身份证号	P13	字符	18		可填写大陆身份证号码、军官证、港澳通行证等有效证件号码。除无身份证或因其他特殊原因无法采集者外，住院患者入院时要如实填写18位身份证号
20.	现住址	P801	字符	200		
21.	住宅电话	P802	字符	40		
22.	现住址邮政编码	P803	字符	6		
23.	工作单位及地址	P14	字符	200		
24.	电话	P15	字符	40		
25.	工作单位邮政编码	P16	字符	6		
26.	户口地址	P17	字符	200		
27.	户口所在地邮政编码	P171	字符	6		
28.	联系人姓名	P18	字符	40		
29.	关系	P19	字符	40		值域范围参考 RC033
30.	联系人地址	P20	字符	200		
31.	入院途径	P804	字符	1		值域范围参考 RC026
32.	联系人电话	P21	字符	30		
33.	入院日期	P22	日期时间		是	yyyy-MM-dd HH:mm:ss

续表

序号	数据采集项	字段名称	数据类型	长度	上传时不能为空	备注
34.	入院科别	P23	字符	6	是	值域范围参考 RC023
35.	入院病室	P231	字符	30		
36.	转科科别	P24	字符	6		值域范围参考 RC023
37.	出院日期	P25	日期时间		是	yyyy-MM-dd HH:mm:ss
38.	出院科别	P26	字符	6	是	值域范围参考 RC023
39.	出院病室	P261	字符	30		
40.	实际住院天数	P27	数字	6	是	入院日与出院日只计算一天，例如：2011年6月12日入院，2011年6月15日出院，计住院天数为3天
41.	门（急）诊断编码	P28	字符	20		编码采用北京版、全国版ICD-10，见附件北京版、全国版RC020-ICD-10诊断编码
42.	门（急）诊断描述	P281	字符	100	是	
43.	入院时情况	P29	字符	1		值域范围参考 RC004
44.	入院诊断编码	P30	字符	20		编码采用北京版、全国版ICD-10，见附件北京版、全国版RC020-ICD-10诊断编码
45.	入院诊断描述	P301	字符	100		
46.	入院后确诊日期	P31	日期			yyyy-MM-dd
47.	主要诊断编码	P321	字符	20	是	编码采用北京版、全国版ICD-10，见附件北京版、全国版RC020-ICD-10诊断编码 如无法对应可填写"NA"
48.	主要诊断疾病描述	P322	字符	100	是	
49.	主要诊断入院病情	P805	字符	1		值域范围参考 RC027
50.	主要诊断出院情况	P323	字符	1		值域范围参考 RC005
51.	其他诊断编码1	P324	字符	20		编码采用北京版、全国版ICD-10，见附件北京版、全国版RC020-ICD-10诊断编码
52.	其他诊断疾病描述1	P325	字符	100		
53.	其他诊断入院病情1	P806	字符	1		值域范围参考 RC027
54.	其他诊断出院情况1	P326	字符	1		值域范围参考 RC005

续表

序号	数据采集项	字段名称	数据类型	长度	上传时不能为空	备注
55.	其他诊断编码2	P327	字符	20		编码采用北京版、全国版ICD-10，见附件北京版、全国版RC020-ICD-10诊断编码
56.	其他诊断疾病描述2	P328	字符	100		
57.	其他诊断入院病情2	P807	字符	1		值域范围参考RC027
58.	其他诊断出院情况2	P329	字符	1		值域范围参考RC005
59.	其他诊断编码3	P3291	字符	20		编码采用北京版、全国版ICD-10，见附件北京版、全国版RC020-ICD-10诊断编码
60.	其他诊断疾病描述3	P3292	字符	100		
61.	其他诊断入院病情3	P808	字符	1		值域范围参考RC027
62.	其他诊断出院情况3	P3293	字符	1		值域范围参考RC005
63.	其他诊断编码4	P3294	字符	20		编码采用北京版、全国版ICD-10，见附件北京版、全国版RC020-ICD-10诊断编码
64.	其他诊断疾病描述4	P3295	字符	100		
65.	其他诊断入院病情4	P809	字符	1		值域范围参考RC027
66.	其他诊断出院情况4	P3296	字符	1		值域范围参考RC005
67.	其他诊断编码5	P3297	字符	20		编码采用北京版、全国版ICD-10，见附件北京版、全国版RC020-ICD-10诊断编码
68.	其他诊断疾病描述5	P3298	字符	100		
69.	其他诊断入院病情5	P810	字符	1		值域范围参考RC027
70.	其他诊断出院情况5	P3299	字符	1		值域范围参考RC005
71.	其他诊断编码6	P3281	字符	20		编码采用北京版、全国版ICD-10，见附件北京版、全国版RC020-ICD-10诊断编码
72.	其他诊断疾病描述6	P3282	字符	100		
73.	其他诊断入院病情6	P811	字符	1		值域范围参考RC027
74.	其他诊断出院情况6	P3283	字符	1		值域范围参考RC005
75.	其他诊断编码7	P3284	字符	20		编码采用北京版、全国版ICD-10，见附件北京版、全国版RC020-ICD-10诊断编码

续表

序号	数据采集项	字段名称	数据类型	长度	上传时不能为空	备注
76.	其他诊断疾病描述7	P3285	字符	100		
77.	其他诊断入院病情7	P812	字符	1		值域范围参考RC027
78.	其他诊断出院情况7	P3286	字符	1		值域范围参考RC005
79.	其他诊断编码8	P3287	字符	20		编码采用北京版、全国版ICD-10,见附件北京版、全国版RC020-ICD-10诊断编码
80.	其他诊断疾病描述8	P3288	字符	100		
81.	其他诊断入院病情8	P813	字符	1		值域范围参考RC027
82.	其他诊断出院情况8	P3289	字符	1		值域范围参考RC005
83.	其他诊断编码9	P3271	字符	20		编码采用北京版、全国版ICD-10,见附件北京版、全国版RC020-ICD-10诊断编码
84.	其他诊断疾病描述9	P3272	字符	100		
85.	其他诊断入院病情9	P814	字符	1		值域范围参考RC027
86.	其他诊断出院情况9	P3273	字符	1		值域范围参考RC005
87.	其他诊断编码10	P3274	字符	20		编码采用北京版、全国版ICD-10,见附件北京版、全国版RC020-ICD-10诊断编码
88.	其他诊断疾病描述10	P3275	字符	100		
89.	其他诊断入院病情10	P815	字符	1		值域范围参考RC027
90.	其他诊断出院情况10	P3276	字符	1		值域范围参考RC005
91.	医院感染总次数	P689	数字	5		
92.	病理诊断编码1	P351	字符	20		编码采用北京版、全国版ICD-10,见附件北京版、全国版RC021-ICD-10形态学编码（非肿瘤病理诊断可以传空）
93.	病理诊断名称1	P352	字符	100		
94.	病理号1	P816	字符	50		
95.	病理诊断编码2	P353	字符	20		编码采用北京版、全国版ICD-10,见附件北京版、全国版RC021-ICD-10形态学编码（非肿瘤病理诊断可以传空）
96.	病理诊断名称2	P354	字符	100		

续表

序号	数据采集项	字段名称	数据类型	长度	上传时不能为空	备注
97.	病理号2	P817	字符	50		
98.	病理诊断编码3	P355	字符	20		编码采用北京版、全国版ICD-10，见附件北京版、全国版RC021-ICD-10形态学编码（非肿瘤病理诊断可以传空）
99.	病理诊断名称3	P356	字符	100		
100.	病理号3	P818	字符	50		
101.	损伤、中毒的外部因素编码1	P361	字符	20		编码采用北京版、全国版ICD-10，见附件北京版、全国版RC020-ICD-10诊断编码
102.	损伤、中毒的外部因素名称1	P362	字符	100		
103.	损伤、中毒的外部因素编码2	P363	字符	20		编码采用北京版、全国版ICD-10，见附件北京版、全国版RC020-ICD-10诊断编码
104.	损伤、中毒的外部因素名称2	P364	字符	100		
105.	损伤、中毒的外部因素编码3	P365	字符	20		编码采用北京版、全国版ICD-10，见附件北京版、全国版RC020-ICD-10诊断编码
106.	损伤、中毒的外部因素名称3	P366	字符	100		
107.	过敏源	P371	集合	可以多选		值域范围参考RC006 多选时值以英文逗号进行分隔，例如：01，02
108.	过敏药物名称	P372	字符	100		
109.	HBsAg	P38	字符	1		值域范围参考RC007
110.	HCV-Ab	P39	字符	1		值域范围参考RC007
111.	HIV-Ab	P40	字符	1		值域范围参考RC007
112.	门诊与出院诊断符合情况	P411	字符	1		值域范围参考RC008
113.	入院与出院诊断符合情况	P412	字符	1		值域范围参考RC008
114.	术前与术后诊断符合情况	P413	字符	1		值域范围参考RC008
115.	临床与病理诊断符合情况	P414	字符	1		值域范围参考RC008

续表

序号	数据采集项	字段名称	数据类型	长度	上传时不能为空	备注
116.	放射与病理诊断符合情况	P415	字符	1		值域范围参考 RC008
117.	抢救次数	P421	数字	3		
118.	抢救成功次数	P422	数字	3		
119.	最高诊断依据	P687	字符	1		值域范围参考 RC009
120.	分化程度	P688	字符	1		值域范围参考 RC010
121.	科主任	P431	字符	40		
122.	主(副主)任医师	P432	字符	40		
123.	主治医师	P433	字符	40		
124.	住院医师	P434	字符	40		
125.	责任护士	P819	字符	40		
126.	进修医师	P435	字符	40		
127.	研究生实习医师	P436	字符	40		
128.	实习医师	P437	字符	40		
129.	编码员	P438	字符	40		
130.	病案质量	P44	字符	1		值域范围参考 RC011
131.	质控医师	P45	字符	40		
132.	质控护师	P46	字符	40		
133.	质控日期	P47	日期			yyyy-MM-dd
134.	手术/操作编码1	P490	字符	20		编码采用北京版 ICD-9,见附件北京版 RC022-ICD-9 手术编码
135.	手术/操作日期1	P491	日期时间		如手术/操作编码非空必填	yyyy-MM-dd HH:mm:ss
136.	手术级别1	P820	字符	1		值域范围参考 RC029 指按照《医疗技术临床应用管理办法》(卫医政发〔2009〕18号)要求,建立手术分级管理制度。根据风险性和难易程度不同,手术分为四级,填写相应手术级别对应的阿拉伯数字(手术级别1~10均适用)
137.	手术/操作名称1	P492	字符	100	如手术/操作编码非空必填	

附 录

续表

序号	数据采集项	字段名称	数据类型	长度	上传时不能为空	备注
138.	手术/操作部位1	P493	字符	4		值域范围参考 RC012 格式：0001，0002…
139.	手术持续时间1	P494	数字	7，2		单位（小时）两位小数
140.	术者1	P495	字符	40		
141.	Ⅰ助1	P496	字符	40		
142.	Ⅱ助1	P497	字符	40		
143.	麻醉方式1	P498	字符	6		值域范围参考 RC013
144.	麻醉分级1	P4981	字符	1		值域范围参考 RC024
145.	切口愈合等级1	P499	字符	2		值域范围参考 RC014
146.	麻醉医师1	P4910	字符	40		
147.	手术/操作编码2	P4911	字符	20		编码采用北京版 ICD-9，见附件北京版 RC022-ICD-9 手术编码
148.	手术/操作日期2	P4912	日期时间			yyyy-MM-dd HH:mm:ss
149.	手术级别2	P821	字符	1		值域范围参考 RC029
150.	手术/操作名称2	P4913	字符	100		
151.	手术/操作部位2	P4914	字符	4		值域范围参考 RC012 格式：0001，0002…
152.	手术持续时间2	P4915	数字	7，2		单位（小时）两位小数
153.	术者2	P4916	字符	40		
154.	Ⅰ助2	P4917	字符	40		
155.	Ⅱ助2	P4918	字符	40		
156.	麻醉方式2	P4919	字符	6		值域范围参考 RC013
157.	麻醉分级2	P4982	字符	1		值域范围参考 RC024
158.	切口愈合等级2	P4920	字符	2		值域范围参考 RC014
159.	麻醉医师2	P4921	字符	40		
160.	手术/操作编码3	P4922	字符	20		编码采用北京版 ICD-9，见附件北京版 RC022-ICD-9 手术编码
161.	手术/操作日期3	P4923	日期时间			yyyy-MM-dd HH:mm:ss
162.	手术级别3	P822	字符	1		值域范围参考 RC029
163.	手术/操作名称3	P4924	字符	100		

续表

序号	数据采集项	字段名称	数据类型	长度	上传时不能为空	备注
164.	手术/操作部位3	P4925	字符	4		值域范围参考 RC012 格式：0001，0002…
165.	手术持续时间3	P4526	数字	7，2		单位（小时）两位小数
166.	术者3	P4527	字符	40		
167.	Ⅰ助3	P4528	字符	40		
168.	Ⅱ助3	P4529	字符	40		
169.	麻醉方式3	P4530	字符	6		值域范围参考 RC013
170.	麻醉分级3	P4983	字符	1		值域范围参考 RC024
171.	切口愈合等级3	P4531	字符	2		值域范围参考 RC014
172.	麻醉医师3	P4532	字符	40		
173.	手术/操作编码4	P4533	字符	20		编码采用北京版 ICD-9，见附件北京版 RC022-ICD-9 手术编码
174.	手术/操作日期4	P4534	日期时间			yyyy-MM-dd HH:mm:ss
175.	手术级别4	P823	字符	1		值域范围参考 RC029
176.	手术/操作名称4	P4535	字符	100		
177.	手术/操作部位4	P4536	字符	4		值域范围参考 RC012 格式：0001，0002…
178.	手术持续时间4	P4537	数字	7，2		单位（小时）两位小数
179.	术者4	P4538	字符	40		
180.	Ⅰ助4	P4539	字符	40		
181.	Ⅱ助4	P4540	字符	40		
182.	麻醉方式4	P4541	字符	6		值域范围参考 RC013
183.	麻醉分级4	P4984	字符	1		值域范围参考 RC024
184.	切口愈合等级4	P4542	字符	2		值域范围参考 RC014
185.	麻醉医师4	P4543	字符	40		
186.	手术/操作编码5	P4544	字符	20		编码采用北京版 ICD-9，见附件北京版 RC022-ICD-9 手术编码
187.	手术/操作日期5	P4545	日期时间			yyyy-MM-dd HH:mm:ss
188.	手术级别5	P824	字符	1		值域范围参考 RC029
189.	手术/操作名称5	P4546	字符	100		

续表

序号	数据采集项	字段名称	数据类型	长度	上传时不能为空	备注
190.	手术/操作部位5	P4547	字符	4		值域范围参考 RC012 格式：0001，0002…
191.	手术持续时间5	P4548	数字	7，2		单位（小时）两位小数
192.	术者5	P4549	字符	40		
193.	Ⅰ助5	P4550	字符	40		
194.	Ⅱ助5	P4551	字符	40		
195.	麻醉方式5	P4552	字符	6		值域范围参考 RC013
196.	麻醉分级5	P4985	字符	1		值域范围参考 RC024
197.	切口愈合等级5	P4553	字符	2		值域范围参考 RC014
198.	麻醉医师5	P4554	字符	40		
199.	手术/操作编码6	P45002	字符	20		编码采用北京版 ICD-9，见附件北京版 RC022-ICD-9 手术编码
200.	手术/操作日期6	P45003	日期时间			yyyy-MM-dd HH:mm:ss
201.	手术级别6	P825	字符	1		值域范围参考 RC029
202.	手术/操作名称6	p45004	字符	100		
203.	手术/操作部位6	p45005	字符	4		值域范围参考 RC012 格式：0001，0002…
204.	手术持续时间6	p45006	数字	7，2		单位（小时）两位小数
205.	术者6	p45007	字符	40		
206.	Ⅰ助6	p45008	字符	40		
207.	Ⅱ助6	p45009	字符	40		
208.	麻醉方式6	p45010	字符	6		值域范围参考 RC013
209.	麻醉分级6	p45011	字符	1		值域范围参考 RC024
210.	切口愈合等级6	p45012	字符	2		值域范围参考 RC014
211.	麻醉医师6	p45013	字符	40		
212.	手术/操作编码7	p45014	字符	20		编码采用北京版 ICD-9，见附件北京版 RC022-ICD-9 手术编码
213.	手术/操作日期7	p45015	日期时间			yyyy-MM-dd HH:mm:ss
214.	手术级别7	P826	字符	1		值域范围参考 RC029
215.	手术/操作名称7	p45016	字符	100		

续表

序号	数据采集项	字段名称	数据类型	长度	上传时不能为空	备注
216.	手术/操作部位7	p45017	字符	4		值域范围参考 RC012 格式：0001，0002...
217.	手术持续时间7	p45018	数字	7，2		单位（小时）两位小数
218.	术者7	p45019	字符	40		
219.	Ⅰ助7	p45020	字符	40		
220.	Ⅱ助7	p45021	字符	40		
221.	麻醉方式7	p45022	字符	6		值域范围参考 RC013
222.	麻醉分级7	p45023	字符	1		值域范围参考 RC024
223.	切口愈合等级7	p45024	字符	2		值域范围参考 RC014
224.	麻醉医师7	p45025	字符	40		
225.	手术/操作编码8	p45026	字符	20		编码采用北京版 ICD-9，见附件北京版 RC022-ICD-9 手术编码
226.	手术/操作日期8	p45027	日期时间			yyyy-MM-dd HH:mm:ss
227.	手术级别8	P827	字符	1		值域范围参考 RC029
228.	手术/操作名称8	p45028	字符	100		
229.	手术/操作部位8	p45029	字符	4		值域范围参考 RC012 格式：0001，0002...
230.	手术持续时间8	p45030	数字	7，2		单位（小时）两位小数
231.	术者8	p45031	字符	40		
232.	Ⅰ助8	p45032	字符	40		
233.	Ⅱ助8	p45033	字符	40		
234.	麻醉方式8	p45034	字符	6		值域范围参考 RC013
235.	麻醉分级8	p45035	字符	1		值域范围参考 RC024
236.	切口愈合等级8	p45036	字符	2		值域范围参考 RC014
237.	麻醉医师8	p45037	字符	40		
238.	手术/操作编码9	p45038	字符	20		编码采用北京版 ICD-9，见附件北京版 RC022-ICD-9 手术编码
239.	手术/操作日期9	p45039	日期时间			yyyy-MM-dd HH:mm:ss
240.	手术级别9	P828	字符	1		值域范围参考 RC029
241.	手术/操作名称9	p45040	字符	100		

附 录

续表

序号	数据采集项	字段名称	数据类型	长度	上传时不能为空	备注
242.	手术／操作部位9	p45041	字符	4		值域范围参考 RC012 格式：0001,0002...
243.	手术持续时间9	p45042	数字	7,2		单位（小时）两位小数
244.	术者9	p45043	字符	40		
245.	Ⅰ助9	p45044	字符	40		
246.	Ⅱ助9	p45045	字符	40		
247.	麻醉方式9	p45046	字符	6		值域范围参考 RC013
248.	麻醉分级9	p45047	字符	1		值域范围参考 RC024
249.	切口愈合等级9	p45048	字符	2		值域范围参考 RC014
250.	麻醉医师9	p45049	字符	40		
251.	手术／操作编码10	p45050	字符	20		编码采用北京版 ICD-9，见附件北京版 RC022-ICD-9 手术编码
252.	手术／操作日期10	p45051	日期时间			yyyy-MM-dd HH:mm:ss
253.	手术级别10	P829	字符	1		值域范围参考 RC029
254.	手术／操作名称10	p45052	字符	100		
255.	手术／操作部位10	p45053	字符	4		值域范围参考 RC012 格式：0001,0002...
256.	手术持续时间10	p45054	数字	7,2		单位（小时）两位小数
257.	术者10	p45055	字符	40		
258.	Ⅰ助10	p45056	字符	40		
259.	Ⅱ助10	p45057	字符	40		
260.	麻醉方式10	p45058	字符	6		值域范围参考 RC013
261.	麻醉分级10	p45059	字符	1		值域范围参考 RC024
262.	切口愈合等级10	p45060	字符	2		值域范围参考 RC014
263.	麻醉医师10	p45061	字符	40		
264.	特级护理天数	P561	数字	6		单位（天）
265.	一级护理天数	P562	数字	6		单位（天）
266.	二级护理天数	P563	数字	6		单位（天）
267.	三级护理天数	P564	数字	6		单位（天）
268.	重症监护室名称1	P6911	字符	4		值域范围参考 RC015
269.	进入时间1	P6912	日期			yyyy-MM-dd

续表

序号	数据采集项	字段名称	数据类型	长度	上传时不能为空	备注
270.	退出时间1	P6913	日期			yyyy-MM-dd
271.	重症监护室名称2	P6914	字符	4		值域范围参考 RC015
272.	进入时间2	P6915	日期			yyyy-MM-dd
273.	退出时间2	P6916	日期			yyyy-MM-dd
274.	重症监护室名称3	P6917	字符	4		值域范围参考 RC015
275.	进入时间3	P6918	日期			yyyy-MM-dd
276.	退出时间3	P6919	日期			yyyy-MM-dd
277.	重症监护室名称4	P6920	字符	4		值域范围参考 RC015
278.	进入时间4	P6921	日期			yyyy-MM-dd
279.	退出时间4	P6922	日期			yyyy-MM-dd
280.	重症监护室名称5	P6923	字符	4		值域范围参考 RC015
281.	进入时间5	P6924	日期			yyyy-MM-dd
282.	退出时间5	P6925	日期			yyyy-MM-dd
283.	死亡患者尸检	P57	字符	1		值域范围参考 RC016
284.	手术、治疗、检查、诊断为本院第一例	P58	字符	1		值域范围参考 RC016
285.	手术患者类型	P581	集合	可以多选		值域范围参考 RC025 多选时值以英文逗号进行分隔，例如：1,2
286.	随诊	P60	字符	1		值域范围参考 RC017
287.	随诊周数	P611	数字	4,2		两位小数
288.	随诊月数	P612	数字	4,2		两位小数
289.	随诊年数	P613	数字	4,2		两位小数
290.	示教病例	P59	字符	1		值域范围参考 RC016
291.	ABO血型	P62	字符	1	是	值域范围参考 RC030
292.	Rh血型	P63	字符	1	是	值域范围参考 RC031
293.	输血反应	P64	字符	1		值域范围参考 RC018 患者住院期间接受输血后，有无输血反应。如不确定是否接受过输血可空着不填
294.	红细胞	P651	数字	8,2		单位（单位）两位小数
295.	血小板	P652	数字	8,2		单位（袋子）两位小数

续表

序号	数据采集项	字段名称	数据类型	长度	上传时不能为空	备注
296.	血浆	P653	数字	6		单位（ml）
297.	全血	P654	数字	6		单位（ml）
298.	自体回收	P655	数字	6		单位（ml）
299.	其他	P656	数字	6		单位（ml）
300.	（年龄不足1周岁的）年龄	P66	数字	4，2		单位（月）两位小数 按照实足年龄的月龄填写，以分数形式表示：分数的整数部分代表实足月龄，分数部分分母为30，分子为不足1个月的天数，如"2 15/30月"代表患儿实足年龄为2个月又15天，即2.5个月
301.	新生儿出生体重1	P681	数字	6		单位（克） 测量新生儿体重要求精确到10克；应在活产后一小时内称取重量
302.	新生儿出生体重2	P682	数字	6		单位（克）
303.	新生儿出生体重3	P683	数字	6		单位（克）
304.	新生儿出生体重4	P684	数字	6		单位（克）
305.	新生儿出生体重5	P685	数字	6		单位（克）
306.	新生儿入院体重	P67	数字	6		单位（克） 新生儿入院当日的体重（入院日期不同于出生日期）；测量新生儿体重要求精确到10克
307.	入院前多少小时（颅脑损伤患者昏迷时间）	P731	数字	6		单位（小时） 指颅脑损伤患者入院前昏迷的时间合计，间断昏迷的填写各段昏迷时间的总和。非颅脑损伤患者无需填写
308.	入院前多少分钟（颅脑损伤患者昏迷时间）	P732	数字	2		单位（分钟）
309.	入院后多少小时（颅脑损伤患者昏迷时间）	P733	数字	6		单位（小时） 指颅脑损伤患者入院后昏迷的时间合计，间断昏迷的填写各段昏迷时间的总和。非颅脑损伤患者无需填写

续表

序号	数据采集项	字段名称	数据类型	长度	上传时不能为空	备注
310.	入院后多少分钟（颅脑损伤患者昏迷时间）	P734	数字	2		单位（分钟）
311.	呼吸机使用时间	P72	数字	6		单位（小时）如果住院期间多次使用呼吸机，时间累计后填入
312.	是否有出院31天内再住院计划	P830	字符	1		值域范围参考RC028 指患者本次住院出院后31天内是否有诊疗需要的再住院安排。如果有再住院计划，则需要填写目的，如：进行二次手术
313.	出院31天再住院计划目的	P831	字符	100		
314.	离院方式	P741	字符	1		值域范围参考RC019 指患者本次住院出院的方式，填写相应的阿拉伯数字
315.	转入医院名称	P742	字符	100		
316.	转入社区服务机构/乡镇卫生院名称	P743	字符	100		
317.	住院总费用	P782	数字	10, 2	是	两位小数
318.	住院总费用其中自付金额	P751	数字	10, 2		两位小数
319.	一般医疗服务费	P752	数字	10, 2		两位小数
320.	一般治疗操作费	P754	数字	10, 2		两位小数
321.	护理费	P755	数字	10, 2		两位小数
322.	综合医疗服务类其他费用	P756	数字	10, 2		两位小数
323.	病理诊断费	P757	数字	10, 2		两位小数
324.	实验室诊断费	P758	数字	10, 2		两位小数
325.	影像学诊断费	P759	数字	10, 2		两位小数
326.	临床诊断项目费	P760	数字	10, 2		两位小数
327.	非手术治疗项目费	P761	数字	10, 2		两位小数
328.	临床物理治疗费	P762	数字	10, 2		两位小数
329.	手术治疗费	P763	数字	10, 2		两位小数
330.	麻醉费	P764	数字	10, 2		两位小数
331.	手术费	P765	数字	10, 2		两位小数
332.	康复费	P767	数字	10, 2		两位小数

续表

序号	数据采集项	字段名称	数据类型	长度	上传时不能为空	备注
333.	中医治疗费	P768	数字	10, 2		两位小数
334.	西药费	P769	数字	10, 2		两位小数
335.	抗菌药物费用	P770	数字	10, 2		两位小数
336.	中成药费	P771	数字	10, 2		两位小数
337.	中草药费	P772	数字	10, 2		两位小数
338.	血费	P773	数字	10, 2		两位小数
339.	白蛋白类制品费	P774	数字	10, 2		两位小数
340.	球蛋白类制品费	P775	数字	10, 2		两位小数
341.	凝血因子类制品费	P776	数字	10, 2		两位小数
342.	细胞因子类制品费	P777	数字	10, 2		两位小数
343.	检查用一次性医用材料费	P778	数字	10, 2		两位小数
344.	治疗用一次性医用材料费	P779	数字	10, 2		两位小数
345.	手术用一次性医用材料费	P780	数字	10, 2		两位小数
346.	其他费	P781	数字	10, 2		两位小数

2. 数据元值域代码表

RC001 性别值域代码表

值	含义	说明
0	0 - 未知的性别	
1	1 - 男	
2	2 - 女	
9	9 - 未说明的性别	
此代码来源于国家标准《个人基本信息分类与代码》（GB/T 2261.1-2003）		

RC002 婚姻状况代码表

值	含义	说明
1	1 - 未婚	
2	2 - 已婚	
3	3 - 丧偶	
4	4 - 离婚	

续表

值	含义	说明
9	9-其他	

此代码来源于国家标准《个人基本信息分类与代码》（GB/T 2261.2-2003）

RC003　职业代码表

值	含义	说明
11	国家公务员	
13	专业技术人员	
17	职员	
21	企业管理人员	
24	工人	
27	农民	
31	学生	
37	现役军人	
51	自由职业者	
54	个体经营者	
70	无业人员	
80	退（离）休人员	
90	其他	

此代码来源于国家标准《个人基本信息分类与代码》（GB/T2261.4）

RC004　入院时情况代码表

值	含义	说明
1	1-危	
2	2-急	
3	3-一般	

RC005　出院情况代码表

值	含义	说明
1	1-治愈	
2	2-好转	

续表

值	含义	说明
3	3 - 未愈	
4	4 - 死亡	
9	9 - 其他	

RC006　过敏源代码表

值	值含义	说明
01	镇静麻醉剂过敏	
02	动物毛发过敏	
03	抗生素过敏	
04	柑橘类水果过敏	
05	室内灰尘过敏	
06	鸡蛋过敏	
07	鱼及贝壳类食物过敏	
08	碘过敏	
09	牛奶过敏	
10	带壳的果仁过敏	
11	花粉过敏	
99	其他过敏	

RC007　血液学检查结果代码表

值	值含义	说　明
0	未做	
1	阴性	
2	阳性	

RC008　诊断符合情况代码表

值	值含义	说　明
1	符合	
2	不符合	
X	诊断符合情况扩充内容	
9	无对照	没有对照可以评价诊断符合情况

RC009 诊断依据代码表

值	值含义	说明
1	临床	
2	X线、CT、超声波、内镜等	
3	手术	
4	生化、免疫	
5	细胞学、血片	
6	病理	只保留病理，不区分原发、继发
8	尸检（有病理）	
9	不详	

RC010 分化程度代码表

值	值含义	说明
1	高分化	
2	中分化	
3	低分化	
4	未分化	
9	未确定	

RC011 病案质量代码表

值	值含义	说明
1	甲	同"好"
2	乙	同"中"
3	丙	同"差"

RC012 手术/操作体表部位代码表

值	值含义	说明
0001	双侧鼻孔	BN
0002	臀部	BU
0003	左臂	LA
0004	左前胸	LAC
0005	左肘前窝	LACF
0006	左三角肌	LD
0007	左耳	LE

续表

值	值含义	说明
0008	左外颈	LEJ
0009	左足	LF
0010	左臀中肌	LG
0011	左手	LH
0012	左内颈	LIJ
0013	左下腹	LLAQ
0014	左下臂	LLFA
0015	左中臂	LMFA
0016	左侧鼻孔	LN
0017	左后胸	LPC
0018	左锁骨下	LSC
0019	左大腿	LT
0020	左上臂	LUA
0021	左上腹	LUAQ
0023	左腹侧臀肌	LVG
0024	左股外肌	LVL
0025	右眼	OD
0026	左眼	OS
0027	双眼	OU
0028	肛门	PA
0029	会阴	PERIN
0030	右臂	RA
0031	右前胸	RAC
0032	右肘前窝	RACF
0033	右侧三角肌	RD
0034	右耳	RE
0035	右外颈	REJ
0036	右足	RF
0037	右臀中肌	RG
0038	右手	RH
0039	右内颈	RIJ
0040	右下腹	RLAQ

值	值含义	说明
0041	右下臂	RLFA
0042	右中臂	RMFA
0043	右后胸	RPC
0044	右锁骨下	RSC
0045	右大腿	RT
0046	右上臂	RUA
0047	右上腹	RUAQ
0049	右腹侧臀肌	RVG
0050	右股外侧肌	RVL
9999	其他	

RC013 麻醉方式代码表

值	含义
01	全身麻醉
0101	吸入麻醉（气管内插管、喉罩、面罩）
0102	静脉麻醉（全凭静脉麻醉）
0103	静吸复合麻醉
0104	基础麻醉（直肠注入、肌内注射）
02	区域麻醉
0201	椎管内麻醉
020101	蛛网膜下腔阻滞麻醉
020102	硬膜外间隙阻滞麻醉（含骶管阻滞）
020103	蛛网膜下-硬膜外复合麻醉
0202	神经及神经丛阻滞麻醉
020201	颈丛阻滞麻醉
020202	臂丛阻滞及上肢神经阻滞麻醉
020203	腰骶神经丛阻滞及下肢神经阻滞麻醉
020204	躯干神经阻滞：肋间神经阻滞麻醉
020205	椎旁神经阻滞麻醉
020206	会阴神经阻滞麻醉
020207	交感神经阻滞：星状神经节阻滞麻醉
020208	胸腰交感神经阻滞麻醉

续表

值	含义
020209	脑神经阻滞：三叉神经阻滞、舌咽神经阻滞麻醉
03	局部麻醉
0301	表面麻醉
0302	局部浸润麻醉
0303	局部阻滞麻醉
0304	静脉局部麻醉
04	针刺镇痛与麻醉
05	复合麻醉
0501	不同药物的复合：普鲁卡因静脉复合全麻，神经安定镇痛麻醉等
0502	不同方法的复合：静吸复合全麻，针药复合麻醉，全身-硬膜外复合麻醉，脊髓-硬膜外复合麻醉等
0503	特殊方法的复合：全麻复合全身降温（低温麻醉），控制性降压等
99	其他

RC014　切口愈合等级代码表

值	值含义	说明
0	0类切口	有手术，但体表无切口或腔镜手术切口
1	切口等级Ⅰ/愈合类型甲	无菌切口/切口愈合良好
2	切口等级Ⅰ/愈合类型乙	无菌切口/切口愈合欠佳
3	切口等级Ⅰ/愈合类型丙	无菌切口/切口化脓
10	切口等级Ⅰ/愈合类型其他	无菌切口/切口愈合情况不确定
4	切口等级Ⅱ/愈合类型甲	沾染切口/切口愈合良好
5	切口等级Ⅱ/愈合类型乙	沾染切口/切口愈合欠佳
6	切口等级Ⅱ/愈合类型丙	沾染切口/切口化脓
11	切口等级Ⅱ/愈合类型其他	沾染切口/切口愈合情况不确定
7	切口等级Ⅲ/愈合类型甲	感染切口/切口愈合良好
8	切口等级Ⅲ/愈合类型乙	感染切口/切口愈合欠佳
9	切口等级Ⅲ/愈合类型丙	感染切口/切口化脓
12	切口等级Ⅲ/愈合类型其他	感染切口/切口愈合情况不确定

RC015　重症监护室代码表

值	值含义
61	重症监护室（科）

续表

值	值含义
6101	心脏监护室（CCU）
6102	呼吸监护室（RICU）
6103	外科监护室（SICU）
6104	新生儿监护室（NICU）
6105	儿科监护室（PICU）
6106	未列入上述名称的监护室

RC016　判断代码表

值	值含义	说　明
1	是	
2	否	

RC017　随诊判断代码表

值	值含义	说　明
1	是	即患者需要被随访
2	否	即患者不需要被随访

RC018　输血反应代码表

值	值含义	说　明
0	未输	
1	有	
2	无	

RC019　离院方式代码表

值	值含义
1	医嘱离院
2	医嘱转院
3	医嘱转社区卫生服务机构/乡镇卫生院
4	非医嘱离院
5	死亡
9	其他

RC023 科别代码表(《医疗机构诊疗科目名录》)

值			值含义	说明
01			预防保健科	
02			全科医疗科	
03			内科	
	0301		呼吸内科专业	
	0302		消化内科专业	
	0303		神经内科专业	
	0304		心血管内科专业	
	0305		血液内科专业	
	0306		肾病学专业	
	0307		内分泌专业	
	0308		免疫学专业	
	0309		变态反应专业	
	0310		老年病专业	
	0311		其他	
04			外科	
	0401		普通外科专业	
		040101	肝脏移植项目	
		040102	胰腺移植项目	
		040103	小肠移植项目	
	0402		神经外科专业	
	0403		骨科专业	
	0404		泌尿外科专业	
		040401	肾脏移植项目	
	0405		胸外科专业	
		040501	肺脏移植项目	
	0406		心脏大血管外科专业	
		040601	心脏移植项目	
	0407		烧伤科专业	
	0408		整形外科专业	
	0409		其他	
05			妇产科	
	0501		妇科专业	

续表

值		值含义	说明
	0502	产科专业	
	0503	计划生育专业	
	0504	优生学专业	
	0505	生殖健康与不孕症专业	
	0506	其他	
06		妇女保健科	
	0601	青春期保健专业	
	0602	围产期保健专业	
	0603	更年期保健专业	
	0604	妇女心理卫生专业	
	0605	妇女营养专业	
	0606	其他	
07		儿科	
	0701	新生儿专业	
	0702	小儿传染病专业	
	0703	小儿消化专业	
	0704	小儿呼吸专业	
	0705	小儿心脏病专业	
	0706	小儿肾病专业	
	0707	小儿血液病专业	
	0708	小儿神经病学专业	
	0709	小儿内分泌专业	
	0710	小儿遗传病专业	
	0711	小儿免疫专业	
	0712	其他	
08		小儿外科	
	0801	小儿普通外科专业	
	0802	小儿骨科专业	
	0803	小儿泌尿外科专业	
	0804	小儿胸心外科专业	
	0805	小儿神经外科专业	
	0806	其他	

续表

值		值含义	说明
09		儿童保健科	
	0901	儿童生长发育专业	
	0902	儿童营养专业	
	0903	儿童心理卫生专业	
	0904	儿童五官保健专业	
	0905	儿童康复专业	
	0906	其他	
10		眼科	
11		耳鼻咽喉科	
	1101	耳科专业	
	1102	鼻科专业	
	1103	咽喉科专业	
	1104	其他	
12		口腔科	
	1201	口腔内科专业	
	1202	口腔颌面外科专业	
	1203	正畸专业	
	1204	口腔修复专业	
	1205	口腔预防保健专业	
	1206	其他	
13		皮肤科	
	1301	皮肤病专业	
	1302	性传播疾病专业	
	1303	其他	
14		医疗美容科	
15		精神科	
	1501	精神病专业	
	1502	精神卫生专业	
	1503	药物依赖专业	
	1504	精神康复专业	
	1505	社区防治专业	
	1506	临床心理专业	

续表

值		值含义	说明
	1507	司法精神专业	
	1508	其他	
16		传染科	
	1601	肠道传染病专业	
	1602	呼吸道传染病专业	
	1603	肝炎专业	
	1604	虫媒传染病专业	
	1605	动物源性传染病专业	
	1606	蠕虫病专业	
	1607	其他	
17		结核病科	
18		地方病科	
19		肿瘤科	
20		急诊医学科	
21		康复医学科	
22		运动医学科	
23		职业病科	
	2301	职业中毒专业	
	2302	尘肺专业	
	2303	放射病专业	
	2304	物理因素损伤专业	
	2305	职业健康监护专业	
	2306	其他	
24		临终关怀科	
25		特种医学与军事医学科	
26		麻醉科	
27		疼痛科	
28		重症医学科	
30		医学检验科	
	3001	临床体液、血液专业	
	3002	临床微生物学专业	
	3003	临床生化检验专业	

续表

值		值含义	说明
	3004	临床免疫、血清学专业	
	3005	临床细胞分子遗传学专业	
	3006	其他	
31		病理科	
32		医学影像科	
	3201	X线诊断专业	
	3202	CT诊断专业	
	3203	磁共振成像诊断专业	
	3204	核医学专业	
	3205	超声诊断专业	
	3206	心电诊断专业	
	3207	脑电及脑血流图诊断专业	
	3208	神经肌肉电图专业	
	3209	介入放射学专业	
	3210	放射治疗专业	
	3211	其他	
50		中医科	
	5001	内科专业	
	5002	外科专业	
	5003	妇产科专业	
	5004	儿科专业	
	5005	皮肤科专业	
	5006	眼科专业	
	5007	耳鼻咽喉科专业	
	5008	口腔科专业	
	5009	肿瘤科专业	
	5010	骨伤科专业	
	5011	肛肠科专业	
	5012	老年病科专业	
	5013	针灸科专业	
	5014	推拿科专业	
	5015	康复医学专业	

续表

值	值含义	说明
5016	急诊科专业	
5017	预防保健科专业	
5018	其他	
51	民族医学科	
5101	维吾尔医学	
5102	藏医学	
5103	蒙医学	
5104	彝医学	
5105	傣医学	
5106	其他	
52	中西医结合科	
69	其他业务科室	

RC024 麻醉分级代码表

值	值含义	说明
1	ASA P1 级	正常的患者
2	ASA P2 级	患者有轻微的临床症状
3	ASA P3 级	患者有明显的临床症状
4	ASA P4 级	患者有明显的临床症状，且危及生命
5	ASA P5 级	如果不手术患者将不能存活
6	ASA P6 级	脑死亡患者

RC025 手术患者类型代码表

值	值含义	说明
0	非手术患者	
1	急诊手术	
2	择期手术	

RC026 入院途径代码表

值	值含义
1	急诊
2	门诊

续表

值	值含义
3	其他医疗机构转入
4	其他

RC027 入院病情代码表

值	值含义
1	有
2	临床未确定
3	情况不明
4	无

RC028 出院31天内再住院计划代码表

值	值含义
1	无
2	有

RC029 手术级别代码表

值	值含义
1	一级手术：指风险较低、过程简单、技术难度底的普通手术
2	二级手术：指有一定风险、过程复杂程度一般、有一定技术难度的手术
3	三级手术：指风险较高、过程较复杂、难度较大的手术
4	四级手术：指风险高、过程复杂、难度大的重大手术

RC030 ABO血型代码表

值	值含义
1	A型
2	B型
3	O型
4	AB型
5	不详
6	未查

RC031　Rh 血型代码表

值	值含义
1	阴性
2	阳性
3	不详
4	未查

RC032　医疗付费方式代码表

值	值含义
1	城镇职工基本医疗保险
2	城镇居民基本医疗保险
3	新型农村合作医疗
4	贫困救助
5	商业医疗保险
6	全公费
7	全自费
8	其他社会保险
9	其他

RC033　联系人关系代码表

值	值含义
1	配偶
2	子
3	女
4	孙子、孙女或外孙子、外孙女
5	父母
6	祖父母或外祖父母
7	兄、弟、姐、妹
8	其他

此代码表参照《家庭关系代码》国家标准（GB/T4761）

附录6

医院评审核查报告

医　院　名　称：_____

卫生行政部门核查时间：_____年____月_____日

卫生行政部门核查结论（盖章）：_____级_____等

国家卫生和计划生育委员会监制

核查报告填写要求

一、核查报告时要认真、准确、真实,无弄虚作假、瞒报,保证各种信息质量及信息一致性。

二、对所报项目出现逻辑错误或明显虚假或同样信息在不同项目栏内填报出不同结果,所有需要用此信息评价的项目均按不合格处理。

三、评审表格填写说明及 EDCBA 所代表含义:

E:不适用或卫生行政部门限制项目或未开展但有卫生行政部门书面同意项目或学科

D:未达到 C 条款中所要求任何一个项目

C:达到 C 条款中所有项目

B:达到 C、B 条款所有项目

A:达到 C、B、A 条款中所有项目

四、评审表各栏目填写要求

1. 序号栏:与评审标准条款一致,要一一对应进行自查。
2. 核查结果栏:所有条款均应给予 E、D、C、B、A 评价,不得有空项。
3. 依据栏:经过反复核对后,对该条款最终被评为 D、A、E 要给予具体简要说明。
4. 需要说明问题栏:

(1)条款中的某些表述或判别标准与新出台的法律法规相悖或不同;

(2)某些问题或成绩特别突出,在本地区乃至全国将会产生影响;

(3)其他特殊需要说明的问题。

五、特殊注意问题

1. 医院科室设置应符合卫生行政部门所颁布或更新的学科必需基本设置标准,对缺失的基本科室或服务项目应有书面说明并符合省级卫生行政部门卫生区域规划要求。

2. 现场检查期间所覆盖科室以医院执业许可登记为基础:

(1)评审标准中有,而执业许可登记上没有的非必需设置科室,评审标准明确注明"可选"的科室,该节的所有条款可以不在审核范围中,如精神科、高压氧科等。

(2)标准中有要求,而执业许可登记上缺失的必需科室,且不符合国家相关规定或者不符合卫生行政部门制定的卫生区域规划要求的,该节判定为不合格。

(3)标准中有要求且执业许可登记也有的科室,但实际科室设置不符合标准的,可对照标准各个条款评审等。

省厅核查结果

等级	数量	所占比例
A		
B		
C		
D		
E		

核查报告明细

医院名称	条款代码	核查结果	依据	需要说明的问题
	1.1.1.1			
	1.1.2.1			
	1.1.3.1			
	1.1.4.1			
	1.2.1.1			
	1.2.2.1			
	1.2.3.1			
	1.2.4.1			
	1.2.5.1			
	1.2.6.1			
	1.3.1.1			
	1.3.2,1			
	1.3.3.1			
	1.3.4.1			
	1.3.5.1			
	1.3.6.1			
	1.3.7.1			
	1.4.1.1			
	1.4.2.1			
	1.4.3.1			
	1.4.3.2			

续表

医院名称	条款代码	核查结果	依据	需要说明的问题
	1.4.4.1			
	1.4.4.2			
	1.4.5.1			
	1.5.1.1			
	1.5.2.1			
	1.5.3.1			
	1.5.4.1			
	1.5.5.1			
	1.6.1.1			
	1.6.2.1			
	1.6.3.1			
	1.6.4.1			
	2.1.1.1			
	2.1.2.1			
	2.1.3.1			
	2.2.1.1			
	2.2.2.1			
	2.2.3.1			
	2.2.3.2			
	2.2.4.1			
	2.2.5.1			
	2.3.1.1			
	2.3.1.2			
	2.3.2.1			
	2.3.2.2			
	2.3.3.1			
	2.4.1.1			
	2.4.2.1			
	2.4.2.2			
	2.4.3.1			
	2.4.4.1			
	2.5.1.1			

续表

医院名称	条款代码	核查结果	依据	需要说明的问题
	2.5.2.1			
	2.5.3.1			
	2.6.1.1			
	2.6.2.1			
	2.6.3.1			
	2.6.4.1			
	2.6.5.1			
	2.7.1.1			
	2.7.1.2			
	2.7.2.1			
	2.7.3.1			
	2.7.4.1			
	2.8.1.1			
	2.8.2.1			
	2.8.3.1			
	2.8.4.1			
	2.8.5.1			
	2.8.6.1			
	3.1.1.1			
	3.1.2.1			
	3.1.3.1			
	3.1.4.1			
	3.2.1.1			
	3.2.2.1			
	3.2.3.1			
	3.3.1.1			
	3.3.2.1			
	3.3.3.1			
	3.4.1.1			
	3.4.2.1			
	3.5.1.1			
	3.5.1.2			

续表

医院名称	条款代码	核查结果	依据	需要说明的问题
	3.5.2.1			
	3.6.1.1			
	3.6.2.1			
	3.7.1.1			
	3.7.2.1			
	3.8.1.1			
	3.8.2.1			
	3.9.1.1			
	3.9.2.1			
	3.9.3.1			
	3.10.1.1			
	3.10.2.1			
	4.1.1.1			
	4.1.1.2			
	4.1.1.3			
	4.1.2.1			
	4.1.2.2			
	4.2.1.1			
	4.2.1.2			
	4.2.2.1			
	4.2.2.2			
	4.2.2.3			
	4.2.3.1			
	4.2.4.1			
	4.2.4.2			
	4.2.4.3			
	4.2.5.1			
	4.2.5.2			
	4.2.6.1			
	4.2.7.1			
	4.3.1.1			
	4.3.1.2			

续表

医院名称	条款代码	核查结果	依据	需要说明的问题
	4.3.2.1			
	4.3.3.1			
	4.3.3.2			
	4.3.4.1			
	4.3.5.1			
	4.3.5.2			
	4.4.1.1			
	4.4.2.1			
	4.4.3.1			
	4.4.4.1			
	4.4.5.1			
	4.4.6.1			
	4.4.6.2			
	4.5.1.1			
	4.5.2.1			
	4.5.2.2			
	4.5.2.3			
	4.5.2.4			
	4.5.2.5			
	4.5.2.6			
	4.5.2.7			
	4.5.2.8			
	4.5.3.1			
	4.5.3.2			
	4.5.4.1			
	4.5.4.2			
	4.5.5.1			
	4.5.5.2			
	4.5.6.1			
	4.5.6.2			
	4.5.6.3			
	4.5.7.1			

续表

医院名称	条款代码	核查结果	依据	需要说明的问题
	4.5.7.2			
	4.5.7.3			
	4.5.7.4			
	4.5.7.5			
	4.5.8.1			
	4.5.8.2			
	4.5.8.3			
	4.6.1.1			
	4.6.1.2			
	4.6.2.1			
	4.6.2.2			
	4.6.3.1			
	4.6.4.1			
	4.6.4.2			
	4.6.5.1			
	4.6.6.1			
	4.6.6.2			
	4.6.7.1			
	4.6.7.2			
	4.6.8.1			
	4.6.8.2			
	4.6.8.3			
	4.7.1.1			
	4.7.1.2			
	4.7.1.3			
	4.7.1.4			
	4.7.2.1			
	4.7.2.2			
	4.7.3.1			
	4.7.4.1			
	4.7.4.2			
	4.7.4.3			

续表

医院名称	条款代码	核查结果	依据	需要说明的问题
	4.7.5.1			
	4.7.5.2			
	4.7.6.1			
	4.7.7.1			
	4.7.8.1			
	4.7.8.2			
	4.7.8.3			
	4.7.8.4			
	4.8.1.1			
	4.8.1.2			
	4.8.1.3			
	4.8.1.4			
	4.8.2.1			
	4.8.2.2			
	4.8.3.1			
	4.8.3.2			
	4.8.3.3			
	4.8.4.1			
	4.8.4.2			
	4.8.4.3			
	4.8.5.1			
	4.8.5.2			
	4.8.6.1			
	4.8.6.2			
	4.9.1.1.1			
	4.9.1.1.2			
	4.9.2.1			
	4.9.3.1			
	4.9.3.2			
	4.9.4.1			
	4.9.5.1			
	4.9.5.2			

续表

医院名称	条款代码	核查结果	依据	需要说明的问题
	4.10.1.1			
	4.10.2.1			
	4.10.2.2			
	4.10.2.3			
	4.10.3.1			
	4.10.3.2			
	4.10.4.1			
	4.10.5.1			
	4.10.5.2			
	4.11.1.1			
	4.11.2.1			
	4.11.2.2			
	4.11.2.3			
	4.11.3.1			
	4.11.4.1			
	4.12.1.1			
	4.12.1.2			
	4.12.2.1			
	4.12.3.1			
	4.12.3.2			
	4.12.3.3			
	4.12.4.1			
	4.12.4.2			
	4.12.5.1			
	4.12.5.2			
	4.13.1.1			
	4.13.2.1			
	4.13.3.1			
	4.13.4.1			
	4.13.5.1			
	4.14.1.1			
	4.14.2.1			

附　录

续表

医院名称	条款代码	核查结果	依据	需要说明的问题
	4.14.3.1			
	4.14.4.1			
	4.14.4.2			
	4.14.5.1			
	4.14.6.1			
	4.14.6.2			
	4.15.1.1			
	4.15.1.2			
	4.15.1.3			
	4.15.2.1			
	4.15.2.2			
	4.15.2.3			
	4.15.2.4			
	4.15.2.5			
	4.15.2.6			
	4.15.2.7			
	4.15.2.8			
	4.15.2.9			
	4.15.2.10			
	4.15.3.1			
	4.15.3.2			
	4.15.3.3			
	4.15.3.4			
	4.15.3.5			
	4.15.3.6			
	4.15.4.1			
	4.15.5.1			
	4.15.5.2			
	4.15.5.3			
	4.15.5.4			
	4.15.6.1			
	4.15.6.2			

续表

医院名称	条款代码	核查结果	依据	需要说明的问题
	4.15.7.1			
	4.15.7.2			
	4.15.7.3			
	4.15.8.1			
	4.15.8.2			
	4.16.1.1.1			
	4.16.1.1.2			
	4.16.1.2			
	4.16.1.3			
	4.16.1.4			
	4.16.2.1			
	4.16.2.2			
	4.16.2.3			
	4.16.2.4			
	4.16.2.5			
	4.16.2.6			
	4.16.2.7			
	4.16.2.8			
	4.16.2.9			
	4.16.3.1			
	4.16.3.2			
	4.16.4.1			
	4.16.4.2			
	4.16.4.3			
	4.16.4.4			
	4.16.5.1			
	4.16.6.1			
	4.16.7.1			
	4.16.7.2			
	4.16.7.3			
	4.16.7.4			
	4.16.7.5			

续表

医院名称	条款代码	核查结果	依据	需要说明的问题
	4.16.7.6			
	4.16.7.7			
	4.17.1.1			
	4.17.1.2			
	4.17.1.3			
	4.17.2.1			
	4.17.2.2			
	4.17.2.3			
	4.17.3.1			
	4.17.4.1			
	4.17.4.2			
	4.17.4.3			
	4.17.4.4			
	4.17.4.5			
	4.17.5.1			
	4.17.5.2			
	4.17.6.1			
	4.17.6.2			
	4.17.6.3			
	4.17.6.4			
	4.17.6.5			
	4.17.6.6			
	4.17.6.7			
	4.17.6.8			
	4.17.6.9			
	4.17.6.10			
	4.17.6.11			
	4.18.1.1			
	4.18.1.2			
	4.18.1.3			
	4.18.2.1			
	4.18.2.2			

续表

医院名称	条款代码	核查结果	依据	需要说明的问题
	4.18.2.3			
	4.18.3.1			
	4.18.3.2			
	4.18.4.1			
	4.18.4.2			
	4.18.4.3			
	4.18.5.1			
	4.19.1.1			
	4.19.1.2			
	4.19.1.3			
	4.19.2.1			
	4.19.2.2			
	4.19.2.3			
	4.19.3.1			
	4.19.3.2			
	4.19.3.3			
	4.19.3.4			
	4.19.3.5			
	4.19.4.1			
	4.19.4.2			
	4.19.4.3			
	4.19.5.1			
	4.19.5.2			
	4.19.5.3			
	4.19.5.4			
	4.19.6.1			
	4.19.6.2			
	4.19.6.3			
	4.20.1.1			
	4.20.1.2			
	4.20.2.1			
	4.20.3.1			

续表

医院名称	条款代码	核查结果	依据	需要说明的问题
	4.20.3.2			
	4.20.3.3			
	4.20.4.1			
	4.20.5.1			
	4.20.5.2			
	4.20.5.3			
	4.20.6.1			
	4.20.6.2			
	4.20.6.3			
	4.20.7.1			
	4.20.7.2			
	4.20.7.3			
	4.20.8.1			
	4.20.8.2			
	4.21.1.1			
	4.21.1.2			
	4.21.2.1			
	4.21.2.2			
	4.21.3.1			
	4.21.3.2			
	4.21.3.3			
	4.21.3.4			
	4.21.4.1			
	4.21.5.1			
	4.21.6.1			
	4.21.6.2			
	4.22.1.1			
	4.22.1.2			
	4.22.1.3			
	4.22.2.1			
	4.22.2.2			
	4.22.2.3			

续表

医院名称	条款代码	核查结果	依据	需要说明的问题
	4.22.2.4			
	4.22.3.1			
	4.22.3.2			
	4.22.3.3			
	4.22.4.1			
	4.22.4.2			
	4.22.4.3			
	4.22.5.1			
	4.22.5.2			
	4.22.6.1			
	4.22.6.2			
	4.22.7.1			
	4.22.7.2			
	4.23.1.1			
	4.23.1.2			
	4.23.1.3			
	4.23.2.1			
	4.23.2.2			
	4.23.3.1			
	4.23.4.1			
	4.23.5.1			
	4.24.1.1			
	4.24.1.2			
	4.24.2.1			
	4.24.2.2			
	4.24.2.3			
	4.24.3.1			
	4.24.4.1			
	4.24.5.1			
	4.24.5.2			
	4.24.6.1			
	4.24.6.2			

续表

医院名称	条款代码	核查结果	依据	需要说明的问题
	4.24.6.3			
	4.25.1.1			
	4.25.1.2			
	4.25.1.3			
	4.25.2.1			
	4.25.2.2			
	4.25.3.1			
	4.25.3.2			
	4.25.4.1			
	4.25.4.2			
	4.25.5.1			
	4.25.5.2			
	4.25.6.1			
	4.25.6.2			
	4.25.6.3			
	4.26.1.1			
	4.26.2.1			
	4.26.3.1			
	4.26.3.2			
	4.26.3.3			
	4.26.4.1			
	4.26.5.1			
	4.26.5.2			
	4.26.5.3			
	4.26.6.1			
	4.27.1.1			
	4.27.1.2			
	4.27.2.1			
	4.27.2.2			
	4.27.2.3			
	4.27.2.4			
	4.27.2.5			

续表

医院名称	条款代码	核查结果	依据	需要说明的问题
	4.27.2.6			
	4.27.3.1			
	4.27.4.1			
	4.27.4.2			
	4.27.5.1			
	4.27.5.2			
	4.27.6.1			
	4.27.7.1			
	4.27.7.2			
	5.1.1.1			
	5.1.1.2			
	5.1.2.1			
	5.1.2.2			
	5.1.3.1			
	5.1.4.1			
	5.1.4.2			
	5.1.4.3			
	5.1.4.4			
	5.1.4.5			
	5.2.1.1			
	5.2.1.2			
	5.2.1.3			
	5.2.1.4			
	5.2.1.5			
	5.2.2.1			
	5.2.2.2			
	5.2.3.1			
	5.2.3.2			
	5.2.4.1			
	5.2.5.1			
	5.2.5.2			
	5.3.1.1			

续表

医院名称	条款代码	核查结果	依据	需要说明的问题
	5.3.2.1			
	5.3.3.1			
	5.3.4.1			
	5.3.4.2			
	5.3.5.1			
	5.3.6.1			
	5.3.7.1			
	5.3.8.1			
	5.3.9.1			
	5.3.11.1			
	5.3.12.1			
	5.4.1.1			
	5.4.2.1			
	5.4.3.1			
	5.4.5.1			
	5.4.6.1			
	5.5.1.1.1			
	5.5.1.2.1			
	5.5.1.3.1			
	5.5.1.4.1			
	5.5.2.1.1			
	5.5.2.2.1			
	5.5.2.3.1			
	5.5.2.4.1			
	5.5.2.5.1			
	5.5.3.1.1			
	5.5.3.2.1			
	5.5.3.3.1			
	5.5.3.4.1			
	6.1.1.1			
	6.1.2.1			
	6.1.2.2			

续表

医院名称	条款代码	核查结果	依据	需要说明的问题
	6.1.3.1			
	6.1.4.1			
	6.1.5.1			
	6.2.1.1			
	6.2.1.2			
	6.2.2.1			
	6.2.2.2			
	6.2.2.3			
	6.2.3.1			
	6.2.4.1			
	6.2.5.1			
	6.3.1.1			
	6.3.2.1			
	6.3.3.1			
	6.3.3.2			
	6.4.1.1			
	6.4.1.2			
	6.4.1.3			
	6.4.1.4			
	6.4.1.5			
	6.4.2.1			
	6.4.2.2			
	6.4.3.1			
	6.4.3.2			
	6.4.3.3			
	6.4.4.1			
	6.4.4.2			
	6.4.5.1			
	6.5.1.1			
	6.5.1.2			
	6.5.1.3			
	6.5.2.1			

续表

医院名称	条款代码	核查结果	依据	需要说明的问题
	6.5.2.2			
	6.5.3.1			
	6.5.4.1			
	6.5.4.2			
	6.5.5.1			
	6.5.5.2			
	6.5.6.1			
	6.6.1.1			
	6.6.1.2			
	6.6.2.1			
	6.6.2.2			
	6.6.3.1			
	6.6.3.2			
	6.6.4.1			
	6.6.4.2			
	6.6.4.3			
	6.6.5.1			
	6.6.6.1			
	6.6.7.1			
	6.6.7.2			
	6.6.8.1			
	6.7.1.1			
	6.7.1.2			
	6.7.1.3			
	6.7.2.1			
	6.7.3.1			
	6.7.4.1			
	6.7.4.2			
	6.8.1.1			
	6.8.2.1			
	6.8.2.2			
	6.8.3.1			

续表

医院名称	条款代码	核查结果	依据	需要说明的问题
	6.8.3.2			
	6.8.3.3			
	6.8.4.1			
	6.8.4.2			
	6.8.4.3			
	6.8.5.1			
	6.8.5.2			
	6.8.6.1			
	6.8.6.2			
	6.8.7.1			
	6.8.7.2			
	6.8.7.3			
	6.8.8.1			
	6.8.9.1			
	6.8.10.1			
	6.9.1.1			
	6.9.2.1			
	6.9.2.2			
	6.9.3.1			
	6.9.3.2			
	6.9.4.1			
	6.9.4.2			
	6.9.4.3			
	6.9.4.4			
	6.9.5.1			
	6.9.6.1			
	6.9.6.2			
	6.9.6.3			
	6.9.7.1			
	6.9.8.1			
	6.9.8.2			
	6.10.1.1			

续表

医院名称	条款代码	核查结果	依据	需要说明的问题
	6.10.1.2			
	6.10.1.3			
	6.10.1.4			
	6.10.2.1			
	6.10.3.1			
	6.11.1.1			
	6.11.2.1			
	6.11.3.1			